Piedras y minerales curativos

Redbook

Piedras y minerales curativos

Laura Torres

con la colaboración de Blanca Herp y Jaume Rosselló

ROBIN
BOOK

Diseño de cubierta: Regina Richling
Diseño de interior: Primo Tempo

ISBN: 978-84-9917-561-4
Depósito legal: B-12.253-2019

Impreso por Sagrafic, Passatge Carsi 6, 08025 Barcelona
Impreso en España - *Printed in Spain*

Índice

SEGUNDA PARTE

Cristales y piedras de la A a la Z

TERCERA PARTE

Cristales y piedras para los trastornos más comunes

Introducción: ciencia y magia

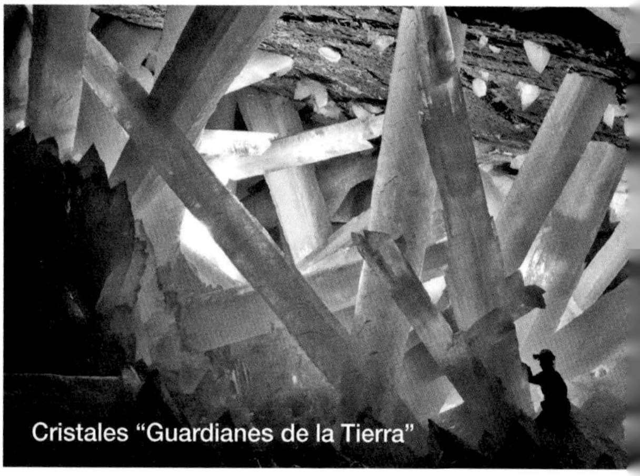
Cristales "Guardianes de la Tierra"

Cuando oímos hablar sobre las propiedades o los poderes de los cristales y las piedras preciosas, lo primero que nos viene a la mente es una pregunta: ¿qué es lo que realmente puede hacer un cristal?

La respuesta es contundente: un cristal te puede cambiar la vida, puede sacar a relucir lo mejor de ti, ayudarte en situaciones de riesgo, peligro o confusión, mostrarte el camino correcto para actuar con honestidad y coraje en el trabajo o en las relaciones familiares y personales, abrirte la senda del progreso espiritual, propiciar una atmósfera cálida y relajada en tu casa o curarte las enfermedades del cuerpo y del alma.

Aunque es normal que te asalten las dudas y exclames con cierto escepticismo: ¿cómo es posible que un simple cristal tenga tanto poder? ¿cómo puede ser que tenga tanta influencia en mi vida una simple piedra?

Vamos a ver las razones que apoyan, demuestran y confirman todas y cada una de las maravillosas propiedades de los cristales. Vas a tener toda la información y las técnicas necesarias para que aprendas a utilizar los cristales y descubras por ti mismo su auténtico poder.

El cuarzo según la mineralogía

¿Cristales o piedras? Los especialistas en minas y gemología valoran el cuarzo, desde el punto de vista del científico, como un mineral compuesto de sílice (SiO2). El cuarzo es el mineral más común de la corteza terrestre después del feldespato, otro de los elementos de las piedras graníticas.

Encontraremos cuarzo en una gran cantidad de rocas ígneas, metamórficas y sedimentarias. Destaca por su dureza y resistencia a la meteorización (descomposición de minerales y rocas en la superficie terrestre).

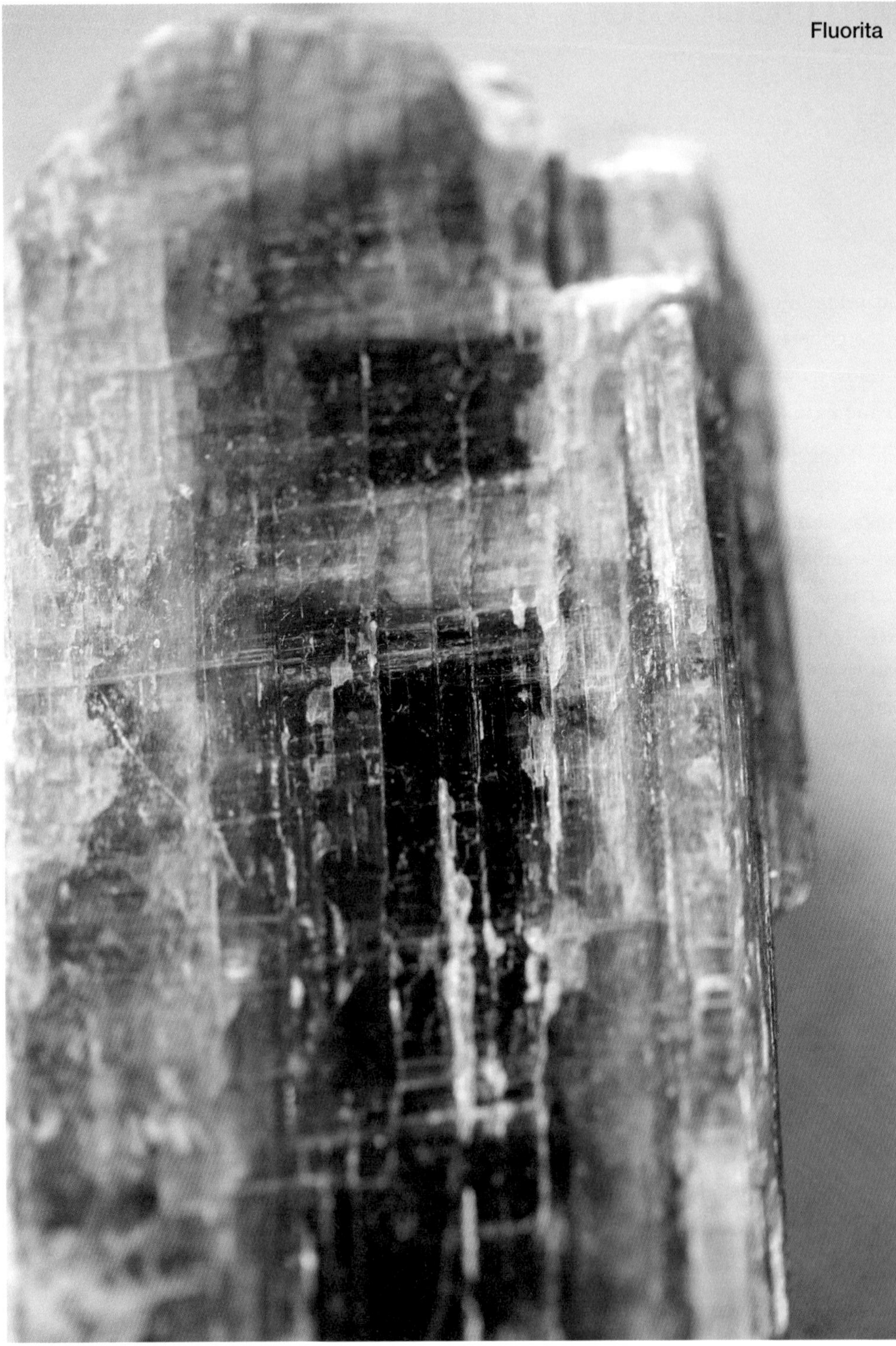
Fluorita

Química, estructura y propiedades

El cuarzo es óxido de silicio, llamado comúnmente sílice. Puede contener impurezas: litio, sodio, potasio, hierro o titanio. Su fractura es concoidea (al trocearse no sigue planos naturales de separación) y no es exfoliable (es decir, que carece de la tendencia de los materiales cristalinos para dividirse a lo largo de planos estructurales definidos).

Posee una dureza de grado 7 (escala de Mohs), de manera que puede rayar el vidrio y los aceros comunes.

El cuarzo tiene propiedades piezoeléctricas y piroeléctricas si se le aplica presión o tensión.

En gemología, la amatista, el citrino y el cuarzo lechoso son algunas de las variedades destacadas de cuarzo, de entre las numerosísimas que se conocen.

Se distinguen dos tipos de cuarzo según su estructura, el cuarzo alfa (de estructura trigonal, hasta temperaturas de 573 ºC) y el cuarzo beta (de estructura hexagonal. A temperaturas sobre 867 ºC se transforma lentamente en tridimita, otro mineral de sílice).

Hoy en día encontramos cuarzo en instrumentos ópticos, placas de oscilación (relojes, balanzas y otros instrumentos de precisión) y hasta en el papel de lija.

La palabra cuarzo proviene de quarz, del idioma alemán, al menos desde un primer registro de 1530, probablemente derivado de una lengua eslava.

Formas en que podemos encontrarlo

- Es el mineral típico y mayoritario de algunas rocas magmáticas, como el granito las dioritas y la andesita, de rocas filonianas como las pegmatitas, y debido a su dureza y resistencia a la meteorización se encuentra en las rocas sedimentarias como la arenisca, y en rocas metamórficas como la cuarcita.
- La arena de playa puede llegar a estar compuesta de más de 95% de cuarzo.
- El granito tiene de un 20% a un 60% de cuarzo.
- En las rocas sedimentarias el cuarzo puede solubilizarse y recristalizar de nuevo, cementando dichas rocas. También es común en depósitos metalíferos hidrotermales y en rocas carbonatadas.
- Existen muchas variedades del cuarzo, varias de las cuales se utilizan como gemas, generalmente de valor relativamente bajo. Las variedades macrocristalinas se clasifican por el color, y las más abundantes y utilizadas tienen nombres propios: cristal de roca, lechoso, ahumado,

rosa, citrino, las amatistas... (ver pág. 197). También existen variedades de otros colores, marrón, negro, azul, verde, etc. por la presencia de inclusiones de otros minerales.

- El cuarzo criptocristalino y microcristalino también recibe diversos nombres, según el color: calcedonia, cornalina, ágata, ónix...

Qué es un cristal

Un cristal es un sólido geométrico regular. Sus átomos, iones y moléculas se integran y encajan en una red cristalina perfecta. Tiene estructura atómica ordenada y composición química definida. Los cristales son la máxima expresión del reino mineral. Su perfección es la luz y el catalizador que te ayuda a mejorar tu vida.

El ser humano vive y desarrolla sus actividades en la superficie de la corteza terrestre, que es nuestro soporte, nuestra base. Bajo nuestros pies existe todo un mundo de cristal (el reino mineral) que nos sostiene y apoya, y que nos brinda su estructura y composición. Nuestro cuerpo está formado a partir de la materia que tomamos al encarnar, y, al igual que en la corteza terrestre existen los cristales y el potencial y las condiciones necesarias para su formación, en nuestro interior también.

La fascinación que sentimos hacia los minerales no es más que la necesidad de reconectar con la Tierra de la que formamos parte. A través de ese contacto el ser humano puede cristalizar

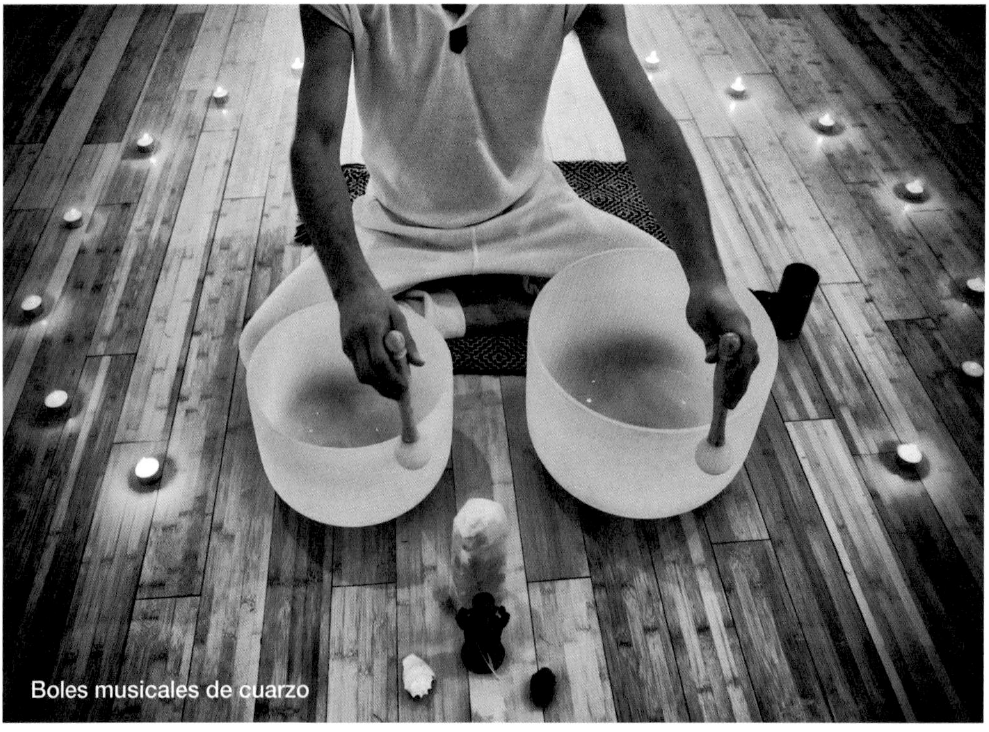
Boles musicales de cuarzo

todo su potencial y sentirse inspirado para seguir evolucionando. Los cristales nos contagian su luz y color, su armonía y transparencia, haciendo resonar nuestras estructuras más sólidas hasta despertar en nosotros el anhelo de manifestar, al igual que ellos, nuestra perfección.

La Tierra es un ser vivo rotando y girando en el universo. La física ha demostrado que el 90% de la materia es energía. Cada vez que contemplas el interior de un cristal de cuarzo te transportas a su espacio interior y puedes llegar a sentir cómo flotas en el vacío... como un planeta en el universo.

El universo es un gran cristal, el infinito cristal del Gran Eterno. Todo lo que se manifiesta en la naturaleza no es más que un reflejo de su patrón cristalino.

Conectar con los cristales, con lo más terrenal, es a la vez una vía de reconectar con esa esencia divina que somos y de la que formamos parte. Conectar con los cristales es conectar con el espíritu.

La Tierra está viva. Vive a través de todos los seres que la habitan. Los minerales son su cuerpo, y la Tierra respira a través de las plantas; la atmósfera es su aura, y los seres humanos su consciencia.

El actual estado de desconexión patológica que el ser humano padece en su relación con la naturaleza es causa de los males que nos acechan. Es imperiosa la necesidad de sanación que tiene el ser humano hoy, antes de que sea demasiado tarde y las consecuencias de su locura nos lleven a mayor destrucción, sufrimiento y dolor. Es con esta intención que deseamos compartir todo lo que sabemos y nos ha funcionado en nuestra relación con los cristales.

Del ser humano de barro al ser humano de cristal

Como trozo de barro que es, el ser humano alberga el potencial de cristalizar y tiene la capacidad de convertirse en un cristal viviente. Ese barro contiene dióxido de silicio, la misma composición de los cristales de cuarzo. La diferencia entre uno y otro nos habla de evolución, de transformación. Esto nos invita a reflexionar sobre la evolución y transformación que el ser humano debe seguir para convertirse en ese cristal perfecto, que debe ser la meta. Muchos han sido los caminos para conducirnos a esa transformación y el contacto con los cristales es uno de ellos. Que el anhelo y potencial de perfección que alberga tu corazón pueda germinar y transforme el mundo y lo convierta nuevamente en el jardín del Edén. Y que toda esta información te sirva de inspiración y guía en el camino de tu salud y desarrollo personal.

El cristal interior

No es por casualidad que desde antes incluso de que existiera la escritura, los seres humanos ya se dieran cuenta del valor de las piedras y los cristales y los utilizaran en todas las ceremonias relacionadas con la curación de enfermedades, protección contra espíritus malignos y rituales de acompañamiento en el tránsito de la vida a la muerte.

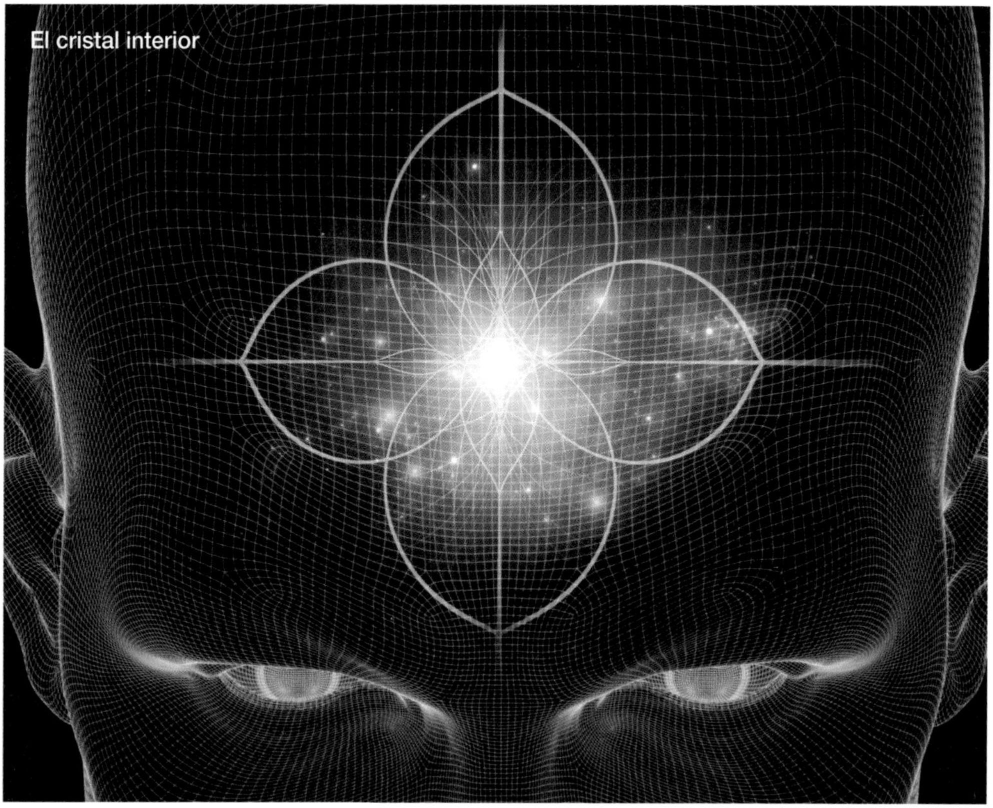
El cristal interior

Todas las civilizaciones, todas las culturas a lo largo de la historia, han tenido a los cristales en alta consideración. Desde los Cristales Guardianes de los primeros Patriarcas y las legendarias civilizaciones hasta los microprocesadores de las más modernas computadoras. Y es que la energía contenida en los cristales, que es la misma que la que dio origen a nuestro planeta, ha acompañado el devenir de los seres humanos en el mundo, y les ha mostrado el camino a seguir hasta reintegrarse en la energía cósmica de la que proceden.

Veremos todos los procedimientos básicos necesarios para que la vibración única de los cristales te conduzca también a ti por el sendero de la salud, el bienestar y la iluminación espiritual. Toma un cristal en tus manos, respira relajadamente mientras te lo acercas a tu corazón o a tu frente y déjate contagiar por su perfección, su luz, su color. ¡Siente cómo despierta tu cristal interior!

Guardianes de la Tierra

Los Cristales Guardianes de la Tierra son enormes cristales de cuarzo descubiertos hacia los años ochenta del siglo pasado en excavaciones realizadas en el corazón de la Amazonia. Se descubrieron a gran profundidad y su tamaño es superior a 1,5 m. Al principio se encontraron unos pocos pero el número de Cristales Guardianes que están emergiendo va en aumento. Parece que ha llegado el momento de que la humanidad entre en contacto con los registros almacenados en estos poderosos cristales.

La leyenda envuelve su origen. Según ésta, hace millones de años el planeta Tierra fue visitado por seres muy evolucionados provenientes del centro de la galaxia. Al ver el agua azul, el verde intenso de las plantas y el suelo rico en minerales, decidieron instalarse aquí pues pensaron que el joven planeta estaba preparado para concebir vida inteligente.

Mitos y leyendas

Según la tradición, estos seres, los "primeros patriarcas", trabajaron con el elemento más abundante en la Tierra, el dióxido de silicio, al que alimentaron con su luz dando lugar a inmensos cristales de cuarzo, los Cristales Guardianes. Cuando esta labor estuvo completada, los primeros patriarcas tomarían forma humana y dieron lugar a las antiguas civilizaciones de Lemuria y la Atlántida, a las que hacen referencia todos los grandes mitos y religiones de la antigüedad.

Los enormes cristales eran cruciales para mantener el equilibrio de energías y así estabilizar el planeta para que la humanidad se pudiera desarrollar. Estas civilizaciones, formadas por seres con forma humana pero muy evolucionados, utilizaban las radiaciones de los Cristales Guardianes para mantenerse conectados con su origen y con la conciencia universal. Ello les daría el enorme poder de alterar el ciclo evolutivo de los primates para dotarlos de conciencia y dar lugar a una nueva especie.

Poco a poco, muchos de los que decidieron entrar en el ciclo de las reencarnaciones y someterse a las leyes de la materia fueron olvidando sus orígenes y su misión, y comenzaron a utilizar su enorme poder para fines exclusivamente personales. Una nueva etapa evolutiva, que dura hasta nuestros días, había comenzado.

El mal uso del poder marcó el principio de la decadencia que llevaría a la total desaparición de la Atlántida. El resto de los descendientes de aquellos primeros Patriarcas marcharía de la Tierra para proseguir su misión en el universo (o quizá crear una civilización intraterrenal y seguir de cerca la evolución de la especie humana).

Sin embargo, se dice que antes de partir enterraron a gran profundidad los Cristales Guardianes para que, cuando miles de años después, llegara el momento en que los seres humanos estuvieran preparados, los iluminaran con su luz, les mostraran el camino del conocimiento de sus orígenes y les enseñaran la manera de armonizarse con la energía cósmica universal.

Actualmente, alguno de estos enormes cristales de cuarzo Guardianes se encuentra en templos en los que se llevan a cabo meditaciones de grupo alrededor del cristal.

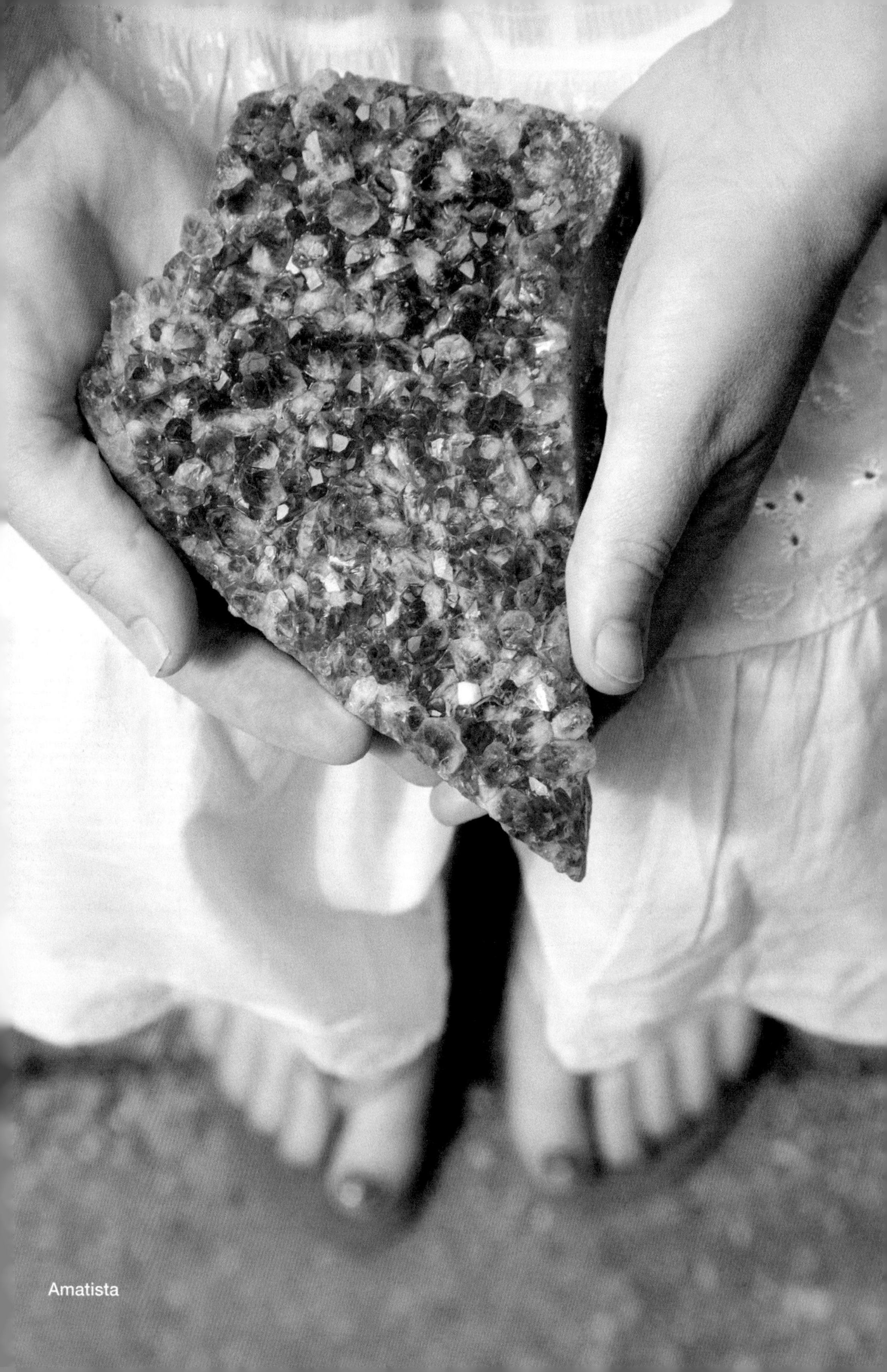

Amatista

Conocer y cuidar los cristales

Vibraciones cristalinas

Vamos a ver un poco más de cerca los cristales. Cómo se forman, consejos para elegirlos y cuidar de ellos, así como métodos de sanación y la forma de "dedicarlos", cosa que ayuda a trabajar con ellos de forma mucho más eficaz.

Todo eso forma parte del ritual del trabajo con cristales, a los cuales nos aproximaremos con respeto y gratitud hacia ellos, sabiendo el bienestar que nos regalarán, gracias al poder innato que poseen.

Es muy importante, mucho, que te tomes tu tiempo para limpiar tus cristales. Los cristales absorben y transmiten energía eficazmente, y una de sus funciones es la de limpiar y transmutar las energías negativas. Si dejas que tus cristales hagan esto sin limpiarlos regularmente, se saturarán en gran medida y no podrán realizar su trabajo (aunque algunos no requieren limpieza).

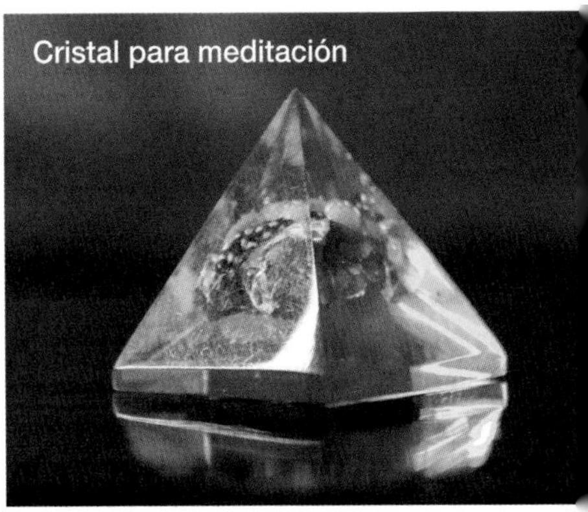

Cristal para meditación

Formación de cristales

Un cristal es un cuerpo sólido con una forma geométricamente regular. Los cristales se crearon cuando la Tierra se formó, y han seguido metamorfoseándose a medida que el planeta ha ido cambiando. Los cristales son el ADN de la Tierra, una impronta química dejada por la evolución. Son almacenes en miniatura que contienen los registros del desarrollo de la Tierra a lo largo de millones de años, y son portadores de un recuerdo indeleble de las poderosas fuerzas que la han conformado.

Algunos han sido sometidos a enormes presiones y otros crecieron en cámaras profundamente enterradas bajo tierra; algunos se extendieron en capas y otros gotearon hasta llegar a ser... y todo esto afecta sus propiedades y su manera de funcionar. Tomen la forma que tomen, su estructura cristalina puede absorber, conservar, enfocar y emitir energía, especialmente en la banda de las ondas electromagnéticas.

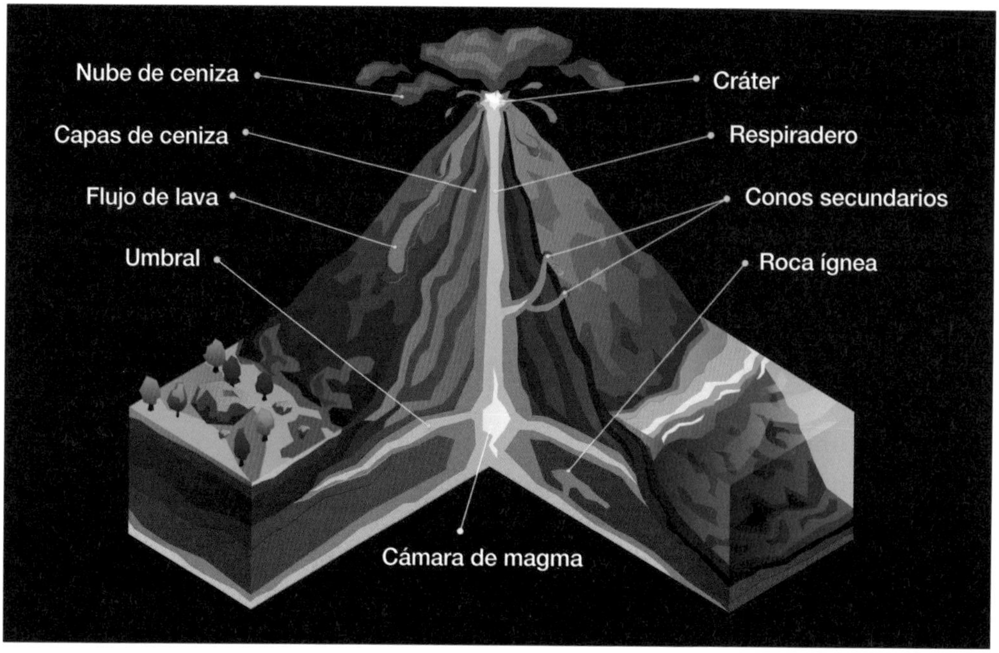

¿Cómo se estructuran los cristales?

Cada cristal emite su "nota" específica gracias a las impurezas químicas, a la radiación, a las emisiones terrenales y solares, y al medio exacto donde se ha formado. Configurado por una variedad de minerales, el cristal es definido por su estructura interna, una trama atómica, ordenada y repetitiva característica de su especie. Una variedad del mismo tipo de cristal tendrá la misma estructura interna, que puede reconocerse cuando se examina bajo el microscopio.

Esta trama geométrica particular del cristal es la que sirve para identificarlo, y significa que algunos cristales, como la aragonita, tienen diversas formas y colores externos muy diferentes, por lo que a primera vista pensaríamos que no puede tratarse del mismo cristal. Sin embargo, al comprobar que la estructura interna es idéntica, se trata del mismo cristal.

Así que es esta estructura, más que el mineral o minerales que la conforman, la que es crucial para clasificar los cristales. En algunos casos el contenido mineral difiere ligeramente, dando lugar a los distintos colores que puede tener un cristal particular.

Aunque hay una serie de cristales que pueden formarse con el mismo mineral o combinación de minerales, cada tipo cristalizará de manera diferente. Un cristal es simétrico a lo largo de un eje. Sus planos externos regulares son una expresión externa de su orden interno. Cada par de facetas correspondientes tienen exactamente los mismos ángulos. La estructura interna de cualquier formación cristalina es constante e inmutable.

Formación. Átomos

Los cristales se construyen con alguna de estas siete figuras: triángulo, cuadrado, rectángulo, hexágono, romboide, paralelogramo o trapecio. Estas figuras crean una serie de formas cristalinas potenciales que tienen nombres genéricos, dependiendo de su geometría interna. Como el nombre sugiere, un cristal hexagonal está formado por hexágonos que toman una forma tridimensional.

Una colección de cuadrados forma un cristal cúbico; los triángulos, uno trigonal, y los rectángulos, uno tetragonal, mientras que los romboides forman un cristal ortorrómbico, los trapecios uno triclínico y los paralelogramos un cristal monoclínico. La forma externa del cristal no refleja su estructura interna.

En el corazón del cristal está el átomo y sus electrones y protones. El átomo es dinámico y está compuesto por una serie de partículas que rotan alrededor del centro en movimiento constante. De modo que, aunque externamente el cristal pueda parecer inmóvil, en realidad es una masa molecular viva que vibra a cierta frecuencia. Esto es lo que da su energía al cristal.

En la piel de la Tierra

Los científicos nos informan que la Tierra empezó siendo una nube de gas girando de la que se creó un denso cuenco de polvo. Éste se contrajo para formar una bola fundida y muy caliente. Gradualmente, a lo largo de eones de años, una delgada capa

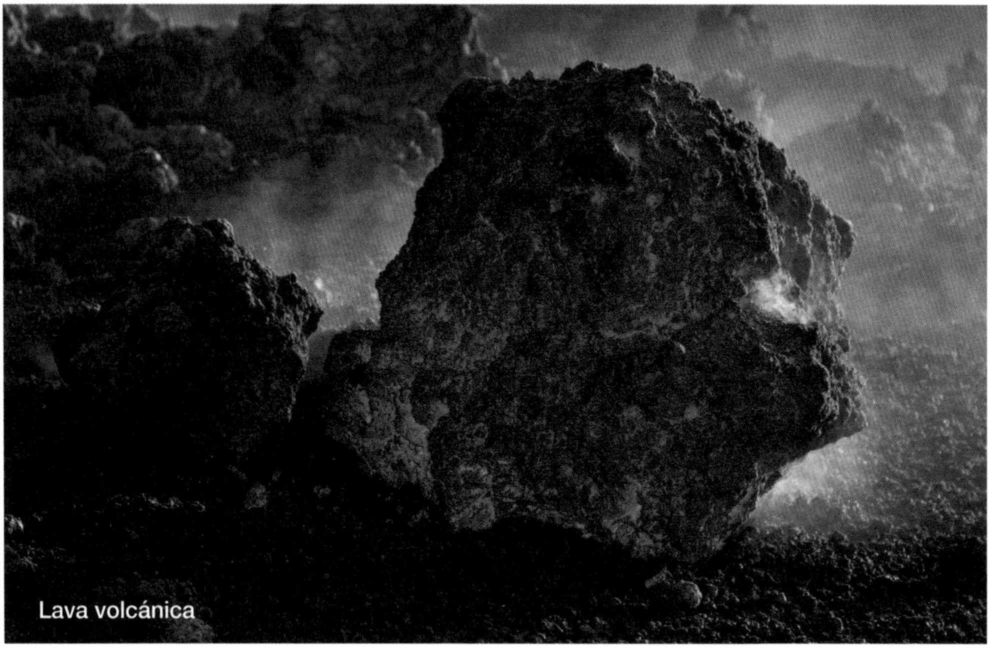

Lava volcánica

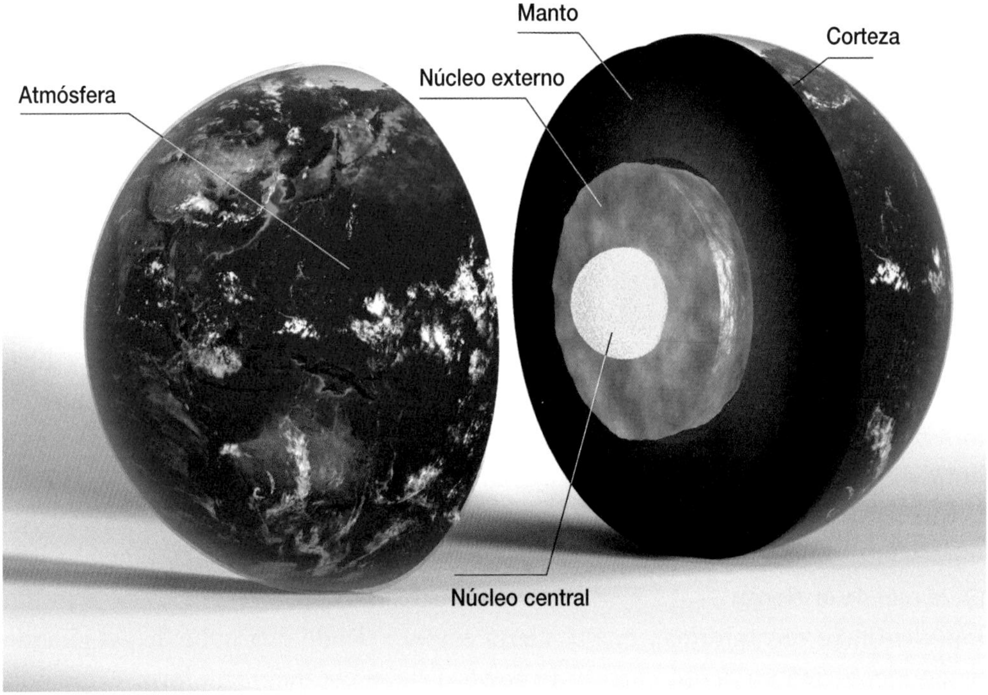

de este material fundido, el magma, se fue enfriando y formó la corteza o manto de la Tierra.

La corteza terrestre tiene aproximadamente el mismo grosor relativo que la piel de una manzana con respecto a la totalidad del fruto. Dentro de esa corteza el magma fundido, caliente y rico en minerales, sigue hirviendo y burbujeando y se van formando nuevos cristales.

El cuarzo, junto a otros cristales, surge de los gases y minerales incandescentes fundidos en el centro de la Tierra. Cuando están supercalientes, estos cristales se elevan hacia la superficie, impulsados por tensiones causadas por el movimiento de enormes placas tectónicas en la superficie terráquea.

A medida que los gases penetran la corteza y se encuentran con la roca sólida, se van enfriando y solidificando: éste es un proceso que, como decimos, puede llevar eones, pero también puede ser vertiginosamente rápido.

Si el proceso es relativamente lento, o si el cristal crece en una burbuja de gas, los cristales resultantes pueden ser de mayor tamaño. Si el proceso es rápido, los cristales serán pequeños. Si el proceso se detiene y vuelve a empezar, se pueden producir efectos como cristales fantasmas o autocalentados.

Cuando el magma se enfría

Si el proceso es excepcionalmente rápido, en lugar de formarse cristales se formará una sustancia parecida al cristal, como la obsidiana. Los cristales como la aventurina o el peridoto se crean a altas temperaturas a partir del magma líquido. Otros, como el topacio y la turmalina, se forman cuando los gases penetran las rocas próximas.

Larimar

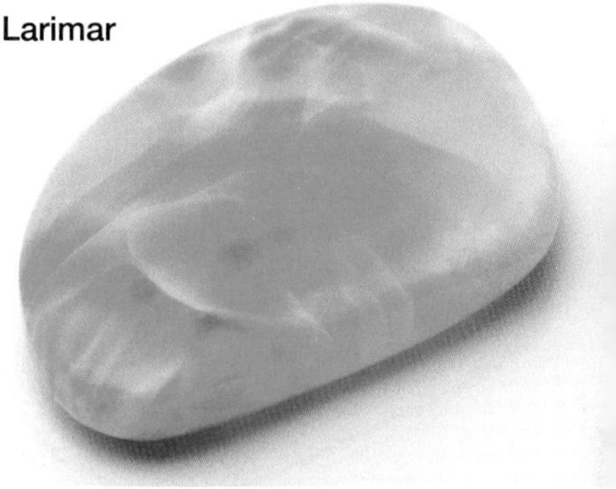

Cuando el magma se enfría surgen otras formas, de tal manera que el vapor se puede condensar hasta formar un líquido. La solución resultante, rica en minerales, produce cristales como la aragonita y la kunzita. Cuando penetra en las fisuras de las rocas próximas, la solución se enfría lentamente y es capaz de crear grandes cristales y geodas, como la calcedonia y la amatista.

Los cristales como el granate se forman en lo profundo de la tierra, cuando los minerales se funden y recristalizan bajo intensas presiones y grandes calores. A estos cristales se les denomina metamórficos, por haber soportado un cambio químico que ha reorganizado su estructura original.

Es el momento de recordar una información básica sobre tipos de rocas y minerales:

- **Magmáticas:** rocas originadas al enfriarse el magma lentamente dentro de la Tierra (plutónicas) o rápidamente al salir por un volcán (volcánicas). Un tipo de roca magmática (plutónica) es el granito, formada por enfriamiento lento.
- **Sedimentarias:** rocas formadas con el paso de miles de años a partir de restos de rocas o seres vivos depositados en zonas como el fondo del mar.
  El carbón es un tipo de roca sedimentaria formada a partir de restos de seres vivos. La calcita y otros cristales sedimentarios se forman por un proceso de erosión. Las rocas se rompen y el agua con mineral que gotea a través de ellas, o que es transportada por ríos, va depositando este material, formando nuevos cristales, o bien se cementan.
  Estos cristales suelen estar distribuidos por capas sobre una base de roca y tienden a tener una textura más suave. Frecuentemente, los cristales se encuentran adosados al lecho de roca donde se formaron, o cementados en un conglomerado. Este lecho de roca recibe el nombre de matriz.
- **Rocas metamórficas:** formadas a partir de rocas de cualquier tipo que se transforman en el interior de la tierra, debido a la gran temperatura y presión. El mármol es una roca metamórfica formada a partir de una roca sedimentaria.

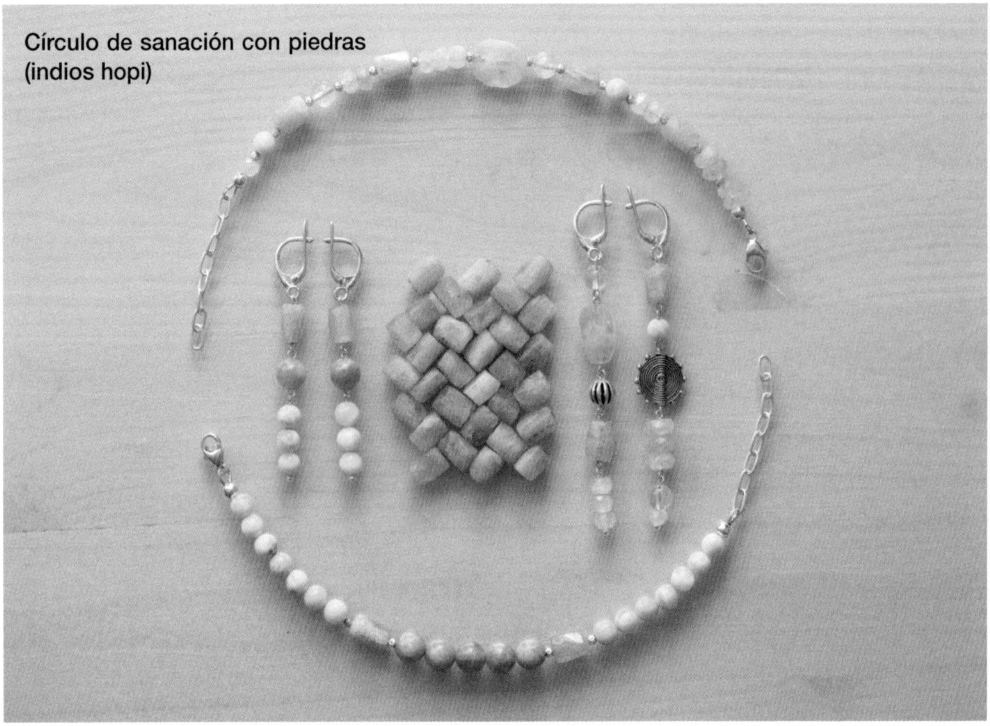
Círculo de sanación con piedras (indios hopi)

Piedras, curación y salud

Los cristales han sido usados durante milenios para curar y dar equilibrio. Como decimos, funcionan mediante resonancia y vibración. Para obtener el máximo beneficio de la curación con cristales necesitas recibir la formación adecuada de alguien que esté debidamente cualificado y tenga experiencia. Pero puedes beneficiarte de piedras y cristales en el tratamiento de las dolencias comunes, y también son remedios eficaces como primera ayuda, especialmente si preparas elixires de gemas (ver pág. 46).

Algunos cristales contienen minerales conocidos por sus propiedades terapéuticas. El cobre, por ejemplo, reduce la hinchazón y la inflamación. La **malaquita** tiene una alta concentración de cobre que ayuda con las articulaciones y músculos doloridos. Llevar un brazalete de malaquita permite al cuerpo absorber pequeñas cantidades de cobre de forma sutil y natural.

En el antiguo Egipto, la malaquita se molía y su polvo se aplicaba a las heridas para impedir infecciones. Actualmente es un poderoso desintoxicante pero, como es tóxico, sólo debe ser aplicado externamente.

Esta propiedad desintoxicante de los cristales tóxicos es parecida al principio homeopático de que lo "similar cura lo similar".

Vibraciones

Los cristales ofrecen de manera segura dosis infinitesimales –vibracionales– de algo que, tomado en grandes cantidades, sería venenoso. Los cristales se usan en las modernas prácticas médicas por su capacidad piezoeléctrica, lo que significa que, comprimiéndolos, se puede producir electricidad y, a veces, luz.

Las máquinas ultrasónicas usan cristales piezoeléctricos para producir ondas sonoras. Y hoy en día el sonido se aplica en operaciones quirúrgicas de vanguardia. Un rayo de ultrasonidos muy enfocado puede cauterizar heridas corporales profundas y romper tumores, sin necesidad de recurrir a procedimientos invasivos.

Los chamanes y sanadores estaban familiarizados con estas propiedades cristalinas de enfocar las vibraciones de luz y sonido generando un rayo curativo. Girando una barra de cristal sobre la piel se causa una compresión que dirige un rayo concentrado hacia el órgano subyacente.

Los antiguos sanadores también sabían que mientras algunos cristales son energetizantes o calmantes, hay otros que simultáneamente sedan el órgano hiperactivo y estimulan el perezoso. Esto es exactamente lo que hace la **magnetita** con su carga positiva y negativa: seda el órgano hiperactivo y estimula el órgano perezoso.

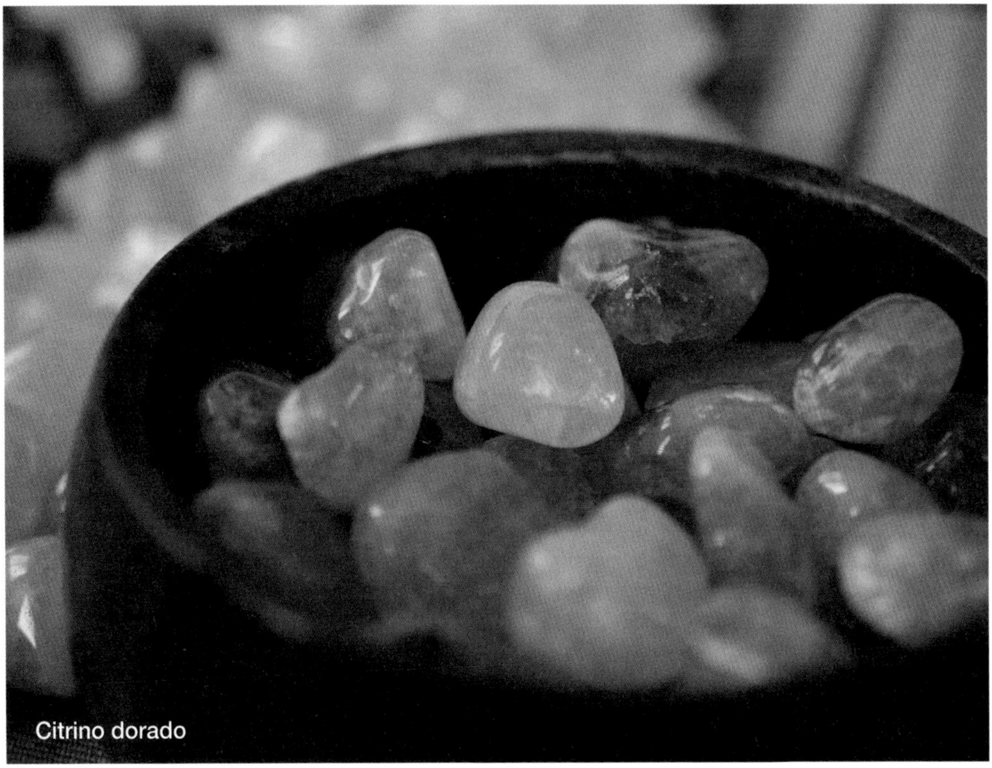

Citrino dorado

Hay cristales que curan con rapidez, aunque pueden provocar un choque curativo, mientras que otros operan con mucha más lentitud. Con cristales puedes tratarte el dolor –que no deja de ser una buena señal de que algo va mal en tu cuerpo–. El dolor puede ser producto de un exceso de energía, de un bloqueo o de una debilidad. Un cristal fresco y calmante, como el lapislázuli o el cuarzo rosa, sedará la energía, mientras que la cornalina la estimulará y el cuarzo catedral será excelente para aliviar el dolor, cualquiera que sea su causa.

Los cristales son excelentes para tratar los dolores de cabeza. El lapislázuli aliviará rápidamente una migraña. Pero tienes que saber qué causa el dolor de cabeza. Si está causado por el estrés, la amatista, el ámbar o la turquesa situados sobre la ceja lo aliviarán. Pero si está relacionado con la alimentación, lo apropiado será una piedra que relaje el estómago, como la piedra de luna o el citrino.

Curación integral

Los cristales curan holísticamente. Es decir, operan a todos los niveles del ser, físico, emocional, mental y espiritual. Realinean las energías sutiles y disuelven la alteración llegando a su causa raíz. Los cristales actúan por vibración, reequilibrando la envoltura biomagnética que rodea e interpenetra el cuerpo físico y activando los puntos de vinculación con los chacras que regulan la estasis vibracional (cuando la circulación de sangre se detiene, provocando un estancamiento).

Volviendo a reequilibrar los chacras es posible mejorar muchos estados característicos de las enfermedades físicas y psicológicas.

La mayoría de enfermedades son producto de una combinación de factores. La alteración suele estar en los niveles sutiles, pudiendo ser emocional o mental, y también puede ser un signo de inquietud o desconexión espiritual. Puede haber desequilibrios energéticos entre el cuerpo y la envoltura biomagnética.

Otras alteraciones energéticas pueden estar causadas por factores medioambientales como la bruma electromagnética (radiaciones de teléfonos móviles, por ejemplo) o la tensión geopática (como la contaminación emitida por torres eléctricas de alta tensión).

El simple hecho de poner un cristal de turmalina negra o de cuarzo ahumado entre tu persona y la fuente de tensión geopática o electromagnética puede transformar *mágicamente* tu vida. Pero es posible que tengas que ahondar más en la causa de la enfermedad. Los cristales tratan delicadamente con la causa en lugar de limitarse a mejorar los síntomas.

Puedes poner cristales alrededor de tu cuerpo entre diez y treinta minutos aproximadamente, o usarlos como herramientas de reflexología para estimular puntos del cuerpo, como tus pies. El larimar es particularmente útil para esto, pues ubica la fuente de la enfermedad. Los cristales con forma de huevo también pueden usarse en los pies. Las varas de cristal resultan útiles si tienes que estimular un punto del cuerpo. Cuando las giras lentamente, eliminan el dolor y la enfermedad. Este libro contiene una selección de los cristales más adecuados para tratar, a todos los niveles, todo tipo de trastornos, enfermedades y desequilibrios.

Una tradición milenaria

Los cristales han estado vinculados con ciertos órganos y partes del cuerpo durante miles de años. Muchas de las conexiones proceden de la astrología tradicional, tanto oriental como occidental. La medicina tradicional china y el ayurveda indio, ambos con más de cinco mil años de antigüedad, siguen usando en sus recetas modernas los mismos cristales que se mencionan en sus antiguos textos. Por ejemplo, se dice que el hematites calma el espíritu y combate el insomnio. Pero también se usa para los desórdenes sanguíneos y se cree que enfría la sangre, deteniendo la hemorragia Es usado por los modernos sanadores con cristales para aliviar estas mismas dolencias.

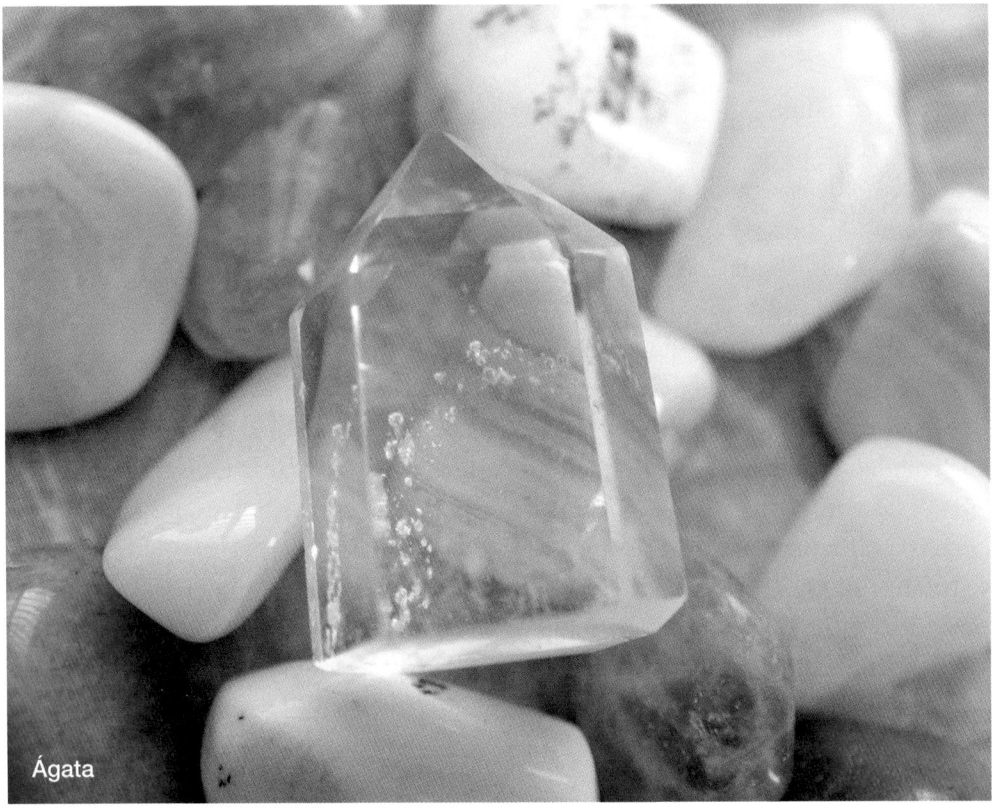

Ágata

La elección de una piedra o cristal terapéutico

Al elegir uno o varios cristales para curar puedes trabajar desde los síntomas hacia las causas profundas (preferiblemente contando con el consejo de un sanador especializado en cristales). El libro te ayudará (en las páginas finales de la Tercera parte incluimos una lista de dolencias que el cristal cura a nivel físico, emocional, mental o espiritual). Junto con el índice, podrás asociar los síntomas con los cristales apropiados.

Por ejemplo, si tu síntoma es un problema digestivo, podrías elegir una punta de citrino para favorecer tu curación. Poniéndotelo sobre el abdomen, o llevándolo puesto sobre tu dedo meñique, que conecta con el meridiano del intestino, puede calmar tu digestión.

El cristal trabaja directamente sobre el cuerpo físico. Sin embargo, a un nivel más profundo, los problemas digestivos pueden estar relacionados con la falta de abundancia. Las preocupaciones económicas a menudo producen enfermedades. El citrino es la piedra de la prosperidad: atrae riqueza y abundancia a tu vida (especialmente cuando lo emplazas en la esquina izquierda de tu casa más alejada de la puerta principal). Llevar puesto un citrino te energetiza, estimulando tu motivación y creatividad, lo que produce abundancia.

Conexión espiritual

A un nivel más profundo, los miedos relacionados con el dinero suelen surgir del sentimiento de no recibir apoyo del universo. Este miedo no es una mera enfermedad emocional, es una desconexión espiritual. La capacidad del citrino para activar el chacra' coronario, que es donde se realiza la conexión espiritual, podría fortalecer tu confianza en el universo.

Una vez hayas identificado la desconexión espiritual como la probable causa de tu alteración, es posible que desees buscar otros cristales que presten apoyo a este nivel de tu ser. Piedras como la petalita y la fenacita, de vibración muy elevada, te vinculan a la realidad espiritual. La fenacita también te ayuda a asentar la espiritualidad en tu vida cotidiana, pero si ésta es tu primera experiencia con cristales para estimular el contacto espiritual, podría ser demasiado poderosa para ti.

La angelita o la celestina, que te sintonizan delicadamente con el reino celestial, podrían ser una elección más acertada. Las presencias angélicas inducen una intensa sensación de recibir el apoyo del universo. Como algunos cristales se brindan apoyo mutuo y otros se cancelan mutuamente, debes tener cuidado cuando uses cristales para la curación. Si tienes dudas, consulta con un sanador especializado y cualificado.

Selección de cristales y piedras

Dónde adquirir el cristal

El mejor lugar para adquirir tus cristales, es una tienda local donde puedas contemplarlos a placer. También a través de Internet, aunque hay cientos de miles de entradas y resulta muy laborioso (tiempo, persistencia…) encontrar y lograr lo que se busca. También hay ferias mente-cuerpo-espíritu, de sanación, y de cristales y minerales, donde encontrarás cristales a la venta. Vienen listadas en la prensa especializada.

En el libro presentamos piedras y cristales que os serán familiares junto a otros menos conocidos. Hay muchísimos cristales entre los que elegir, y no es fácil saber de forma exacta cuál es el más adecuado. Si quieres elegir un cristal para un propósito específico, la segunda parte –Piedras de la A a la Z– y los índices te ayudarán a encontrar el cristal de forma lo más precisa posible.

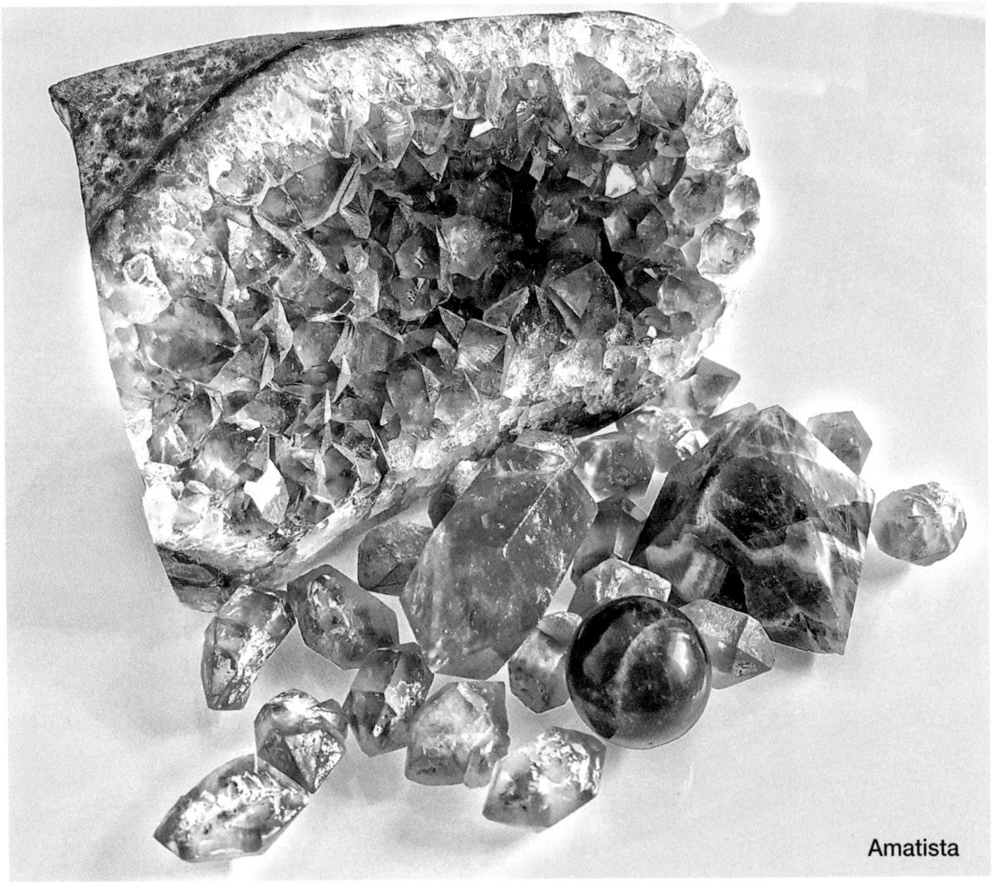

Amatista

Si no tienes ni idea de para qué quieres tu cristal, pero te atrae la idea de llevarlo puesto, tu fecha de nacimiento es un buen punto de partida. Puedes seleccionar una que tenga afinidad con tu signo zodiacal para asentar las energías celestes. También puedes elegir un cristal al azar, según tu intuición. El cristal que te hable personalmente será el adecuado (nunca compres en un comercio que no te permita tocar antes los cristales y, si compras por internet, asegúrate de poder devolver los cristales si fueran no apropiados). Si al tocar varios cristales con las manos hay uno que "te hace cosquillas" es el adecuado para ti. Y por supuesto, el hecho de que un cristal sea grande o hermoso por fuera no lo hace más poderoso. Los cristales en bruto y de pequeño tamaño pueden ser extremadamente eficaces. Y recuerda: antes de usar tu cristal, hay que limpiarlo siempre.

Programar tu cristal

Tienes que dedicar tus cristales al propósito para el que los uses. Dedica un nuevo cristal en cuanto lo hayas limpiado. Esto enfoca la energía. Toma el cristal en tus manos. Imagínalo rodeado de luz (o bien sostén los cristales en tus manos frente a una fuente de luz).

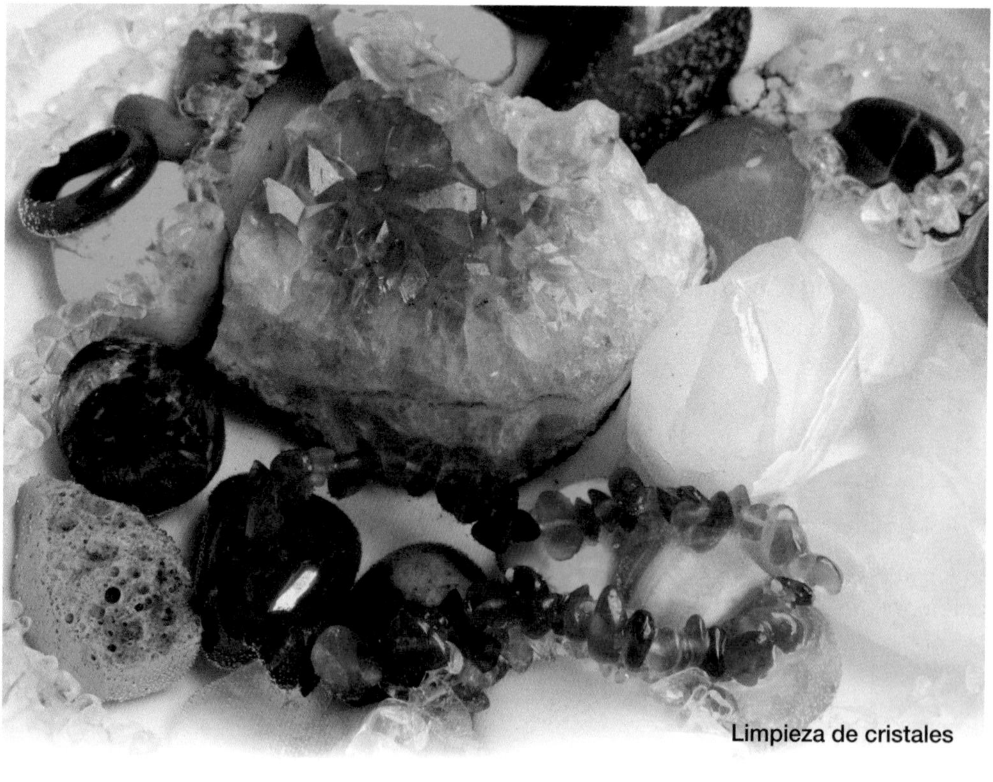

Limpieza de cristales

Para programar tu cristal, sostenlo. Ábrete al Universo y considera el propósito para el que deseas usarlo. Si quieres que atraiga amor, describe qué tipo de amor estás buscando. Si estás buscando sanación, precisa para qué enfermedad y qué quieres que ocurra. Cuando hayas formulado tu programa, sintonízate con el cristal. Asegúrate de que es exactamente el cristal justo para tu propósito. Cuando estés sintonizado, puedes decir en voz alta: "Programo este cristal para (tu propósito)". Coloca luego el cristal en un lugar donde lo veas frecuentemente o guárdalo en tu bolsillo. Puede ser de ayuda que lo sostengas dos o tres veces al día, o más. Es posible que tengas que repetir varias veces la programación.

Recuerda que los cristales tienen una alta capacidad de respuesta. Sostenlos en las palmas de las manos para dedicarlos, programarlos o para seleccionar para ti el cristal más adecuado.

Cuidar los cristales

Muchos cristales son frágiles o friables (es decir, se desmenuzan fácilmente). Los cristales estratificados o agrupados pueden separarse. Otros cristales, como la selenita, son solubles en agua. Las superficies pulidas o los puntos naturales son fáciles de arañar o dañar. Las piedras rodadas y pulidas son más duraderas. Incontables horas dando vueltas en arena fina les otorga una superficie más dura. Puedes guardar las piedras rodadas juntas, en una bolsa, pero los demás cristales deberían ser guardados aparte.

Cuando no los estés usando, envuelve tus cristales en seda o terciopelo. Esto impide que se rayen y les protege de absorber emanaciones externas. Las piedras rodadas podemos guardarlas en una bolsita. Limpia siempre las joyas que te lleguen de otras personas, porque pueden contener vibraciones negativas y pasártelas. Son pocos los cristales que no necesitan limpieza. El citrino, la cianita y la azeztulita son autolimpiadores. El cuarzo claro y la cornalina limpian otros cristales, y son especialmente útiles para las piedras delicadas y friables, pero es posible que después necesiten limpieza.

Limpieza de piedras o cristales

Los cristales que no son friables ni tienen junturas pueden dejarse debajo del agua corriente o sumergirse en el mar o en agua salada. Mientras lo haces, mantén la intención de que se lave toda la negatividad y de que el cristal se reenergetice. Poner el cristal a la luz del sol o de la luna durante unas horas también puede recargar sus baterías, siempre que no se trate de una piedra que se oscurezca bajo la luz del sol y que se tenga cuidado de que los rayos no se enfoquen donde podrían comenzar un

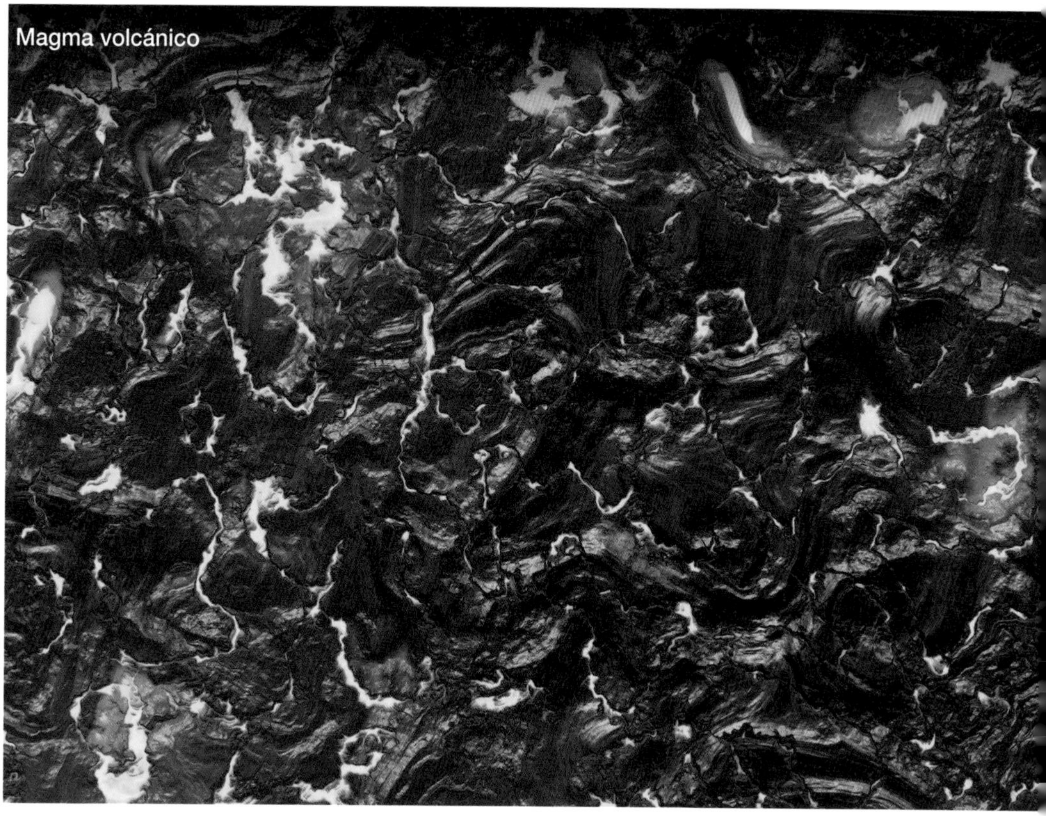
Magma volcánico

fuego; recuerda que la luz del sol recorre un arco en el firmamento a medida que avanza el día.

Los cristales friables o los conglomerados cristalinos pueden dejarse en sal marina o en sal de roca durante la noche. Posteriormente, limpia con suavidad cada partícula de sal, pues podrían dañar el cristal, especialmente en un ambiente húmedo.

Ciertos cristales tienen la habilidad de limpiar otros cristales. Guarda una cornalina en una bolsa de piedras rodadas y nunca necesitarás limpiarlas por ningún otro método. Un pequeño cristal puede dejarse dentro de un conglomerado de cuarzo claro y se limpiará toda la noche.

Puedes ahumar los cristales o pasarlos por la luz de una vela. También puedes visualizarlos rodeados de luz, lo que los purifica y energetiza.

Una de las maneras más sencillas de purificar un cristal es usar un limpiador específico, que se puede adquirir por internet. Sólo necesitas poner una o dos gotas sobre el cristal, o rociarlo con un atomizador de agua a la que se le hayan añadido unas gotas de limpiador; si se rocía con suavidad, los cristales que se desmenuzan fácilmente no resultarán dañados.

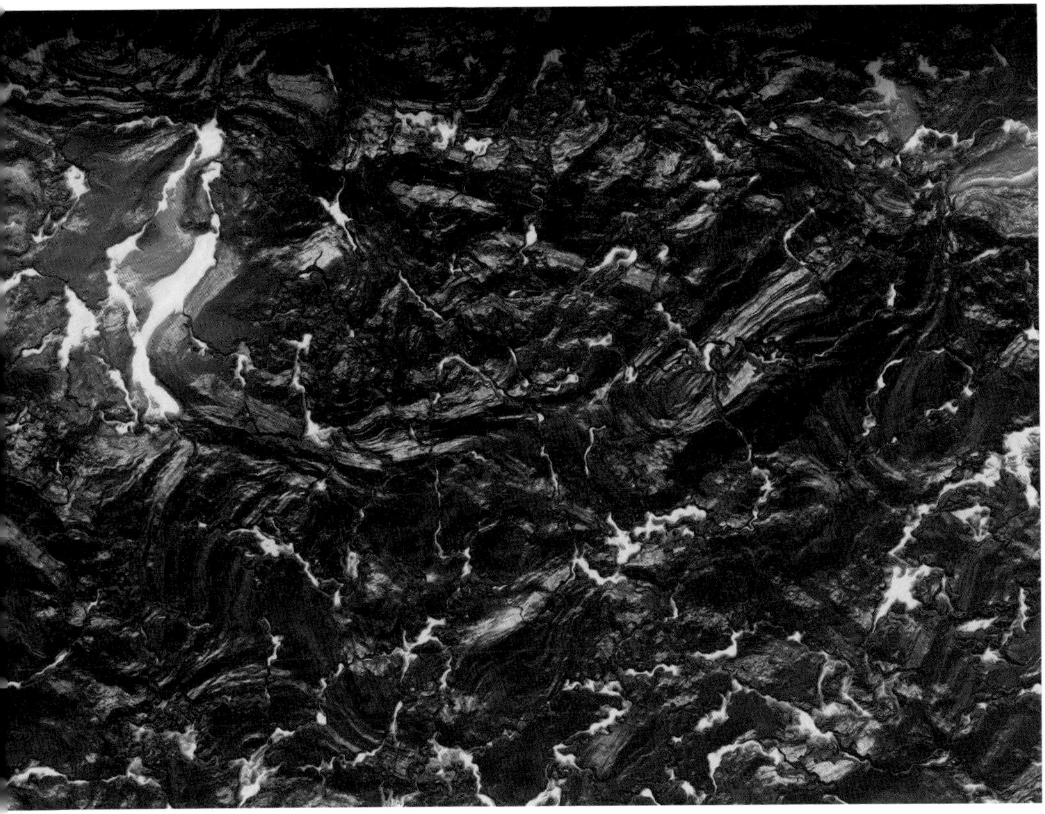

Meditación

Una de las formas más sencillas de sintonizar con su energía es meditar con un cristal. Limpia tus cristales antes de empezar para que sus energías estén puras. La meditación es una manera de silenciar el parloteo mental; junto a sus beneficios (alivia el estrés, reduce la presión sanguínea, etc.), también te permite llegar a conocer los cristales. En la relajación que conlleva la meditación, los cristales te hablarán.

Junto a una gran paz, aparecerán en tu conciencia soluciones e intuiciones. Es benéfico meditar con cada uno de tus cristales. Tómate unos días para sintonizar con cada uno de ellos hasta llegar a conocerlos plenamente.

Se suele comenzar con cristales rojos para energetizar y abrirte y luego, a continuación, siguiendo el espectro del arco iris, ve pasando al naranja, amarillo, verde, azul, púrpura, violeta y claro, progresando a los cristales de vibración más elevada.

Puede ser que tengas que volver a asentar tus energías otra vez con uno de los cristales negros. Asentar o aterrizar tus energías después de la meditación es importante; las piedras boji (ver pág. 179) son excelentes en este caso, porque se asentarán en tu cuerpo y te llevarán de nuevo al presente.

Ejercicio de meditación con cristales

Siéntate cómodamente con tu cristal, asegurándote de que no te alterará o distraerá nada, incluidos los actuales dispositivos digitales. Sostenlo entre ambas manos o ponlo sobre una mesa baja delante de ti. Respira suavemente, dejando que cada espiración sea un poco más larga que la inspiración.

Al espirar, suelta cualquier estrés o tensión que puedas estar sintiendo. Al inspirar, deja que fluya la paz con cada inspiración que pasa a través de tu cuerpo. Permite que tu respiración se asiente en un ritmo tranquilo.

Con los ojos suavemente enfocados, mira a tu cristal. Percibe su color, su forma y su peso si lo estás sosteniendo. Siente sus vibraciones pasando a tus manos. Déjate peregrinar dentro del cristal, explorando sus planos internos. Cuando estés preparado, cierra los ojos. Contempla calladamente las energías del cristal y deja que te enseñe cosas sobre él.

Cuando hayas completado la meditación, abre los ojos y pon el cristal a un lado. Apoya los pies firmemente en el suelo. Para asentar tus energías, sostén un cuarzo ahumando o una piedra boji.

Vibraciones

Nadie sabe cómo o por qué los seres humanos empezaron a usar cristales, pero existen pruebas de que han venido haciéndolo durante miles de años. Aún hay cristales sorprendentes que se nos están dando a conocer, y todos ellos, menos unos pocos, tienen sus orígenes en la profundidad de la Tierra. Las excepciones son el resultado de sucesos “sobrenaturales”, como la **fulgarita**, que nace de la arena golpeada por los rayos. Los cristales resultantes parecen regalos de los dioses, y el alto aprecio que alcanzaban queda ilustrado por el uso de la **tectita, oro libio** en los ornamentos funerarios de Tutankhamon.

Los cristales son como almacenes en miniatura que guardan un registro del desarrollo de la Tierra a lo largo de millones de años. Se metamorfosearon conforme el planeta mismo cambiaba; podríamos pensar que son el ADN de la Tierra o una impronta mineral de la evolución. Tomen la forma que tomen, la estructura cristalina de estas piedras absorbe, conserva, enfoca y emite energía, especialmente de la banda electromagnética. Y como los cristales son tan eficaces a la hora de potenciar la energía y limpiar el espacio, al ponerlos en entramados o rejillas podemos crear entornos seguros para vivir, amar, trabajar y jugar.

Una antigua costumbre

Tal vez pienses que los cristales son una moda, pero en realidad son una de las formas de curación más antiguas y siempre han sido usados para proteger. El pedernal, en forma de piedra o hacha pulida, se ha encontrado en muchas tumbas neolíticas y los cristales eran sagrados en todo el mundo antiguo. La especularita, por ejemplo. que simboliza la sangre de la tierra, se extrae de las minas africanas desde hace 40.000 años aproximadamente. para propósitos cosméticos y rituales, y ha sido rociada sobre los cuerpos de los muertos durante miles de años. De acuerdo con un antiguo texto médico, hace 5.500 años, en Iraq se ponía lapislázuli y jaspe alrededor de las personas vivas para curar sus enfermedades y se usaba la hematita para tratar enfermedades de la sangre exactamente igual que en nuestros días. En Egipto, en torno a 1900 a.C., se colocaban lapislázuli, jaspe, cornalina y turquesa alrededor de los cuellos de los recién nacidos para protegerlos.

Los cristales forman parte integral de la mitología. La diosa sumeria lnanna (una antecesora de Afrodita y Venus) llevaba joyas de lapislázuli y viajaba al submundo llevando sus varas de lapislázuli para medir el tiempo y la duración de la vida de las personas. Se creía que los cristales eran "la carne" de los dioses y que los dioses eran seres de cristal. La tectita oro libio, la Sangre de Isis, el lapislázuli y la turquesa hallados en las joyas funerarias de Tutankhamon no solo se usaban para decorar: servían para proteger y llevar el alma hasta el siguiente mundo. Se emprendió un viaje de más de 800 áridos kilómetros para obtener el oro libio del escarabajo de su pectoral que retrataba el viaje diario del Sol y la Luna por el cielo.

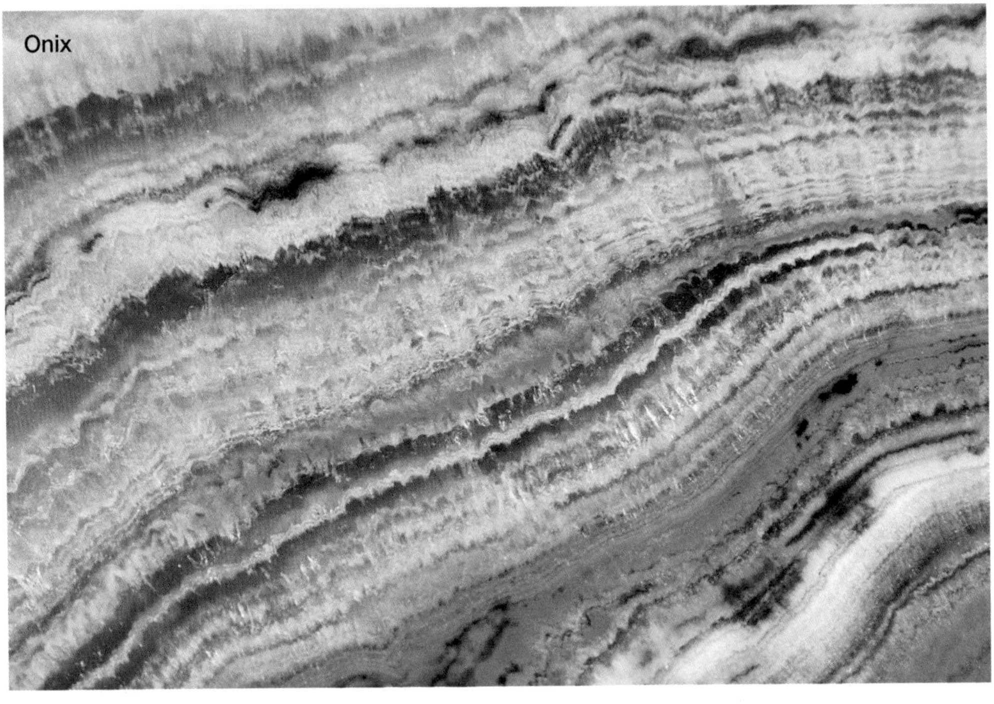
Onix

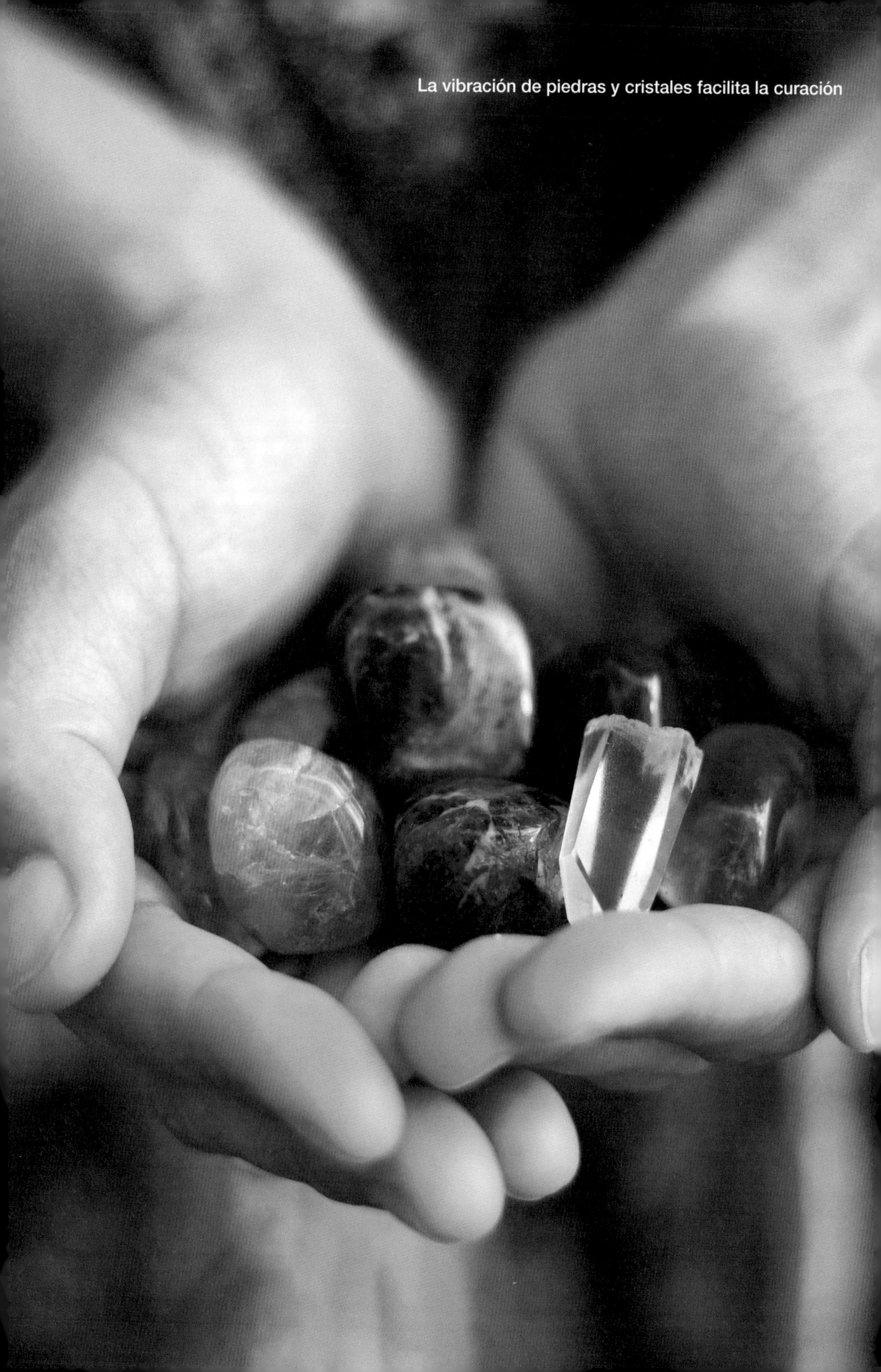

La vibración de piedras y cristales facilita la curación

El poder de las piedras y cristales

La curación con cristales a lo largo de la historia

Desde siempre, los cristales han sido utilizados con propósitos curativos. En Occidente, las primeras noticias escritas nos llegan desde el antiguo Egipto, donde los sacerdotes utilizaban el lapislázuli y la turquesa para hacer amuletos protectores contra las enfermedades, y la malaquita para ayudar a los muertos en su tránsito hacia la otra vida. Famosa es la mención que se hace en la Biblia del pectoral de Aarón y sus doce gemas, una para cada tribu de Israel, verdadero inicio de la tradición de las piedras y el zodíaco.

En la India milenaria, la medicina ayurvédica usa los cristales en la elaboración de remedios en función de la constitución y temperamento de la persona a tratar y de su carta astral. Asimismo, hacia el año 500 a.C. ya había tratados de gemas en China. También en la antigüedad clásica, son varios los autores que escriben sobre las propiedades de los cristales.

Entre los más conocidos destacan Galeno, Herodoto, el propio Aristóteles y, sobre todo, su discípulo Teofrasto. Más tarde Plinio el Viejo, en el siglo I d.C., recogió las enseñanzas de Teofrasto y elaboró un extenso directorio de piedras y cristales con sus propiedades y sus relaciones astrológicas. Y del Imperio romano nos queda el Lapidario órfico, del siglo IV a.C., con descripciones detalladas de las virtudes de las gemas y sus usos mágicos.

En la Edad Media el uso de gemas está documentado en el lapidario de San Isidoro de Sevilla {560-636). Por su parte, una mujer y santa, Hildegard von Bingen (1098-1179) dejó bien detallado el uso de minerales que hacía en su monasterio, mientras que Alberto Magno (1193-1280) nos legó su tratado sobre los secretos de la naturaleza, describiendo las propiedades de las piedras y las hierbas. Alfonso X el Sabio (1221-1284) escribió una verdadera enciclopedia de cristaloterapia. De la obra original sólo se conservan 20 tomos, una cuarta parte. Y hacia el año 1500 Jaume Ferrer de Blanes también escribió un lapidario.

Una nueva era

Por otro lado, no podemos olvidar el extenso uso de cristales de cuarzo que hacen los chamanes de todas las tribus del mundo, en especial las del continente americano, Australia y Asia Central. Incas, mayas, toltecas, olmecas... todas las culturas prehispánicas de América Central basaban su poder en piedras que consideraban sagradas como la obsidiana negra.

Tras siglos de materialismo científico y del imperio de la razón, el despertar de la consciencia auspiciado por la entrada de una nueva era aviva la conexión entre el ser humano y la naturaleza de la que forma parte y despierta ese potencial latente que nos permite comunicarnos con todas las formas de vida y ascender en el desarrollo evolutivo hacia nuevas dimensiones.

Piedras y salud holística

La clave del poder curativo de los cristales está en lo que la ciencia llama el "efecto piezoeléctrico", lo que significa que vibran en armonía con la energía magnética del núcleo terrestre. Como tienen su origen en lo más profundo de la Tierra, comparten el magnetismo de la polaridad planetaria y la radiación energética solar.

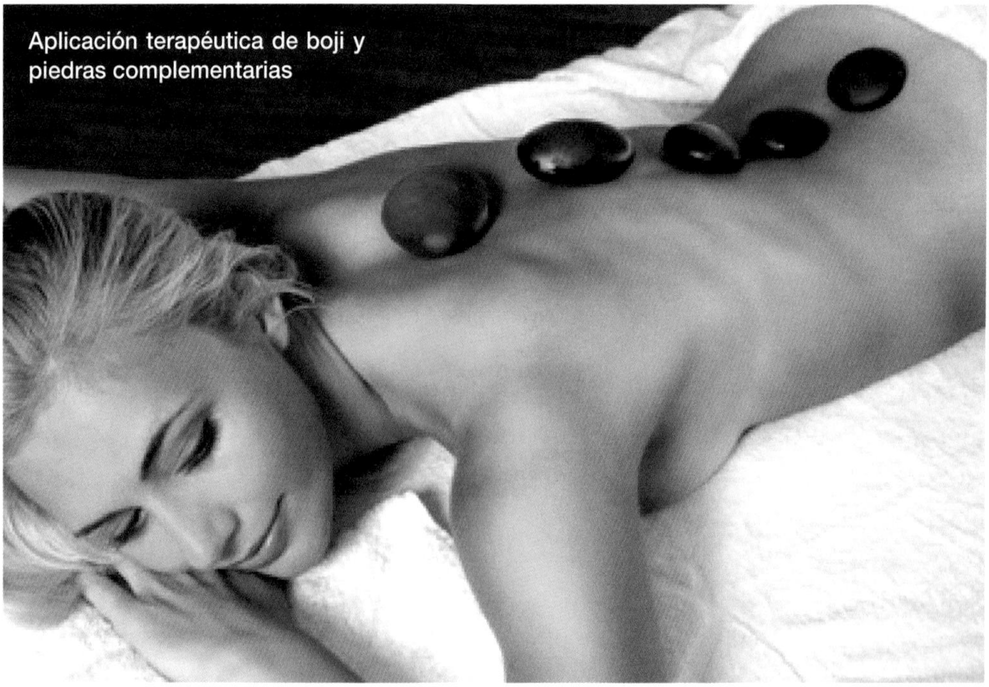

Aplicación terapéutica de boji y piedras complementarias

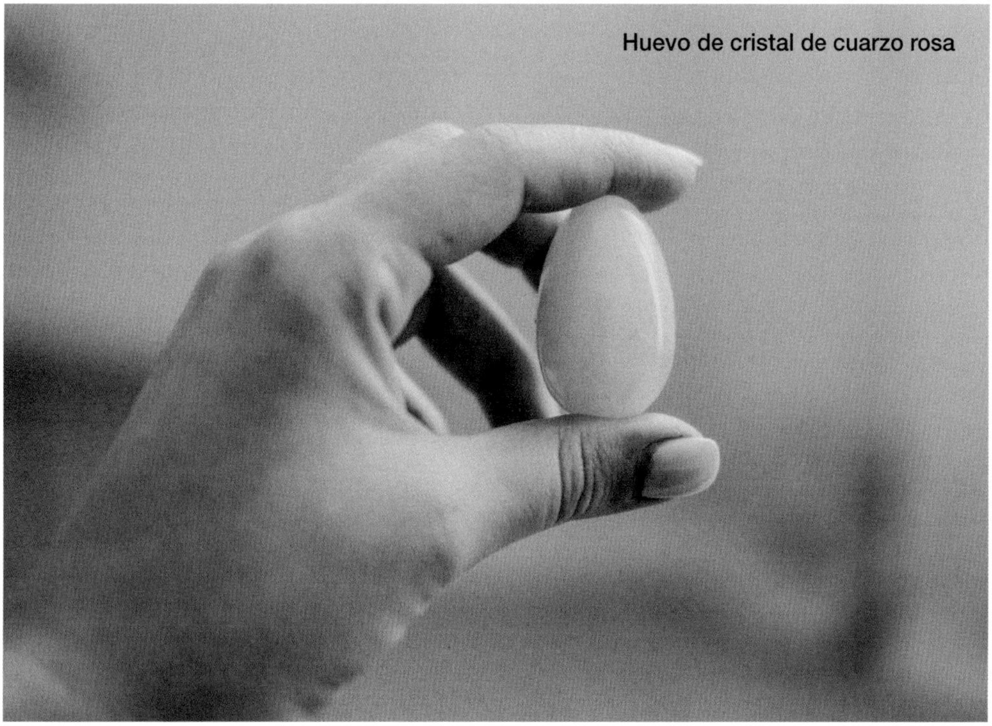

Huevo de cristal de cuarzo rosa

En el interior de los cristales laten las mismas fuerzas que dieron origen a la vida en la Tierra, y su forma perfecta constituye la primera manifestación de un principio de ordenación y de precisión exacta que está presente en el universo. Además, absorben, almacenan, transforman y transmiten esa energía que penetra con su resonancia en los espacios entre los átomos para producir equilibrio y armonía en el flujo energético entre las células.

Pero para entender y poder aplicar de manera consecuente el poder curativo de los cristales, hay que partir de una concepción holística (es decir, "completa") del ser humano. El hombre es algo más que un mecanismo muy sofisticado compuesto por elementos químicos que funcionan de acuerdo con pautas predeterminadas. La medicina convencional que se practica en Occidente tiende a ver el cuerpo como una simple máquina, sumamente compleja, y, en general, trata los síntomas de las enfermedades como disfunciones o fallos de funcionamiento de esa máquina. No entra a valorar las causas que las provocan, y se limita a restaurar el orden anterior a la aparición del síntoma.

Una terapia con cristales es posible: originalmente la palabra "terapia" se refería al arte de cuidar y de servir a los enfermos; los terapeutas eran los miembros de la secta de los esenios que se encargaban de cuidar de las necesidades de los más desfavorecidos en la Palestina de hace dos mil años ocupada por los romanos. Guardaban su saber en cuevas y se sospecha que fueron los instructores de Jesús en etapas de su vida de las que no se tiene constancia.

Actualmente la palabra se aplica a métodos o técnicas de curación de la más diversa índole y, en el caso de los cristales, son éstos las herramientas para paliar los problemas de los seres humanos. En este libro vamos a exponer de manera práctica el procedimiento a seguir para tratar por medio de los cristales algunos de los trastornos más comunes, tanto físicos como emocionales o espirituales, asociados por regla general con los hábitos y la concepción de la vida que imperan en las sociedades contemporáneas.

De acuerdo con la visión holística, partimos de la base de que la mayoría de los trastornos —por no decir todos— provienen de un desequilibrio del flujo energético en alguno de los niveles del ser, por lo que la terapia con cristales irá siempre encaminada a restablecer dicho equilibrio.

Escuchar el propio cuerpo

La sanación es un proceso estrictamente personal e intransferible. Si aprendes a escuchar a tu cuerpo y a entender sus mensajes, serás cada vez más consciente de las conexiones entre el cuerpo, la mente y el espíritu.

La mayoría de las personas sólo oyen a su cuerpo cuando éste literalmente "grita" de dolor. Si de veras quieres que tu vida sea más sana y tu sensación de bienestar más profunda, vale la pena aprender a escuchar las señales que tu cuerpo te envía. La concepción holística parte del supuesto de que el ser humano debe ser considerado no sólo en su componente físico, sino también en el mental, emocional y espiritual. En definitiva, la salud y el bienestar dependen de que el funcionamiento de todos estos niveles se produzca de un modo armónico.

Cualquier desequilibrio en uno de los niveles del ser afecta a los demás, y, por tanto, la terapia debe ir encaminada a buscar la causa. La terapia con los cristales trabaja, por tanto, desde esta concepción holística. Para estimular las fuerzas autocurativas que el propio organismo posee, la energía de los cristales actúa en los cuerpos sutiles, desbloqueando y activando los vórtices energéticos o chakras, limpiando los meridianos y nadis, restaurando el equilibrio entre los dos polos complementarios de la energía (yin-yang), limpiando y regenerando el aura.

Además, los cristales cumplen otras muchas funciones, pues ayudan a equilibrar los dos hemisferios cerebrales, relajar el cuerpo y la mente, estimular el funcionamiento de los diversos órganos y sistemas, eliminar el estrés y los pensamientos obsesivos, desbloquear las emociones e incrementar la energía vital.

EL YIN Y EL YANG Y LOS CRISTALES

El yin y yang, términos que proceden de la filosofía oriental, hacen referencia al aspecto dual y complementario de todo lo que existe. Aunque frecuentemente son malinterpretados como conceptos esotéricos, lo cierto es que el yin y el yang son perfectamente reconocibles en la naturaleza, el universo y las personas. Uno no existe sin el otro pues ambos se necesitan y se crean mutuamente. De la constante interacción de estas dos fuerzas polares nacen todas las cosas.

El yin es femenino, pasivo, receptivo, y produce frío y reposo. Representa la noche, está asociado a la parte izquierda del cuerpo, y comprende los aspectos intuitivos, creativos y espirituales. También está ligado con la introspección.

El yang es masculino y activo; produce densidad, gravedad, calor y actividad, y simboliza el día y el sol. Está asociado a la parte derecha del cuerpo y representa la fuerza, el coraje, la resistencia. Ambas polaridades se manifiestan en el carácter, la personalidad e incluso el físico de las personas. Es posible que uno de los dos elementos predomine, pero nunca de manera absoluta. El yin y el yang deben estar en equilibrio para que haya salud y bienestar.

Las vibraciones armónicas de determinados cristales ayudan a equilibrar las dos polaridades. Los cristales opacos (como la malaquita, el lapislázuli o la hematita) son más receptores que emisores, más yin que yang.

Y los transparentes y translúcidos (como el cuarzo, la aguamarina, la amatista o el diamante) son fundamentalmente emisores y, por tanto, más yang que yin.

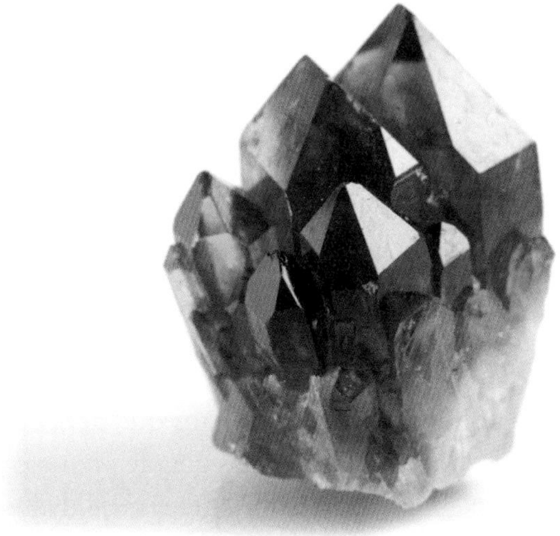

Consejos para la utilización terapéutica de los cristales

Dos son los métodos más utilizados en la terapia con cristales: la colocación de determinadas piezas en ciertos lugares del cuerpo y la ingestión o aplicación en los chakras o meridianos de esencias o elixires preparados con cristales. En ambos casos, es importante mantener siempre una actitud abierta y relajada ante la terapia, y haber procedido a la limpieza, sintonización y activación del cristal tal y como explicamos en el apartado correspondiente.

Por otra parte, aunque generalmente se recomienda un tipo de visualización concreta al poner en práctica la técnica, a veces sucede que los propios cristales inducen una visión diferente. En esos casos, no te resistas, ya que lo más conveniente es dejarse llevar, pues las visiones provocadas por los cristales suelen ser muy reveladoras. También hay que tener en cuenta que, después de una sesión de terapia con cristales, éstos deben ser cuidadosamente limpiados y guardados en un paño de terciopelo o seda. El poder curativo de los cristales

Meditación y visualización con cristales

El significado exacto de la palabra *meditar* es "sentarse quieto sin hacer nada", tal como se entiende en Asia, especialmente en el budismo zen. Meditar es trascender el mundo de ilusión en que vivimos, destruir el espejismo de aquello que llamamos "realidad". Para poderse sentar en quietud, todas las disciplinas orientales trabajan con el cuerpo físico para que sea capaz de soportar ese estado, así como con la respiración como medio para relajar la mente y adiestrarla para acallar el constante parloteo y evitar las distracciones y divagaciones a que nos tiene acostumbrados.

Siempre estamos haciendo o pensando algo. Resulta sumamente difícil permanecer en el ahora sin pensar en el pasado, en lo que hicimos o nos hicieron, apegados a sentimientos de nostalgia o arrepentimiento, y también es difícil no pensar en el futuro, agobiados por lo que deberíamos hacer. En nuestra mente se crean los problemas que comprometen nuestras energías y merman nuestra salud, calidad de vida y felicidad.

Numerosos estudios confirman los beneficiosos efectos que tiene meditar regularmente. No escapas de tu realidad cuando meditas: más bien te preparas para encararla mejor. Serenar la mente y las emociones incide en una mejor calidad de vida, ya que todos sabemos cuáles son los efectos del estrés.

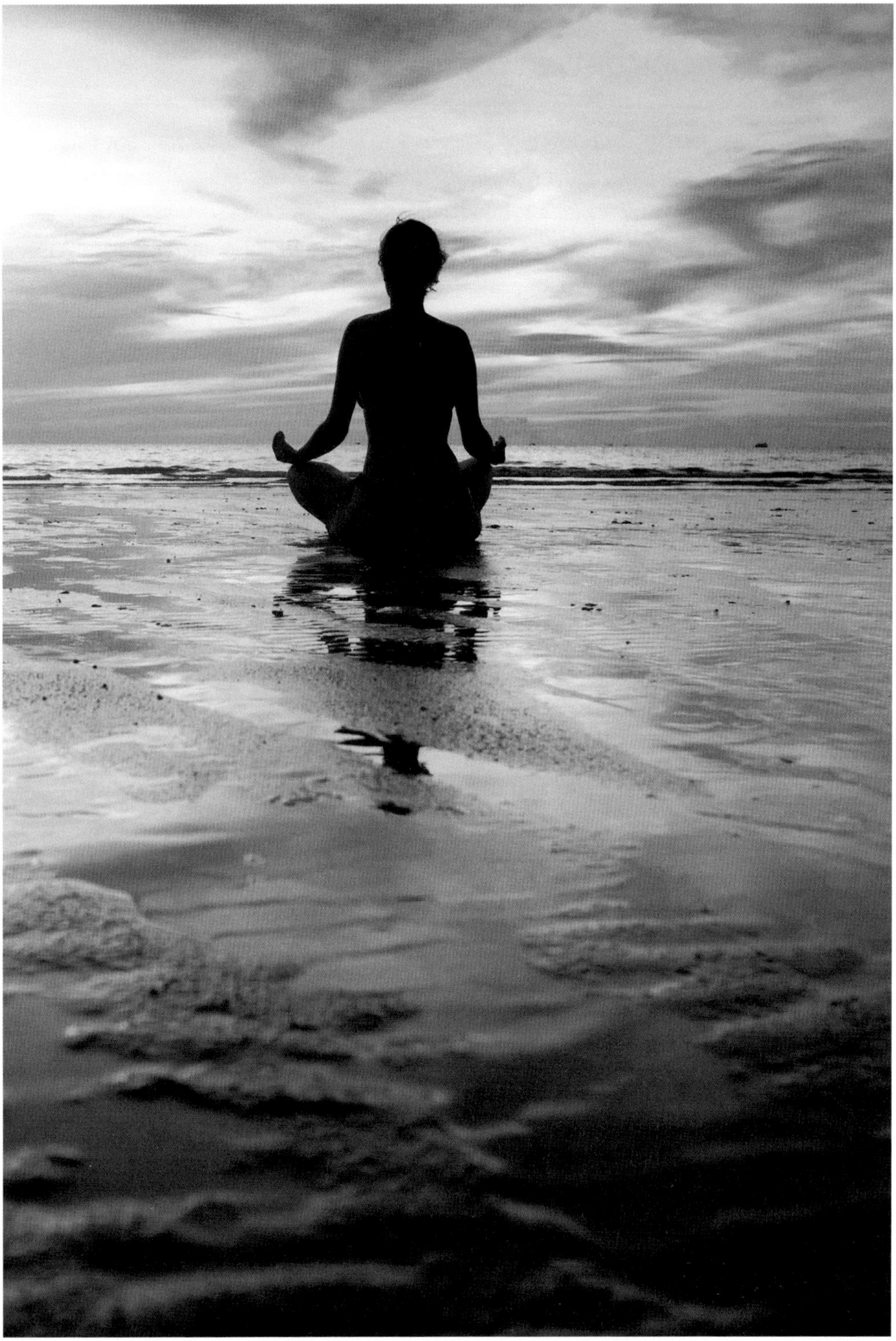

SENSIBILIZACIÓN DE LAS MANOS

Desarrollar la sensibilidad de las manos requiere de una mente predispuesta y un poco de constancia y paciencia. Cuanta más sensibilidad desarrolles con las manos más fácil te será percibir informaciones de los cristales y de la calidad energética del aura de las personas, y podrás usarlas mejor como herramientas de sanación y meditación.

Ten en cuenta que las manos son una prolongación del corazón. Para desarrollar la sensibilidad de las manos debes seguir los siguientes pasos:

1. Frota suavemente tus manos unos segundos y sepáralas unos 20 centímetros.
2. Ahora, siente la burbuja de energía que se forma entre ambas. Nota su elasticidad acercando y alejando las manos.
3. Concéntrate en las sensaciones, por leves que éstas sean. Puede ser un cosquilleo o sentir que verdaderamente se han activado y fluye mucha fuerza. Da igual. Persiste y las percepciones se acentuarán.
4. Realiza este ejercicio antes de emplear los cristales.

Buscar el sentido de la vida es una necesidad del alma encarnada y al meditar reconstruimos el puente entre nuestro espíritu y nuestra existencia en la Tierra. Cuando al estado de quietud le añadimos la imaginación y su poder estamos hablando de "visualización": el arte de crear imágenes inducidas para potenciar el acceso al inconsciente.

En estado de vigilia el ser humano funciona con la mente racional; es inevitable, necesitamos ser prácticos. Pero nuestra mente inconsciente para nosotros es una perfecta desconocida. Hemos olvidado el acceso a su potencial y la necesidad de bucear en ella en la búsqueda de respuestas que escapan a nuestra lógica.

La mente inconsciente se manifiesta a través de nuestros sueños (por eso es tan importante dormir bien) y a través de las meditaciones y las visualizaciones. Los cristales utilizados en técnicas de visualización potencian la comunicación con nuestro inconsciente, por lo que despiertan el poder de la imaginación. La imaginación es necesaria para poder crear una imagen sana en nuestra mente que estimule los cambios. Un cambio en "el disco duro" de la mente para crear una nueva realidad gracias a la imaginación. La combinación de un buen uso de los cristales con la meditación y la visualización puede tener beneficiosos efectos sobre tu salud. Simplemente, se trata de que aprendas a utilizar el poder que tienen.

Ejercicios iniciales de meditación con un cristal

Para irte familiarizando con la energía de los cristales, puedes comenzar por hacer este ejercicio de meditación. Es indiferente el cristal que utilices pues se trata de una primera toma de contacto para que tengas la oportunidad de comprobar por ti mismo las vibraciones que emiten los cristales.

- En una habitación tranquila y con una luz suave, coloca el cristal ante ti.
- Con los ojos cerrados, comienza a respirar suavemente, sin forzar el ritmo, y relájate poco a poco. Aleja de tu mente cualquier preocupación o tensión y concéntrate en la respiración. Inspira y espira por la nariz. Cada vez que inspires, repite mentalmente y con mucha lentitud: "Invoco la luz interna; yo soy un canal claro y perfecto, la luz es mi guía", mientras visualizas una corriente luminosa de un verde transparente y suave entrando con el aire en tus pulmones. Cada vez que espires, visualiza cómo las tensiones y el estrés van saliendo de ti.

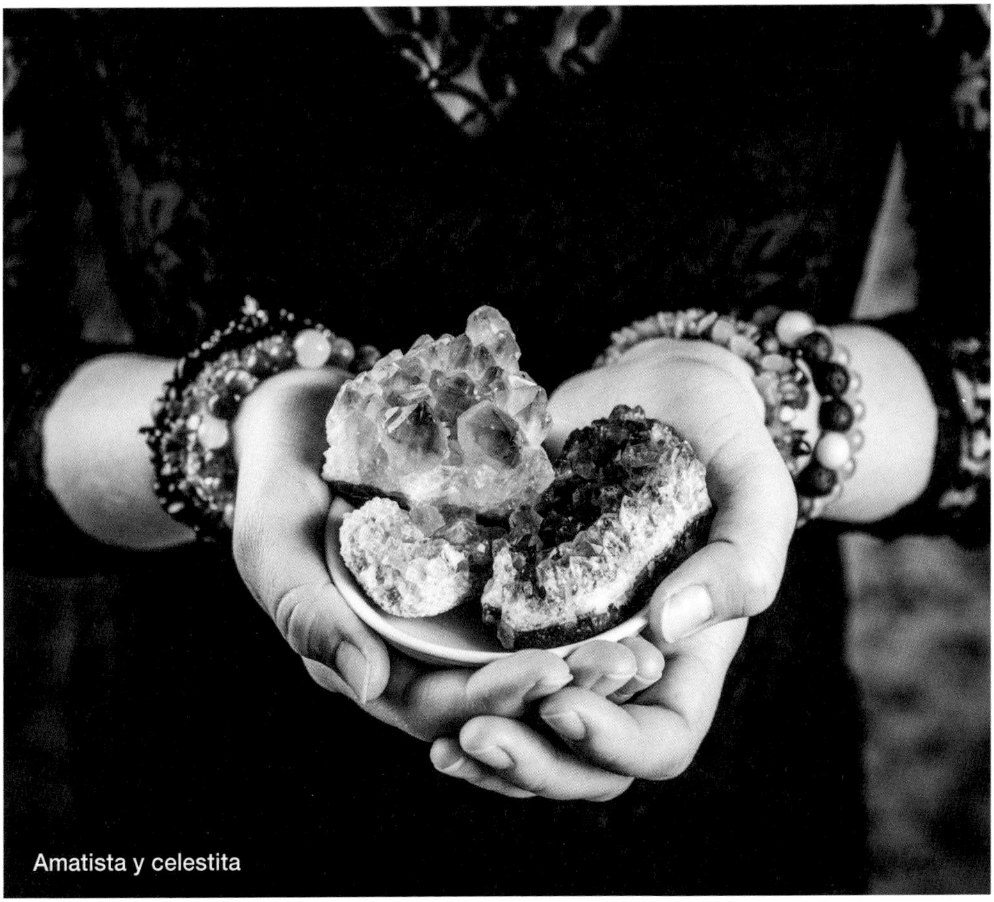

Amatista y celestita

- Mantén el ritmo pausado de la respiración y disfruta de este estado de relajación. Entonces, dirige tu mirada hacia el cristal sin enfocarla demasiado. En esa posición, observa el cristal, nota su color, su forma, sus destellos. Siente sus vibraciones, permite que te recorran el cuerpo. Deja que tu mirada se introduzca dentro del cristal y lo recorra por dentro.
- Cuando hayas completado esta operación, cierra los ojos. Visualiza la energía de la piedra y permite que te muestre su poder. Visualiza cómo la luz del cristal se conecta con el tercer ojo, impregnando toda tu mente y tu ser con su armonía y perfección. Viaja con el cristal, viaja a través del cristal. Permanece así unos instantes.
  Cuando hayas terminado la meditación, abre los ojos, ponte de pie y cubre el cristal con un paño. Respira hondo tres veces y siente que tus pies están firmemente asentados en el suelo. Evita hacer movimientos bruscos y concédete un tiempo para integrar la experiencia. La fuerza del granate
- Necesitarás un granate y media hora de tranquilidad para poner en práctica el ejercicio que te proponemos. Si lo deseas, puedes poner una música suave.
- Relájate tanto como puedas y observa tu respiración durante unos minutos hasta que su ritmo sea constante.
- En ese momento, dirige tu mirada al granate Sin enfocar la vista. Simplemente observa lo que sientes sin interferir.
- Repite el ejercicio una vez por semana y las inseguridades y los miedos desaparecerán a la vez que el valor y una nueva y renovada confianza en ti crecen.

Meditación avanzada con un cristal

Ahora que ya has practicado estos dos sencillos ejercicios de meditación, estás preparado para poner en práctica ejercicios algo más complejos. Si ves que no acaban de funcionar los ejercicios que te proponemos a continuación, puede ser que te haga falta algo más de práctica. Repite los ejercicios básicos y verás cómo adquirirás la habilidad necesaria.

Meditación con amatista: conexión con el Yo Superior

Siente cómo la relajación se adueña de tu cuerpo al tiempo que se apacigua tu mente. Contempla por unos instantes el cristal de amatista dejándote atrapar por su belleza, su color y sus formas. Visualiza cómo vas disminuyendo de tamaño hasta que la amatista parezca una montaña frente a ti. En uno de sus lados hay una entrada al gran cristal. Siente el enorme respeto que infunde y la sensación de poder. Cuando las puertas se nos abren, entramos al interior. Tenemos la sensación de haber entrado en un inmenso templo de color violeta. El guía que nos acompaña (que puede adoptar

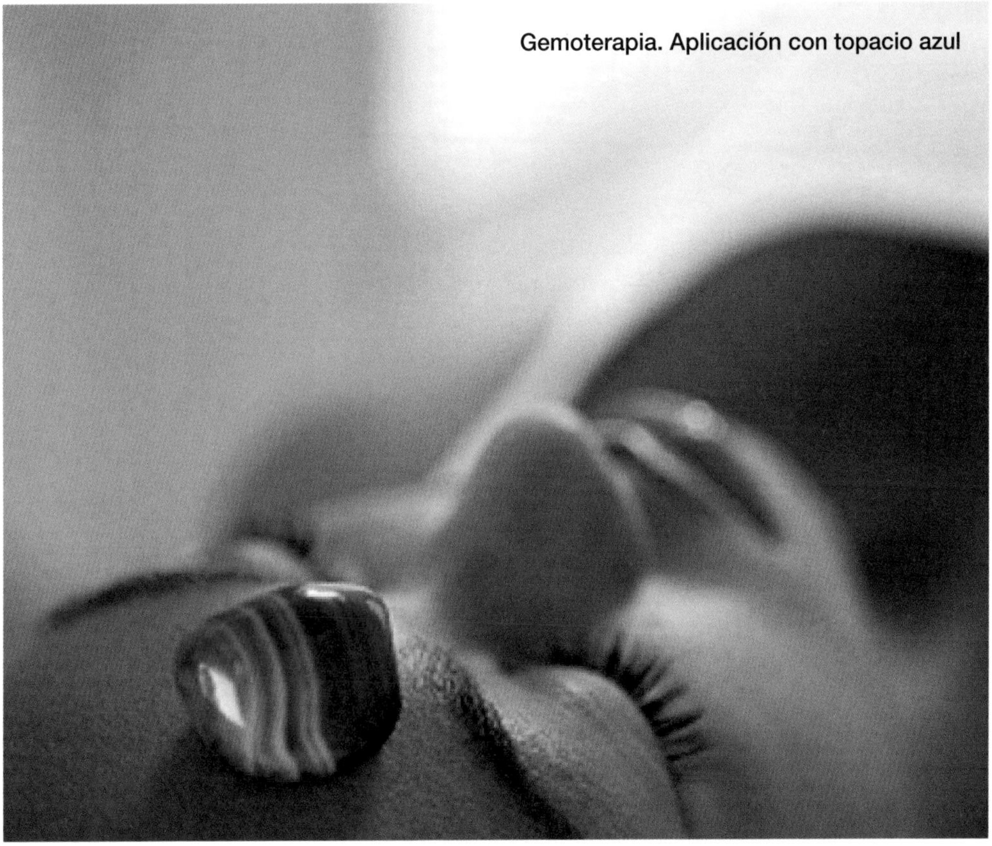

Gemoterapia. Aplicación con topacio azul

cualquier forma: un ángel, un animal de poder, la sensación de una presencia...) nos lleva a una estancia especial, una cámara de purificación. En esta cámara de luz nos vamos desprendiendo de todo aquello que ya no nos corresponde, todo aquello que nos sobra y estorba.

Permanecemos en silencio sintiendo cómo la luz se encarga de transmutar todo aquello de lo que nos estamos liberando. La sensación de ligereza que nos invade nos llena de alegría. Ya estamos preparados para seguir.

El guía sonríe al vernos salir con nuestro nuevo traje de luz blanca y nos lleva a otra cámara, llamada "de los registros". Notamos la gran actividad que se desarrolla en el interior del cristal. Al entrar en esta cámara nos damos cuenta de que allí se encuentra todo el saber. Es una inmensa biblioteca de conocimiento. Todo el saber de la gran amatista es proyectado a nuestra mente con un potente rayo de luz violeta. La serenidad que nos invade es total.

Nuestro guía ahora nos conduce a la cámara central, la más importante. Es la cámara del silencio. Una vez dentro invocamos a nuestro verdadero Yo, el Yo Superior,

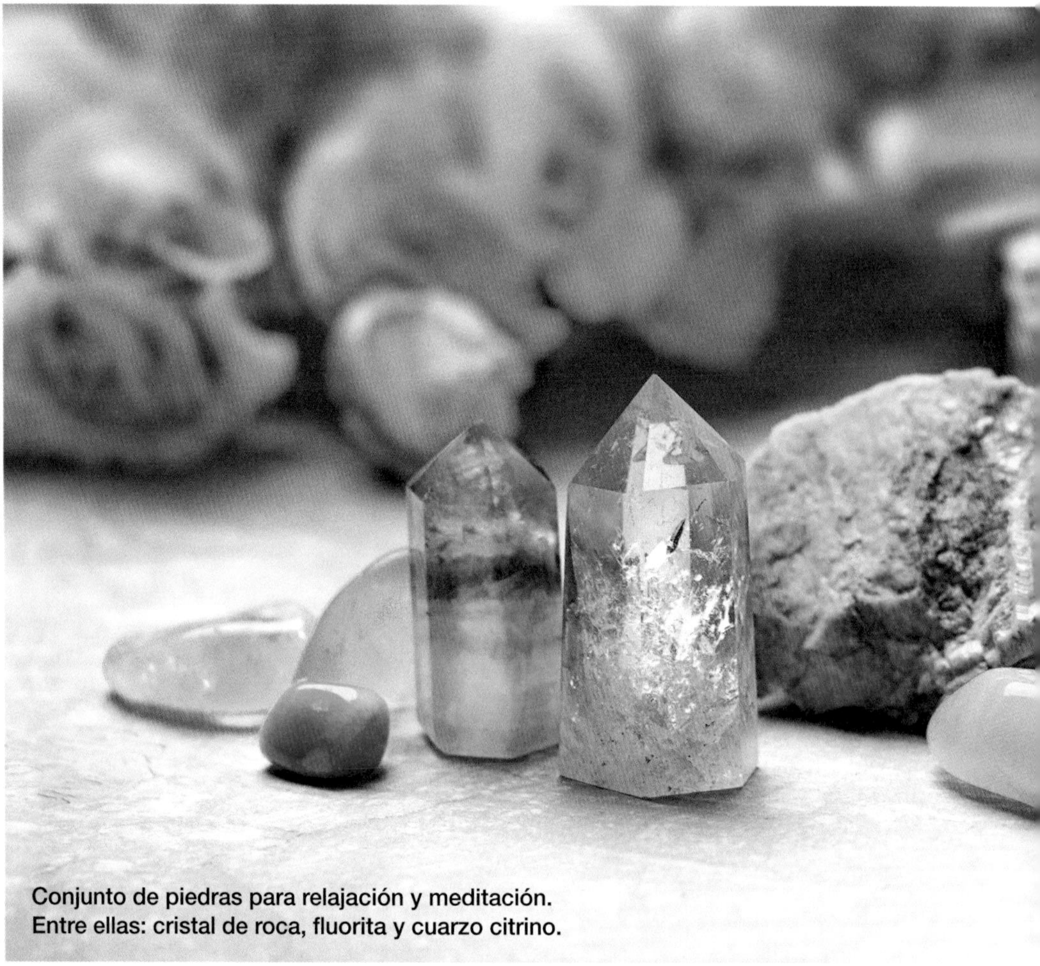

Conjunto de piedras para relajación y meditación.
Entre ellas: cristal de roca, fluorita y cuarzo citrino.

y nos abrimos a él. Sentimos cómo su presencia se nos acerca. Al igual que nuestro guía, el Yo Superior puede adoptar cualquier forma para manifestarse. Entramos en comunión con él. Nos sentimos traspasados por su luz y por su amor hasta fundirnos en una sola presencia.

Cada uno de nosotros va a tener una experiencia diferente o una comunicación especial, y de lo que se trata es de integrar la experiencia. Tras permanecer unos instantes en silencio, nuestro guía nos acompaña de regreso a la entrada y se despide de nosotros con una señal de respeto que devolvemos con gratitud.

Lentamente volvemos a nuestra realidad física tomando conciencia de nuestra respiración y de nuestro cuerpo. Sería buena idea anotar todas las impresiones del viaje, así como cualquier información que pudiera ser crucial para nosotros. Lo positivo es saber que podemos comunicar con nuestro Yo Superior, que somos parte de él.

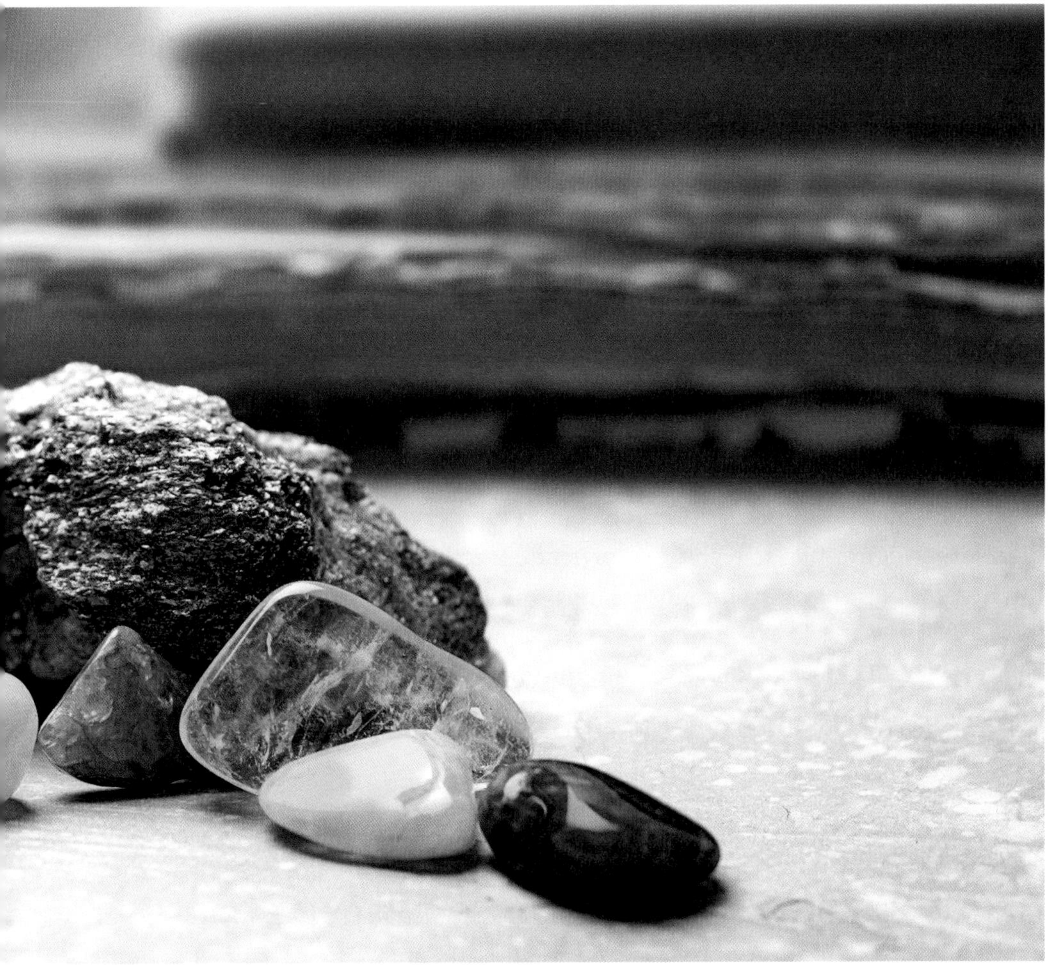

Meditación con pirita: ordena tu mente

Acerca una pirita a tu plexo solar si quieres sentir la influencia de su color metálico sobre este centro, activando la purificación y ordenando las energías de esta zona a través de la estabilidad de su geometría. Acerca la pirita a tu corazón y respira a través de él la energía del mineral. Siente cómo a través de la respiración la energía circula por todo el torrente sanguíneo fluidificando la excesiva densidad de la sangre. Visualiza la energía dorada haciendo brillar tu escudo protector. Acerca la pirita a tu frente y deja que la estabilidad de su forma ordene tu mente.

Consejos básicos

Meditar es una tarea muy sencilla que simplemente exige que te dejes llevar y que tengas en cuenta algunos consejos. Por ejemplo, la mañana y el atardecer son momentos ideales para meditar. Si es posible, ten una habitación especial en la que meditar y que esté decorada a tu gusto y por ti. Respirar bien es fundamental. Inspira y espira profundamente, sintiendo y visualizando cómo el aire entra y sale de tus pulmones.

Meditación con esfera de cuarzo verde: siéntete limpio y sano

Las esferas simbolizan la totalidad y la ausencia de límites. Tallar una gema con esta forma armoniza las propiedades inherentes de la gema con los atributos metafísicos de la esfera. Medita con este cristal colocado sobre tu pecho.

El verde de esta variedad de cuarzo estimula nuestra respiración, el intercambio de gases en la inspiración y la espiración, evocando en nosotros la frondosidad de los árboles y su capacidad de purificar, virtud que se proyecta en los demás órganos del elemento metal: intestino grueso y piel. La expulsión de toxinas se ve estimulada, regulando el tránsito intestinal y desinfectando todo el tracto para así evitar patologías de colon. Nuestra piel se regenera, volviendo a respirar. El sistema inmunológico es fortalecido. Nos sentimos limpios y sanos. El diafragma se relaja, las digestiones son mejores y sin gases. Las inclusiones de pirita que presenta el cuarzo verde aún potencian más las virtudes de esta gema, fluidificando nuestra circulación para que aporte más oxígeno al cerebro.

Cómo preparar elixires de cristal

En muchas personas es útil la aplicación de elixires de cristal. Para la preparación de elixires de cristal, lo ideal es utilizar agua de una fuente o manantial o agua mineral embotellada de buena calidad. Los pasos a seguir para la preparación de una esencia o elixir de cristal son los siguientes:

- Una vez que hayas limpiado y preparado el cristal, colócalo en un recipiente de vidrio o geoda de cuarzo con una cantidad de agua equivalente a medio vaso. Invoca el poder curativo del cristal para cargar el agua con sus vibraciones y así transmitir su información.
- Coloca el recipiente a la luz del sol, entre el amanecer y el mediodía. A mediodía, la energía del Sol cambia, por lo que conviene retirar el recipiente un poco antes de que ese cambio se produzca.
- Retira el cristal, añade el doble de alcohol con respecto al agua que queda y viértelo todo en un frasco cuentagotas de color ámbar. Para fijar la información puede ser importante utilizar sobre el frasco una pirámide equilátera con los lados orientados a los puntos cardinales, dejándola el tiempo que creamos necesario.

Es posible elaborar esencias de cristales combinados. El procedimiento es el mismo: se prepara la esencia de cada cristal por separado y luego se mezclan. La energía proporcionada por estas combinaciones es sumamente sutil. Además, es preferible no mezclar más de tres cristales para evitar que los efectos se contrarresten en lugar de potenciarse.

Por otro lado, debes tener en cuenta que cuando un cristal es demasiado sensible al agua puede desprender alguna sustancia tóxica al entrar en contacto con la misma.

Conviene que previamente introduzcas el cristal en un pequeño recipiente de vidrio que, a su vez, pondrás en el agua sin que ésta llegue a estar nunca en contacto directo con la piedra. Algo así como si la estuviéramos cociendo al baño María.

La aplicación y la dosis del elixir puede variar de una persona a otra, pero lo normal es poner las gotas de la esencia debajo de la lengua o diluirlas en medio vaso de agua y tomarla en pequeños sorbos. Usa tu intuición o un péndulo para averiguar cuántas gotas necesitas, así como también el número de tomas diarias.

También se pueden aplicar directamente sobre el chakra que se pretenda activar, mezclarlas con el agua del baño o con el aceite de masaje.

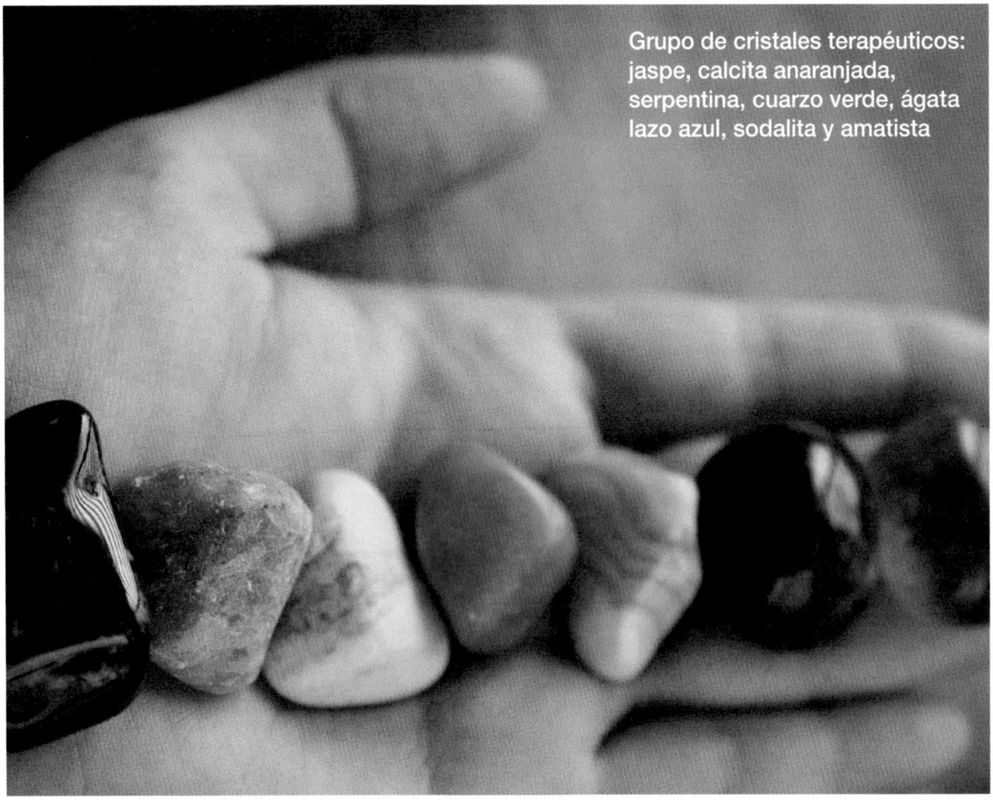

Grupo de cristales terapéuticos: jaspe, calcita anaranjada, serpentina, cuarzo verde, ágata lazo azul, sodalita y amatista

Equilibra tu sistema de siete chakras

Corno ya hemos dicho, para sentirnos en armonía con nosotros mismos y el universo, es fundamental que nuestro flujo de energía sea equilibrado. Para activar y equilibrar el sistema de los siete chakras principales a través de los cristales debes elegir entre las piedras asociadas a cada uno de ellos la que tú prefieras (generalmente a partir del color: rojo, naranja, amarillo, verde, rosa, azul, índigo y violeta). Cuando sepas qué chakra es el que debes sanar, elige una piedra correspondiente y lleva a cabo la siguiente técnica. Tiéndete cómodamente en una alfombra o en la cama con los brazos apoyados en el suelo de manera natural y las palmas de las manos hacia arriba. Para trabajar sobre un chakra aplica el cristal en el centro del mismo. Encontraréis más información sobre los siete chakras en los trabajos de Daya Sarai (ver págs. 99-104)

PRIMER CHAKRA. La raíz. *Muladhara*

Energía sexual, vitalidad, coraje.

Coloca un cristal de granate, rubí o hematita lo más cerca posible del perineo (entre el ano y los órganos sexuales) para una sanación más física, o un ónix, una turmalina negra u otra piedra negra si quieres centrarte en los aspectos emocionales del primer chakra. Otros puntos de anclaje son las ingles; coloca aquí las gemas si no las quieres poner en el perineo.

• SEGUNDO CHAKRA. El sacro. *Svadhisthana*

Creatividad, voluntad, riñones, intestinos, disfunciones sexuales.

Una cornalina sobre el chakra sacro.

• TERCER CHAKRA. El plexo solar. *Manipura*

Carisma, nerviosismo, sistema digestivo.

Un citrino, topacio, azufre o calcita amarilla sobre el chakra del plexo solar.

• CUARTO CHAKRA. El corazón. *Anahata*

Compasión, amor, corazón, pulmones.

Un jade, una aventurina o una turmalina verde sobre el corazón si buscas sanación física o activar el poder autocurativo del cuerpo, y un cuarzo rosa o una turmalina rosa para sanar las alteraciones emocionales. La turmalina sandía contiene los dos colores (verde y rosa), por lo que tiene mayor campo de acción, activando al médico interno (lo que incidirá en un sistema inmunológico más fuerte) y desbloqueando los canales para que la energía fluya.

• **QUINTO CHAKRA. La garganta. *Visuddha***

Comunicación, expresión de sentimientos, claridad, garganta, tiroides.

Una aguamarina, una turquesa o una calcita azul sobre la garganta.

• **SEXTO CHAKRA. El Tercer ojo. *Ajna***

Intuición, sabiduría, pasión, pituitaria.

Una amatista o una fluorita sobre el entrecejo.

• **SÉPTIMO CHAKRA. La Corona. *Sahasrara***

Desarrollo espiritual, crecimiento interior.

Una sugilita, zafiro o charoíta en el suelo, a cinco centímetros de la parte superior de la cabezá con la punta hacia fuera. Las gemas índigo como la sodalita, el lapislázuli y la azurita pueden colocarse tanto en el cuello como en la frente, aunque es preferible en la frente. Con la amatista pasa lo mismo, y puedes usarla también a nivel de la coronilla.

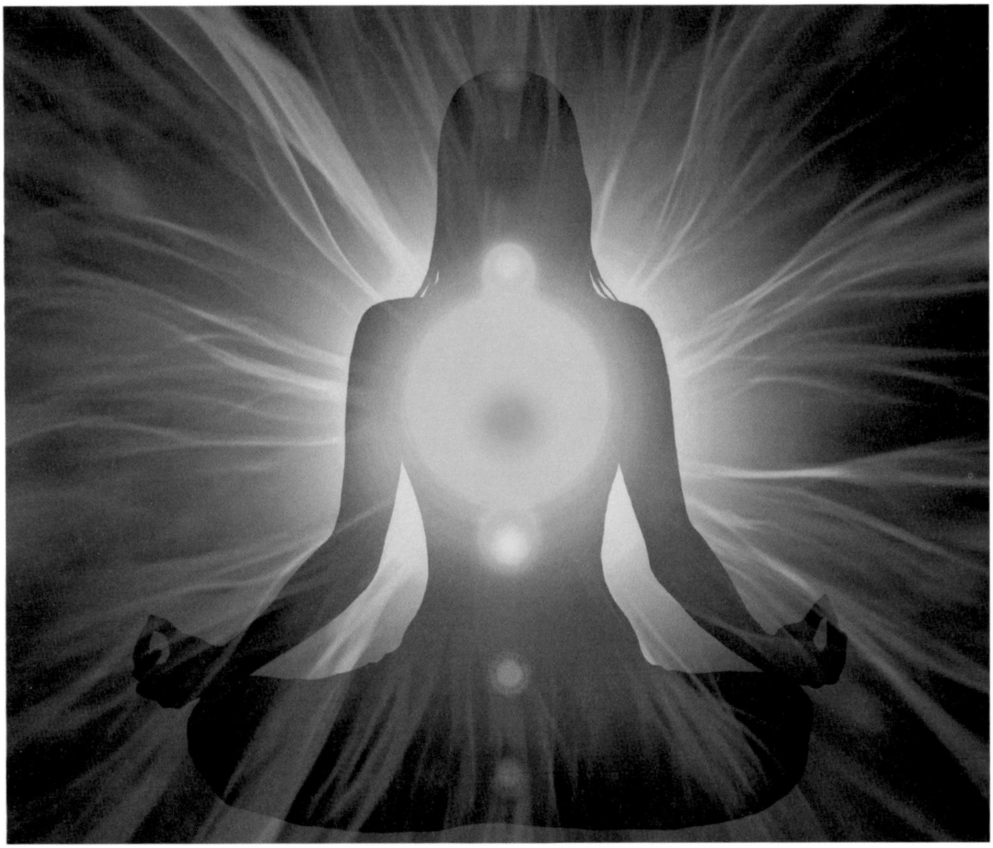

Curación a distancia

¿No es imprescindible estar en contacto físico con una persona para ayudar a curarla mediante la energía de los cristales? La energía que recorre nuestros chakras nos conecta también con el universo y el resto de las personas. Por este motivo, es posible canalizar la energía de los cristales aprovechando esta interconexión que nos permite llegar hasta otras personas.

El procedimiento de curación a distancia se muestra más efectivo cuanto más concentrados estemos, pues se focaliza el flujo de energía de una manera más precisa. Por eso, lo ideal es practicar con personas, siempre previa autorización de las mismas, que sepan en qué momento les vamos a enviar la energía curativa para que se mantengan abiertas de mente y relajadas y no estén conduciendo o trabajando en algo peligroso en el momento de la sanación. Hay que recordar el poder de la oración sincera desde el corazón como medio para abrir canales de energía curativa hacia la persona necesitada.

Hay diferentes cristales adecuados para esta técnica de curación a distancia pero vamos a centrarnos en el cuarzo transparente. Es conveniente que esté tallado de manera que uno de sus extremos termine en punta. Recuerda que los cristales o puntas

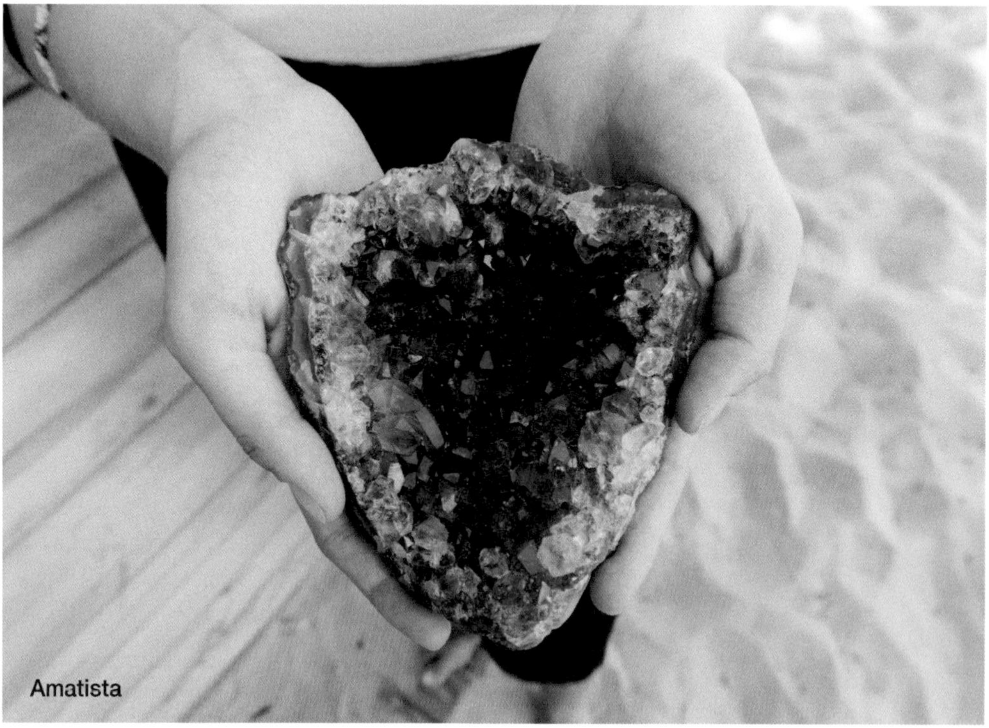

Amatista

láser naturales, aunque su energía es muy fuerte, son los mejores. Aunque también resultan muy apropiados los cuarzos biterminados.

- Activa el cristal con el propósito de enviar energía curativa a otra persona. Después, siéntate en una postura cómoda y relájate. Quizá te aparezca algún tipo de visión durante el proceso, pero no te preocupes, es normal y puede ser muy revelador. Si no sucede, no pasa nada.
- Siente cómo tus pies se enraizan profundamente en la Tierra. Luego visualiza un potente halo de luz blanca y brillante que te rodea por completo, como si estuvieras dentro de una campana protectora. Invoca a tus guías personales y a los ángeles sanadores para que te ayuden y asistan. Sería conveniente quemar incienso durante el proceso para mantener purificado el ambiente, así como encender una vela blanca (específica para este uso) para simbolizar la pureza de nuestras intenciones.
- Sostén en la mano el cristal con la punta dirigida hacia fuera. Respira relajadamente y visualiza a la persona a quien deseas enviar la energía. Si no la conoces personalmente, repite mentalmente su nombre tres veces e intenta crearte una imagen mental de ella.
- Visualiza un rayo de luz blanca que sale de la punta del cristal y se dirige hacia la persona. Una vez establecido el contacto, mantenlo hasta que la energía del rayo de luz que emana del cristal la penetre profundamente. Esto puede durar unos 20 minutos. Durante ese tiempo, procura mantener la visualización del rayo de luz impregnando a la otra persona, limpiando y haciendo brillar su aura mientras le envías pensamientos positivos. Puedes repetir mentalmente frases como: "Cada vez te sientes mejor", "El poder de la energía cristalina te sana" o cualquier otra que tu intuición te dicte.
- Cuando termines, permanece dos o tres minutos en estado de relajación y cierra la sesión cortando cualquier vínculo con la otra persona. Agradece la ayuda espiritual recibida y luego limpia y purifica el cristal.

En este caso la imaginación juega un papel importante y es crucial desarrollar la capacidad imaginativa para, por ejemplo, utilizar colores en la sesión siempre que tu intuición así te lo señale. También podemos utilizar una punta de amatista si sentimos que la sanación debe dirigirse a aspectos mentales. Proyecta la energía a través del cristal a la mente de la persona para transmutar creencias y lograr una mayor relajación e introspección, además, ten en cuenta que por sus líneas paralelas las barritas de turmalina sandía o verde hacen fluir la energía, propiedad a tener en cuenta para la sanación a distancia ya que tienen un poder de regeneración y desbloqueo impresionante.

CÍRCULO DE SANACIÓN PARA PROTEGER LA ENERGÍA DEL CUERPO

Improvisa y siente qué tipo de cristal usar, desde las clásicas puntas de cuarzo hasta combinaciones con cuarzo rosa y ágata azul (como en la imagen). Los cristales azules relajan y abren nuestra expresividad y emotividad y nos aportan claridad para reconocer y dejar partir bloqueos.

El cuarzo rosa sana y cierra las heridas con su ternura. Somos más nosotros mismos, nos sentimos en paz y liberados de pesos en el corazón, con más capacidad de sentir y expresar. Aquello que nos preocupaba deja de tener importancia. Esta disposición se puede acompañar de una punta de cuarzo en la mano derecha orientada hacia fuera y otra en la mano izquierda apuntando hacia dentro para hacer circular la energía.

También podemos usar turmalina sandía o rosa a la altura del corazón; cianita o aguamarina en el cuello y amatista en la frente si necesitamos más relajación o profundidad en la experiencia. Igualmente nos ayudará tras la sesión, que no durará más de media hora, para acompañar a la persona de vuelta a la realidad. A fin de integrar mejor la experiencia sería bueno sostener al final un cuarzo ahumado, hematite o siderita durante unos minutos.

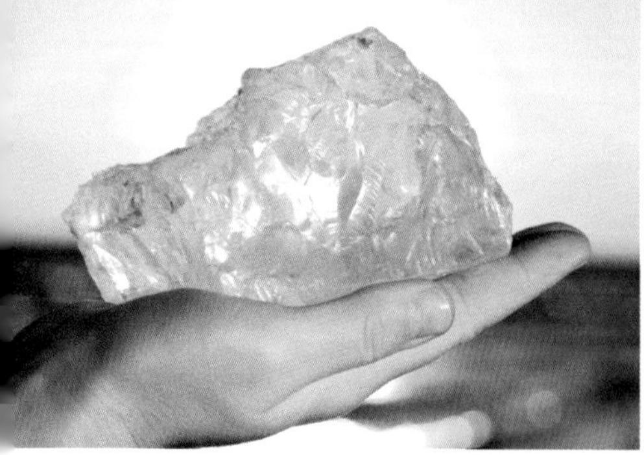

Cuarzo rosa claro

Círculos de sanación

Los círculos de sanación son muy útiles para facilitar la curación a distancia; y para otros fines, como proteger la energía del cuerpo. Para ayudarte en la curación a distancia enciende una vela blanca en el altar, o en una mesa cubierta con un trapo blanco, para invocar ayuda espiritual y mostrar la pureza de tus intenciones. Una barrita de incienso también sería buena idea; cualquier cosa que te ayude a concentrarte en el ritual. Forma un círculo de puntas de cuarzo apuntando al centro en el que previamente habrás puesto la fotografía de una persona que necesita sanación y visualiza cómo la energía de los cristales estimula la recuperación del paciente. Siente cómo realmente eso es lo que está sucediendo. Cuando lo creas conveniente, da las gracias, cierra la sesión y desmonta el círculo.

LAS PIEDRAS

Llevaremos puestos o aplicaremos estos cristales (a un palmo de distancia) para lograr estas funciones y resultados.

■ ÁMBAR	Es un antiguo protector. Alinea el aura con el cuerpo físico, la mente y el espíritu. Extrae las energías negativas y así limpia el aura.
■ AMATISTA	Limpia delicadamente el aura, cura los agujeros y la protege absorbiendo energía divina.
■ AZABACHE	Protege el aura contra los pensamientos negativos ajenos.
■ CITRINO	Limpia y alinea el aura.
■ CUARZO	Limpia, protege e incrementa el campo áurico, sellando cualquier agujero.
■ CUARZO AHUMADO	Asienta la energía y disuelve los patrones negativos encasillados en el aura.
■ FLUORITA	Limpia y alinea el aura.
■ HELIOTROPO	Limpiador etérico que beneficia el aura enormemente.
■ JADE NEGRO	Protege el aura contra la negatividad.
■ KUNZITA	Suelta influencias mentales del aura.
■ LABRADORITA	Impide pérdidas de energía. Ofrece protección alineando a la energía espiritual.
■ MAGNETITA	Fortalece el aura.
■ OBSIDIANA NEGRA ('Lágrima apache').	La obsidiana negra clara protege suavemente el aura para que no absorba energías negativas.
■ PETALITA	La vibración más elevada. Libera el karma negativo y las entidades adosadas al aura.
■ SELENITA	Suelta influencias mentales del aura.
■ TURMALINA	Ofrece un escudo psíquico.
■ TURMALINA VERDE	Cura los agujeros del aura.

AURA, ENVOLTURA BIOMAGNÉTICA

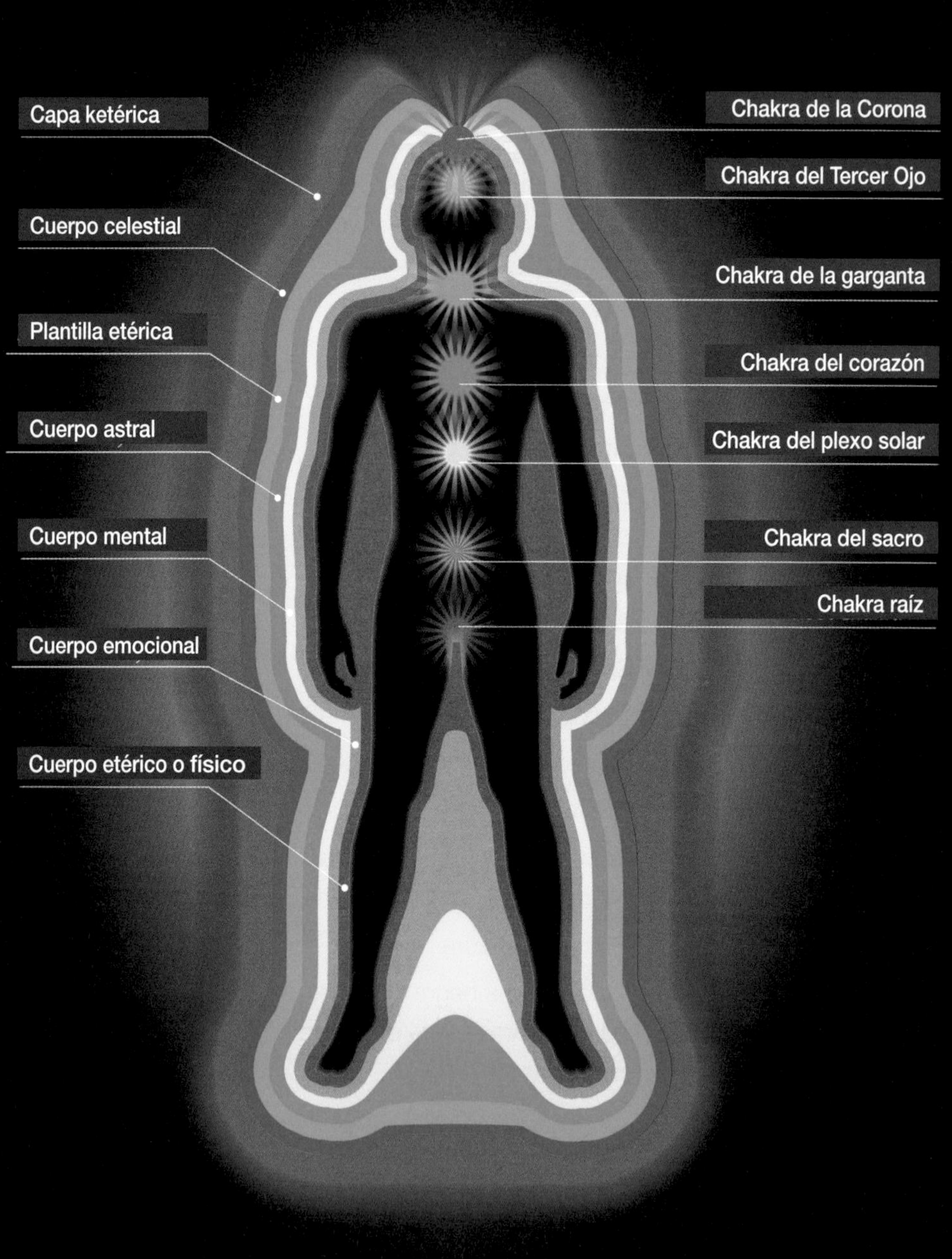

El aura y sus cuerpos etéricos con los puntos de vinculación de los chakras.

CORRESPONDENCIAS ENTRE LOS MINERALES Y EL CUERPO

Pon un cristal apropiado sobre el órgano para volver a ponerlo en equilibrio, o para estimularlo o sedarlo según se necesite.

■ APÉNDICE	Crisolita.
■ ARTICULACIONES	Calcita, azurita, rodonita, magnetita
■ BAZO	Ámbar, aguamarina, azurita, heliotropo, calcedonia, obsidiana roja.
■ BRAZOS	Malaquita, jadeíta.
■ CAPILARES	Ágata dendrítica.
■ CEREBRO	Ámbar, turmalina verde, turmalina azul oscura, berilo, ágata azul.
■ COLUMNA	Granate, turmalina, labradorita, berilo.
■ CORAZÓN	Cuprita, cuarzo rosa, charoita, rodonita, granate, dioptasa.
■ CUELLO	Aguamarina, cuarzo.
■ DIENTES	Aguamarina, cuarzo rutilado, fluorita.
■ ESPALDA	Malaquita, zafiro, lapislázuli.
■ ESQUELETO	Amazonita, azurita, crisocola, calcita, cuprita, fluorita, ágata dendrítica, fluorita púrpura, sardónice, pirita de hierro.
■ ESTÓMAGO	Fluorita verde, ágata fuego, berilo.
■ GARGANTA	Aguamarina, berilo, lapislázuli, turmalina azul, ámbar, jaspe verde.
■ GENITALES MASC.	Jadeíta, topacio, cornalina, variscita.
■ GLÁNDULA PINEAL	Gema rodonita.
■ GLÁND. PITUITARIA	Pietersita.
■ HÍGADO	Aguamarina, berilo, heliotropo, cornalina, jaspe rojo, charoita, danburita.
■ HOMBROS	Selenita.
■ INTESTINOS	Berilo, peridoto, celestina, fluorita verde.
■ MANDÍBULA	Aguamarina.
■ MANOS	Moldavita, aguamarina, piedra de luna.
■ METABOLISMO	Amatista, sodalita, pirolusita.
■ OJOS	Aguamarina, berilo, calcedonia, crisoprasa, zafiro, charoita, turmalina azul oscura, celestina, fluorita azul, ágata fuego, ojo de gato, calcita naranja.

OÍDO	Ámbar, obsidiana rojo-negra y copo de nieve, celestina, rodonita, calcita naranja.
PÁNCREAS	Turmalina roja, ágata azul, crisocola.
PARTE BAJA ESPALDA	Cornalina.
PIEL	Azurita, jaspe marrón, jaspe verde.
PIES	Ónice, cuarzo ahumado, apofilita.
PRÓSTATA	Crisoprasa.
PULMONES	Berilo, turmalina rosa, peridoto, rodonita, ámbar, dioptasa, kunzita, lapislázuli, turquesa, rodocrosita, sardónice, turmalina azul, crisocola, esmeralda, morganita.
RIÑONES	Aguamarina, berilo, heliotropo, hematita, jadeíta, nefrita, cuarzo rosa, citrino, calcita naranja, cuarzo ahumado, ámbar, moscovita.
RODILLAS	Azurita, jadeíta
SANGRE SIST. CIRCULATORIO	Amatista, heliotropo, calcedonia, cuprita, hematita, jaspe rojo.
SIST. ENDOCRINO	Ámbar, amatista, jaspe amarillo, turmalina rosa, ágata fuego.
SIST. INMUNITARIO	Amatista, turmalina negra, lapislázuli, malaquita, turquesa.
SIST. NERVIOSO	Ámbar, jade verde, lapislázuli, turmalina verde, ágata dendrítica.
SIST. REPRODUCT. FEMENINO	Cornalina, piedra de luna, crisoprasa, ámbar, topacio, unakita.
TEJIDO MUSCULAR	Cuprita, magnetita, danburita.
TIROIDES	Ámbar, aguamarina, azurita, turmalina azul, citrino.
TIMO	Aventurina, turmalina azul.
TRACTO DIGESTIVO	Crisocola, jade rojo, jaspe verde.
TUBOS DE FALOPIO	Crisoprasa.
TUÉTANO HUESOS	Fluorita púrpura.
VEJIGA	Topacio, jaspe, ámbar, calcita naranja.
VENAS	Variscita, pirolusita, obsidiana copo de nieve
VESÍCULA BILIAR	Cornalina, jaspe, topacio, calcita, citrino, cuarzo amarillo, ojo de tigre, calcedonia, danburita.

Piedras para resolver las disfunciones sexuales

El descenso del deseo sexual y la líbido, la impotencia y la frigidez son disfunciones que se dan con bastante frecuencia en nuestra sociedad. Las razones que provocan este tipo de trastornos pueden ser tanto físicas como psicológicas o emocionales. Los desequilibrios hormonales y emocionales, fumar, el estrés o la fatiga se cuentan entre las más comunes, sin olvidar la depresión, la ansiedad o los bloqueos con la pareja.

Los cristales más adecuados para tratar este tipo de disfunciones a nivel energético son los rubíes: estimulan la circulación de la sangre, la liberación de adrenalina y el sistema reproductor. Además, su dinamismo acaba con los temores, devuelve la alegría de vivir y aumenta la energía vital. También Para detectar el giro de los chakras coloca el péndulo a 20 centímetros de la persona tumbada boca arriba y deja que se mueva en la dirección de la energía del chakra.

A través del péndulo puedes detectar información de a qué nivel se encuentra, por ejemplo, el bloqueo. Es importante desarrollar la prudencia y el sentido común y disponer de otros métodos para contrastar la información, así como evitar el uso del péndulo para fines que no sean los estrictamente indicados. Se recomienda beber mucha agua mineral a las personas que trabajan con el péndulo. se puede utilizar la cornalina, el granate, la hematita, la rodonita, la rodocrosita o la pirolusita, aunque dependiendo del caso también podría ser adecuado el cinabrio.

Cualquiera de ellos aumenta el deseo por medio de la vibración infrarroja, la más baja del espectro, que actúa sobre el chakra sacro que regula los órganos sexuales y remueve los bloqueos y energías estancadas para liberarlas. Todos estos cristales hay que usarlos con precaución (o incluso evitar su uso) en caso de hipertensión o problemas cardíacos y en personas fácilmente irritables o emocionalmente inmaduras.

Piedras para desintoxicar tu organismo

Hoy, todos estamos en mayor o menor medida intoxicados. La contaminación, los conservantes, el alcohol y el tabaco (sólo por poner algunos ejemplos) merman nuestra calidad de vida y comprometen nuestra salud. Hacer una cura de desintoxicación de vez en cuando se ha convertido en una necesidad. Existen métodos bien conocidos, como beber mucha agua, practicar yoga, dormir bien y tomar muchas frutas y verduras, que te ayudarán a limpiar el cuerpo de impurezas.

Sobre las piedras para los trastornos más comunes, ver la tercera parte (pág. 297).

Los cristales también pueden colaborar de forma efectiva en estas curas de desintoxicación y ayudarnos a sanar el organismo. En la segunda parte (ver págs. 153-295) encontrarás qué minerales pueden ser los más indicados para ti en este momento.

Un método adecuado para desintoxicarte es la infusión de **agua magnetizada** por un cristal y la luz del sol. El procedimiento es similar al utilizado en la elaboración de elixires, pero, en este caso, una vez magnetizada el agua la beberemos rápidamente. Esta agua, al estar impregnada de la energía del cristal, afectará y resonará en las zonas afines de nuestro ser necesitadas de ese estímulo cromático y energético, contagiando la armonía del cristal a nuestro organismo.

El cristal de roca, cuarzo verde, cuarzo rosa, berilos, turmalinas y la mayoría de los silicatos son ideales para transmitirnos sus vibraciones a través del agua.

Limpia y prepara los cristales para este fin y evita los minerales que puedan disolver elementos tóxicos (mercurio, arsénico...) de su composición en el agua.

Bloque de cristales de cuarzo

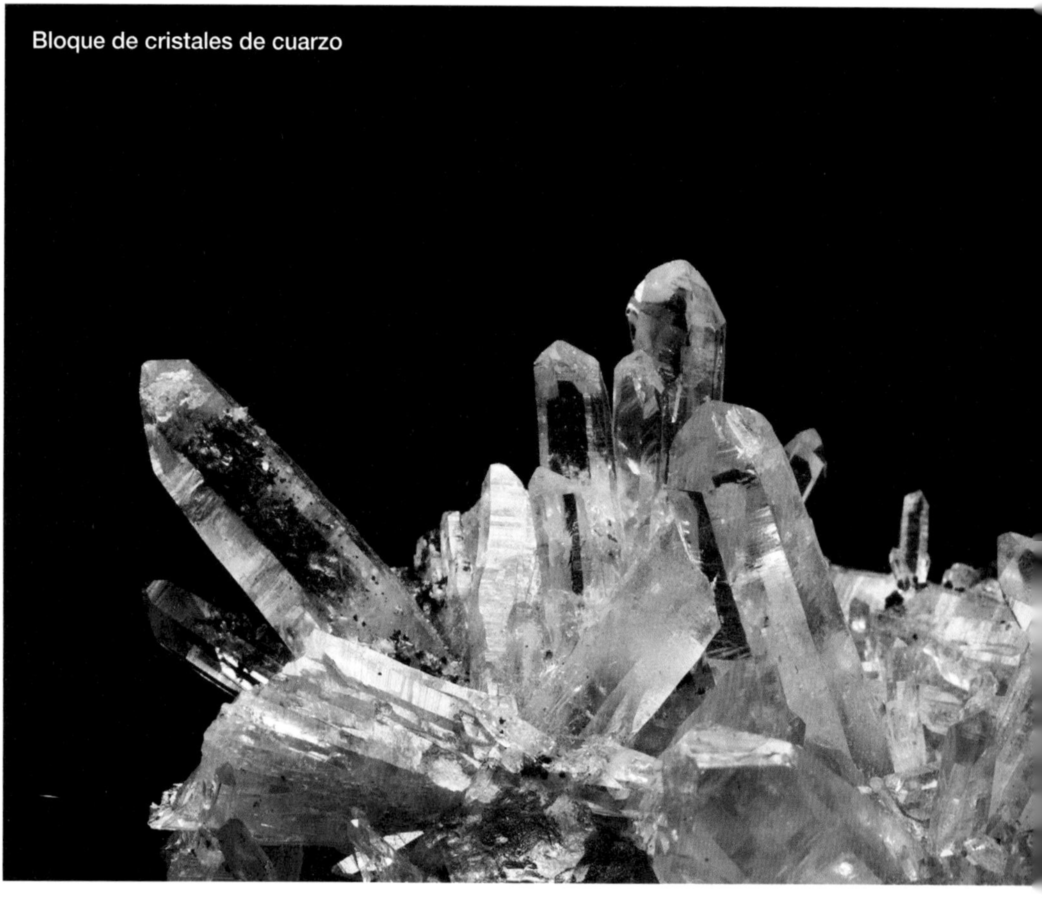

Cristales para combatir la inestabilidad emocional

Seguro que conoces a personas cuyo estado de ánimo cambia de manera drástica con una velocidad sorprendente. Personas que pasan de la euforia o la alegría extrema a profundas tristezas donde no le encuentran sentido a nada, ni se sienten con fuerzas para seguir viviendo. Quizás tú mismo pases por estos altibajos.

Estos cambios de humor o de estado de ánimo terminan por resultar agotadores, pues acarrean inseguridad en uno mismo e incapacidad para tomar decisiones, cuando no provocan ataques de ansiedad, pánico o depresión.

En estos casos, la cuestión primordial está en que la persona encuentre el centro de su equilibrio interior para salir del círculo vicioso de los cambios súbitos que convierten su vida en un infierno. El cuarzo ahumado, la turmalina negra o la hematita centran y arraigan. Meditar con ellas nos conectan a nuestro cuerpo físico,

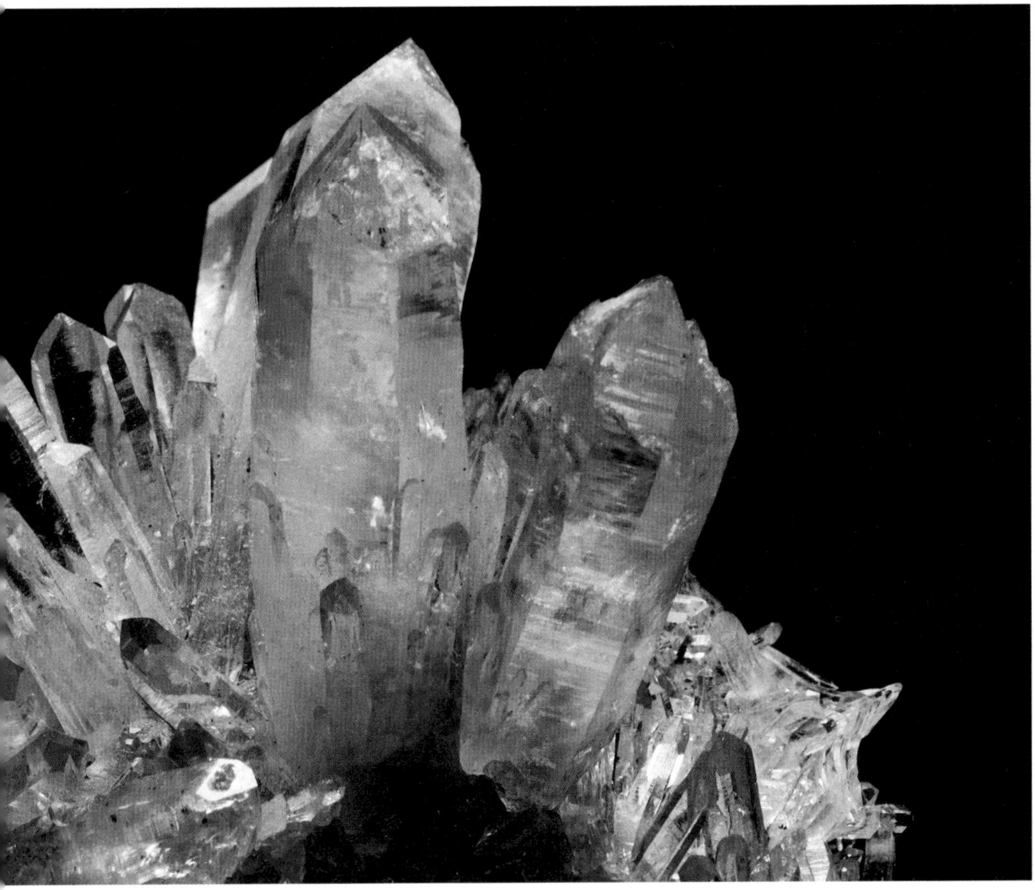

¿CUÁL ES EL ESTADO DE TUS CHAKRAS?: LA TÉCNICA DEL PÉNDULO

La radiestesia es el arte de detectar {mediante varillas, péndulo u otros instrumentos) y descodificar la información que recibimos a través de nuestra sensibilidad. Numerosas prospecciones geológicas, como buscar el lugar donde excavar un pozo, no se ejecutan hasta que el zahorí detecta el lugar adecuado y la profundidad a que se encuentra el agua.

Los péndulos de cristal son adecuados para valorar el estado energético de las personas ya que nos van a permitir detectar qué clase de movimiento tienen los chakras y así saber qué aspectos de la personalidad necesitamos trabajar, qué zonas y qué gemas vamos a usar.

Es como si el cuerpo se comunicara con nosotros a través del péndulo y nos dijera cuáles son sus necesidades energéticas, qué vibración del espectro cromático es necesario alimentar y restaurar.

También podemos desarrollar un código de respuestas en función del giro del péndulo. Por ejemplo, si hace círculos en sentido de las agujas del reloj significa "sí"; en sentido contrario, "no", y así preguntar con una mente abierta. Es importante ejercitar el silencio interior y la apertura de nuestra mente a dimensiones superiores para acceder a la información y evitar interferir en la respuesta con nuestros condicionamientos. Puedes invocar a tus guías personales, a los Maestros de Sabiduría o a tu Yo Superior, y agradece de todo corazón la ayuda recibida (más sobre chakras en págs. 48 y 88).

dispersa las emociones perturbadoras, equilibra y armoniza el cuerpo emocional con los demás cuerpos.

La búsqueda de las causas es un poco más compleja y requiere el desarrollo de la paciencia y la introspección para poder bucear en las profundidades de uno mismo y descubrir aquellos aspectos ocultos que nos mantienen en este estado.

La **turmalina negra** elimina las energías negativas creadas por nuestros pensamientos e ideas que, muchas veces, poco tienen que ver con nuestra realidad y, en cambio, resultan muy destructivas para uno mismo.

La **hematita** nos ancla no sólo a la Tierra, sino también a nuestra realidad, facilitando el aprendizaje y la apertura. Hace que seamos capaces de abrir nuestra mente y contemplemos aspectos que nos habían pasado por alto.

Meditación con una geoda de ágata cornalina

Un cristal pulido de cornalina te ayudará a afianzar tu seguridad interior, lo que redundará sin ninguna duda en la visión que los demás tienen de ti. Esta bella y cálida gema contiene diferentes colores que van del marrón al blanco pasando por el naranja, y que simbolizan la capacidad de la Tierra para transformar una masa de materia inerte en un cristal puro tras haberla gestado en su interior. Gema femenina, energía maternal, calor humano. Es ideal para problemas de autoestima provocados por falta de aceptación de uno mismo, rechazo al cuerpo y a la propia sexualidad por profundas represiones y bloqueos.

Piedras para afrontar los cambios

Muchas veces nos resistimos a los cambios, nos aferramos a nuestra realidad porque tenemos miedo de lo que pueda venir en un futuro. Tristemente, nos sentimos apegados a realidades que no nos gustan, pero preferimos seguir en ellas antes que afrontar el miedo al cambio, el riesgo que éste supone.

Cuando un cambio se hace inevitable y necesitas valor para afrontarlo, lo ideal es un cristal negro o azul oscuro tallado en forma de pequeña esfera. La esfera simboliza

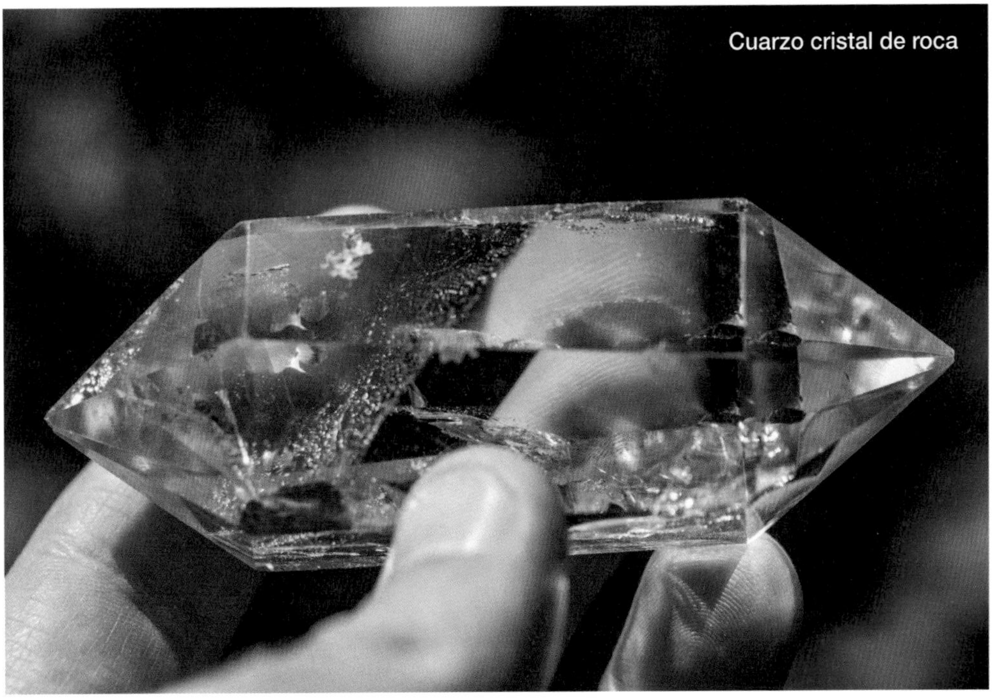

Cuarzo cristal de roca

la perfección del cosmos, la armonía perfecta, el propósito de la creación. Para este fin, la sodalita, el lapislázuli, el ónix, la turmalina negra y el cuarzo ahumado son ideales.

Sostén la esfera en la mano durante unos instantes y concéntrate en ella. Observa su color y los reflejos de la luz en su superficie. En esa situación, dirige hacia la esfera tus pensamientos y di en voz alta los aspectos de tu vida que deseas cambiar. De manera relajada y sin tensiones, "carga" el talismán con tus intenciones de cambio. Luego, colócatelo sobre el chakra del tercer ojo unos instantes y visualízate con tus deseos de cambio cumplidos.

Esta operación la puedes hacer una vez al día. Cada vez que veas la esfera te recordará tu intención de cambiar y te dejará patente que está allí para ayudarte a afrontar el reto.

Aplicación con calcita verde para afrontar los cambios

El verde de la calcita estimula los cambios y los acompaña para que se produzcan de forma ordenada y favorable a nuestros intereses. Devuelve la armonía al plexo solar relajándolo, activa el timo y el corazón aportando optimismo, una visión positiva de las cosas, motivación, ganas de vivir y alegría.

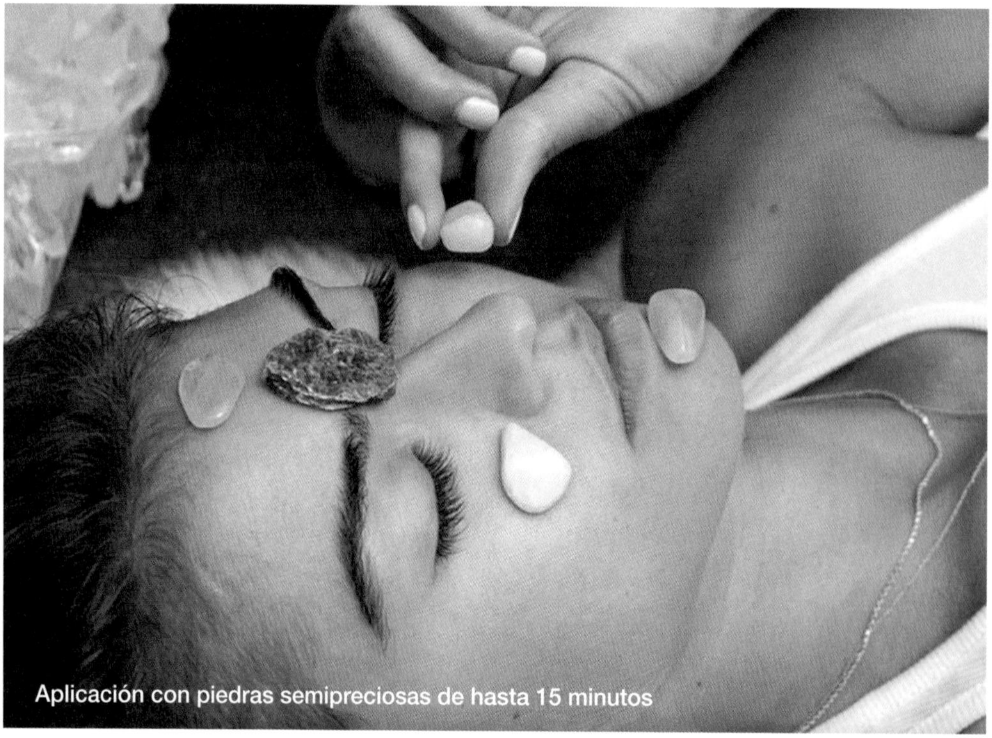

Aplicación con piedras semipreciosas de hasta 15 minutos

PIEDRAS Y EMOCIONES

Como el agua, las emociones cambian y fluyen constantemente. La situación ideal sería la de una corriente de agua clara y cristalina que circula libremente. Ahora bien, si esa corriente se bloquea, el agua se estanca y termina por corromperse. Algo similar ocurre con las emociones: cuando su energía fluye de manera armónica, nos invade una sensación de alegría, vitalidad y optimismo. Pero cuando se estancan convierten la vida en un infierno, desestructurando nuestra mente y dañando nuestro cuerpo. Los cristales tienen la capacidad de desbloquear las emociones llegando hasta las causas que provocan los bloqueos.

Las heridas emocionales nos impiden vivir la vida con plenitud. Los cristales restañan esas heridas y armonizan el cuerpo emocional con los demás cuerpos. La selenita, el aguamarina, la calcedonia y la piedra luna guardan gran afinidad con el agua y, por tanto, están indicadas para restablecer el equilibrio emocional.

Por último abre nuestra mente, la sana de rigideces y nos vuelve más flexibles, provocando un profundo cambio en nuestras creencias erróneas que afectará a una mejor auto aceptación de uno mismo y una ausencia total de juicios negativos. Coloca la calcita verde en el entrecejo y sentirás como se distienden las rigideces que oprimen negativamente tu vida.

La calcita verde se puede acompañar también con una calcita dorada. Esta última facilita el desbloqueo y fortalece el aura. Juntas son la combinación perfecta para hacer frente a los cambios.

Los cristales de forma esférica y color negro o azul oscuro son ideales para meditar en épocas de cambio en tu vida.

Piedras y cristales para superar el miedo

El miedo es esa desagradable sensación que nos invade cuando debemos enfrentarnos a una situación que no sabemos cómo resolver o que creemos que nos puede hacer sufrir.

El miedo es muy subjetivo, y situaciones que para unos pueden ser totalmente neutras (como una entrevista de trabajo) en otros generan un miedo intenso. No tienes porqué resignarte a vivir con miedo, pues la energía curativa de los cristales puede

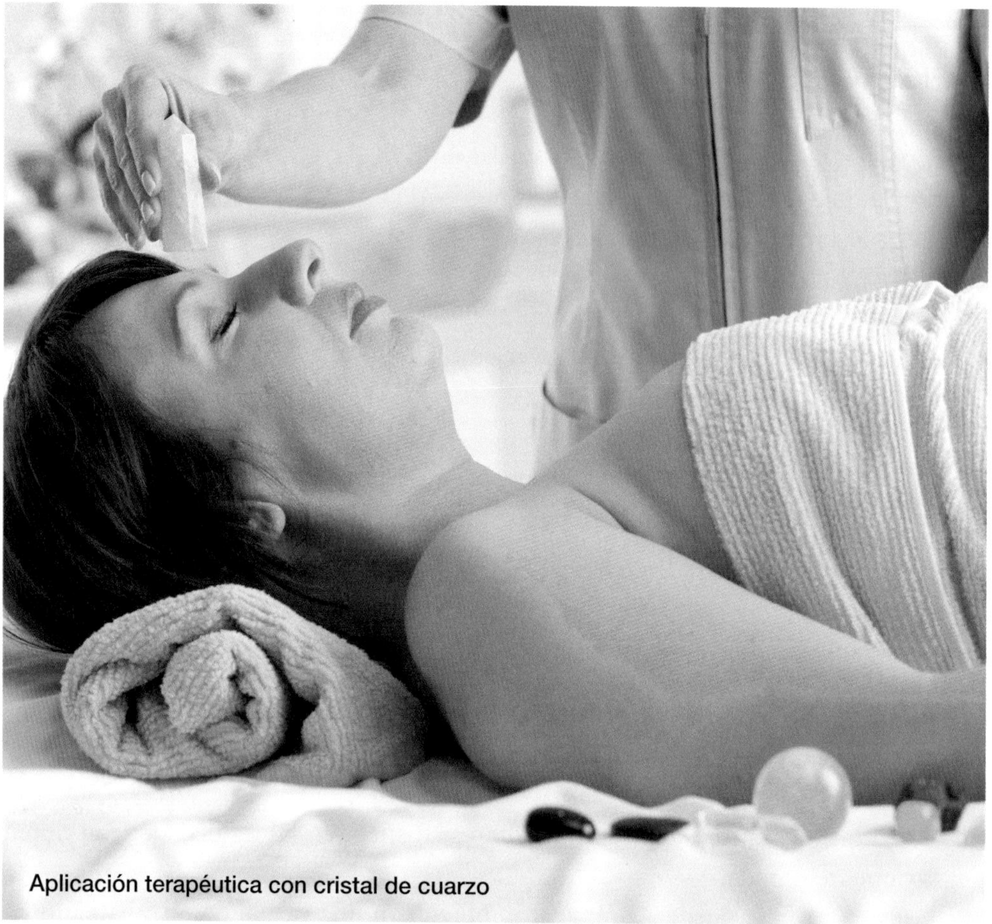

Aplicación terapéutica con cristal de cuarzo

ayudarte a superarlo y a ser una persona más libre. Vencer el miedo es la función principal de la **charoíta**, una piedra que proviene de Siberia (Rusia). Los cambios profundos que provoca la charoíta en nuestras estructuras mentales nos liberan de formas de pensamiento negativas basadas en el miedo y transforman la calidad energética de nuestro ser aportando una sensación de protección muy especial.

Cristales y autoconocimiento a través del inconsciente

El inconsciente es una parte muy importante de nuestra psique, porque regula buena parte de nuestro funcionamiento emocional y guarda valiosa información sobre nosotros mismos.

La **fluorita violeta** es un cristal idóneo para extraer del inconsciente parte de esta información. La fluorita cristaliza en muchos colores diferentes: transparente, verde, rosa, azul, amarillo y violeta son los colores más habituales y normalmente adopta las formas del cubo y el octaedro, geometrías complementarias afines a los elementos tierra y aire, respectivamente.

La contemplación de una drusa (conjunto de cristales unidos a una base común) cúbica de fluorita violeta inspira nuestra mente a buscar un nuevo orden, aportando estructura y capacidad de raciocinio. La mente se relaja, los pensamientos se ordenan y se activa nuestra capacidad de interiorización necesaria para la búsqueda de respuestas a nuestras inquietudes. Estimula los sueños y la capacidad de recordarlos para integrar la información del inconsciente y todo su simbolismo abstracto en nuestro estado de vigilia. Activa el tercer ojo y las glándulas afines, equilibra los dos hemisferios y estimula nuestra visión y capacidad de concentración.

Piedras para combatir el insomnio y las pesadillas

Si quieres ir a las causas profundas que provocan estos problemas, la **sugilita** equilibra el sistema nervioso y combate los temores que provocan las pesadillas en personas especialmente sensibles. La fluorita violeta estimula nuestros sueños aportando revelaciones.

Por su parte, la **iolita** y la **amatista** calman la mente y propician el conocimiento interior y la charoita alivia las tensiones emocionales y protege contra las pesadillas provocadas por experiencias extracorporales durante el sueño.

La **piedra de luna** posee efectos sedantes, calma los desequilibrios emocionales y procura sueños profundos y reparadores. La técnica para combatir el insomnio y las pesadillas con estas piedras consiste en colocar un cristal de una de ellas sobre el chakra del tercer ojo durante quince minutos cuando te metas en la cama por la noche. También puedes ponerla debajo de la almohada.

Piedras contra las ataduras emotivas y espirituales

Son muchas las situaciones, relaciones y actitudes en la vida diaria que limitan nuestras capacidades sin que nos demos cuenta. En ocasiones estamos con personas con las que nos encontramos a gusto pero después de pasar un rato con ellas terminamos completamente agotados. Sin saberlo, esas personas nos extraen la energía y nos debilitan energéticamente.

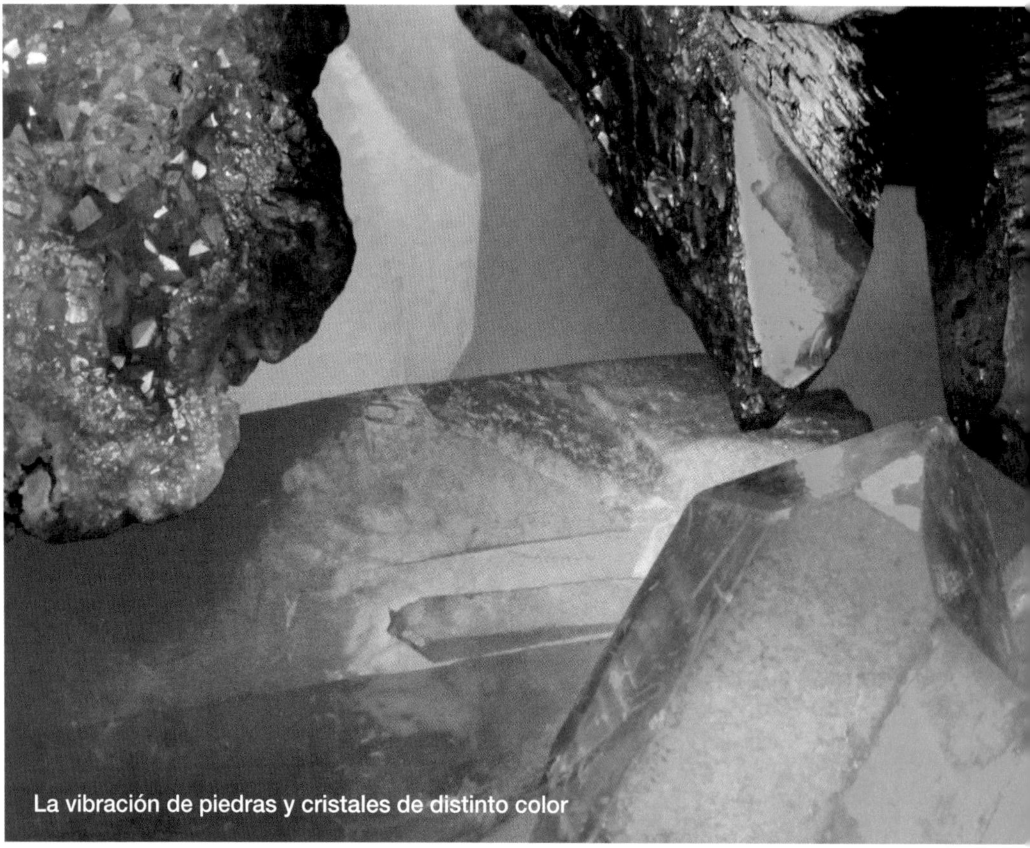
La vibración de piedras y cristales de distinto color

Otras veces, nosotros mismos nos dejamos atrapar por recuerdos de relaciones pasadas o traumas de la infancia que bloquean el flujo energético y nos impiden seguir avanzando. Este tipo de ataduras están frenando nuestro desarrollo, bloqueando la creatividad y disminuyendo el flujo de energía vital. Los cristales pueden ayudarnos protegiendo nuestro aura contra intrusiones de todo tipo y fortaleciendo el campo energético para impedir que nos vampiricen.

Busca en tu sistema de creencias la causa de tu predisposición a las ataduras para evitar caer nuevamente. Hasta estabilizar tu nueva situación convendría evitar unos días cualquier contacto con las personas de las que te has desvinculado. Tampoco permitas a tu mente volver a recordar a las personas o acontecimientos que provocaron el problema.

Cierra, corta y concluye con tu pasado; no puedes cambiarlo pero sí extraer sabiduría y trascenderlo. Se dan casos de personas que han mantenido las ataduras años, por no mencionar los vínculos kármicos de otras vidas que han mantenido en la mediocridad nuestra calidad energética sin ser conscientes de ello.

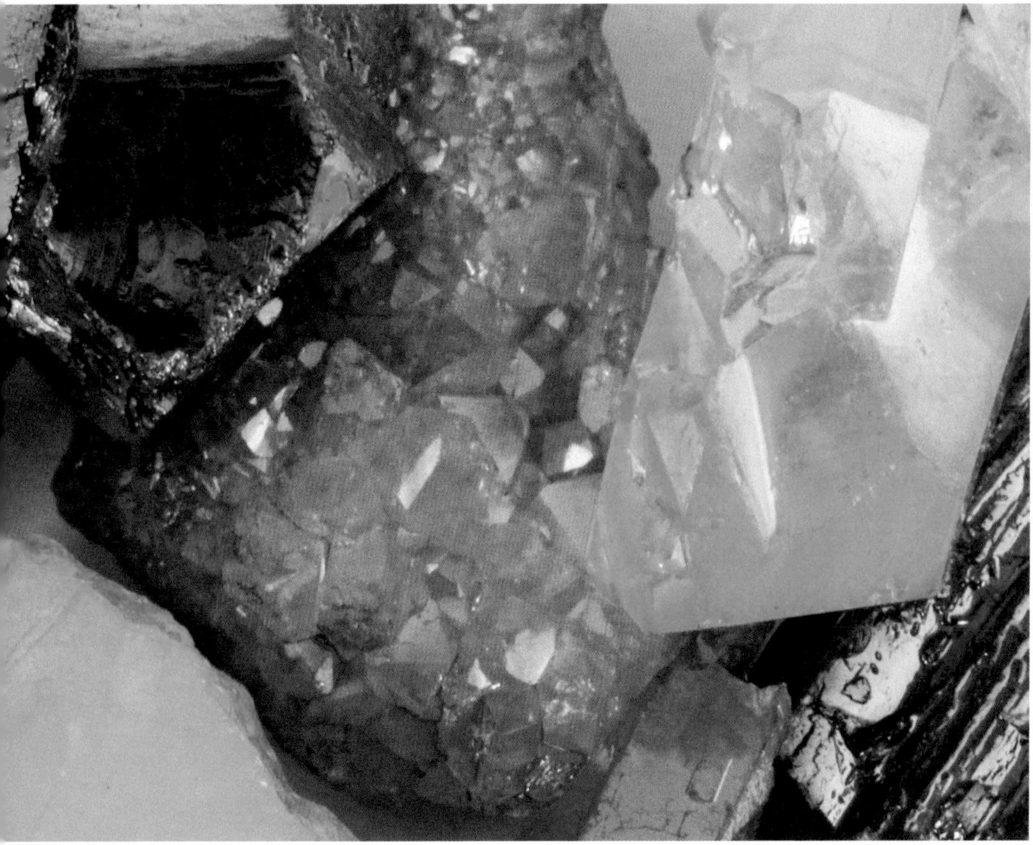

Cristales que protegen y liberan de la negatividad

La **turmalina negra** es el mineral más utilizado para desviar y disolver la energía estática provocada por cualquier aparato eléctrico: hornos microondas, ordenadores, móviles...

Además de liberarnos y limpiarnos de la energía negativa que podamos generar también nos protege de la energía negativa emanada de los demás. Vivimos en un mundo contaminado por formas de pensamiento que pululan a nuestro alrededor y una excesiva vulnerabilidad nos hace proclives a atraer estas energías que pueden comprometer nuestra salud.

Un método preventivo para mantener la pureza del aura, la mente y las emociones consiste en la utilización de gemas negras, como por ejemplo el **ónix** o la **turmalina negra**. El ónix absorbe y la turmalina desvía; por eso esta última resulta más efectiva ya que no se carga con tanta facilidad.

Puedes colocar turmalina negra en las ingles para facilitar cualquier sanación, llevarla en el bolso o el bolsillo, ponerla cerca del ordenador u otros aparatos que generen estática u ondas o meditar con ella en la mano. Si la sostienes en la mano pasiva (con la que no escribes) desviará la negatividad que puedas atraer, y si la sostienes en la mano activa (con la que escribes) sacará la negatividad y rechazará la entrada de ésta. También limpia y refuerza el aura la labradorita. Recuerda que es necesario limpiar la turmalina negra con frecuencia como te hemos explicado en el apartado correspondiente.

Libérate de las ataduras gracias al cuarzo

Una punta de cuarzo natural, de las denominadas "láser", o un cuarzo rutilado pueden ser de gran ayuda a la hora de cortar ataduras y vínculos no muy sanos. Enciende una vela, invoca a tus guías, detecta la atadura y "corta" literalmente el cordón. Pasa la punta del cristal varias veces por la llama de la vela a fin de desintegrar cualquier energía impregnada pero ten cuidado de no quemar el cristal.

Siente cómo te desvinculas de la fuente de tus problemas y cierra y energetiza la zona con la vara láser, que se convierte en un bisturí, en una herramienta de poder (pues como cualquier bisturí corta mucho). Evita hacer movimientos bruscos o apuntar al cuerpo con ella y trátala con respeto. Será necesario más de una sesión para cortar vínculos insanos y, aunque no parezca que sucede nada especial, en poco tiempo notarás cómo estos pequeños cambios te transforman en una nueva personalidad más completa.

Piedras para desarrollar desapego y compasión

El desarrollo evolutivo del ser humano y la ascensión de la energía pasan por una prueba importante: la necesidad de trascender el ego, sus adicciones, su auto importancia y su identificación con un mundo donde el poder y la ambición monopolizan la existencia humana generando mayor sufrimiento e ignorancia. No es una tarea fácil desprenderse de todo eso, pero vale la pena intentarlo.

Fomentar el desapego y la compasión son dos de las virtudes que se pueden desarrollar en nosotros gracias al empleo de piedras como el **cuarzo rosa**.

Meditar con él hace brillar nuestra aura, aportando ternura a nuestras relaciones.

Tumbado cómodamente, a poder ser con la cabeza orientada al norte, sostén un trozo de cuarzo rosa con la mano izquierda durante media hora y luego con la mano derecha durante media hora más, equilibrando la energía en los dos lados. La mano izquierda debe quedar por debajo de la derecha para crear un circuito cerrado de la

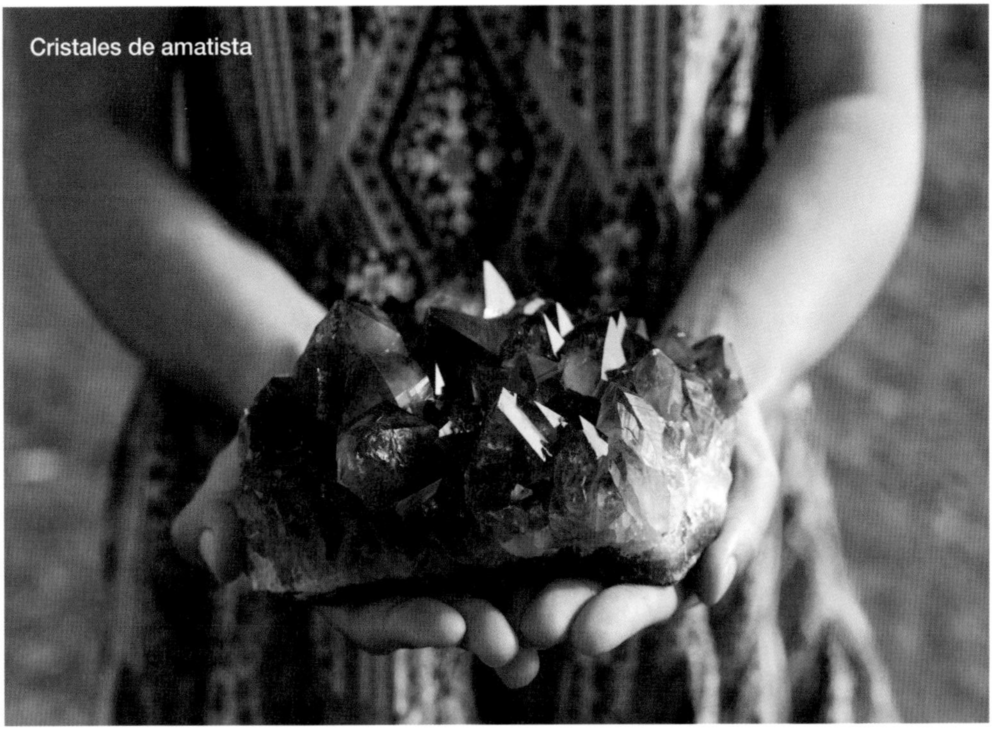
Cristales de amatista

energía. También puedes colocar el cuarzo rosa encima del chakra corazón y una punta de cuarzo en cada mano. En la derecha apuntando hacia afuera, y en la izquierda hacia dentro. También puedes meditar sentado sosteniendo cerca del corazón el cristal de cuarzo rosa. Esta meditación estimula la autoestima y ayuda a vencer la negatividad mental y las depresiones.

Un último consejo: es preciso reducir a la mitad el tiempo de esta meditación en personas con problemas de corazón, ancianos y niños.

Piedras y cristales para facilitar la regresión curativa

Los traumas o acontecimientos del pasado tienen sin duda una influencia decisiva en cómo somos ahora. La regresión a vidas anteriores tiene como objetivo buscar elementos significativos que nos ayuden a comprender y sanar los desequilibrios actuales.

En este sentido, son muchos los terapeutas que utilizan técnicas de regresión con una intención curativa, utilizando sobre todo la hipnosis. Pero la energía de los cristales también puede producir en determinadas personas regresiones a vidas anteriores que ponen al descubierto las causas que se esconden detrás de su actual situación. No se trata de un proceso consciente o deliberado por parte del paciente o del terapeuta, ni de la aplicación de una técnica concreta o de cristales determinados que propicien este fenómeno.

La energía de determinados cristales, como la **amatista** o el **cuarzo**, profundiza en el ser de la persona a todos los niveles para poner al descubierto los desequilibrios reales y ocultos que están detrás de los trastornos. Por eso, a veces, cuando se está trabajando sobre un bloqueo energético en uno u otro chakra, se puede producir una regresión espontánea porque la causa profunda del trastorno está en una encarnación anterior.

Invoca ayuda espiritual y protección en estos casos para que el proceso sea más positivo.

Piedras para reforzar el sistema inmunitario

El sistema inmunológico es el mecanismo de defensa que tiene el organismo para combatir muchos problemas de salud. Cuando se produce un desequilibrio en este sistema, las enfermedades no tardan mucho en llegar. Este desequilibrio puede venir porque el sistema está debilitado, en cuyo caso la persona se vuelve proclive a contraer todo tipo de infecciones provocadas por virus o bacterias.

Una forma de fortalecer el sistema inmunológico consiste en actuar sobre la glándula timo, situada bajo el esternón. Esta glándula juega un importante papel en los primeros años de vida del niño, pues estimula su crecimiento. Cuando la glándula timo, a causa de un estrés emocional, por ejemplo, no funciona correctamente, es necesario recargarla de energía para que recupere su equilibrio.

Por sus características vibracionales, los cristales más adecuados son la **turquesa**, la crisocola y la aventurina, sin descartar el jade, la amazonita o una aguamarina. Además, estas piedras te ayudarán a aumentar la autoestima, estimular la creatividad y equilibrar la energía del corazón.

Cristales para combatir el dolor físico

Los cristales también te pueden ayudar a combatir el dolor físico si empleas un disco de **obsidiana negra** o nevada (más suave) y **cristal de roca**.

Sostén el disco de obsidiana con la mano izquierda sobre la zona dolorosa o inflamada (torceduras, dolor de muelas, golpes...) y con la derecha envía la energía que absorbe la obsidiana proyectándola fuera de ti a través de la punta de cuarzo. Para no contaminar el lugar pon un recipiente con sal gorda o con agua y sal para que esa energía se quede ahí.

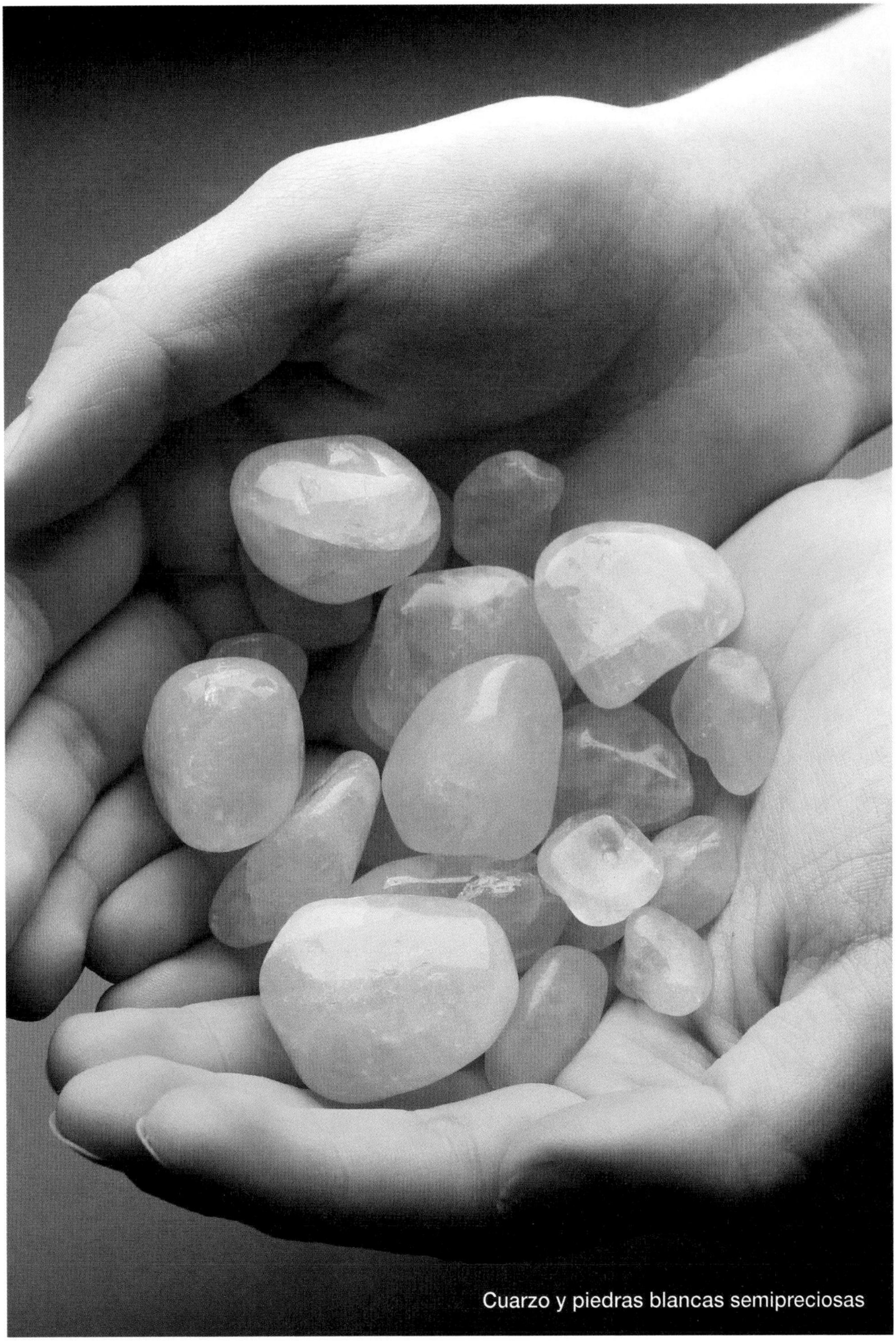

Cuarzo y piedras blancas semipreciosas

Esta técnica está contraindicada en personas que hayan sufrido un trasplante o cirugía reciente, así como en mujeres embarazadas y niños. Además, debe evitarse su práctica en personas con cualquier patología psiquiátrica. No hay que superar la media hora al día de tratamiento y se debe respetar un día de reposo cada seis días y una semana cada tres. Recuerda que se trata de un método puntual, más que de un tratamiento largo que deba prolongarse años y años. Evita usarlo en la cabeza; aunque, si precisamente tu problema es que sufres de dolores de cabeza, acorta la duración de la sesión a sólo diez minutos.

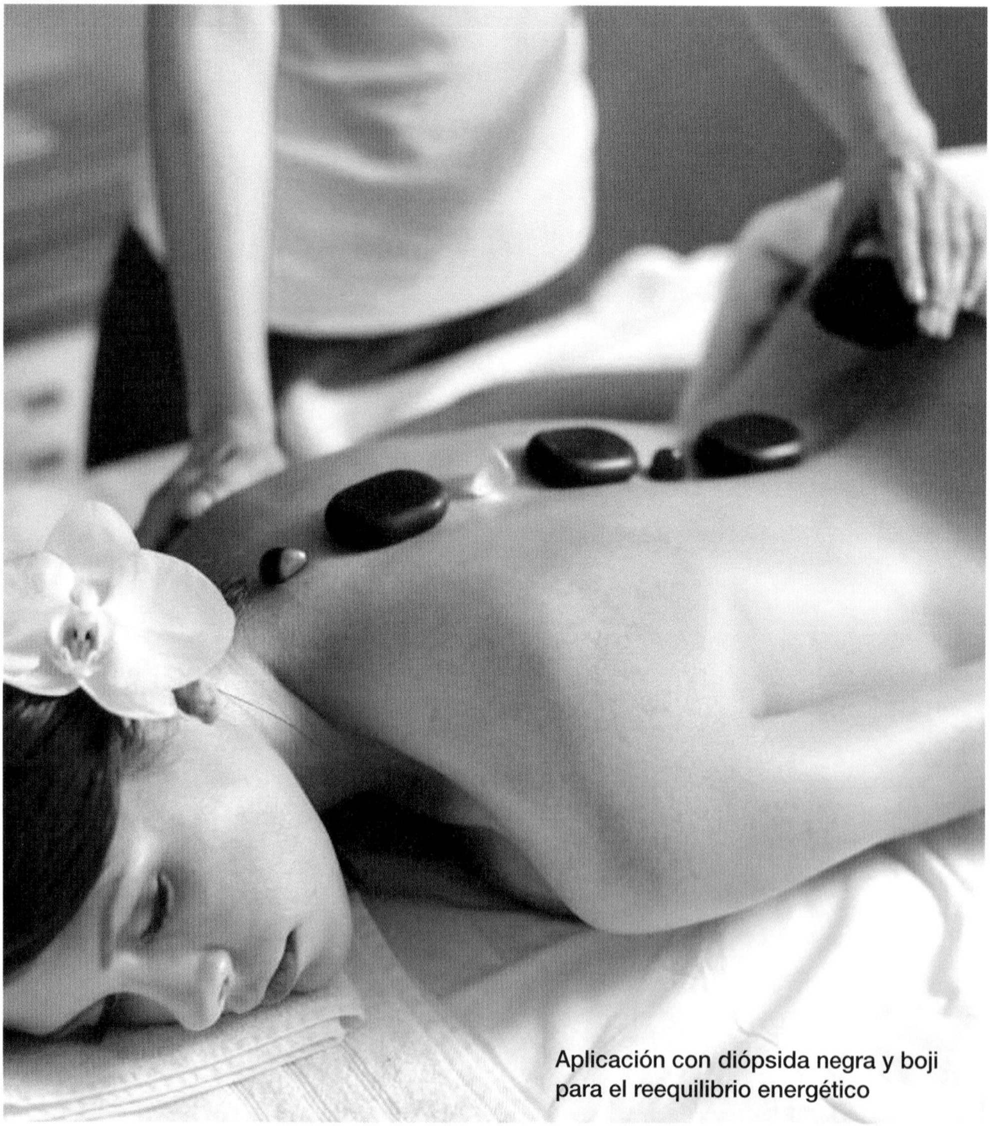

Aplicación con diópsida negra y boji para el reequilibrio energético

Piedras contra los problemas cardíacos

El músculo del corazón es el órgano vital por excelencia, pues con su bombeo incesante hace circular la sangre que aporta el oxígeno y los nutrientes a todas las células del organismo. Pero el corazón no sólo es importante desde un punto de vista físico. En la terapia con los cristales, el corazón también significa el centro equilibrador del ser.

En una concepción energética del ser humano el corazón juega un papel fundamental para la salud, tanto física como psíquica y, por tanto, es necesario cuidarlo tanto como nos sea posible. Y es que en el corazón residen y se regulan aspectos tan importantes como el amor y las relaciones personales.

Los cada vez más frecuentes trastornos cardíacos están asociados a un exceso de estrés o fatiga y guardan relación con los malos hábitos en el estilo de vida. Es fundamental evitar o, por lo menos, reducir algunos hábitos perniciosos como fumar, una alimentación deficiente o un estilo de vida demasiado sedentario. Una mejora en los hábitos de vida potenciará las funciones del corazón, además de estimular el poder autocurativo del organismo.

Y aparte de mejorar tus hábitos, el poder curativo de los cristales puede ayudarte a sanar tu corazón. La utilización de cristales verdes, como la aventurina, el jade, la turmalina verde, el cuarzo verde o la esmeralda sobre el chakra del corazón estimulará el flujo de energía sutil, mejorando, de esta manera, tu estado general. Los cristales rosas, por su mezcla de rojo y blanco, ayudan a equilibrar la energía del corazón. Simbolizan la unión de la energía roja, física y terrenal, con la energía blanca de la pureza de los cielos.

Si, por ejemplo, sientes que tienes el corazón cerrado los cristales rosas te ayudarán a abrirlo y sanarlo gradualmente. La **kuncita** con sus estrías te ayudará a cortar con las adicciones que te estancan por miedo a encarar emociones bloqueadas. Y, por otro lado, la turmalina rosa es eficaz tanto para tender puentes de afecto con otras personas como para cortar vínculos enfermizos y romper con aquellos aspectos del pasado que son un lastre para tu desarrollo.

La florita verde puede ayudar con los pensamientos que afectan al corazón, así como la calcita verde. La dioptasa ayuda a regular las palpitaciones. Por último, el cuarzo rosa te ayudará a sacar los aspectos más positivos de la energía de tu corazón.

Los cristales de cuarzo verde ayudan a estimular el flujo de energía sutil y favorecen una mayor armonía del corazón. Y meditar con cristales rosa ayuda a equilibrar la energía del corazón, y también a que se "abra".

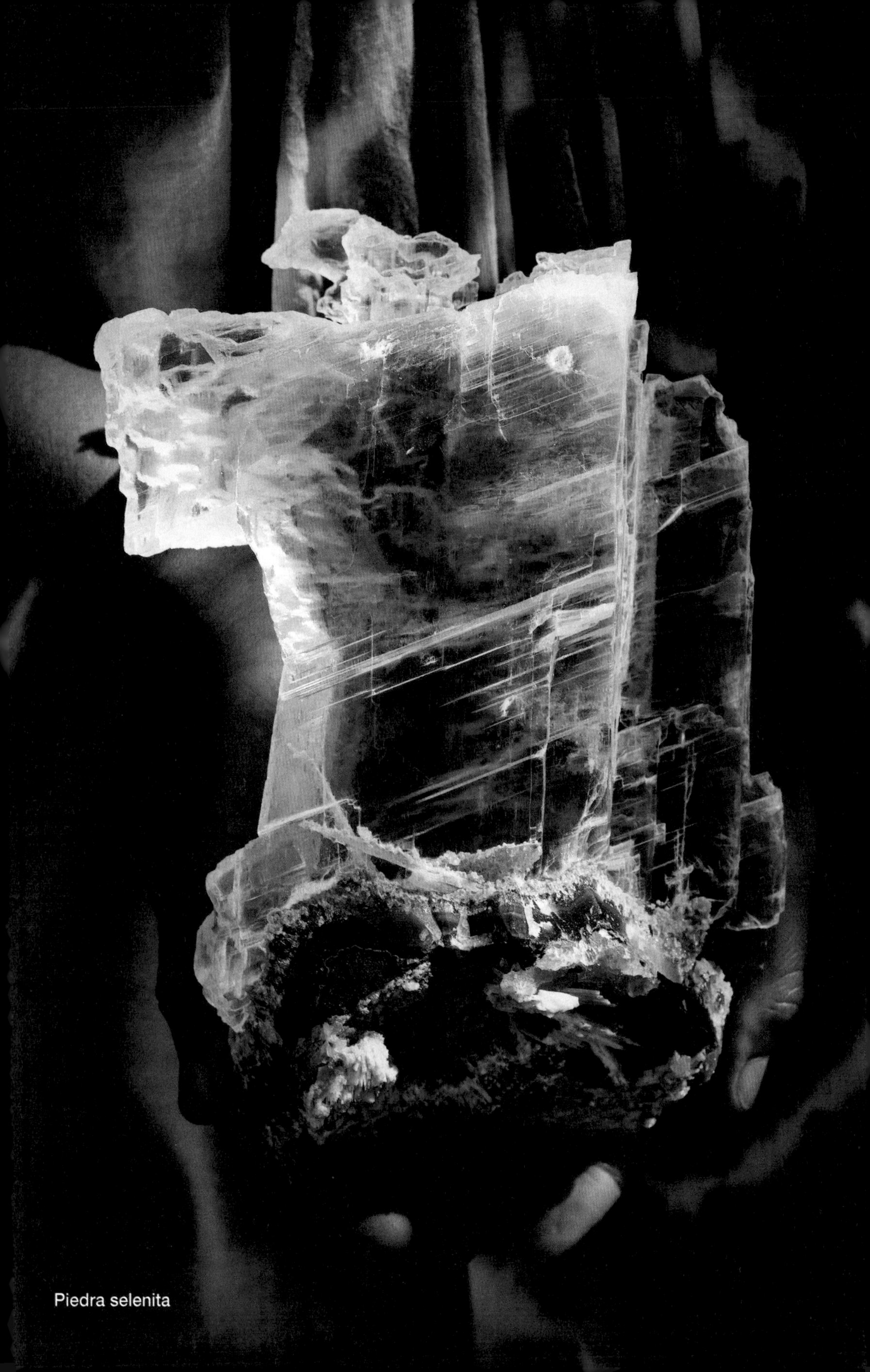

Piedra selenita

Luz y energías

La obra de Daya Sarai

Hemos recogido en este apartado una selección de textos de Daya Sarai Chocron, que fue una de las mayores expertas sobre el poder de los cristales y piedras. Su mensaje de luz ha señalado un antes y un después en el estudio y conocimiento de sus secretos. A lo largo de toda su vida ella recogió, de su experiencia propia, las claves para obtener la benéfica influencia de las piedras en la sanación de cuerpo, mente y espíritu. Daya era también una gran conocedora de las culturas nativas de Norteamérica y una experta en esencias florales, que aplicaba en sus terapias con las piedras.

Luz

En nuestro Universo toda luz es una emanación del Sol. Éste es el depositario de todas las energías, la fuente misma de la luz, el calor y el movimiento en este planeta. La luz es una energía radiante. Gracias a su fuerza, su forma y sus vibraciones se manifiesta el Universo visible. Los antiguos enseñaban que el Universo había sido creado a partir de un fuego cósmico primordial: la gran Luz blanca, radiante emanación de lo Único, fuente de toda luz. El *Bhagavad Gita* habla de la Luz Imperecedera: "Contémplame en todas mis formas y en cada uno de mis colores." Lo divino, dicen los sabios hindúes, es el "Radiante". El mundo tal como lo percibimos es a la vez luz, ritmo y color. Las radiaciones emitidas por todo cuerpo luminoso atraviesan el espacio en ondas con un ritmo vibratorio. La distancia entre cada una de las pulsaciones es la longitud de onda de estas radiaciones, y sus proporciones armoniosas, la frecuencia.

El color

Cuando la luz blanca, que contiene en sí a todos los colores, reduce su proporción vibratoria, produce el espectro.

El color es un modo de diferenciación de la luz inicial ("Los colores son el sufrimiento de la luz", explicó Goethe en *Farbenlehere*) que se produce a partir de la proporción vibratoria de esta última. Los ritmos vibratorios varían de acuerdo con el color: la luz violeta se produce por ondas cortas, la luz roja, por vibraciones más largas.

Para tener una buena comprensión y utilizar a fondo el poder de las piedras, es preciso saber que toda materia emite rayos luminosos y que son ellos los que poseen propiedades curativas.

Luz blanca y salud

La vibración más elevada, la luz blanca, proviene de la gran fuente cósmica. Nuestra aura, incapaz de producirla, se contenta con captarla. Los rayos de esta luz cósmica desempeñan un papel preponderante en el buen funcionamiento de nuestro cuerpo energético. Cuando penetran sin obstáculos en nuestros centros vitales (chakras), se nos aseguran la salud y la armonía, tanto las físicas como las mentales. Por el contrario, si se las bloquea, la energía cósmica ya no puede circular libremente y nos encontramos privados de la fuente de la que depende nuestro equilibrio vital.

La terapia por el color es una técnica curativa que consiste en provocar una cierta reacción molecular en el interior de los órganos utilizando el poder de los rayos luminosos. Aunque proviene del exterior, la luz —no lo olvidemos— es una fuerza que existe también en el interior de nuestro cuerpo. Está presente en la médula de cada una de nuestras células. La naturaleza nos ha concedido el don de esta maravillosa forma de energía, fundamento de la vida, con el fin de que nuestro cuerpo y nuestro espíritu puedan funcionar perfectamente.

La salud es una cuestión de equilibrio y armonía entre los diferentes ritmos vibratorios que se producen en nosotros. La existencia del planeta entero, de los océanos, las piedras, los minerales, las plantas, los animales y los seres humanos depende de la luz y del asombroso poder de sus radiaciones. Estas últimas no sólo dan vida al mundo material, sino además al mundo espiritual. Cada plano de vida —física, mental, astral, etérica— posee su propio ritmo vibratorio.

El lenguaje de la luz

El color es una fuerza de poder inmenso, infinito. Ejerce una gran influencia en el espíritu y las emociones. Es la lengua de la luz, la "marca de fábrica" de la realidad de la conciencia. Aldous Huxley llegó a la conclusión de que el color es la prueba de la realidad de la vida.

Aparte del hecho de que es una fuente de belleza y de placer, el color contribuye más que ningún otro factor en profundidad y de manera muy sutil a la transformación de la energía mental y anímica. Es por esta razón que la meditación tántrica le concede una importancia capital.

La ciencia de los colores se apoya sobre las leyes de la luz reveladas por los siete rayos luminosos. Éstos tienen una relación con los siete planos de la manifestación de la vida y los siete chakras (llamados igualmente las siete ruedas de la luz).

La luz blanca —o Sol espiritual— toma posesión del alma por mediación del aura que la divide en siete colores, cada uno de los cuales otorga su poder y su vitalidad al chakra que le corresponde.

El alma es nuestro Sol interior y los colores son la expresión del alma universal.

Recordemos. ¿De qué se compone el cuerpo físico?

- del cuerpo visible (denso y material)
- del cuerpo invisible (etérico y vital)

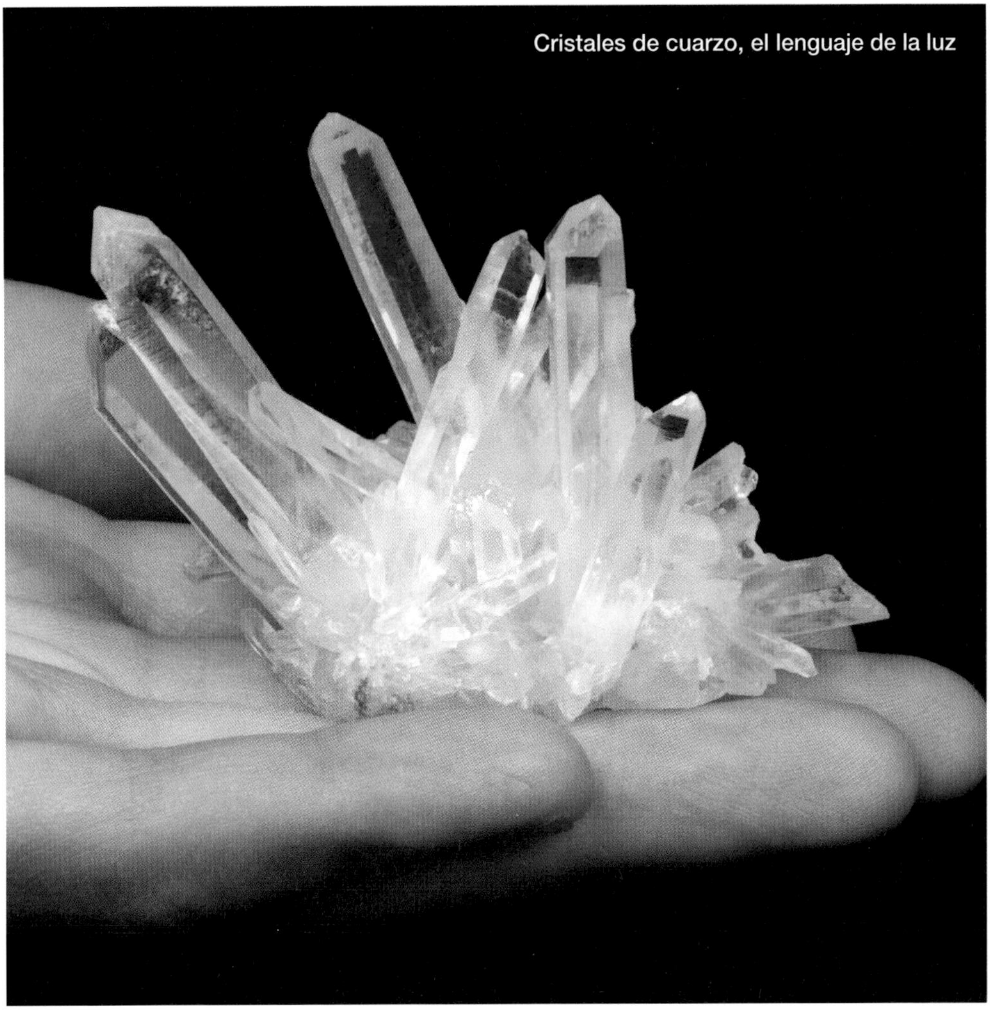

Cristales de cuarzo, el lenguaje de la luz

Éstos son los siete rayos luminosos:

1. Rojo	
2. Anaranjado	Material
3. Amarillo	
4. Verde	
5. Azul	
6. Índigo	Espiritual
7. Violeta	El cuerpo etérico

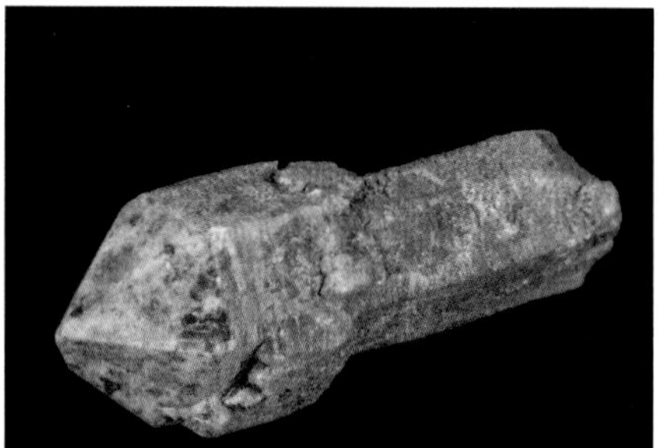
Cuarzo cetro

Estos dos cuerpos se mantienen vinculados el uno con el otro durante toda la vida del ser humano, y se separan luego en el momento de la muerte.

Éter

La materia no es tan densa y consistente como lo parece. Está formada de átomos que a su vez se componen de electrones y de protones mantenidos juntos por mediación de las fuerzas electromagnéticas. Las masas eléctricas positivas y negativas se distribuyen y se disponen por el elemento invisible y universal: el éter.

El éter es una sustancia cósmica omnipresente en el Universo y sirve para poner en contacto las fuerzas invisibles con la Tierra y los seres humanos. Los ritmos vibratorios del éter son abundantes y variados. Algunos de ellos producen la luz, el calor, el color, la electricidad, etcétera. Son el vínculo entre los sentidos físicos del hombre y las fuerzas cósmicas.

En tanto no nos demos cuenta de que nuestras sensaciones físicas provienen de un campo vibratorio muy limitado y que, fuera de nosotros existe un vasto Universo cuya percepción se nos escapa por completo, no tendremos la menor posibilidad de desarrollarnos espiritualmente.

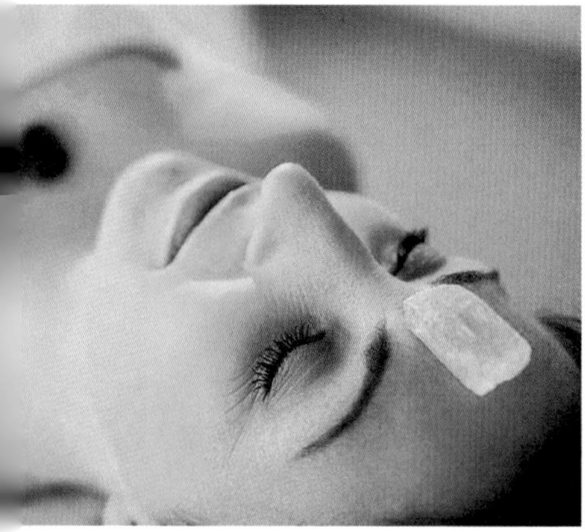

El cuerpo etérico se encuentra a unos cuatro centímetros del cuerpo físico y su color es ligeramente dorado. En caso de salud deficiente, es preciso fortificar el cuerpo físico mediante el tratamiento natural apropiado, que consiste en recargar los centros vitales (chakras) con la energía vibratoria de los colores.

El poder curativo del color es cósmico y actúa de manera directa sobre las células etéricas que revitaliza. Cuando aplico piedras sobre el cuerpo, actúan primero sobre el cuerpo etérico y sólo posteriormente el cuerpo físico experimenta su efecto.

Leyes cósmicas

Existen leyes cósmicas precisas que encontramos a diferentes niveles. Como se sabe, somos un modelo reducido del Universo, un microcosmos en un macrocosmos, creado a partir de la misma materia y regido por las mismas leyes. Dos de ellas son de gran importancia y es indispensable comprenderlas correctamente: la ley de Tres (ley del triángulo) y la ley de Siete (ley de la creación).

La ley del triángulo (Tres)

Sea cual fuere el nivel en que se desarrolla, todo fenómeno vital es el resultado del reencuentro y la interacción de tres principios o fuerzas. Según Gurdjieff, no es posible que nada ocurra sin que entre en juego un tercer principio, una tercera fuerza que transforme las dos ya presentes. Este mismo concepto —a saber, que son necesarias tres fuerzas para que haya "realización"— se encuentra una y otra vez en todas las enseñanzas esotéricas:

- El cristianismo y la Trinidad.
- La tradición hindú de la creación del Universo: de Brahma, el Único, nace Ishwara, el creador, y es a través de la acción conjunta de Brahma, Vishnú y Shiva (los tres diferentes aspectos de Ishwara) que todo lo que existe ha sido creado.
- La doctrina sankga de las tres gunas: Rajas, Tamas y Sattva.

Estos tres principios, cada uno de los cuales tiene su carácter propio, han creado diferentes combinaciones que han dado vida al mundo real. Podríamos llamar también como activa, pasiva y neutra a estas tres fuerzas.

La ley de la creación (Siete)

Siete es el número de la creación humana, la suma de Tres (espíritu) y de Cuatro (materia). Gracias al número Siete (los siete días de la semana, las siete notas de la escala musical, los siete colores del espectro solar), el hombre puede llegar a la cima de su evolución creadora.

Los sacerdotes egipcios dejaron sus enseñanzas sobre la ciencia de los colores. Utilizaban la ley de la correspondencia entre los siete niveles de conciencia del ser humano y los siete planetas del sistema solar. Enseñaban que el rojo, el amarillo y el azul corresponden respectivamente al cuerpo, al alma y al espíritu humano. En sus templos, ciertas piezas de los muros recubiertos de color estaban consagradas al estudio de sus efectos.

Las enseñanzas esotéricas de la luz y el color se reservaban a una élite, pues el conjunto de la población, debido a un limitado nivel intelectual, sólo podía asimilar unos pocos de sus elementos. La ciencia de los colores formaba igualmente parte de las enseñanzas secretas de los místicos chinos y los nativos americanos.

El aura

Según la tradición esotérica, el aura está formada por siete capas superpuestas de luz que envuelven la totalidad de nuestro cuerpo. Tiene forma de un huevo y su emanación manifiesta es una niebla luminosa.

Es la esencia misma de nuestra vida. Revela el carácter propio de cada persona, la naturaleza de sus emociones, sus aptitudes mentales, el estado de su salud y de su desarrollo espiritual.

Estas siete capas luminosas que componen el aura se combinan entre sí y se interpenetran. Constituyen las corrientes de pensamientos y de sentimientos que manan por el océano de nuestro consciente.

1.ª capa luminosa:	plano etérico	
2.ª capa luminosa:	plano astral	
		Material
3.ª capa luminosa:	plano mental	
4.ª capa luminosa:	plano mental sutil	
5.ª capa luminosa:	plano causal	
		Espiritual
6.ª capa luminosa:	plano de la intuición	
7.ª capa luminosa:	plano divino	

Las tres primeras capas luminosas se refieren a la existencia material; las tres últimas se relacionan con la vida espiritual.

La explicación de lo que precede reside en la naturaleza misma del ser humano. Éste, en efecto, es el producto de la ley de siete (ley de creación) y su evolución se desarrolla a lo largo de estos siete planos de vida. Con sus siete rayos, el aura es el cicerone del alma.

La meta de la terapia por el color es reconstituir en el interior de las capas luminosas del aura, en toda su perfección, los siete rayos luminosos. Una vez alcanzado este objetivo, el cuerpo, el alma y el espíritu —revitalizados y armonizados— se unifican con la fuente que los ha creado.

Propiedades y las aplicaciones del color

De Goethe a Chevreul, en la cultura occidental se han hecho brillantes aportaciones para explicar la teoría del color. De todas formas, todavía hoy se explica que cada color posee siete propiedades, a saber, la de intensificar las fuerzas vitales, estimular, curar, esclarecer, fortificar, inspirar y satisfacer. Las aplicaciones de la terapia por el color son diversas:

- Tratamiento físico por la postura y la utilización de piedras y colores sobre el cuerpo.
- Tratamiento físico mediante la influencia de los colores en el espíritu y las emociones.
- Tratamiento espiritual en relación con el simbolismo de los colores y la acción que ejercen sobre el aura.

Los chakras

Se dice que "Los chakras son los templos del alma". Es a través del aura por donde penetra en nosotros la luz blanca. Cada uno de los siete rayos luminosos impregna uno de nuestros siete centros vitales o chakras, de la cualidad que le es propia. Cada chakra absorbe, pues, la energía vital provista por el rayo que le corresponde. Este fenómeno se produce tanto en el plano material, como en los planos de conciencia superiores.

Los chakras son en cierto modo canales cuyo papel consiste en hacer circular la energía luminosa de los órganos etéricos que actúan directamente sobre el cuerpo físico por mediación de los pensamientos, los sentimientos y las sensaciones.

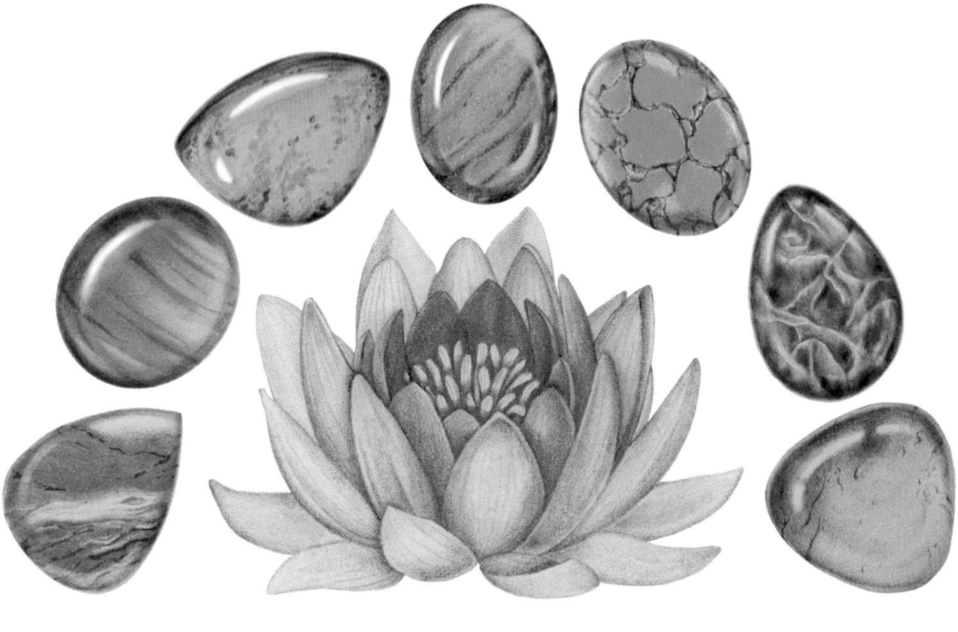

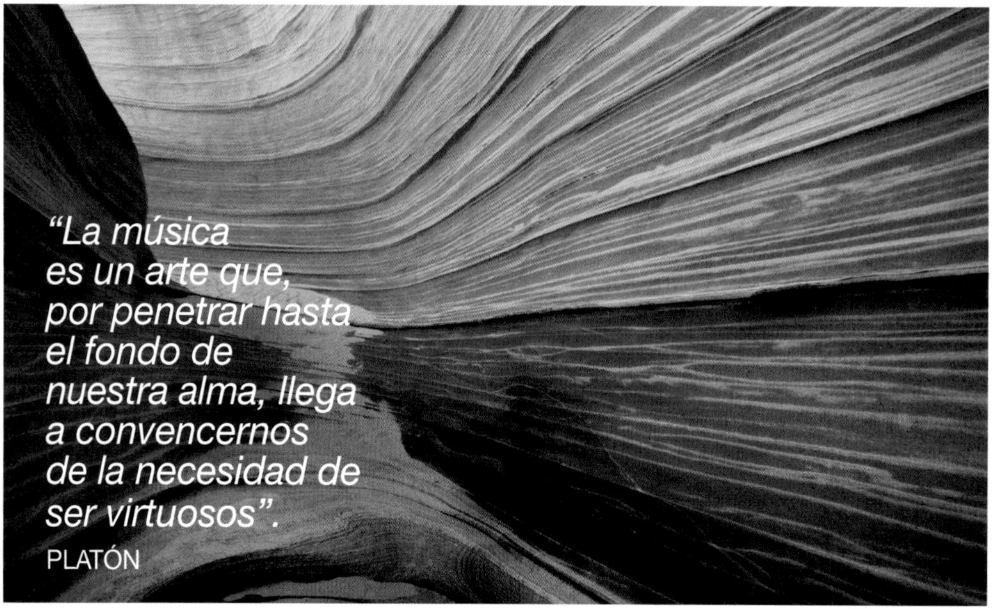

La música

El color y el sonido son dos aspectos de una misma vibración. La ciencia musical se basa en el principio fundamental de los ritmos universales; éstos han precedido la creación del cosmos. El sonido nace de la primera respiración divina. La música es la primera de las artes, la más importante, pues es la que está más cerca del Primer Aliento de la Creación. De cada sonido emanan un color y una forma. Cada forma brinda una sonoridad. Toda cosa creada, desde la célula primitiva hasta el ser humano, desde la piedra y la planta hasta el sistema solar, posee una nota que le es propia. Todas estas notas tocadas juntas producen la "música de las esferas".

Los latidos del corazón, el movimiento de la sangre al circular por las venas y las arterias, las pulsaciones de aliento hacen que el cuerpo humano, de por sí solo, ejecute una sinfonía completa.

El color, la suma de sus vibraciones y su frecuencia hacen también que cada piedra emita un sonido que le es particular. La sonoridad de las piedras posee un gran poder curativo. El cristal de cuarzo, poderoso receptor y emisor de la energía eléctrica, se utiliza por sus vibraciones de alta frecuencia cuyo efecto eleva la conciencia a un nivel superior.

La música de los cristales y las piedras podrían alentar a los músicos dotados a trabajar junto con los terapeutas con el fin de experimentar una nueva forma de musicoterapia. Está probado que la música es capaz de calmar y curar el cuerpo físico y, por inducción, transformar los estados emocionales del alma y el espíritu.

Color. El arco iris y los siete rayos

El arco iris

Gracias a la belleza y naturaleza espiritual de los siete rayos luminosos, el arco iris nos revela un maravilloso misterio. En la emanación de esta luz se concentra el poder integral de las fuerzas dinámicas que representan un potencial superior. El arco iris es la proclamación cósmica de lo divino que albergamos cada uno de nosotros. Los espléndidos colores del prisma nos recuerdan que esta escala de coloridos tiene por objetivo elevar, ennoblecer y espiritualizar nuestra vida. Comulgar con el alma del color nos eleva por encima de las contingencias de la materia y nos conduce hasta el espacio cósmico infinito y universal.

Las siete notas de nuestra escala corresponden a las siete tonalidades cósmicas de los rayos del arco iris, los rayos que vinculan Cielo y Tierra, semejantes a caminos luminosos cuya belleza nos invita a emprender el ascenso al infinito.

En el yoga existe un estado que se llama el "cuerpo arco iris". Al cabo de años de práctica asidua, el cuerpo físico se transmuta en cuerpo radiante y glorioso. El cuerpo de gloria permite al amo que lo posee aparecer y desaparecer a voluntad en todos los planos de la existencia de que se compone el Universo.

Rayos luminosos

Los rayos luminosos pueden considerarse como fuerzas espirituales que emanan de una gran Luz Blanca. Están en perpetuo movimiento vibratorio, no sólo en la superficie de la Tierra, sino también alrededor del planeta que circundan incansablemente con sus inagotables corrientes de energía. Son los mismos rayos que envuelven y penetran el cuerpo de todo ser humano en un incesante movimiento circular, descendiendo a lo largo del lado izquierdo (negativo) y ascendiendo a lo largo del lado derecho (positivo).

Una buena fuente de nuestras facultades está en la energía producida por las vibraciones de los colores, cada cual con una función específica. Todo ser humano encarna bajo la influencia de un rayo luminoso particular, y puede utilizar la fuerza de los otros seis.

El punto focal de los rayos y sus vibraciones se sitúa en el aura, esa radiación luminosa que envuelve a todas las criaturas. Debemos recordar que estamos de continuo rodeados de colores. Su misión es cósmica y son portadores de una fuerza vital extraordinaria. Esta fuerza actúa a través nuestro, en nosotros, en cada célula, cada nervio, cada glándula y cada músculo. Ilumina nuestra aura e irradia nuestro ser. La esencia del color es la espiritualidad.

La trinidad de los colores primarios

Nuestra fuente, el Sol, contiene en sí prácticamente todo lo que compone la Tierra. Los colores del espectro indican la presencia de metales y de gases. De acuerdo con lo que "son", algunos colores se llaman térmicos, y otros fríos o eléctricos.

Existen tres colores primarios, fundidos en la luz blanca: el rojo, el amarillo y el azul. Estos tres colores corresponden a los tres elementos básicos: el hidrógeno, el carbono y el oxígeno. Este poder trinitario actúa sobre el crecimiento y el desarrollo del ser humano.

El "yo" (ego) se manifiesta mediante una luz azul. En el curso de la primera etapa de su descenso hacia el nacimiento físico, esta luz se transforma en un brillo amarillo que, en el momento en que empieza la segunda etapa que tiene por término la encarnación terrestre, se convierte en un resplandor rojo.

El rayo azul, refrescante, apaciguador, penetra en el cuerpo por el centro de la coronilla (chakra 7) otorgando al ser humano el conocimiento de su condición divina. El rayo amarillo estimula el desarrollo mental actuando directamente sobre el cerebro. El rayo rojo, cálido, provee la energía física al ser humano y penetra en él mediante la respiración. Es posible, pues, afirmar que:

queremos en **azul**	=	voluntad
pensamos en **amarillo**	=	sabiduría
sentimos en **rojo**	=	acción

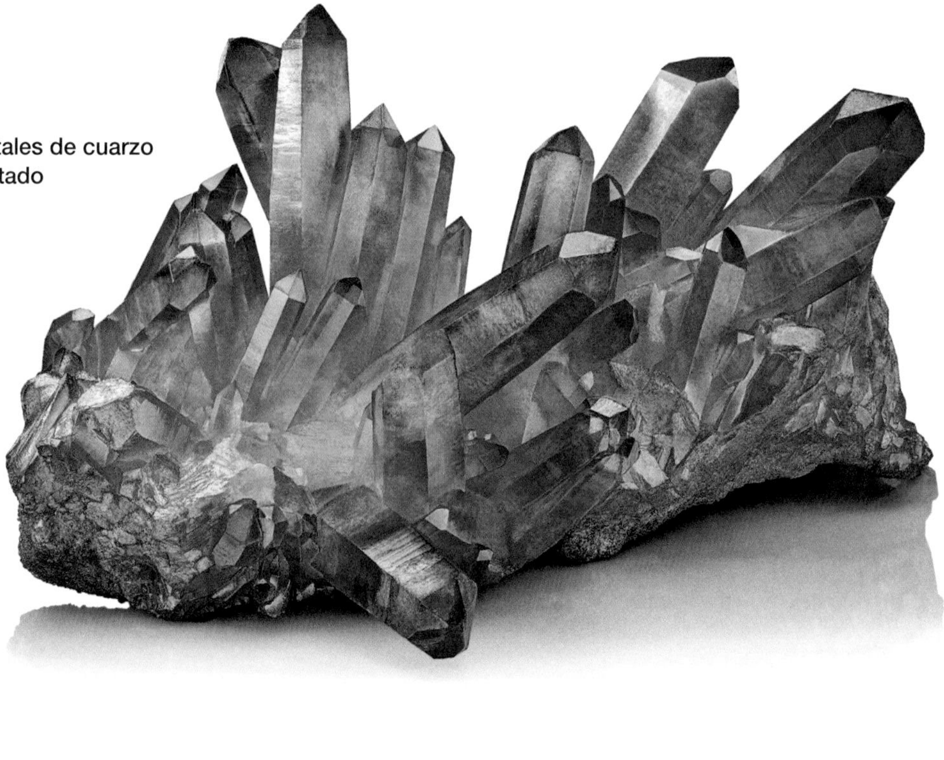

Cristales de cuarzo facetado

Cuando el azul está en armonía con el amarillo y el rojo, nuestro cuerpo y nuestro espíritu se encuentran en paz. De esta trinidad nacen los colores secundarios:

anaranjado: combinación del rojo y el amarillo
verde: combinación del amarillo y el azul
índigo: combinación del anaranjado, el verde, el azul y el púrpura
violeta: combinación del rojo y el azul.

Colores y piedras

Los misterios del cosmos nos son revelados por la comprensión del espectro y de las propiedades de cada uno de los rayos que lo componen. Es del mismo modo que debemos comprender la naturaleza de las piedras y sus capacidades curativas. En efecto, cada piedra posee en sí las vibraciones del rayo luminoso con el que armonizan. Más adelante se expone la correspondencia que existe entre los rayos luminosos y los chakras, como también la lista de las piedras con las que están asociados.

El estudio y la comprensión total de los colores constituyen la base indispensable para la utilización de las piedras con el fin de cuidar y curar al ser humano. Es posible, por ejemplo, asociar los colores primarios del modo siguiente:

- **Azul:** Espiritualidad
  Todas las piedras azules: zafiro azul, lapislázuli...
- **Amarillo:** Sabiduría
  Todas las piedras amarillas: ámbar, topacio, etcétera.
- **Rojo:** Vitalidad
  Todas las piedras rojas, como el coral, rubí, etcétera.

Los siete chakras, sus rayos de luz y sus piedras

1.er chakra: base de la columna vertebral

Color: rojo
Piedras: todas las piedras rojas (rubí, coral, jaspe rojo, granate, piedra de sangre)

El rojo es el símbolo de la vida, la fuerza, la vitalidad y la naturaleza física del ser humano. La experiencia ha probado que las plantas colocadas bajo un globo rojo crecen cuatro veces más rápidamente que las expuestas a la luz normal. Por el contrario, su crecimiento se efectúa con más lentitud si se colocan bajo un globo azul o verde. El rojo estimula, pues, la vitalidad, mientras que el verde y el azul demoran la actividad energética.

En la naturaleza el rojo se asocia con el fuego y el calor. El ser humano "ve rojo" cuando sucumbe a la cólera o a una violenta pasión. El rojo del fuego terrestre se transforma en amarillo dorado, color del fuego divino, de la pura esencia espiritual.

La utilización del color rojo da excelentes resultados en el tratamiento de las enfermedades producidas por una deficiencia sanguínea, como por ejemplo, en el caso de la anemia. Actúa igualmente con eficacia cuando hay mala circulación de la sangre, adelgazamiento anormal, desnutrición, depresión y letargo.

El rojo posee una vibración que genera calor. Es el color dominante entre los pueblos primitivos. El rosado se considera como el color de la armonía universal.

2.° chakra: el bazo

Color: anaranjado
Piedras: todas las piedras anaranjadas (ópalo de fuego, jaspe anaranjado, cornalina)

El anaranjado es el símbolo de la energía. Es un color cálido, positivo, estimulante, que facilita la asimilación de los alimentos y regula la circulación sanguínea. Es esencial para lo que se refiere a la vitalidad y la salud. El anaranjado es la combinación del rojo y el amarillo, y se sabe que el rojo es igual a personalidad, y el amarillo es igual a sabiduría.

Este color nos ayuda a controlar los movimientos de cólera y las reacciones negativas.

3.er chakra: el plexo solar

Color: amarillo
Piedras: todas las piedras amarillas o doradas (topacio, citrina, ámbar)

El amarillo es el símbolo del espíritu y el intelecto, de la inteligencia superior y la sabiduría, del plano mental. Su vibración positiva y magnética produce sobre el sistema nervioso un efecto tonificante.

El plexo solar es el cerebro de nuestro sistema nervioso. Es nuestro Sol interior, nuestra "central eléctrica" personal, que debe encontrarse en estado de perfecto funcionamiento. El color amarillo es precisamente el regulador perfecto de este sistema nervioso que, de ser defectuoso, impide que el plexo solar distribuya la energía de manera coherente.

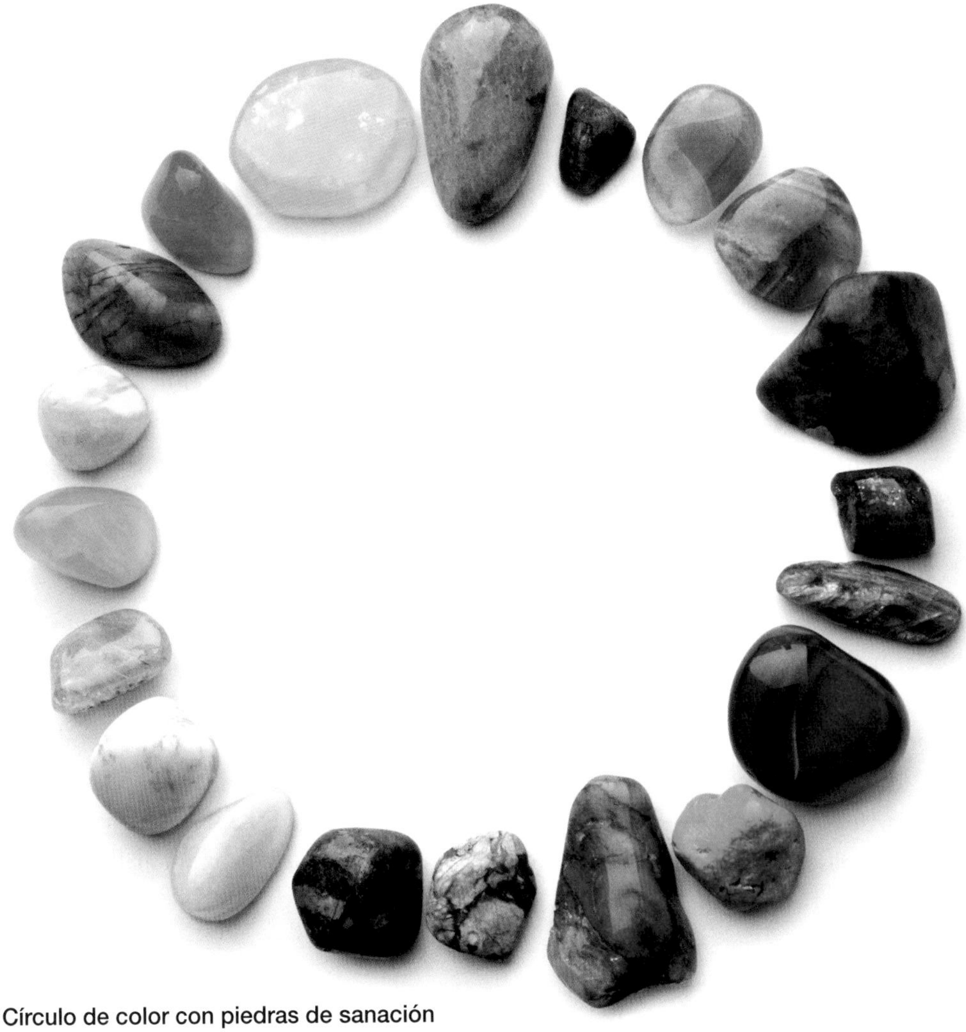

Círculo de color con piedras de sanación

Las personas cuyo cuerpo absorbe rayos rojos en exceso son habitualmente delgadas y agitadas. Las que asimilan demasiado rayos azules son por el contrario flemáticas y tienen tendencia a engordar. Los rayos amarillos, por su parte, tienen la capacidad de neutralizar los rayos rojos y los azules.

El color amarillo contribuye de modo apreciable a la curación de la diabetes y también a combatir con eficacia el restreñimiento.

4.º chakra: el corazón

Color: verde

Piedras: todas las piedras verdes (esmeralda, turmalina verde, malaquita, jade, crisopasa, dioptasa, peridoto, venturina, ágata musgosa, jaspe verde)

El verde es el símbolo de la armonía, la simpatía, la creatividad, la salud y la riqueza de la naturaleza. Su vibración apacigua y equilibra el sistema nervioso. Combinación del amarillo (el alma) y el azul (el espíritu), cuarto color del espectro, el verde es el puente entre los tres primeros colores, en relación con el plano físico, y los tres últimos que son los que pertenecen al plano espiritual.

El verde es, pues, el centro mismo del espectro. Como la de la melodía, su vibración se desplaza horizontalmente materializando de ese modo el espacio, mientras que la vibración del azul se desplaza verticalmente a imagen de la armonía, que representa la noción de tiempo. Por la dirección de su desplazamiento, el verde y el azul forman la cruz, símbolo de la vida.

En la naturaleza, el rayo verde irradia desde todas partes (los bosques, los campos) es la fotosíntesis, es la clorofila, es el impulso esperanzador. Su efecto beneficioso puede poner remedio a un sistema nervioso afectado permitiéndole adquirir nuevas energías.

Por la gran influencia que ejerce sobre el corazón, el color verde puede utilizarse con fortuna en el tratamiento de los problemas cardíacos y las afecciones vasculares.

5.º chakra: la garganta (glándula tiroides)

Color: azul

Piedras: todas las piedras azules (zafiro azul, lapislázuli, topacio azul, sodalita) todas las piedras azul verdoso (aguamarina, turquesa, crisocola)

El azul es el símbolo de la inspiración, la devoción, lo infinito y las aspiraciones religiosas. Este color eleva, exalta e inspira. Su vibración engendra la calma y la paz interior y provoca el sueño.

El azul se vincula con la garganta, que es el centro de la palabra, y la garganta es el "pasaje" que permite que nuestro ser interior se manifieste y entre en contacto con el mundo exterior. Es por la palabra que podemos traducir nuestras emociones y sentimientos.

La garganta es igualmente el centro de la pureza.

El rayo azul posee un amplio poder curativo. Es sumamente eficaz en el tratamiento de los bloqueos del lenguaje y en las enfermedades de la garganta: inflamación, hemorragia interna y crispación.

Como este color se asocia con la ausencia de calor, sus propiedades son sedantes y astringentes. Mientras que la capacidad del azul oscuro es de gran potencia, el azul claro produce una elevada inspiración moral.

6.° chakra: Tercer Ojo (glándula pituitaria)

Color: índigo
Piedras: todas las piedras de color índigo (zafiro índigo, azurita)

El índigo es el símbolo de la frontera mística, la realización espiritual y la sabiduría dominada gracias al conocimiento de sí. Este color nos ayuda a descubrir la visión interna y externa favoreciendo la apertura gradual del Tercer Ojo y el inconsciente. Por su intermedio los recuerdos de nuestra alma emergen de su sueño profundo.

El rayo índigo es el puente que vincula lo "limitado" con lo infinito. Elimina los elementos negativos de nuestra conciencia y nos permite reorganizar nuestras fuerzas vivas de manera positiva. Nos guía y nos brinda su asistencia durante el curso del viaje interior que emprendemos en busca del conocimiento cósmico y la verdad.

La utilización del índigo es particularmente eficaz en el tratamiento de las enfermedades mentales como también en la investigación científica y filosófica.

7.° chakra: coronilla, cima de la cabeza (glándula pineal)

Color: violeta
Piedras: todas las piedras violetas (amatista, fluorita)

El violeta es el símbolo del misterio espiritual. Formado por la combinación del rojo (materia) y el azul (espíritu), provoca en nuestra evolución una transformación que puede resultar dolorosa. Sus tonos más oscuros se asocian con las penas y la tristeza.

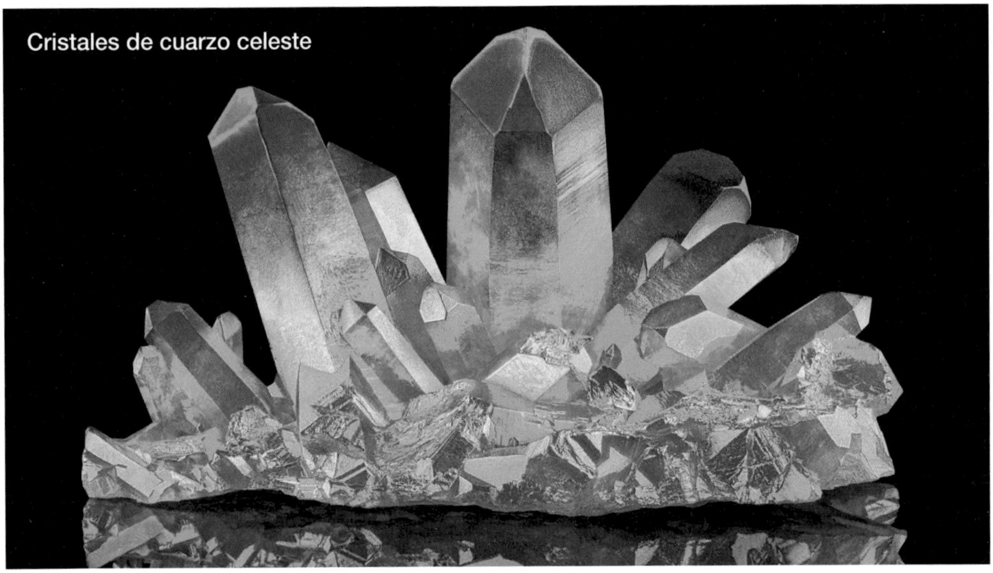

Cristales de cuarzo celeste

El púrpura simboliza la realización espiritual, en tanto que los matices lilas claros representan la conciencia cósmica y el amor de la humanidad. El violeta azulado concuerda con el idealismo trascendental.

En las aplicaciones curativas, el violeta hace maravillas en el tratamiento del insomnio y las enfermedades nerviosas que provienen de perturbaciones mentales.

El poder del color

Como toda otra forma de energía, el color es a la vez positivo y negativo. Antes de emprender un tratamiento, es de suma importancia comprender sus propiedades biológicas y psicológicas. En efecto, el "curador" tiene que haberlas asimilado a fondo para después ser capaz de adaptarlas al "curado", es decir, en función de las necesidades del paciente y del momento en que tiene lugar el tratamiento.

Puede que hoy, por ejemplo, tenga necesidad de una piedra roja para devolverme algo de la vitalidad perdida, mientras que la semana próxima quizá para lograr equilibrio y armonía tendré que recurrir a una piedra verde.

El color permite darnos cuenta de que elevándonos sobre el camino de la realización espiritual mental, moral y físicamente, ascendemos al mismo tiempo el sendero de la conciencia cósmica desarrollando nuestra sensibilidad a las piedras, el color y la luz.

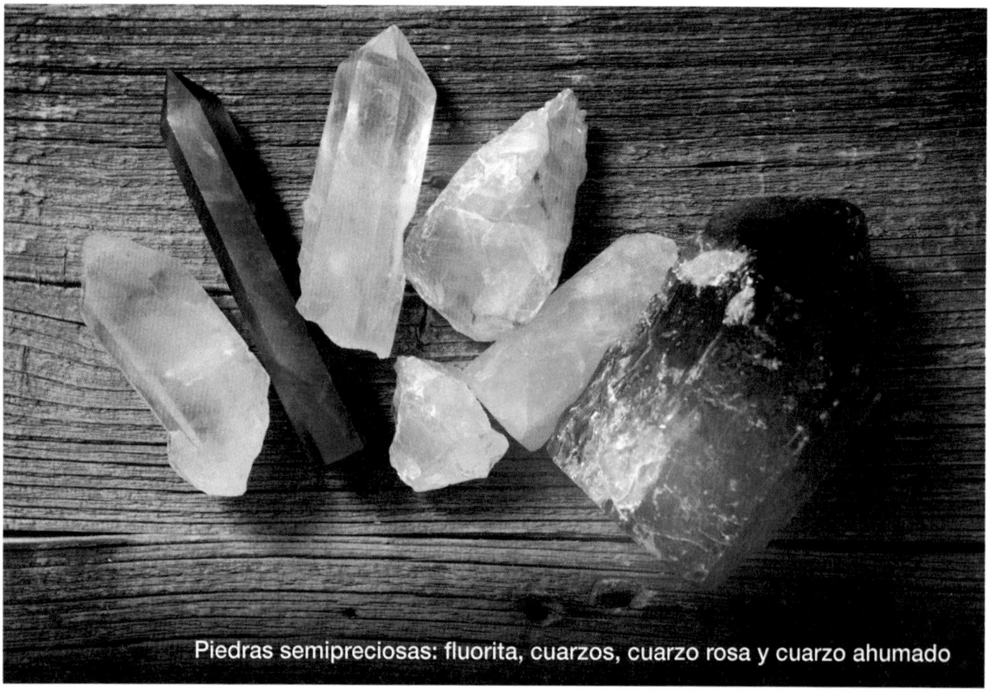

Piedras semipreciosas: fluorita, cuarzos, cuarzo rosa y cuarzo ahumado

Claves de la utilización de los colores y las piedras

Las indicaciones que siguen nos permitirán utilizar los rayos luminosos y las piedras con ellos vinculadas con el fin de recuperar la salud sobre los tres planos: el físico, el mental y el espiritual.

Plano físico
Apaciguamiento = todas las piedras verdes
Revitalización = todas las piedras anaranjadas
Inspiración y estimulación = todas las piedras rojas y verdes

Plano mental
Apaciguamiento = todas las piedras índigo y verdes
Revitalización = todas las piedras verde esmeralda y lapislázuli azul real
Inspiración y estimulación = piedras amarillas y doradas como el topacio, y violetas como la amatista

Plano espiritual
Apaciguamiento = piedras azul pálido como el topacio azul o el zafiro azul
Revitalización = piedras doradas o piedras rosa
Inspiración y estimulación = todas las piedras violetas y las piedras púrpura

Cuando se medita, el color de las piedras puede también ayudar a acelerar la actividad de los centros vitales (chakras) que corresponden a las glándulas pituitaria y pineal. Un zafiro índigo suele resultar muy útil cuando se trata de despertar la glándula pituitaria, mientras que una amatista contribuye a abrir las compuertas de la inspiración por la acción directa que ejerce sobre la glándula pineal.

Todos los colores y ninguno

El blanco y el negro son los símbolos de la actividad creadora. El maravilloso misterio del blanco y el negro forma parte de los más grandes secretos del Universo. Los antiguos alquimistas han estudiado con pasión las fuerzas opuestas surgidas del blanco y el negro; nos han comunicado los resultados obtenidos mediante su fusión. Según ellos, la polaridad es el equilibrio perfecto entre estos dos contrastes.

El **blanco** (yang) posee en sí todos los colores y representa lo masculino, la esencia de la vida divina. Es activo, positivo, revela todo, es dinámico y estimulante y simboliza el Día Cósmico, el Ser Supremo. El poder del rayo blanco tiene además relación no sólo con la iluminación espiritual, sino también con la curación física. Su centro de convergencia se encuentra en la cima del cráneo y su luz nos penetra a través de la glándula pineal.

El rayo blanco se utiliza como protección a la vez del cuerpo físico y del cuerpo mental. Hay noticia de varios casos de personas que han recibido una protección milagrosa gracias a un aura de luz blanca.

Las piedras blancas son la piedra lunar, el ópalo y la perla.

El **negro** (yin) simboliza lo femenino y la forma que la esencia divina debe adoptar para manifestarse y volverse visible en el plano físico. Es pasivo, negativo, creador; es la raíz terrestre de lo infinito, el no manifestado, lo inexplorado. Representa la noche cósmica, el misterio de la encarnación, lo abstracto. La verdad se revela a los que tienen el valor de penetrar en la Gran Negrura, peligroso territorio, el vacío que precede la luz de la eternidad.

El negro está gobernado por Saturno, el planeta guardián del misterio.

Las piedras negras son las turmalina negra, el ónix, el azabache, la obsidiana.

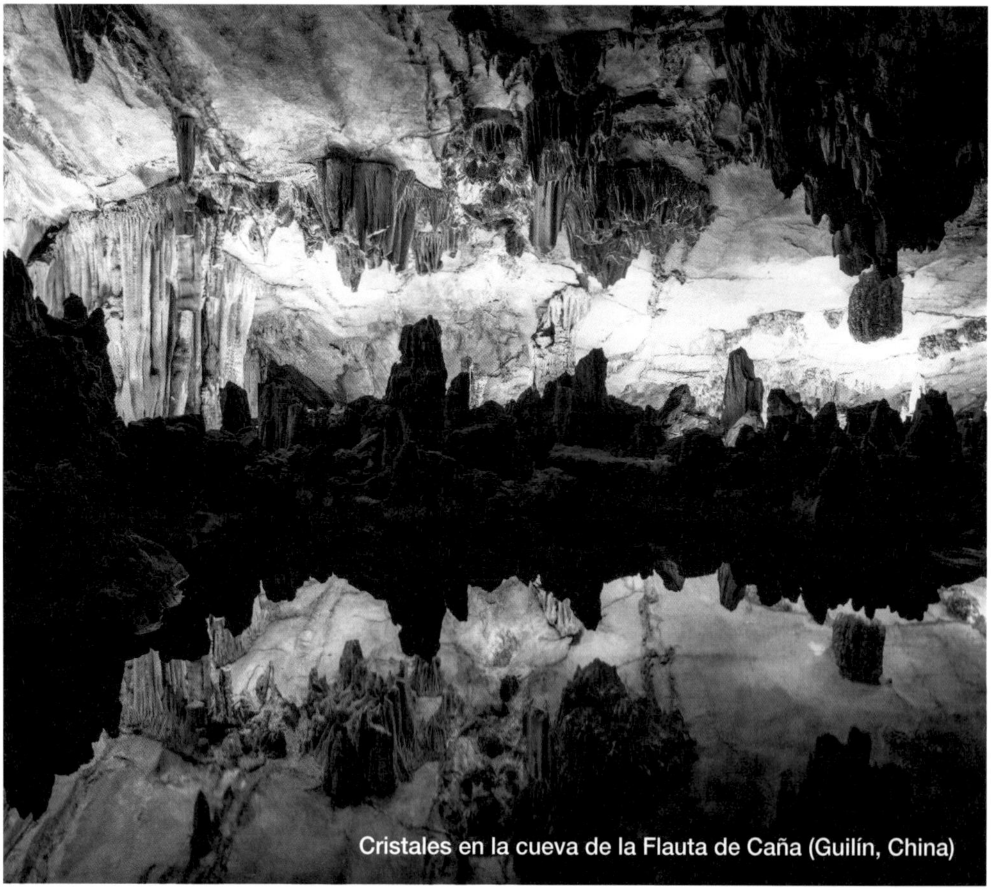

Cristales en la cueva de la Flauta de Caña (Guilín, China)

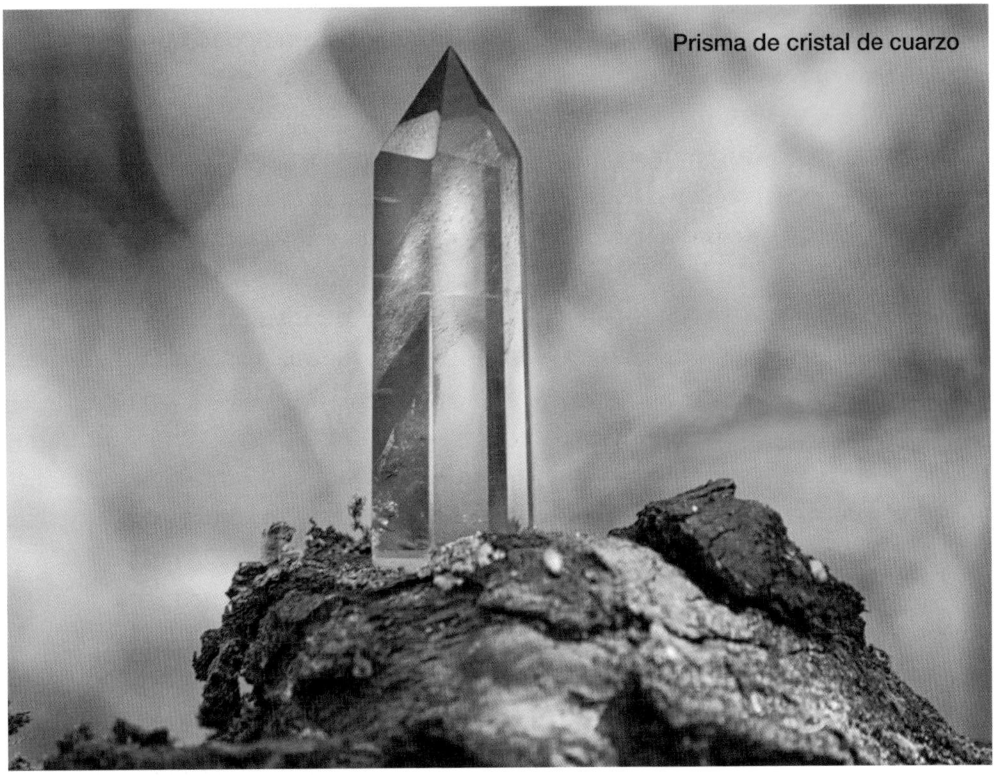

Prisma de cristal de cuarzo

El reino mineral

El reino mineral es el cuerpo de la Tierra y todo lo que crece en ella proviene del reino de las piedras. Recordemos que toda forma de energía proviene de la gran luz blanca, y todo lo que existe, vibra. Entre las vibraciones que emanan de las cosas vivas, las de los minerales son las más bajas.

Al investigar sobre el alma humana, descubrimos que la materia ha sido dotada igualmente de un alma. Las piedras son entidades importantes: viven, respiran, transmiten, reaccionan, brillan y palpitan. Sus vibraciones y sus frecuencias vibratorias, que actúan en nuestro ser y sus efectos, pueden utilizarse para equilibrar, transformar y armonizar nuestro cuerpo, mente, alma y espíritu.

El remoto mensaje de las piedras

Cuando éramos niños padecíamos instintivamente el magnetismo de las piedras, al punto de llevarlas a casa con intención de guardarlas, observarlas e incluso... conversar con ellas. Con la edad, hemos experimentado la necesidad de purificarnos, y, al hacerlo, hemos redescubierto los vínculos sensibles que nos unen con la naturaleza.

Nos corresponde, en efecto, en tanto que seres responsables, ponernos en armonía con los elementos, equilibrar nuestro factor vital en función de su poder y reconciliarnos con ella y con el Universo entero.

Las piedras constituyen una gran manifestación de luz y vida: colores, estructuras, irradiación, transparencia y claridad. Para mí, su belleza es mágica, mística, misteriosa. Son las estrellas de la Tierra a las que la vida les ha otorgado el don de todas las cualidades de la luz. La luminosidad de la piedra es la prueba de su gran evolución. En el reino mineral existe el crecimiento en espiral, como si las piedras, a ejemplo de las plantas, intentaran, acercándose a la luz, volverse cada vez más perfectas, cada vez más radiantes.

Las piedras nos dirigen múltiples mensajes que, cuando aprendemos a descifrarlos —se trata de un poder muy poco conocido—, corresponden a otras tantas lecciones de belleza y luminosidad. Son la transparencia de la luz y si han aceptado cristalizarse, fue para ofrecernos sus formas.

Las piedras son nuestras amigas, nuestros hermanos, nuestras hermanas. Tienen poderes ocultos y pueden ayudarnos a volvernos mejores. Junto a ellas podemos crear un mundo armonioso, pues el misterio del arco iris reside dentro de cada uno de nosotros.

La piedra filosofal

La *prima materia* es el bien común de la comunidad. Según la tradición, suu símbolo es la piedra filosofal, la sustancia original, el principio supremo del mundo de la materia.

Todos los elementos y los fenómenos existentes no son otra cosa que variantes de esta misma fuerza o sustancia. Cada "elemento variante" puede remontarse a su pureza original desembarazándolo de múltiples cualidades que se han fijado en él en el curso de su diferenciación y especialización. Así que si logramos reencontrar la pureza y la forma de esta primera sustancia, habremos descubierto el secreto del verdadero poder creador.

La estructura que se observa en el interior de las piedras (dibujos, vetas, etc.) nos cuenta, capa por capa, la historia de su crecimiento y sus sucesivas transformaciones durante el curso de miles de millones de años. No hemos sido creados de un modo diferente al de las piedras, por eso existe entre ellas y nosotros un punto de encuentro y comprensión.

La cristalización de las piedras es consecuencia del calor y la presión que reinan en la médula de la Tierra y se cree que sus virtudes les pueden llegar de muy lejos, de los diferentes planetas a través de los rayos de luz. Cada piedra está en sintonía, afinada,

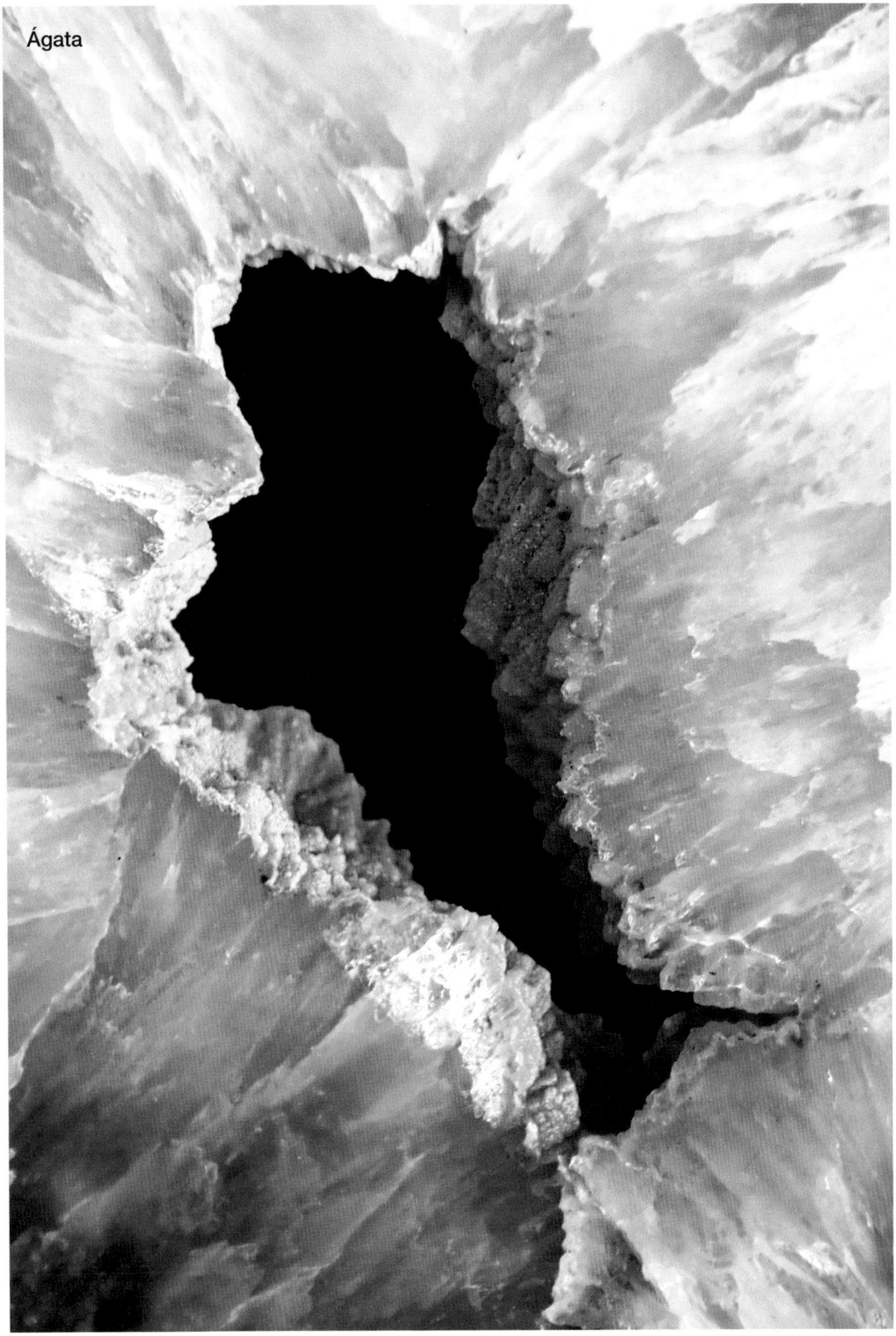
Ágata

de acuerdo con el diapasón de un rayo particular y recibe una función que debe desempeñar en relación con una meta perfectamente precisa.

La formación de las piedras es considerada por las culturas tradicionales como un proceso sagrado. Y sigue siendo un misterio, a pesar de las laboriosas explicaciones que los científicos procuran darnos. Conocer las diferentes sustancias químicas que componen las piedras es insuficiente para explicar sus propiedades y sus poderes.

Elección de una piedra

Es importante abrir el corazón ante las piedras. Tened confianza en vuestra intuición y vuestros sentimientos. En este caso es mejor no "razonar" vuestra elección.

Quizá queráis tener una piedra que corresponda a vuestro signo zodiacal, pero no hay porqué limitarse a esa sola elección. Dejad que vuestro yo profundo os guíe hacia las piedras de las que tengáis necesidad en el momento por causa de su color y sus propiedades. Daos tiempo para contemplarla y, entre ellas, habrá una o dos que llamarán más particularmente vuestra atención. En ese caso ellas serán las que tienen necesidad de ir hacia vosotros. Más adelante explicaré la manera de utilizarlas con un máximo de provecho.

Limpieza de una piedra

La piedra que habéis elegido o que os ha elegido a vosotros debe ser limpiada, lavada, purificada (ver también pág. 27 y 118). Por causa de su gran sensibilidad, contiene en sí vibraciones e impresiones que es preciso eliminar, especialmente si esa piedra os ha sido ofrecida por una persona enferma o fallecida. Se sabe que no son las piedras mismas las que pueden perjudicaros, sino los pensamientos de los demás de las que están impregnadas y que pueden presentar inconvenientes.

Podéis perfectamente lavar vuestra piedra en agua clara agregando algunas veces un poco de sal marina. Para una limpieza completa dejadla sumergida de seis a ocho horas en esa agua salada.

Si vuestra piedra ha perdido su brillo, es necesario hacerla pulir nuevamente, a no ser que hagáis volver a tallarla. Si la enterráis durante una noche entera, se recargará de energía terrestre. Si la exponéis al sol después de haberla lavado, se cargará de energía cósmica.

En general, las piedras aprecian mucho esta especie de solicitud. El Sol es una gran fuente de energía y las ayuda a purificarse. Conviene, pues, hacerles tomar regularmente un baño de sol, y concebir pensamientos positivos acerca de ellas, pues los negativos se volverán contra vosotros como otros tantos bumeranes. Existen abundantes historias, y aun leyendas, sobre piedras maléficas. Pues bien, jamás una piedra, sea cual fuere, engendra energías negativas; estas últimas sólo son el producto de los pensamientos perjudiciales y las malas intenciones de la persona que posee la piedra en cuestión.

Una vez que vuestra piedra ha sido limpiada y expuesta al Sol, está ya pronta para ayudaros con toda la fuerza de su luz. Es vuestra aliada y vuestra amiga. Agradecedle, utilizadla, llevadla y decidle que la amáis. Evolucionaréis juntos.

Piedras viejas y nuevas

Un día, recibí un mensaje: "las piedras son regalos que nos ofrece la Tierra, regalos que debemos respetar, amar y utilizar, plenamente conscientes de lo que hacemos". Ciertas piedras son viejas, otras son nuevas. Con las piedras ocurre lo mismo que con las almas. La Tierra crea constantemente, pero yo he llorado al visitar minas, pues no me era posible soportar ver a nuestra madre, la Tierra, violada por seres humanos codiciosos con sólo una idea en la cabeza: apoderarse de piedras preciosas.

Por cada piedra que la Tierra nos da, fabrica otra en su seno. De ese modo se conserva el equilibrio. Este trabajo constante de la Tierra muestra hasta qué punto participa de nuestro desarrollo hasta la iluminación final.

La Tierra es rica y sabe dar. Ante su generosidad, la única actitud que nos cabe es darle testimonio de nuestra inmensa gratitud y tomar conciencia de nuestra responsabilidad en relación con el reino mineral.

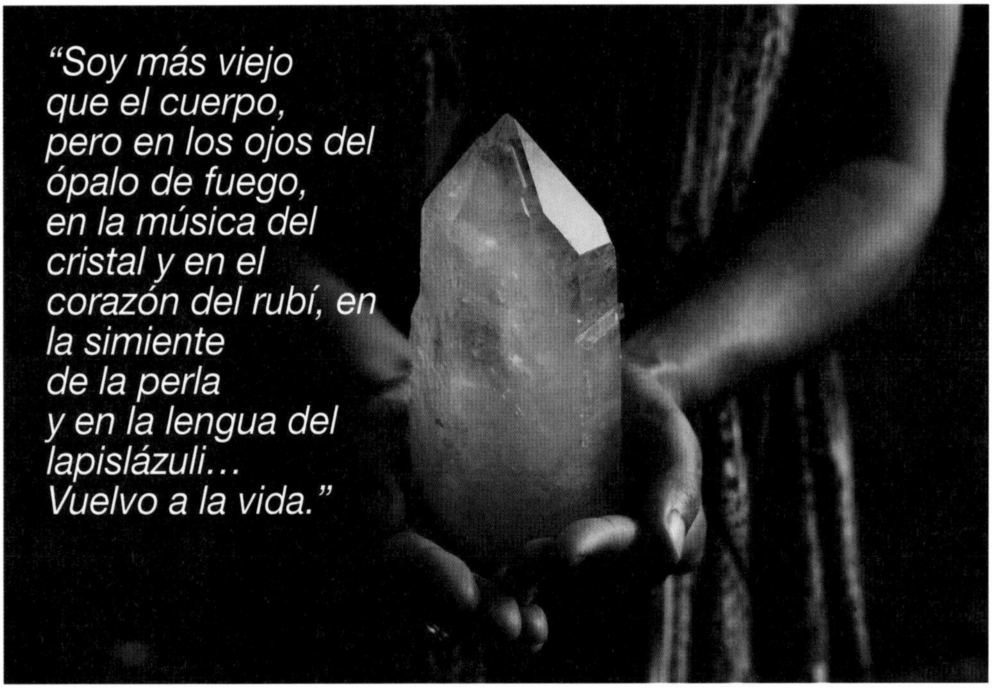

Las piedras preciosas y semipreciosas

Propiedades de las piedras

Desde tiempos antiguos se sabía que las piedras preciosas y las piedras semipreciosas tenían poderes psíquicos que podían ejercer una gran influencia en nuestra vida.

Las piedras son entidades vivas que vibran de acuerdo con distintas frecuencias. Engendran campos de energía de los que podemos obtener nuevas fuerzas. La pureza y la "vía directa" de sus rayos son capaces de curarnos, equilibrarnos e inmunizarnos contra las fuerzas negativas. Sus facetas corresponden a la infinita variedad de nuestros propios aspectos.

Los colores son asimismo los rayos del amor y, como decimos, cada uno de los siete rayos luminosos tiene su propia vibración. Para ser capaz de aplicarlos a las piedras que les corresponde, es preciso comprender bien las propiedades únicas de cada rayo. Ésa es la razón por la que el estudio de los colores le es indispensable a quien desea utilizar las piedras para curar o lograr la transformación espiritual de un ser humano.

El rayo luminoso carga la piedra con una energía magnética y es ésta la que, al emanar de la piedra, actúa sobre el aura y lo dota de armonía y equilibrio. Procedamos a una breve recapitulación:

- Las piedras rojas y anaranjadas otorgan vitalidad al cuerpo humano y lo estimulan.
- Las piedras amarillas vivifican y aceleran la actividad mental.
- Las piedras verdes calman y apaciguan el sistema nervioso.
- Las piedras azules e índigo inspiran y producen una apertura espiritual.
- Las piedras violetas aceleran y sublimizan todos los procesos del cuerpo, el intelecto y el espíritu.

Las piedras como joyas

Existen ya bastantes artículos de belleza que se han fabricado a partir de pastas de piedras, cremas y cosméticos destinados al maquillaje de los ojos, la boca y la cara. Por ejemplo la malaquita, hija predilecta de los egipcios, que se utilizaba por las grandes sacerdotisas que aplicaban su pasta en los ojos y los cabellos. El rubí se empleaba del mismo modo para los pómulos y los labios. En cuanto al azul profundo del lapislázuli, se reservaba desde tiempos inmemoriales para los párpados.

La incomparable belleza de las piedras es motivo de que se busquen tanto como adorno, y esto no es de ayer. Tan pronto como el ser humano apareció en el planeta, sirvieron para destacar y embellecer el cuerpo, los vestidos y el ambiente. En las culturas antiguas, los talladores de piedras eran a la vez alquimistas o boticarios, o aun

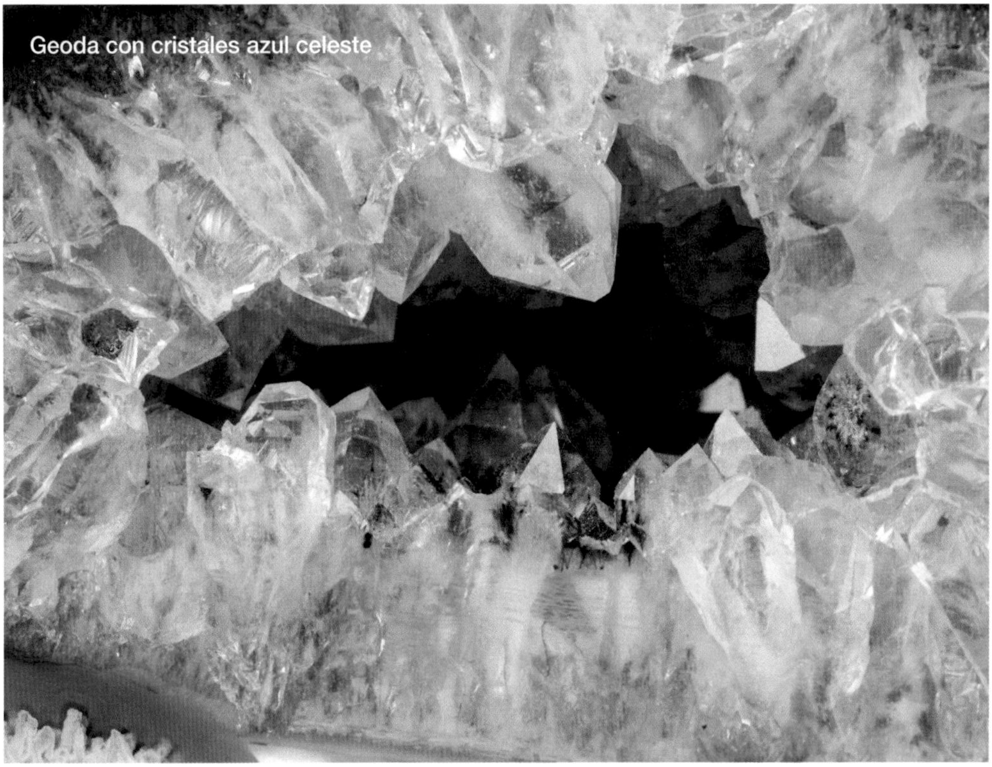

Geoda con cristales azul celeste

sacerdotes de alta jerarquía que conocían el poder oculto de las joyas que fabricaban. Estos sabios de la antigüedad han sido desdichadamente reemplazados por comerciantes que no ven en las piedras nada más que el provecho material que pueden obtener de ellas. Por tanto las piedras, aunque hayan conservado toda su belleza, han cesado de hablar porque no había ya nadie que las escuchara. Se han dormido con la esperanza de que algún día los seres humanos las despierten y les pidan que continúen su misión.

Piedras preciosas de gran belleza se engarzaban en la corona de los reyes, las reinas y los jefes religiosos. Funcionaban como baterías, gracias a las cuales estos representantes de la divinidad sobre la Tierra podían recargarse de energía cósmica.

Los escritos de los primeros cronistas cristianos relatan que las piedras preciosas fijadas en la casulla del gran sacerdote estaban tan fuertemente magnetizadas por sus respectivos planetas, que eran capaces de responder a las preguntas que le eran formuladas mediante una especie de alfabeto morse luminoso.

La similitud de creencias y prácticas religiosas entre las culturas tibetana e indígena de América, dado que estos pueblos están tan lejos el uno del otro (de hecho, se encuentran exactamente en los extremos del globo terráqueo). Los dos aman y respetan

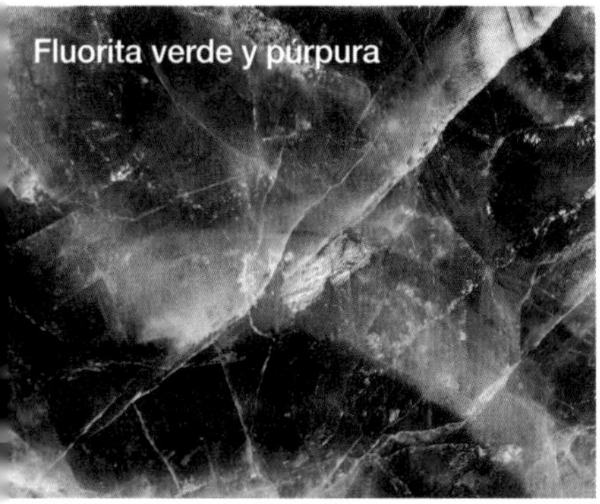

a la Tierra, creen que todo lo que vive vibra y posee un alma y conciben los elementos como a sus antepasados, pidiéndoles consejo y asistencia.

Cuanto más preciosas son las piedras que lleváis, más estáis cargados de energía cósmica e irradiáis esa fuerza alrededor de vosotros.

Las piedras detectan a veces las enfermedades, los dolores y las desdichas que afectan el cuerpo etérico y se hacen cargo de ellas: el color del rubí o el coral se "desvanece" cuando el que lo lleva sufre de anemia, y la turquesa cambia de color si su propietario está física o psíquicamente enfermo.

Otras piedras, por el contrario, otorgan su fuerza a la persona que las lleva. Éste es el caso de la esmeralda, el topacio y el diamante. Por su parte, la amatista y el zafiro índigo son capaces de producir un verdadero despertar espiritual a aquel que se adorna con ellas.

Cada día piedras

En el Antiguo Egipto se asociaban algunas piedras con determinado día de la semana para favorecer sus efectos:

Lunes, día de la Luna
perla, piedra lunar, todas las piedras blancas
Martes, día de Marte
rubí, granate, todas las piedras rojas
Miércoles, día de Mercurio
turquesa (protección contra el aire), zafiro azul, lapislázuli, todas las piedras azules
Jueves, día de Júpiter
amatista, piedras violetas y púrpuras
Viernes, día de Venus
esmeralda, malaquita, todas las piedras verdes
Sábado, día de Saturno
diamante y todas las piedras negras
Domingo, día del Sol
oro y piedras amarillas como el ámbar y el topacio dorado

Del Tíbet a los indios hopi

Los cinco materiales sagrados de los monjes tibetanos son: el cristal de roca, símbolo de la luz; la turquesa, que representa la infinidad del mar y del cielo; el coral, la vida y la aparición de la forma; el oro, la luz del Sol; la plata, la luz de la Luna.
El ámbar y la cornalina se han utilizado mucho también como joyas y talismanes. Los indígenas americanos veneran las mismas piedras. Lleva una turquesa para protegerse de los maleficios —según se cree, esta piedra contiene atmósfera terrestre— y coral para darse valor.

¿En bruto o talladas?

Las piedras correspondientes al nacimiento favorecen la libre circulación en nosotros de la energía cósmica al ritmo de las estaciones, pero conviene también llevar una piedra capaz de anular las disonancias presentes en nuestro tema astral.

De todas formas es preferible dejar que las piedras os elijan que elegirlas vosotros mismos: ellas saben lo que necesitáis.

La gente me pregunta a menudo si existe una diferencia entre las piedras talladas y las piedras en bruto. Algunas son tan eficaces en un caso como en el otro. Hay en cambio las que necesitan ser talladas y pulidas para que puedan desempeñar su función.

El granate, por ejemplo, tiene necesidad de ser tallado, pulido y, quizá, también facetado. La amatista, por el contrario, es más eficaz en su forma bruta cristalizada.

De todas formas, es viviendo con una piedra cómo uno se da cuenta de los efectos que tiene sobre nosotros.

Pulir las piedras es un arte. Los pulidores deben ser algo más que artesanos: ellos mismos deben ser artistas para obtener un máximo de belleza de la piedra con la que trabajan. El diamante muestra la sensibilidad que el artesano debe probar cuando lo faceta.

La elección

Cuando tengáis intención de comprar una piedra, no os dejéis influir por su precio. Es más agradable gastar el dinero en la adquisición de belleza y la perspectiva de mejorar la salud que en el pago de las facturas que nos envía el médico. Pero si vuestro bolsillo no os permite adquirir piedras preciosas, podéis también obtener grandes ventajas de las piedras semipreciosas y las piedras ornamentales. Con todo, las cualidades mágicas del rubí, la esmeralda y el zafiro no tienen equivalente.

cristal de roca	en lugar del diamante
granate	en lugar del rubí
lapislázuli o sodalita	en lugar del zafiro azul
turquesa o crisolita	en lugar del aguamarina
citrina	en lugar del topacio
cornalina	en lugar del ópalo de fuego
rodocrosita	en lugar de la rubelita (turmalina rosa)
malaquita o crisopasa	en lugar de la esmeralda
azurita	en lugar del zafiro índigo

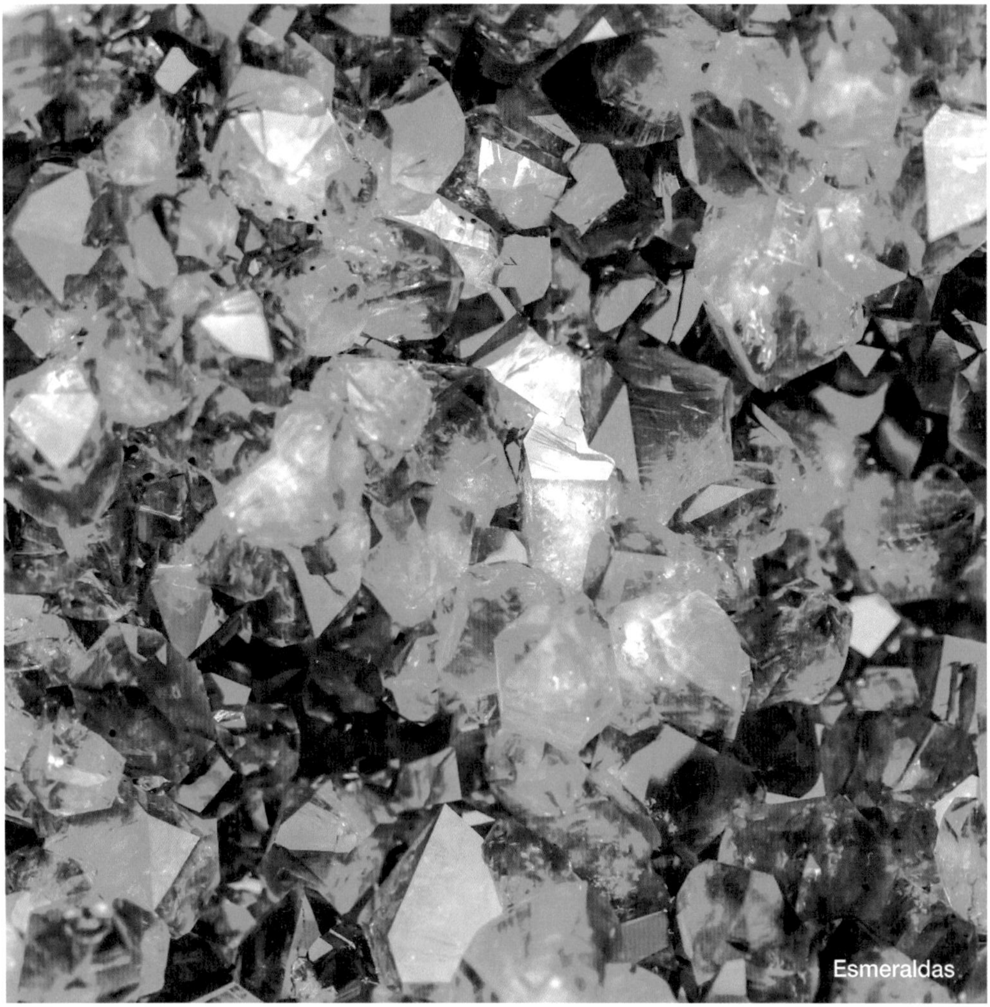

Esmeraldas

El lado místico de las piedras en la Antigüedad

Los antiguos creían que cada piedra preciosa se había cristalizado en torno de una entidad que servía para ayudar con sus consejos y brindar protección oculta a la persona en posesión de dicha piedra. De esta creencia han nacido los talismanes. Constituían imanes de gran potencia, capaces de transmitir a distancia poderes positivos y también fuerzas destructivas, según el nivel de conciencia de su poseedor.

Para obtener una mayor potencia energética, es posible dar formas simbólicas (círculo, cruz, triángulo, cuadrado, espiral) a las piedras, a no ser que no tengan ya de por sí alguna de esas formas por naturaleza.

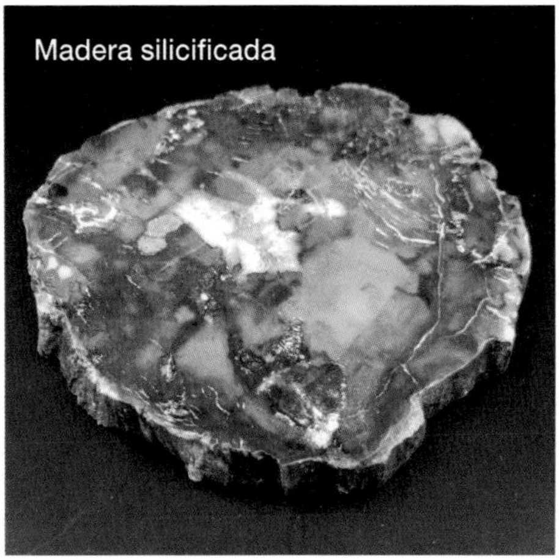
Madera silicificada

En Egipto, el escarabajo, símbolo de la eternidad, se esculpía en lapislázuli o turquesa, lo que lo dotaba del doble poder de lo infinito. En efecto, el escarabajo es el animal sagrado que cabalga en el sol eterno, mientras que la turquesa y el lapislázuli, piedras azules, simbolizan el cielo y el espíritu infinitos.

En los pueblos de cultura islámica, el nombre de Alá es a menudo esculpido en cornalina o lapislázuli. Recordad que toda forma —triángulo, cuadrado o letra— tiene una significación en el mundo material y en el mundo espiritual.

Cuanto más abrimos nuestro espíritu y nuestro corazón a las piedras y el cosmos, más recibimos. La abundancia aparece tan pronto como experimentamos la alegría de formar parte de la vida y vibramos al unísono con nuestra gran familia. Cuando nos ofrecemos a la luz y a todo lo que está encargado de transmitirla, las recompensas son inmensas.

El solsticio de verano o el equinoccio de otoño son fechas que se prestan muy bien a los rituales. En cada cambio de estación la atmósfera se carga de corrientes extremadamente fuertes. Estas circunstancias permiten al ser humano retomar contacto con los elementos y la búsqueda del "yo" interior y nuestra conciencia cósmica. Para que nuestro corazón y nuestro espíritu se fusionen es esencial redescubrir el sentido de lo sagrado.

En encuentros con piedras, algunos instrumentos de música y ofrendas: podéis ir al encuentro de la naturaleza con algunos compañeros para regocijaros en la belleza de nuestra madre, la Tierra, y dar las gracias por su bondad. Recibiréis tesoros impalpables para vuestras manos, pero que os satisfarán el corazón y el alma.

Por otra parte, es ideal que reservéis en vuestra vivienda un rincón tranquilo, apartado de toda intromisión, donde podáis retiraros regularmente a meditar.

El mandala de piedras

Podéis colocar ahí un mandala de piedras. El centro suele estar ocupado por un cristal de roca —o un diamante— que simboliza la Gran Luz Blanca.
Alrededor, formando un círculo, se colocan siete piedras que correspondan a los siete rayos luminosos.

verde **amarillo** **azul**

anaranjado **cristal de roca o diamante** **índigo**

rojo **violeta**

Piedras rojas: granate, rubí oscuro, jaspe rojo
Piedras anaranjadas: cornalina, ópalo de fuego, jaspe anaranjado
Piedras amarillas: citrina, topacio, ámbar
Piedras verdes: malaquita, jade, esmeralda
Piedras azules: lapislázuli, sodalita, zafiro azul, turquesa, aguamarina
Piedras índigo: azurita, zafiro índigo
Piedras violetas: amatista, fluorita

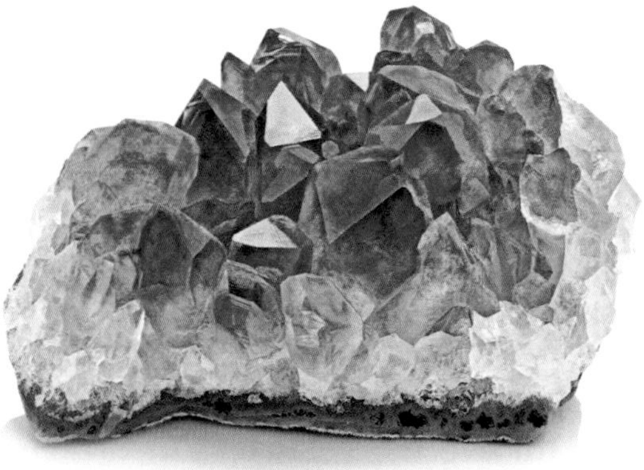

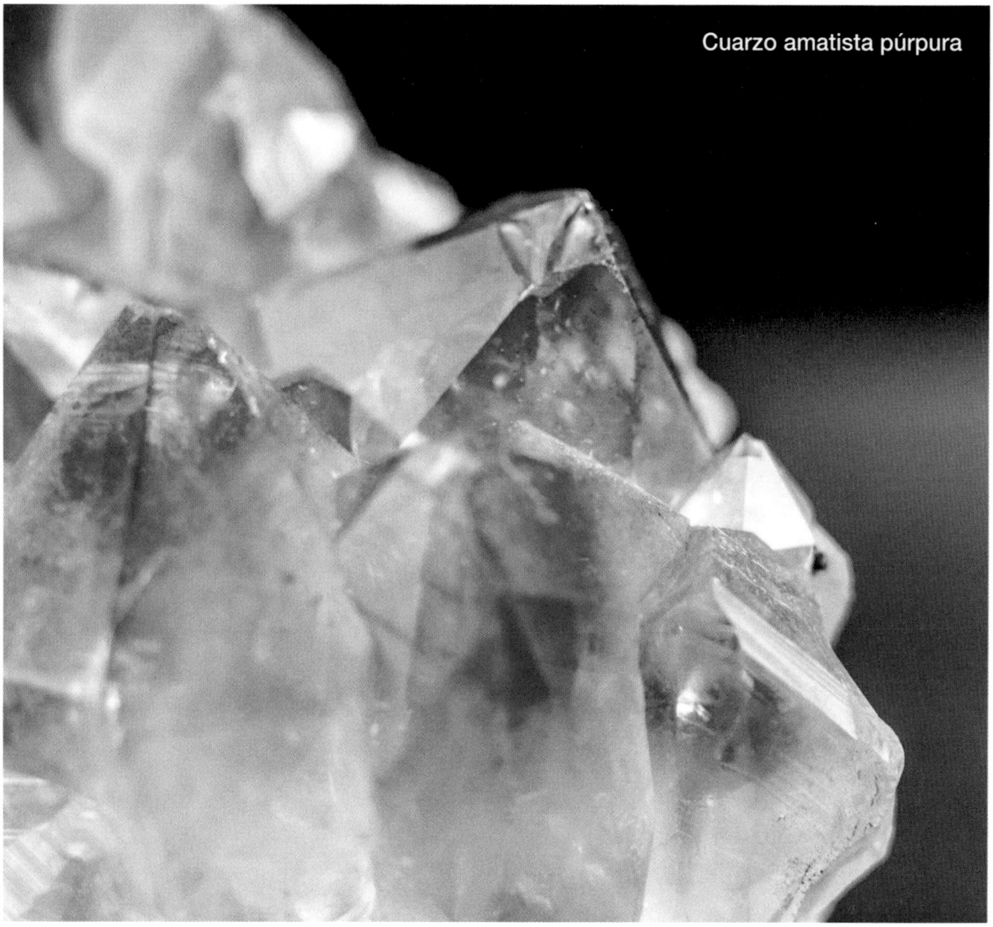

La belleza eleva nuestras emociones por encima del ego. Contemplar y admirar la luz de la naturaleza en la forma de piedras preciosas es el medio que ayuda a encontrar la calma y a vivir armoniosamente.

Cada una de nuestras vías es una piedra preciosa, un paso más hacia el desarrollo de nuestra auténtica naturaleza.

El verdadero valor de las piedras consiste en la utilización que hacemos de ellas para despertarnos espiritualmente y curar o apaciguar nuestra alma. Gracias a su belleza podemos comprender que todo aquí abajo nos ha sido prestado y que cada cosa vuelve inexorablemente a su fuente.

Cuanto más nos desembarazamos de nuestro ego, más luminoso es nuestro ser y más nos volvemos lo que somos realmente. Sólo llegados a ese estado podemos ayudar de verdad a los demás. ¡Y tened seguridad de que la facultad de ser luminoso es inherente a todo ser vivo!

Piedras para la salud. Curar con las piedras

Gemoterapìa y Litoterapia: el poder curativo de las piedras

Las frecuencias vibratorias de las piedras o cristales se acercan al cuerpo etérico sobre los chakras —centros vitales conocidos también por el nombre de "centros de luz" o "joyas de luz"—, con el fin de remediar trastornos o insuficiencias del cuerpo físico.

Gracias al poder y la intensidad de las vibraciones de esta luz se produce una mejoría notable de la salud, ya que interviene la curación. Cuanto más clara, pura y viva es la luz, mayor es su poder.

Existen muchas otras piedras que, sin poseer poder curativo, sirven sin embargo para rodearse de belleza y cobrar conciencia de que pertenecemos a la Tierra gracias a las vibraciones que dispensan.

La naturaleza de la enfermedad

Ante todo vale la pena comentar que la enfermedad es principalmente el resultado de un conflicto, de una disonancia entre el yo interior, que es la identidad del alma, y el ego, que es la personalidad del yo físico. Es en los motivos de este conflicto donde se oculta el origen real de la afección. Existe un móvil de la enfermedad como lo hay del crimen.

En nuestras vidas anteriores como en nuestra vida actual, cada una de nuestras acciones ha provocado una reacción que, a su vez, ha creado otra acción, responsable de otra reacción, etcétera. Para saber lo que realmente ha desencadenado la enfermedad, es preciso, pues, remontarse al punto de partida de esta reacción en cadena y conocer todos los elementos que la componen.

El miedo, la complacencia y la compasión de sí mismo, la mentira y la debilidad son otras tantas falsas coartadas que impiden remontar a la fuente del mal que pade-

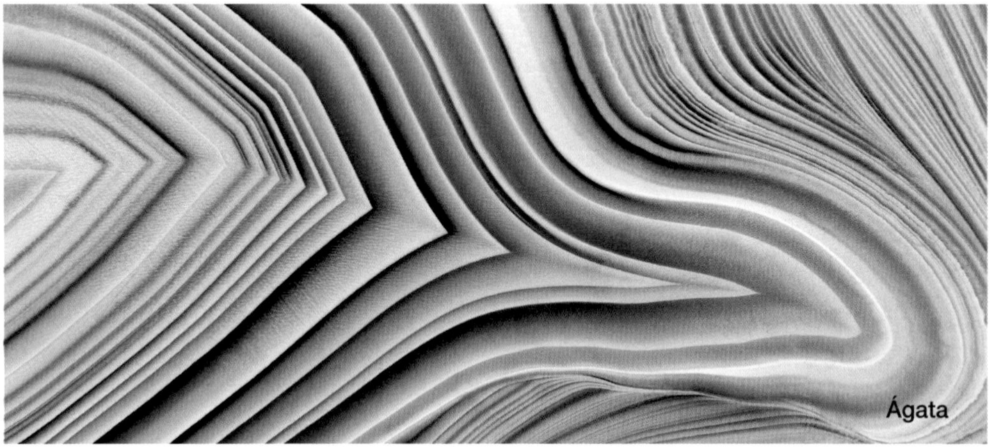

Ágata

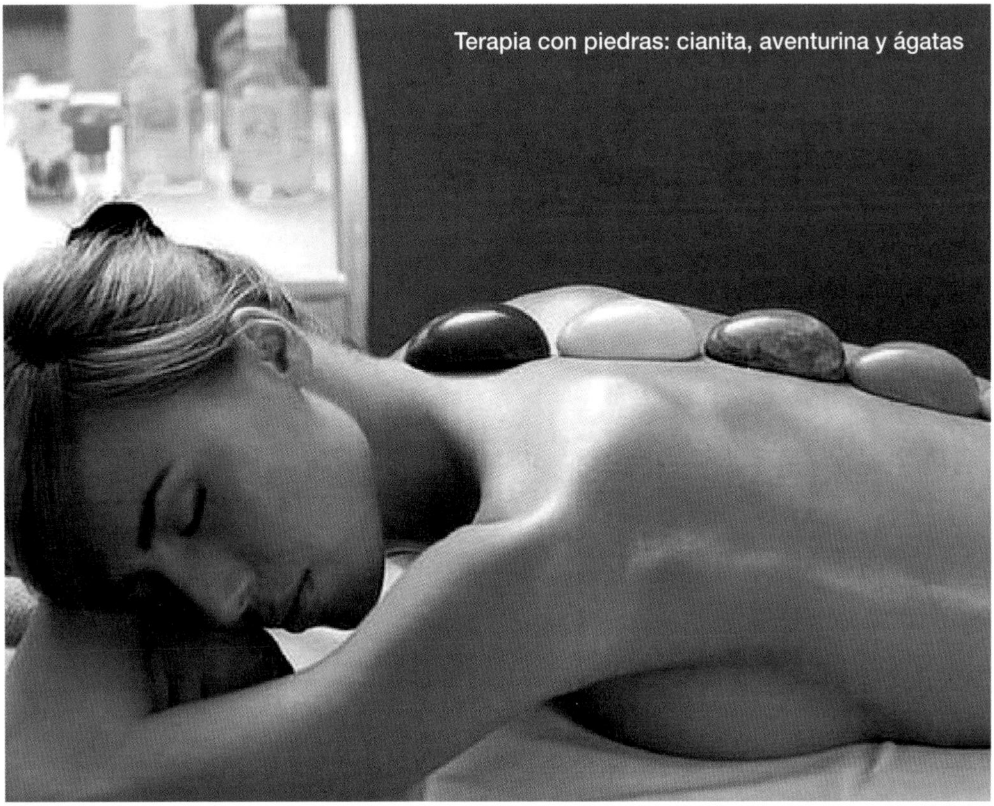

Terapia con piedras: cianita, aventurina y ágatas

cemos. Sin embargo, la curación no es posible si no encontramos y comprendemos la causa fundamental de nuestro mal.

Pero ¿dónde se encuentra la información que buscamos? En nuestro inconsciente. Éste es sin embargo tan antiguo, tan profundamente arraigado en nuestro ser y tal primario, que es difícil forzar su puerta. Pero es por cierto el que está en posesión de todos nuestros secretos: todos los archivos emocionales e intelectuales se encuentran en su memoria. Si estuviéramos en posición de consultar "el libro de imágenes" de nuestras acciones pasadas, conoceríamos sin demora el origen de nuestros males.

De hecho, cuando estamos enfermos, nos contentamos con tratar los síntomas sin preocuparnos por el móvil que los provoca. Para tener la oportunidad de lograr una verdadera curación, es, pues, necesario cambiar de actitud mental. Debemos tener el valor de ir a hurgar en nuestro inconsciente, es decir, aprender a conocernos tal como somos y cesar, de una vez por todas, de trampear con nuestra propia naturaleza. Finalmente, el espíritu tiene aún más necesidad de cuidados que el cuerpo.

Cobremos plena conciencia de que la "interacción" universal es una verdad viva y que debemos admitir que formamos parte de un todo.

Salud y armonía

¿Cuál es el papel desempeñado por los cristales y las piedras en la curación? ¿De dónde obtienen su poder? De la Tierra y el cosmos. Su belleza es el resultado de su perfección. Belleza, armonía, equilibrio... Siendo la enfermedad un desequilibrio, la belleza es, pues, el remedio ideal.

El cuerpo y el alma deben limpiarse en profundidad, purificarse; aun cuando esta operación resulte a veces extremadamente dolorosa, es preciso pasar por ella. Los dos están en perpetua evolución y el alma, en particular, tiene necesidad, en el curso de su proceso de crecimiento y desarrollo, de esta armonización de sí misma con el cosmos. Por tanto, como sucede por ejemplo en el caso de un coche, de vez en cuando es necesario corregir la nivelación de las ruedas. Los cristales y las piedras hacen las veces de catalizadores y dan el impulso que conduce a la purificación.

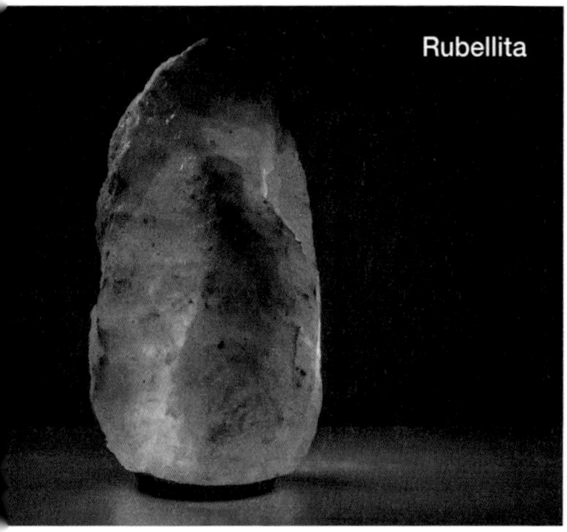
Rubellita

Vivimos momentos en los que un cambio de conciencia fundamental es más necesario que nunca. De un período de aislamiento dominado por pensamientos de rupturas, pasamos a un período de reconciliación, comunión y unidad.

La Tierra es capaz de curarnos a todos. Vale la pena buscar en la naturaleza misma de la vida y comprender sus misterios, que son igualmente los nuestros. Descendamos a nosotros mismos al encuentro de nuestra alma y entremos en nuestro corazón para ver lo que allí ocurre, combatir y extirpar el mal que allí se alberga.

La Tierra tiene una compasión sin límites por nosotros y, además, pone a nuestra disposición todos los utensilios necesarios para curar. Es necesario tener confianza en ella y en las capacidades de sus creaciones, como estos cristales y piedras. Aparecerá entonces la posibilidad de vivir con ellas una experiencia extraordinaria.

Respiración y color

Respirar a fondo y con ritmo es de importancia primordial. Como el sol, el aire es un alimento energético capital. No sólo nos alimenta la respiración profunda, sino que nos armoniza por añadidura con las fuerzas de la naturaleza.

Respirar en colores es una técnica que tonifica el espíritu y el sistema nervioso. Visualizad los siete rayos luminosos y practicad doce inhalaciones por cada uno de los colores.

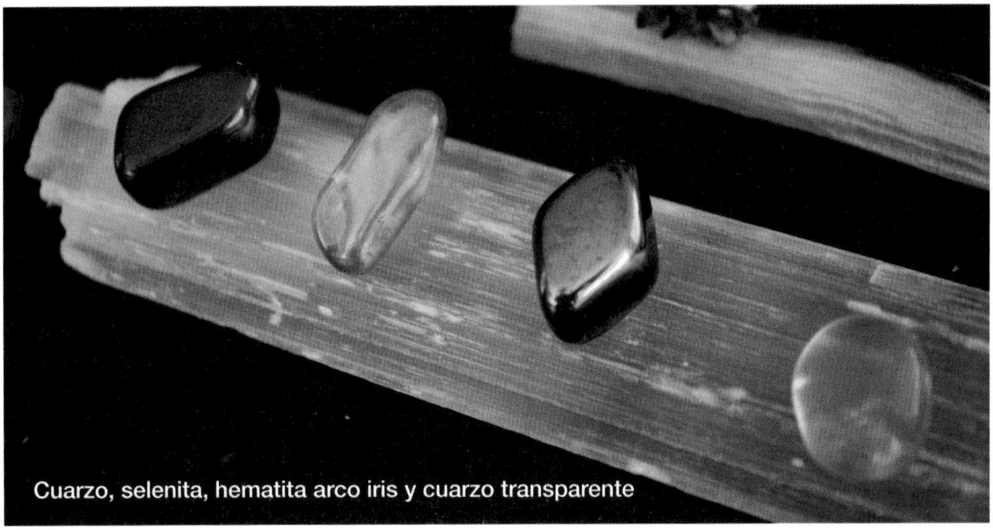
Cuarzo, selenita, hematita arco iris y cuarzo transparente

Recordad que los tres primeros rayos (rojo, anaranjado y amarillo) son magnéticos y es necesario representarlos elevándose desde la Tierra hacia el plexo solar. Los tres últimos rayos (azul, índigo y violeta) son eléctricos y deben ser visualizados descendiendo desde el cielo hacia la cabeza. En cuanto al rayo verde, la balanza del espectro, debe ser "visto" como si avanzara desde el horizonte hacia uno.

Se dice que vivimos actualmente bajo la influencia del cuarto rayo; por tanto, el rayo verde, que se encuentra en el medio, interviene en los primeros grados del crecimiento del alma y el despertar espiritual al que se accede ascendiendo los últimos peldaños. El rayo verde es también el del corazón, lo que significa que es éste el que obtiene el equilibrio entre la naturaleza física y la naturaleza espiritual.

Ha llegado el momento de que abramos de par en par el corazón y practiquemos "la respiración del corazón" para impregnarnos de la significación del amor universal y sentirlo.

Meditar en colores

Instalaos en un sitio tranquilo y poned frente a vosotros una piedra del color del que tengáis necesidad en ese momento. Sumergíos totalmente en ese color y dejaos absorber por el rayo luminoso.

Si sois receptivos, es decir, si habéis podido hacer el vacío en vuestra mente, las vibraciones de la piedra pueden desencadenaros un despertar espiritual. La afirmación mental es importante, los pensamientos son capaces de crear vida.

Un resultado negativo proviene siempre de un pensamiento negativo. Debéis estar plenos de buenas intenciones y afirmarlas.

Vamos a recordar colores y chakras. Podéis confeccionar una lista de correlaciones entre los chakras y los colores, y colgarla en una pared para mayor comodidad:

1.er chakra	=	rojo
2.º chakra	=	anaranjado
3.er chakra	=	amarillo
4.º chakra	=	verde
5.º chakra	=	azul
6.º chakra	=	índigo
7.º chakra	=	violeta

Meditación armónica y curativa

La colocación de las piedras sobre el cuerpo.

Existen varias maneras de aplicar tratamientos con ayuda de piedras:

- Colocar solo cristales de roca sobre todos los chakras. Este método equilibra, armoniza y revivifica las energías. El cristal de roca absorbe las corrientes negativas y las elimina del cuerpo y de la habitación en la que uno se encuentra. Ayuda a equilibrar el aura descongestionando los siete centros de fuerza (chakras) de las energías vitales que se encuentran allí bloqueadas o acumuladas.
- Colocar solo piedras verdes sobre todos los chakras, con el fin de alimentar el ser entero con nueva energía y armonizarlo. La malaquita es una piedra particularmente apta para este objetivo.
- Poner diferentes piedras sobre los chakras correspondientes. Actúan a modo de catalizadores captando y transmitiendo la luz. Además de la malaquita, el lapislázuli y el jaspe cuya acción es notable a "pesar" de su opacidad, se puede afirmar de manera general que cuanto más luminosa es la piedra o contiene fuego, más grande es su poder curativo.

Otros modos de utilización de las piedras

Efecto táctil (touchstones)

Fuera en China, el Tíbet o los templos sagrados de la India, o aun en los grandes templos incaicos, aztecas o mayas, en todas partes los sacerdotes labraban a mano las piedras, cuidadosa y laboriosamente. Se cuenta que cuando se tenía estas piedras en la palma, procuraban consuelo al cerebro humano, tan agradable al tacto era su forma. Todo el organismo recibía una benéfica influencia. En numerosas culturas pasar las cuentas del rosario sirve para el mismo propósito.

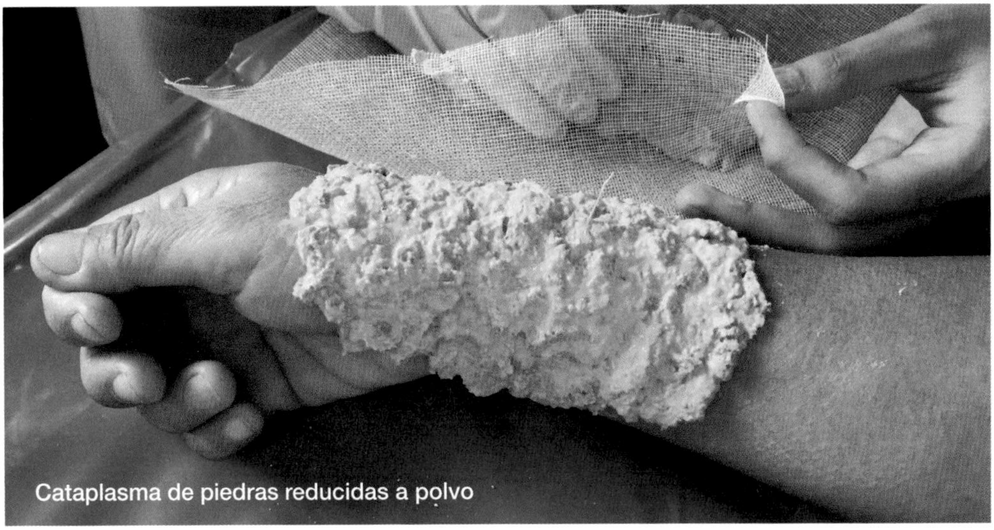
Cataplasma de piedras reducidas a polvo

Las piedras "de toque" no hacen sino calmarnos. Nos procuran seguridad... ¡*tocándonos* el corazón! La piedra es nuestro espejo.

Polvo

Las piedras reducidas a polvo entraban en la composición de antiguos remedios con el fin de aliviar enfermedades perfectamente precisas.

El ámbar es un ejemplo de ello: su polvo se mezclaba con harina a la que se agregaba miel y agua. La absorción del caldo así obtenido era recomendable para el tratamiento de afecciones de riñones o del hígado.

Y la pasta de malaquita se utilizaba para tratar las cataratas. Existen por lo demás elixires, tinturas o preparaciones homeopáticas sobre la base de diversas piedras como, por ejemplo, el lapislázuli, la turquesa y otras.

Agua magnetizada

Ciertas piedras como la esmeralda, el rubí, el diamante y el cristal de roca pueden utilizarse para la fácil preparación de medicamentos líquidos.

He aquí cómo proceder: poner la piedra escogida en un vaso lleno de agua y dejarla sumergida varias horas o bien toda la noche. Durante ese tiempo, el agua se carga de la energía de la piedra. Para acrecentar aún más el valor energético de la poción, podéis poner la piedra al sol con la sola condición de que sea un sitio no contaminado. Como en el caso de los productos elaborados sobre la base de plantas, también en éste es la esencia misma de la piedra lo que beberéis y lo que actuará directamente, de modo muy benéfico (ver también pág. 52, "Elixires de cristal").

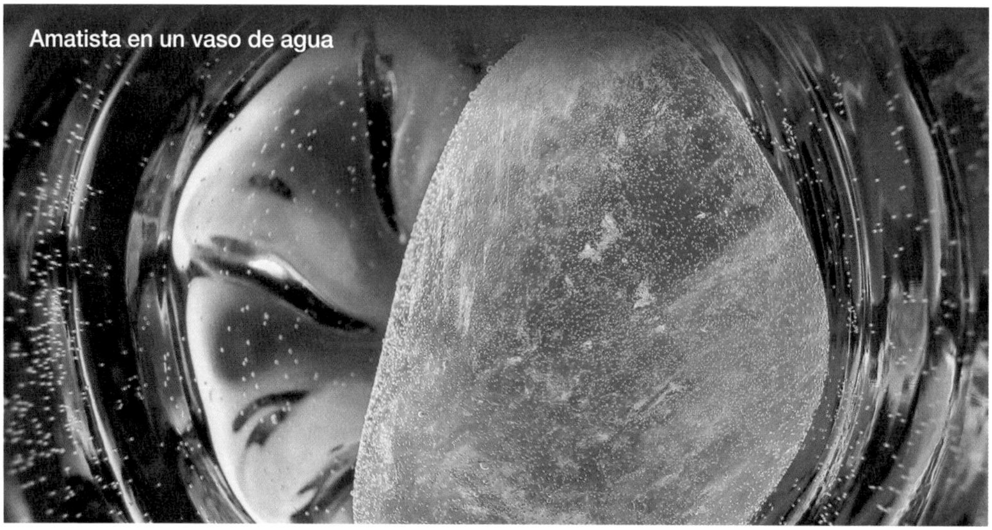

Amatista en un vaso de agua

- Salud y energía: agua de esmeralda.
- Purificación y recuperación cardíaca, dolores intestinales: agua de rubí.
- Curación en conjunto, protección, despertar espiritual: agua de diamante o de cristal de roca.

La relación terapeuta-paciente-piedra

El vínculo o el denominador común que existe entre el terapeuta, el paciente y las piedras es la curación.

En tanto no se levanten las barreras entre la personalidad del terapeuta y la del paciente, nada puede ocurrir. Pero una vez establecido el contacto real, el enfermo está capacitado para recibir, y el terapeuta para dar. Lo que hace falta es llegar a una asociación armoniosa mediante la intervención de una cooperación teñida de confianza. Cuanto más abierto y receptivo se está, más rápidos y positivos son los resultados.

Las reacciones de las que he sido testigo me han permitido acordar una confianza absoluta en las piedras y cristales. Fue por la fe que deposité en ellos que puedo transmitir sus poderes.

Somos incapaces de iluminar nuestra vida y por ello sufrimos. Ahora bien, la misión de las piedras y los cristales es mitigar el dolor por mediación del poderío de la luz.

Ver las piedras iluminar el cuerpo de los pacientes como pequeños soles coloreados y asistir a la distribución de la energía de luz en ese mismo cuerpo es un espectáculo mágico. El cuerpo, ansioso y empobrecido unos instantes antes, va distendiéndose poco a poco y se pone a vibrar... sin recurrir a fármacos ni otros recursos peligrosos.

Cómo aplicar un tratamiento con piedras

Primero comenzamos, tanto el paciente como yo, por meditar sobre la base del aliento: respiración rítmica y visualización de los colores, tal como explico a lo largo del libro. Luego le hablo de las relaciones que mantenemos con nuestra madre, la Tierra, y le pido al paciente que haga el vacío dentro de sí y se ponga en estado de receptividad.

Procedo entonces a aplicarle un masaje ligero, calmante y suave, en particular en la región del corazón, con el fin de relajarle el cuerpo. Consideremos las manos como las prolongaciones del corazón que, a su vez, es una fuente de energía magnética curativa y el conducto natural siempre listo a dejar pasar la luz.

Luego, con ayuda de mi péndulo de cristal, controlo si hay bloqueos eventuales o embotellamientos de energía en los chakras. Puedo también pasar la mano sobre cada uno de los centros vitales para comprobar el calor que emanan. Tened en cuenta que también el paciente tiene la posibilidad de recurrir personalmente al péndulo para determinar cuáles son sus chakras con problemas.

Llega ahora el momento de elegir las piedras adecuadas. Es una selección que hago de forma intuitiva, y de acuerdo con la gama de piedras que corresponden con el chakra o chakras en cuestión. Después de haber lavado y secado las piedras, las pongo sobre el cuerpo del paciente, comenzando por el primer chakra. Me concentro sobre todo en los centros vitales que más las necesitan, disponiéndolas sobre el rostro y en el entrecejo, lo que conocemos como Tercer Ojo. En efecto, tenemos generalmente muchas tensiones acumuladas en las mejillas, las mandíbulas y la frente.

¿Por qué conviene lavar bien las piedras antes y después de utilizarlas? Porque dada su extrema sensibilidad, conviene eliminar de ellas las vibraciones que hubieran podido captar en algún otro sitio. Recomiendo a mis pacientes que si es posible tomen un baño antes del tratamiento o, cuando menos, lavarse las manos inexcusablemente. Por mi parte, hago lo mismo. Las piedras permanecen de 20 a 30 minutos poco más o menos sobre el cuerpo; la duración de la aplicación depende de la reacción propia del paciente. Me quedo a su lado —es importante no dejarlo nunca solo— y observo atentamente cómo reacciona su cuerpo. Si una piedra cae sola consideraremos que ha terminado su trabajo y que no es ya necesario volver a ponerla en ese sitio.

Casos concretos. Testimonios

Asisto con asombro siempre renovado a las reacciones tan variadas que se producen en el curso del tratamiento con piedras. Algunas personas se adormecen o duermen profundamente. Al despertar, no recuerdan nada, pero se sienten muy distendidas. Eso significa que estaban nerviosas y poco equilibradas en el momento de la sesión, y que las piedras las han adormecido para poder trabajar sin interferencia de su parte.

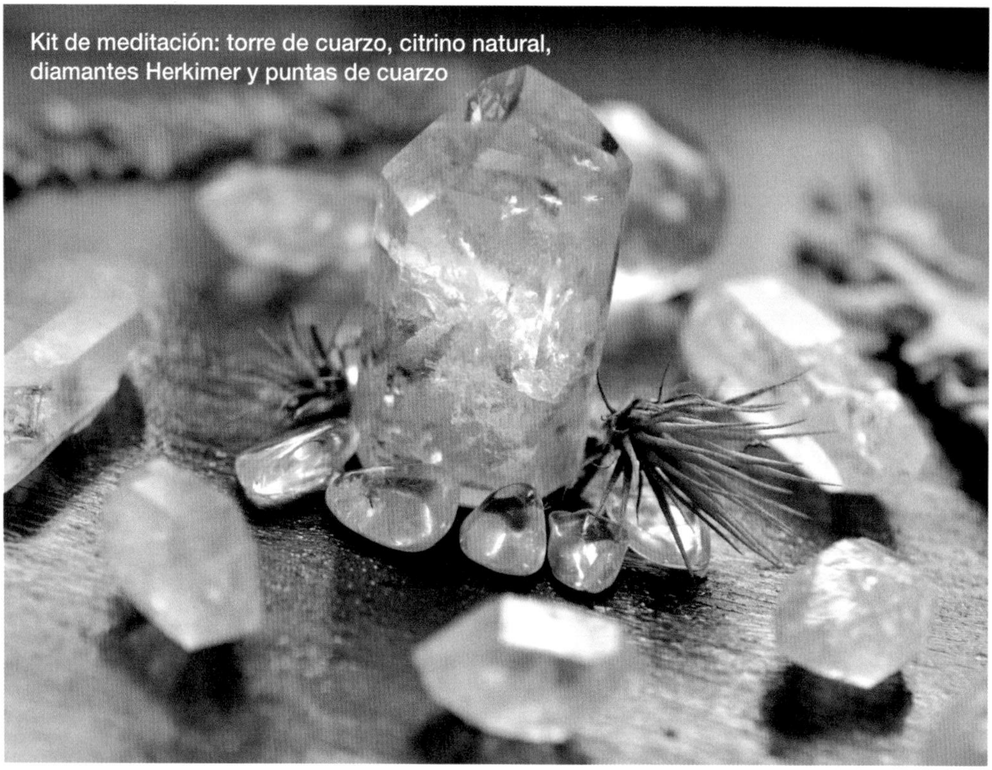

Kit de meditación: torre de cuarzo, citrino natural, diamantes Herkimer y puntas de cuarzo

- Esta es la experiencia vivida por un paciente sobre cuyo Tercer Ojo había puesto un cristal de roca: "Al principio lo sentía frío y pesado y, al distenderme, con la relajación, su calor aumentó. A pesar de tener los ojos cerrados, podía verlo muy claramente. Parecía estar rebosante de luz. Luego, del centro del cristal empezaron a emanar rayos de luz parecidos a los colores del arco iris, y me sentí inundado de alegría."
- Una mujer tuvo una visión en la que se encontraba como llena de luz azul. Enseguida se precisó como una imagen que representaba una bandada de pájaros que salían de su Tercer Ojo para desaparecer en el cielo.
- Un hombre vio una imagen de sí mismo: su mano derecha estaba abierta, pero tenía el puño izquierdo fuertemente cerrado. Entonces se dio cuenta claramente de que se trataba de su lado emocional y receptivo que sólo esperaba abrirse.
- Otro hombre vivió una experiencia similar. Durante la sesión se sintió con un lado derecho muy grande y, en cambio, un lado izquierdo muy pequeño. Eso significa que este hombre, como el precedente, tenía necesidad de que uno de los lados de su naturaleza estuviera en armonía con el otro, esto es, que debía equilibrar su yo exterior con su yo interior.

- Una mujer padecía fuertes crispaciones cardíacas que se le propagaban hasta la garganta. Cuando los dolores la abandonaron y ya no les prestó atención, tuvo la impresión de hundirse profundamente en la Tierra y se encontró allí como en el vientre de su madre: al calor, protegida y amada. Esta paciente era todavía joven cuando perdió a su madre y esta experiencia le hizo cobrar conciencia, por primera vez, de que la Tierra era su madre universal.

Visiones y conciencia

Todas las visiones y las sensaciones que experimentamos sirven para eliminar los bloqueos y los conflictos que pesan en nosotros. De hecho, estas visiones son sueños tenidos en vigilia cuyas enseñanzas son tan preciosas, si no más, que las que pueden extraerse de los que tenemos mientras dormimos.

Conviene subrayar que las piedras y los cristales "trabajan" de modo instantáneo, es decir, en el momento en que la aplicación tiene lugar. Las experiencias de los pacientes cambian, pues, de una sesión a la otra. Acceden a veces a niveles de conciencia muy profundos.

El objetivo de estos tratamientos es llevar a la superficie, es decir, al nivel de la conciencia, las informaciones hundidas en el inconsciente. Los sentimientos y las emociones existen. Es preciso tomarlas como vienen y no tenerles miedo.

En general, lo que ocultamos o lo que no queremos "ver" interiormente, por miedo o debilidad, es justamente lo que nos permitiría vivir en paz con nosotros mismos.

Lo que deliberadamente ignoramos de nosotros mismos es lo que nos impide amar, y esto es lo más grave. Es indispensable vivir en la verdad, aquí y ahora. No olvidemos que el miedo, la cólera, el odio, los celos y todos los pensamientos negativos inician una reacción en cadena que no es otra cosa que la puesta en movimiento de la ley del karma. Las personas que hemos sido en vidas anteriores continúan frecuentando nuestra vida actual. Todo lo que no ha sido pagado, debe pagarse, tarde o temprano.

Desde el primer tratamiento mis pacientes se sienten más receptivos, más abiertos, más "armonizados" consigo mismos y con el Universo. Colaboro en cierto modo con los cristales y las piedras para que puedan llevar a cabo su misión: restablecer el vínculo entre los seres humanos y la Tierra, hacer comprender a los hombres y mujeres y hacerles aceptar que tienen todos un programa por cumplir en el maravilloso planeta que es el nuestro.

Las piedras nos enseñan que la belleza, el amor, la misericordia y la armonía son hijos de la luz, creadas para ser los servidores de la verdad. También nosotros somos hijos de la luz. Somos como las estrellas.

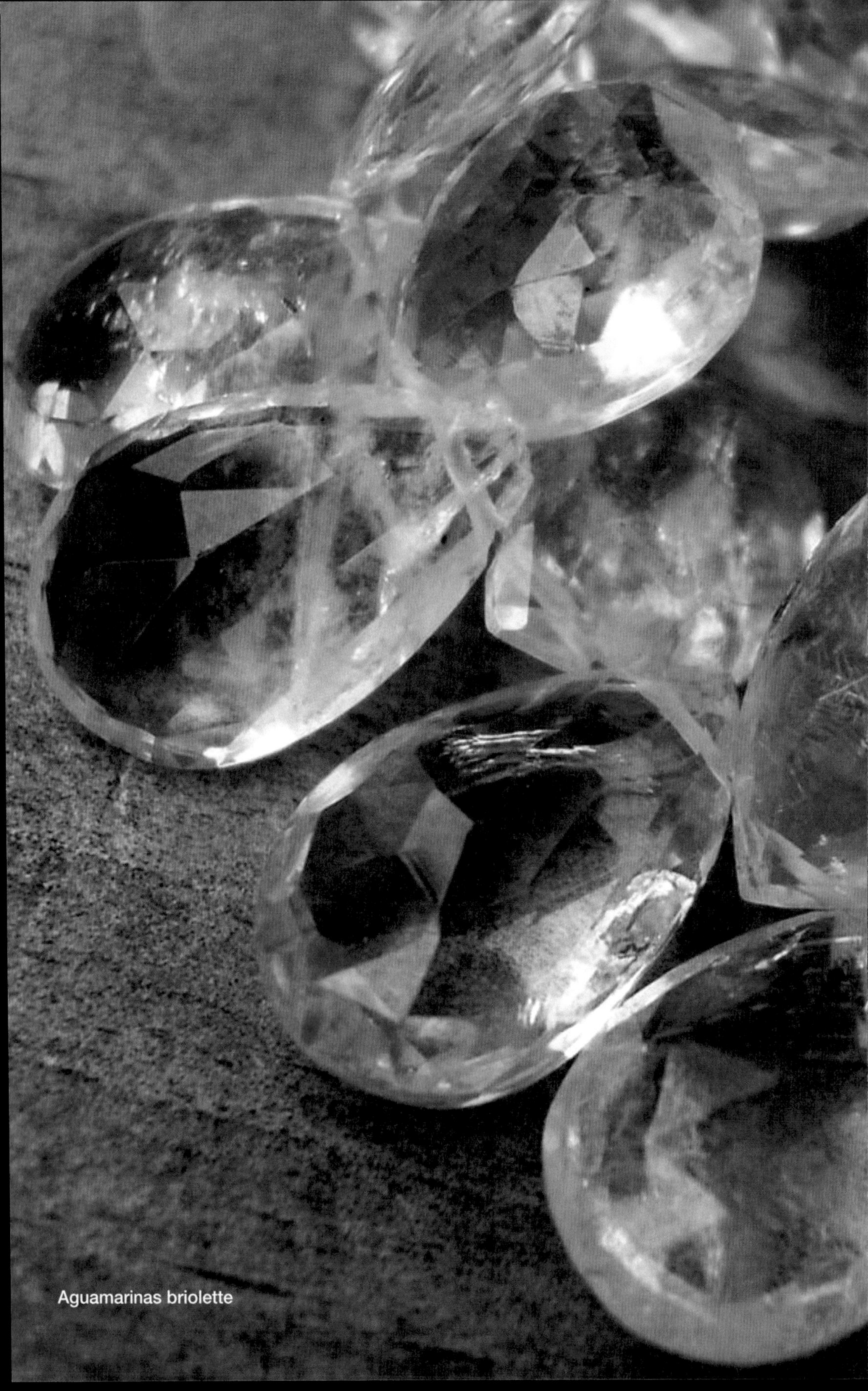

Aguamarinas briolette

Grupos de piedras y cristales

Las agrupaciones de piedras y color

Con otra frecuencia vibratoria

Primero recordaremos que las piedras son entidades importantes: viven, respiran, transmiten, reaccionan, brillan y palpitan. Sus vibraciones y sus frecuencias vibratorias, que actúan en nuestro ser, pueden utilizarse para equilibrar, transformar y armonizar nuestro cuerpo, alma y espíritu.

Puede que de niños ya nos atrayera su magnetismo. Con la edad, hemos experimentado la necesidad de purificarnos. Al hacerlo, hemos redescubierto los vínculos sensibles que nos unen con la naturaleza. A nosotros nos corresponde, en tanto seres responsables, ponernos en armonía con los elementos, equilibrar nuestro factor vital en función de su poder y reconciliarnos con los grandes miembros de la gran familia de la que formamos parte: con nuestra madre la Tierra, nuestro padre, el Cielo, nuestro abuelo, el Fuego, y nuestra abuela, el Agua....

Luz, color y vida

Las piedras constituyen la manifestación de la Luz y de la vida: colores, estructuras, irradiación, transparencia y claridad. Su belleza es mágica, mística, misteriosa. Son las estrellas de la Tierra, a las que la vida les ha otorgado el don de todas las cualidades de la Luz. La luminosidad de la piedra es la prueba de su gran evolución. En el reino mineral, existe el crecimiento en espiral, como si las piedras, al igual que las plantas, intentaran, acercándose a la Luz, volverse cada vez más perfectas, cada vez más radiantes.

Las piedras nos dirigen múltiples mensajes que, cuando se saben descifrar, son otras tantas lecciones de belleza y de luminosidad. Son la transparencia de la Luz –la materia "límpida"– y si han aceptado cristalizarse, fue para ofrecernos sus formas.

También nosotros somos formas vivas que crean otras formas. Las piedras son nuestras amigas, nuestras hermanas. Tienen poderes ocultos y pueden ayudarnos a volvernos mejores. Juntos podemos crear un mundo armonioso, pues el misterio del arco iris reside dentro de cada persona.

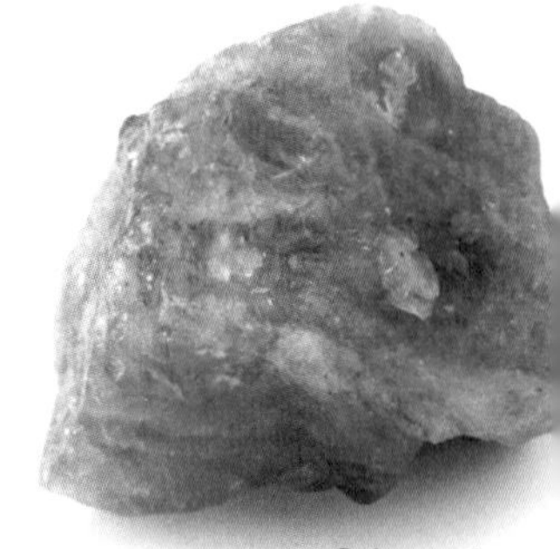

Crisocola

Corazón y elecciones

La formación de las piedras es un proceso sagrado, que sigue siendo un misterio a pesar de las explicaciones laboriosas que intentan darnos los científicos. De todos modos, conocer las diferentes sustancias químicas que componen las piedras es insuficiente para explicar sus propiedades y sus poderes. Tanto lo misterioso como lo sagrado forman parte del Universo y para descubrir y valorar el misterio es necesario experimentarlo personalmente.

Es importante abrir el corazón ante las piedras. Confiar en tu propia intuición y tus sentimientos. No intentes "razonar" tu elección. Quizás desees tener una piedra que corresponda a tu signo zodiacal, pero no te limites a esa sola elección. Deja que tu "yo" profundo te guíe hacia las piedras de las que tienes necesidad en un determinado momento tanto si es por su color y o sus propiedades. Date tiempo para contemplarlas y, entre ellas, habrá una o dos que te llamarán más particularmente la atención. En ese caso, serán ellas las que vendrán hacia ti...

Otros consejos de limpieza

La piedra que has elegido o que te ha elegido a ti debe ser limpiada, lavada y purificada. A causa de su gran sensibilidad, contiene en sí vibraciones e impresiones que es preciso eliminar, especialmente si esa piedra ha sido ofrecida por una persona enferma o fallecida. No son las piedras mismas las que pueden perjudicarnos, sino los pensamientos de los demás de los que están impregnadas y que pueden presentar inconvenientes. Puedes perfectamente lavar tu piedra en agua, agregando algunas veces un poco de sal de mar. Para una limpieza completa, déjala sumergida de seis a ocho horas en esa agua salada.

Si tu piedra ha perdido su brillo es necesario pulirla nuevamente, a no ser que la hagas volver a tallar. Si la entierras durante una noche entera, se recargará de energía terrestre. Si la expones al sol después de haberla lavado, se cargará de energía cósmica. El sol es una gran fuente de energía y las ayuda a purificarse.

El poder del pensamiento

Conviene, pues, hacerles tomar regularmente un baño de sol, y concebir pensamientos positivos acerca de ellas, pues los negativos se volverán contra tuya si fueran búmerangs. Existen abundantes historias, y aun leyendas, sobre piedras maléficas. Pues bien, jamás una piedra, sea cual fuere, engendra energías negativas; estas últimas sólo son el producto de los pensamientos perjudiciales y las malas intenciones de la persona que las posea. Es tu aliada y tu amiga. Muéstrale tu agradecimiento.

LOS COLORES Y LAS PIEDRAS

Nos permitirán utilizar los rayos luminosos y las piedras con ellos vinculadas con el fin de recuperar la salud sobre los tres planos: físico, mental y espiritual.

- **Plano Físico-apaciguamiento:** las piedras verdes
Revitalización: las piedras anaranjadas
Inspiración y estimulación: todas las piedras rojas y verdes

- **Plano Mental-apaciguamiento:** todas las piedras índigos y verdes
Revitalización: todas las piedras verde esmeralda y lapislázuli azul real
Inspiración y estimulación: piedras amarillas y doradas como el topacio, y violetas como la amatista

- **Plano Espiritual-apaciguamiento:** piedras azul pálido como el topacio azul o el zafiro azul
Revitalización: piedras doradas o piedras rosa
Inspiración y estimulación: todas las piedras violetas y las piedras púrpuras

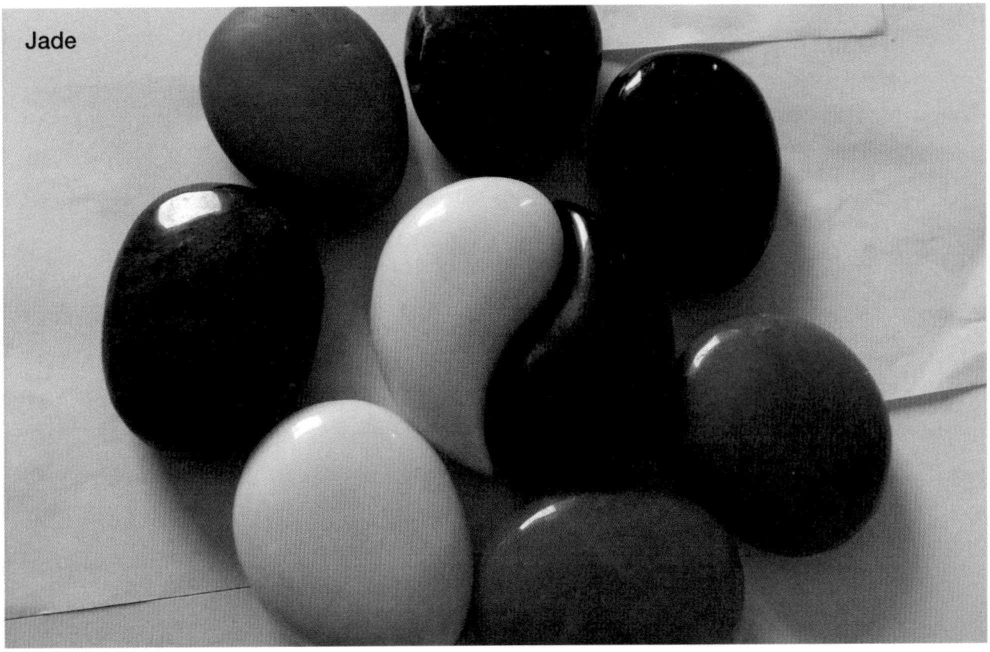

Jade

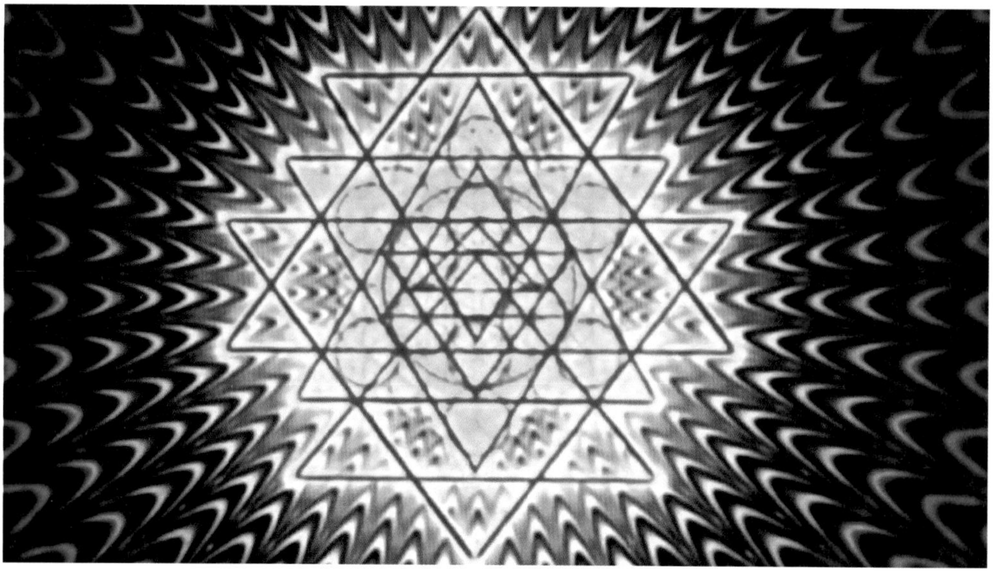

Actuación saludable

Las frecuencias vibratorias sobre los chacras –centros vitales energéticos conocidos también como "centros de luz"– con el fin de remediar las insuficiencias del cuerpo físico. Gracias al poder y la intensidad de las vibraciones de esta luz se produce una mejoría notable de la salud, pues interviene la curación. Cuanto más clara, pura y viva es la luz, mayor es su poder.

Existen muchas piedras que, sin poseer poder curativo, sirven sin embargo para rodearse de belleza y recordarnos con sus vibraciones de que pertenecemos a la Tierra. Poned piedras en vuestra casa, llevadlas con vosotros si salís de viaje, aceptad las que vuestros amigos os ofrezcan y comprad aquellas que os atraigan en especial.

A vuestras plantas les encantará tenerlas por compañeras, incluso podéis poner las piedras en sus macetas. Plantas y piedras se reconocerán.

Jade: armonía, paz y serenidad

El jade es la piedra más venerada en Oriente, símbolo de la paz y la serenidad gracias a sus maravillosas propiedades apaciguadoras. El efecto sobre nuestro cuerpo del sutil impacto de sus vibraciones dura largo tiempo y permite despertar lentamente la conciencia que hay en el interior de cada persona.

El jade no absorbe ninguna vibración negativa, sino que emite una irradiación positiva permanente y ondas armoniosas que curan.

Durante nuestro desarrollo emocional, el jade infiltra en nosotros el sentido del sacrificio. En la China antigua, el Emperador de Jade era un dios cósmico, deidad asociada con el poderío puesto al servicio del sacrificio. Era también el guardián de virtudes imperecederas como la humildad, la sabiduría, la justicia y el valor.

Piedras "viejas" y "jóvenes"

Con las piedras sucede igual que con las almas, la Tierra las crea constantemente. Las piedras preciosas lo son porque sus partículas más elementales se organizan, se ordenan con una increíble y maravillosa precisión que de esta manera las convierte en una fuerza capaz de soportar la presión extraordinaria a la que la propia Tierra, la madre Naturaleza, suele someterlas. El resultado, como podemos percibir, es de pura Belleza.

Y por cada piedra que la Tierra nos da, fabrica otra en su seno. Algunas piedras son viejas, otras son jóvenes. De ese modo, se conserva el equilibrio. Este trabajo constante de la Tierra nos confirma con certeza que desea participar en nuestro desarrollo hasta la iluminación final. La Tierra es rica y sabe dar. Ante su generosidad, la única actitud por nuestra parte cabe será darle testimonio de nuestra gratitud y tomar conciencia de nuestra responsabilidad también con el reino mineral. Las piedras son regalos que la Tierra nos ofrece, regalos que debemos respetar, amar y utilizar plenamente conscientes de lo que hacemos.

La esencia del cristal de cuarzo

El cristal de roca (o cristal de cuarzo hialino, sin impurezas) ya era considerado desde la Antigüedad como una de las piedras más sagradas. Es la esencia y la expresión más elevada del reino mineral, suele ser más claro y más transparente que el agua y refleja los objetos con tanta nitidez como un espejo. Capta la luz y refleja el arco iris. El cristal de roca es el símbolo de la energía radiante de la Gran Luz Blanca.

Si tenéis en casa un cristal de roca, id a buscarlo, ponedlo aquí al lado y, mientras leéis estos párrafos, observadlo, "sentidlo", "hablad" con él.

Cualidades y poder

El cristal de cuarzo representa nuestra tarea por llegar a la luz interior. Su base es densa, opaca y, a medida que crece (al precio de una lucha y un esfuerzo infinitos) va haciéndose cada vez más transparente. También nosotros nos esforzamos día tras día por esclarecer nuestros deseos y nuestra razón de ser.

La fuerza del cristal de roca proviene igualmente de su estructura, su modo de crecer y su ambición, a partir de lo más profundo de la Tierra, de alcanzar algún día la luz. Su cima, es decir, el punto en que se encuentran sus seis lados, evoca la pirámide y representa la fuerza de la Trinidad, duplicada. Cuanto más puntiaguda es su cima, tanto mayor es su poder curativo. Si tres de sus lados se unen perfectamente, puede ser utilizado como un rayo láser.

El cristal de cuarzo actúa como un catalizador, un conductor de energía. Es a la vez receptor y emisor. Tiene la facultad de armonizar y equilibrar el aura.

Los cristales de cuarzo concuerdan automáticamente con las vibraciones humanas debido a la gran afinidad que tienen con el espíritu humano.

Si los tocamos o los llevamos con nosotros, podemos mantener con ellos vínculos espirituales notables. No olvidéis de lavar vuestro cristal y conservarlo siempre limpio, para que así pueda protegeros de todas las vibraciones negativas provenientes del exterior.

De la Atlántida a hoy en día. Cómo podemos utilizarlo

Recordemos de nuevo que, según la tradición, los sabios de la Atlántida y la Lemuria consideraban el cristal de roca como un instrumento de extrema eficacia por la pureza de su rayo luminoso y su capacidad de conductor de ultrasonidos. Y que en aquellos continentes perdidos los empleaban en algo equivalente a la electrónica, tal como lo hacemos en la actualidad.

En Egipto, el cristal de roca ocupaba su sitio en la construcción de las pirámides, debido a su capacidad de captar la energía solar. Los egipcios lo utilizaban con pleno

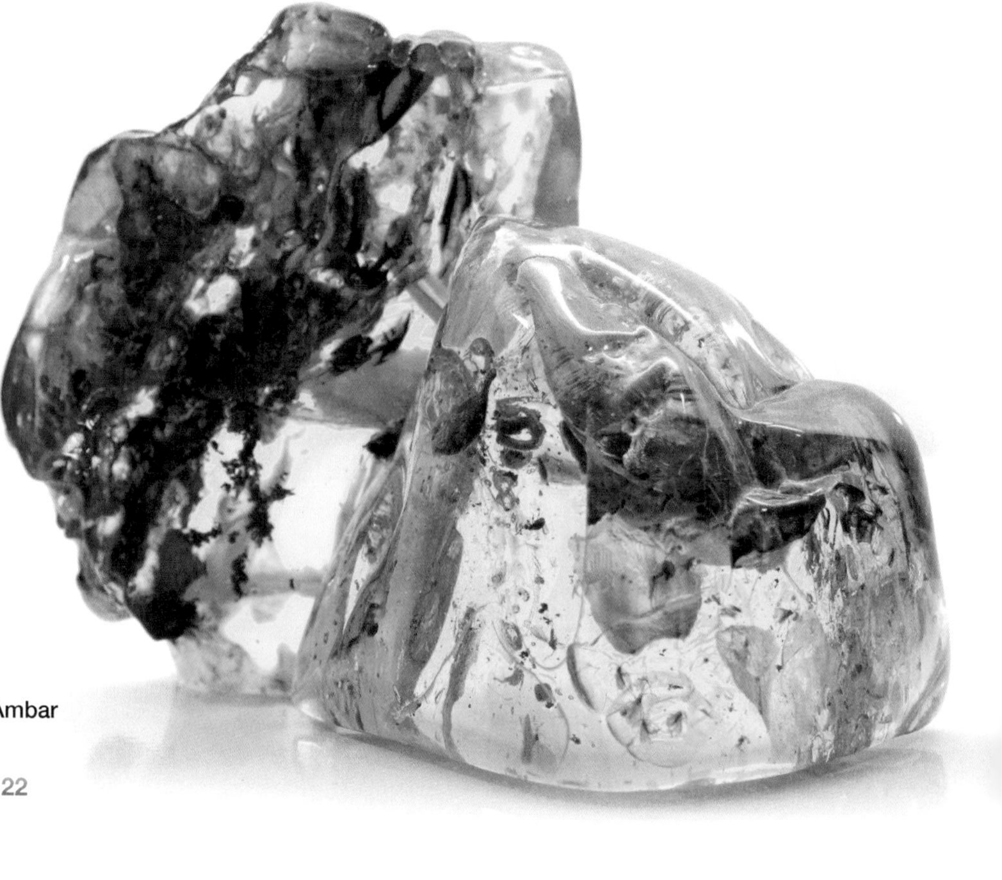

Ambar

conocimiento, pues sabían que su estructura obedece a la ley del triángulo, ley que pusieron en práctica en el plano material.

En cuanto a los tibetanos, también ellos llevan un pequeño saco de cuero, pero alrededor de la cintura o el tobillo, que contiene un cristal, algunas piedras sagradas y un trozo de papel con un mantra.

Un campo de fuerza de luz y energía rodea al cristal mismo y sirve al que lleva la piedra de protección sónica contra la negatividad. Esta propiedad actúa sea cual fuere el tamaño del cristal. El pasaje de los iones a través de su estructura molecular hace de él una preciosa ayuda para neutralizar el estado negativo del aura humana –tanto la de los niños como la de los adultos o los ancianos–, y esto se produce no importa dónde, sea en la propia casa, el trabajo o cualquier otro sitio.

El cristal de roca puede convertirse en un gran agente de sanación a nuestro alcance, y privado, sólo para cada persona: según lo que hagamos con él nos ayudará a tranquilizar nuestra alma y transformar nuestro espíritu. Y también a ser más intuitivos, a ver la luz en las tinieblas... hasta convertirnos en nuestra propia luz. Colocado sobre el cuerpo, despeja los centros vitales y reestablece el pasaje de la energía.

Masaje con cristal de cuarzo

Podéis, con una persona amiga, haceros un masaje recíproco con cristal de cuarzo, que ha de haber sido lavado y secado con un lienzo de algodón limpio.

La persona que recibe el masaje debe ponerse boca abajo. El compañero masajista coge el cristal, que debe ser pequeño, y comienza por dar masaje a los pies: pincha suavemente la planta con la punta y fricciona la piel con los lados de la piedra. Luego le toca primero a una de las piernas y después a la otra.

El masaje sigue remontando por la espalda (prudencia en la región de la columna vertebral) hasta la nuca y la base del cráneo, para orientarse luego por los hombros, los brazos y las manos. El compañero "masajeado" se acuesta entonces de espaldas y el masaje recomienza por los pies, una pierna, la otra, siempre ascendiendo.

En la zona del plexo solar el masaje se aplica en círculos, en el sentido de las manecillas de un reloj, para descongestionar esta zona. En la región del corazón, el movimiento será particularmente ligero y con precaución. El masaje puede terminar en la cara y la cabeza pasando delicadamente el cristal por la frente, las mejillas y el nacimiento de los cabellos.

Luego el "masajista" se convierte en el "masajeado", y los dos, al cabo de la sesión, se sienten maravillosamente refrescados, revivificados y tonificados.

Otro método que podéis practicar solos consiste en colocar un cristal de roca sobre cada uno de los chakras. Si no poseéis cristales suficientes, limitaos al plexo solar, el

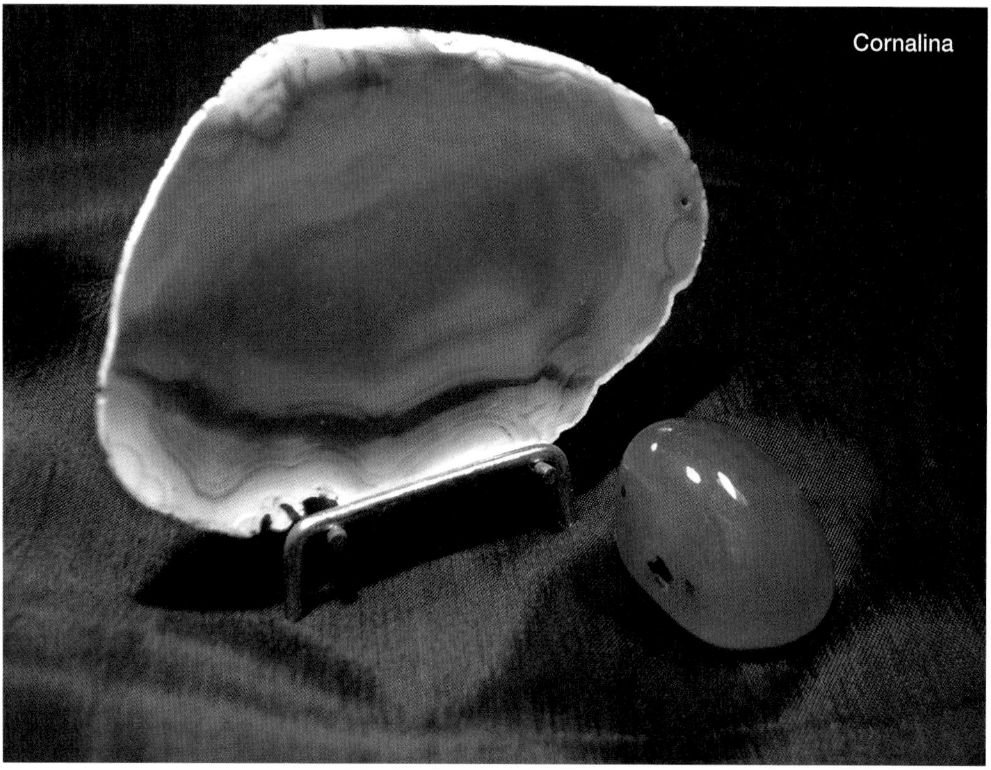

corazón y el tercer ojo. Durante la sesión de tratamiento los brazos deben descansar a lo largo de los lados del cuerpo con las palmas de las manos al aire, como si se ofrecieran, para recibir. Dejad que las imágenes fluyan por vuestra cabeza y no desechéis las sensaciones que experimentéis (duración máxima: 15-20 minutos).

Tratak

Practicando el tratak, la meditación yoga basada sobre la contemplación de un cristal, es posible ver el pasado y predecir el porvenir. Esta técnica exige largos y pacientes esfuerzos. Obliga a una concentración perfecta y la contemplación absolutamente inmóvil del cristal hasta que todo, excepto él, desaparece a nuestro alrededor. A medida que se va progresando toman cuerpo las imágenes. Se trata entonces de saber interpretar lo que se "ve"...

Celebrar la Luna llena

En ciertas regiones de Irlanda se montan en anillos de plata pequeñas bolas de cristal de roca. Parece que eso permite que las personas que los llevan se pongan en contacto con los *leprechauns* (espíritus irlandeses de la naturaleza).

El plenilunio es una época del todo oportuna para organizar una pequeña ceremonia con vuestro cristal. En el momento en que la luna asciende, subid por una pequeña colina y colocad vuestro cristal (o cristales) sobre un lecho de hojas o de hierbas, por ejemplo, de cedro o de salvia de las que habréis provisto un plato o una copa. Quemad entonces las hojas y la hierba como si fuera incienso y ofreced vuestro cristal a la Luna, con cantos o rezos, danzando y agradeciendo su presencia.

Luego atrapad el cristal y dirigid sus rayos hacia vosotras mismas y hacia los cuerpos de las personas que os acompañen. La Luna os habrá cargado con su luz y sus poderes.

Llevad vuestro cristal bien envuelto, en tejido de algodón, seda o terciopelo. No utilicéis telas o material sintético y procurad que el color sea tan neutro como sea posible. La seda cruda es una excelente elección. En cuanto al terciopelo negro, es allí donde el cristal irradia mejor su luz.

La energía de las piedras rojas

El rubí, amor iluminador

Un rubí en el corazón de un rojo puro, y centelleo. La emoción que se llama amor debe elevarse del estado de partición al de compasión total a través del rayo de la Luz universal. Luz en el corazón, todo mi ser irradia: soy iluminado e iluminador. El rubí simboliza el Corazón espiritual consagrado a las fuerzas purificadoras y "transfigurantes". Vinculado con Shiva, la divinidad del Fuego y la purificación, el rojo del Fuego terrestre se transmuta en esencia pura, amarilla y dorada. Fuego de la verdad ardiente en el corazón mismo de la divina sabiduría.

Con las fuerzas vivientes positivas que le son propias, el rubí activa y vivifica el cuerpo entero. Sus vibraciones estimulan, dan calor y regularizan la circulación de la red sanguínea.

Ciertos rubíes contienen inclusiones de rutilo que le procuran reflejos sedosos y mayor poder. Una joya a honrar, por las fuerzas vivificadoras, las emociones y la compasión tan necesaria que nos comunica.

El granate, fuego primordial

El granate se asocia con el Fuego primordial, el Fuego que transforma, la serpiente resplandeciente: el kundalini que se infiltra en el primer chakra y se eleva a lo largo de la columna vertebral. Simboliza la pasión que debe a veces transformar su violencia en poderío de pureza.

"Ver" lo divino exige un corazón puro. En el templo del cuerpo, el Fuego sagrado duerme como una serpiente enroscada en las "piedras-vértebras" de la espina dorsal. Es necesario despertar al reptil y hacerlo subir hasta la cabeza cuidando de que desenrosque lentamente sus anillos de energía transmutable.

El plexo sacro es rojo, pero armoniza con el rayo azul tan pronto como la serpiente-kundalini lo ha dejado atrás. Cuando ésta llega a los centros espirituales, cambia de octava para tomar posesión del rayo violeta índigo.

Los granates rojos ayudan a reglar los problemas de insuficiencia circulatoria, estimulan los órganos de reproducción y fortalecen la potencia sexual. Las piedras de color rosa violáceo regeneran y transmutan.

Todos los granates dan valor y energía, pero ¡cuidado con el amor pasión que puede convertirse en odio por causa de los celos! Agudizan la imaginación, previenen la depresión y eliminan los pensamientos impuros. Todos los que padecen reumatismo y artritis deberían llevar granates.

El granate sólo actúa si ha sido tallado.

El jaspe rojo

El jaspe rojo es una piedra opaca en la que el poder de la Luz no se ha manifestado todavía. Es una piedra humilde, ordinaria, pero muy apreciada en tanto que madre de todas las piedras preciosas, pues posee propiedades mágicas muy fuertes.

El poder de la Tierra penetra en el cuerpo humano por los pies. Es en esa parte del ser donde se opera la primera transformación de la energía terrestre en energía humana. El jaspe rojo simboliza esa transformación. Su color sugiere la vitalidad y la fuerza de la naturaleza física del hombre. Añade un estímulo natural a la energía que entra en los centros sacros y el plexo solar.

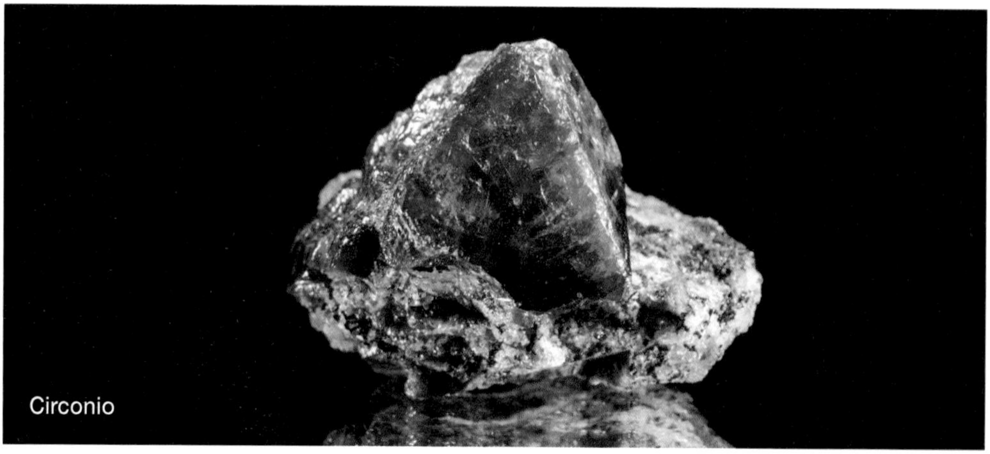

Circonio

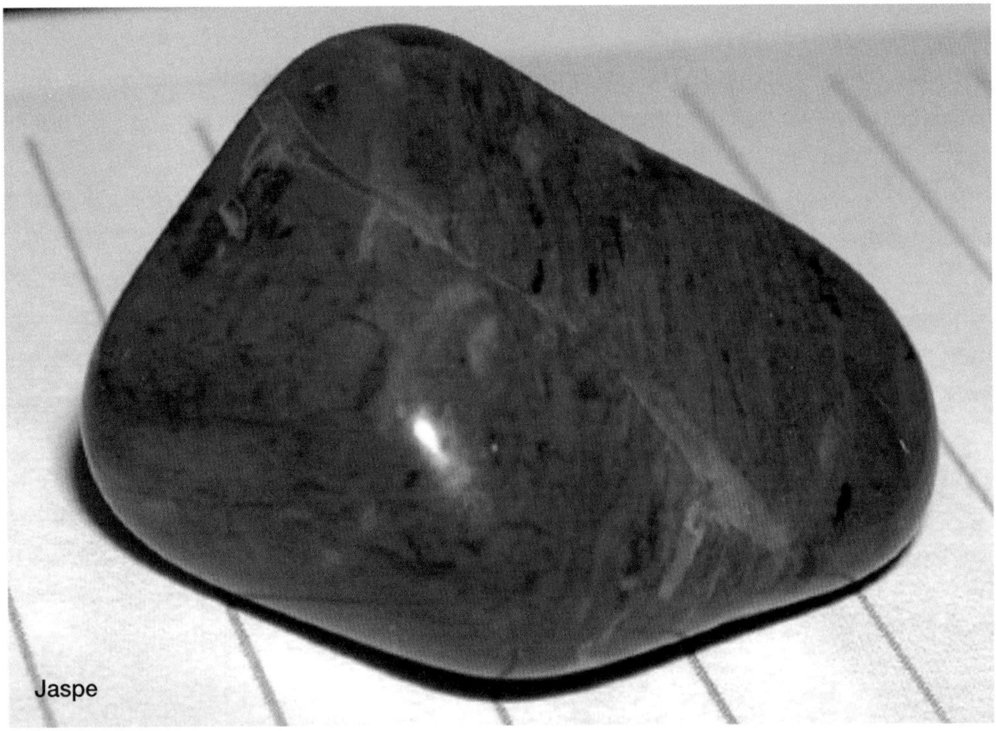

Todo el respeto de los grandes sacerdotes del Machu Picchu en el Perú se volcaba en esta piedra roja que utilizaban como protección contra las malas artes de la brujería.

El color del jaspe rojo se atenúa cuando la persona que lo lleva sufre un asalto de vibraciones negativas. Esta piedra es un precioso socorro para el restablecimiento de un buen funcionamiento del hígado y el sentido del olfato.

Esta piedra se presenta en colores y combinaciones de colores muy variados. Tallado, el jaspe se convierte en una joya muy bella que recuerda los colores de la Tierra.

El jaspe sanguíneo

El heliotropo o jaspe sanguíneo –llamado también piedra de los mártires– es una piedra verde oscuro, moteada irregularmente de puntos rojos atribuidos a inclusiones de hierro.

En la Edad Media estas inclusiones se consideraban gotas de la sangre de Cristo. Estas "salpicaduras" contienen una gran cantidad de hierro y el jaspe sanguíneo debería ser llevado por todos los que tienen insuficiencia de hierro en la sangre.

Al igual que la turmalina, el topacio y la cornalina, el jaspe sanguíneo transmite sus vibraciones directamente al cuerpo físico. Protege del frío, fortifica, activa y estimula al ser en su totalidad.

La rubellita (turmalina rosa)

La rubellita es la reina de las turmalinas. Sus matices son variados, yendo del rojo oscuro a los tonos violetas, pasando por rosas tiernos. Su misión radica en fortificar el corazón aumentando la voluntad de amar y el sentido del sacrificio.

Símbolo del amor maternal, esta piedra canaliza e intensifica nuestra necesidad y nuestro deseo de consagrarnos a los demás.

Nos vuelve perspicaces y receptivos, controla nuestro estado emocional y nos impide sucumbir a la desesperación. Sus tintes cálidos, parecidos a los del rubí, pero más sutiles, actúan también sobre el cuarto chakra (el corazón) y nos obliga a abrir los ojos a nosotros mismos, a cobrar conciencia de nuestro propio valor y nuestro origen divino.

La rubellita nos enseña que debemos comenzar a amarnos a nosotros mismos antes de amar a los demás y que la confianza en sí es indispensable si deseamos utilizar nuestros poderes para el beneficio del prójimo. Nuestra responsabilidad en tanto seres humanos es aprender a conocernos, aceptar luego el amor que nos habita y, por último, reconocernos a través de él.

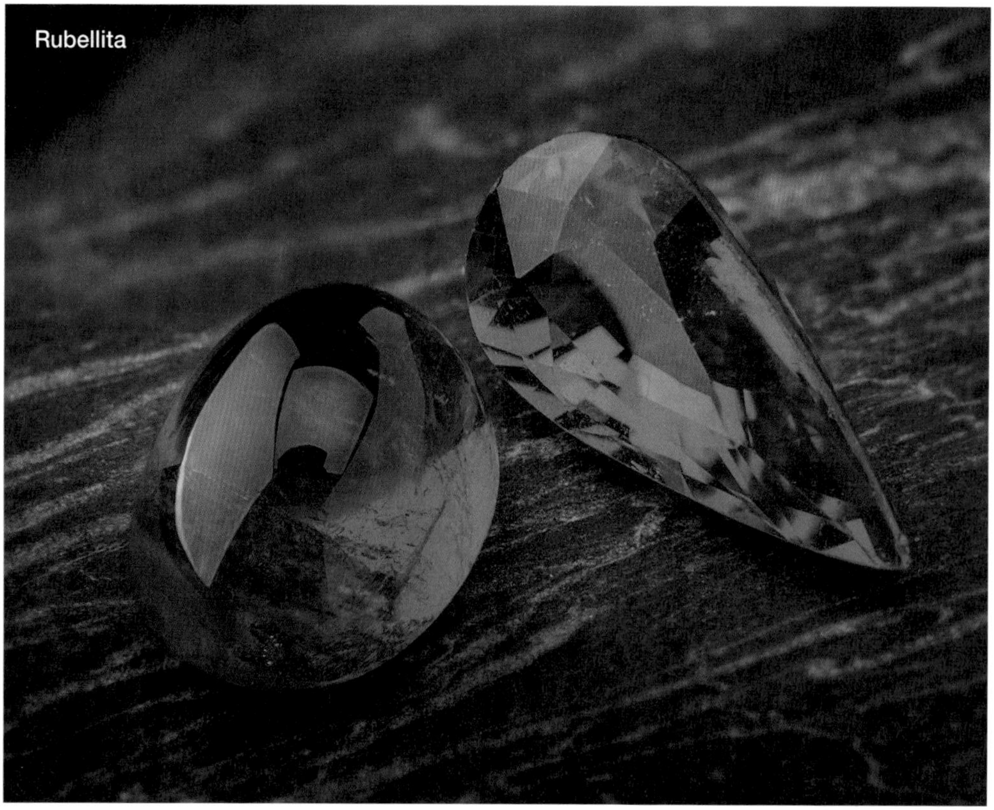

La turmalina sandía

Una copa de la turmalina sandía nos evoca una rebanada de esa fruta —de ahí su nombre— pues manifiesta una corteza verde que rodea un corazón rosa. Esta piedra, por causa de estos dos colores, simboliza las fuerzas opuestas del yin y el yang, de ahí su propiedad de poder equilibrar la polaridad conduciendo por los meridianos adecuados las energías dispersadas en el cuerpo.

La turmalina sandía ayuda a superar los sentimientos de culpabilidad y la confusión que habitualmente envuelve la cuestión de los roles sexuales. También nos permite asumir nuestra dualidad masculino-femenino y vivirla con mayor seguridad y armonía en todos sus aspectos.

Fascinante y maravillosa, esta piedra abre nuestro espíritu y nos convierte en seres de concepciones más flexibles e ideas más amplias; nos posibilita enfrentar nuestro antagonismo interior con más calma y lucidez.

La influencia de la turmalina sandía actúa sobre el corazón y el sistema nervioso: su color verde nutre el corazón y su color rosa lo apacigua y armoniza.

La rodocrosita

La rodocrosita adopta una variedad infinita de formas y colores, yendo del cristal rojo claro hasta tintes de un rosado tierno y opaco, la totalidad atrapada en un verdadero torbellino de motivos y rayos. Esta piedra es una notable emisora de energía y permite la integración de los aspectos físicos, mentales y emocionales cuando se la pone sobre el cuerpo.

La gama de rosas apacigua y procura calor al corazón, despertando sentimientos de amor, ternura y compasión.

En su forma de cristal, la rodocrosita es de color rosa dorado o rojo claro, que le confieren una gran belleza. Estos colores influyen mucho en nuestra creatividad y también en nuestra intuición, pues emiten vibraciones de alta frecuencia que engendran verdaderos campos de fuerza alrededor de las personas que las poseen, o alrededor de sus viviendas.

El cuarzo rosa

El cuarzo rosa no tiene un gran poder curativo, pero es muy agradable a la vista. Constituye un bonito regalo y resulta sumamente decorativo. Pulido, se convierte en una soberbia joya.

La calidez de los tintes rosados tiernos del cuarzo rosa incita a la ternura y la bondad. Es una piedra que crece en abundancia en la Tierra… para recordarnos la importancia de la amistad y el placer de dar.

Piedras anaranjadas. Las cornalinas

La cornalina simboliza el calor, la energía vivificante y positiva de la Tierra. Nos recuerda el trabajo que nos aguarda en nuestro planeta. Esta piedra tiene una excelente influencia en los que tienden a "soñar" su vida, los que son incapaces de tomar el destino en sus manos por falta de estabilidad. Nuestra búsqueda espiritual no debe impedirnos asumir nuestras responsabilidades materiales. Estamos aquí abajo para obrar, para cumplir la misión que nos está destinada en la Tierra y ayudar a los demás a cumplir la suya.

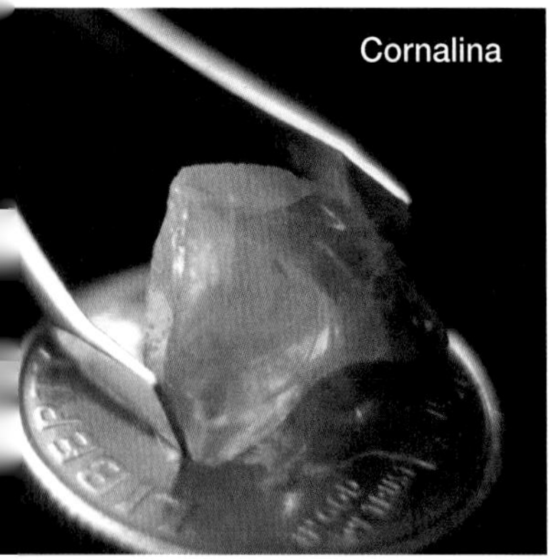
Cornalina

La cornalina posee un campo electromagnético que protege a todos los que la llevan. Nutre de energía a todas las partículas de nuestro cuerpo y nos produce una sensación de bienestar y fuerza interior. Su poder reglamenta la ingestión de alimentos por el cuerpo y su asimilación y la utilización de las sustancias nutritivas por el organismo. Actúa como un verdadero filtro de nuestro sistema digestivo.

Las cornalinas más bellas son maravillosamente brillantes y transparentes. Se las puede llevar como talismanes y grabar en ellas símbolos o letras para conferirles aún mayor eficacia. De todos modos, esta piedra es un aliado poderoso que nos ayuda a conectarnos directamente con las fuerzas de la Tierra y establecer una vinculación inmediata con el Universo.

El ópalo de fuego

El ópalo de fuego, anaranjado y dorado, posee el inmenso poder de disgregar toda forma de cristalización susceptible de producirse en nuestros tres cuerpos: el físico, el etérico y el astral.

Su translucidez simboliza el fuego del sacrificio, la purificación del alma y nuestra misión mística: la búsqueda de la encarnación, la acción inspirada por la sabiduría. El ópalo de fuego es el vínculo que nos relaciona con nuestro "yo" interior; es el guardián de nuestra dualidad cuerpo-alma.

Los tonos anaranjados de esta piedra, muy cálidos, transmiten vitalidad, energía, poder y resistencia a nuestro cuerpo. Nuestro sistema digestivo se beneficia con la intervención del ópalo de fuego.

La familia del ópalo de fuego es muy vasta, y cada uno de sus miembros tiene un color diferente. Esta piedra desarrolla generalmente la intuición en el dominio del entendimiento.

Las piedras amarillas y doradas

El topacio. La iluminación del amor

La luz dorada del topacio simboliza la iluminación. La gran emanación cósmica nos enseña que toda creación proviene del Amor. Amar nos compromete a evolucionar hasta que la "Gran Luz" nos sea revelada. Amar es alcanzar la luz, aunque ésta no nos pertenece, sino que nos es dada como recompensa por nuestro amor y nuestro trabajo.

El topacio inspira y estimula nuestra alma. Su rayo recuerda la aureola de los santos y nos enseña que la materia es ilusión, que la posesión es vanidad y que el verdadero sentido de la sabiduría es la eternidad del espíritu.

Sus vibraciones magnetizan por entero nuestro ser, favorecen nuestra concentración y nuestra creatividad. La fuerza de su acción ejerce gran influencia sobre el sistema nervioso y el plexo solar. Esta piedra contribuye igualmente a resolver los problemas de ansiedad, resultados de conflictos anteriores entre el cuerpo y el espíritu, permitiéndonos elevar nuestro nivel de conciencia y afirmar la agudeza intelectual.

El topacio ayuda a combatir los traumatismos nerviosos, el agotamiento y la depresión.

Si podéis conseguir un buen topacio tened la seguridad de que no os defraudará e inspirará vuestro camino, como me ocurrió a mí mientras escribía estos textos: me impresionó profundamente un topacio dorado que encontré, de bello resplandor y cuyos tintes rosados reflejaban un hermoso arco iris. Al verlo, supe de inmediato que estaba destinado a convertirse en mi fiel amigo. Lo llevo suspendido de una cadena de oro que aumenta aún más el poder de su rayo dorado. Su ayuda ha sido considerable, tanto en el plano de la energía física como en el de la concentración mental.

El ámbar. Detener el tiempo

El ámbar es el "peso ligero" en las diferentes categorías de piedras preciosas. Se compone de savias y de resinas variadas provenientes de materias orgánicas vegetales mineralizadas y fosilizadas durante muchos siglos, que a veces se incluyen insectos, helechos y flores, cuyas estructuras moleculares le otorgan aún más energía positiva.

Esta cadena ininterrumpida de formas de vida prueba hasta qué punto es poderosa la naturaleza y cuán potente puede llegar a ser también su carga eléctrica.

La alta frecuencia vibratoria del ámbar limpia y purifica el organismo entero. La irradiación magnética de la piedra es intensa y funciona como regulador de los sistemas endocrino y digestivo. Contribuye también a estabilizar el bazo y el corazón y facilita la apertura del primer chakra.

Citrina, paz y sabiduría

La citrina es el símbolo de la sabiduría y la paz. Estimula directamente el cuerpo mental y agudiza el nivel intuitivo del espíritu hasta la apertura de la puerta que permite que el "yo" interior tome posesión del cuerpo mental sutil.

Esta piedra despierta en nosotros la conciencia cósmica, recordándonos que una de las obligaciones perentorias del ser humano es ayudar a la humanidad a descubrir las vías del entendimiento y la compasión.

La mayor parte de las citrinas actualmente en venta en el mercado son amatistas (cristal de cuarzo violeta) que han sido sometidas a un grado de cocción tal que permite obtener un color dorado, amarillo o rojizo. Este método se suma al proceso de la naturaleza que no vacila en utilizar el fuego para transformarse a sí misma. La citrina natural, sin duda, posee bastantes poderes, pero creo que la citrina cocida tiene de cualquier modo grandes propiedades.

Los tintes pálidos de la citrina contribuyen a clarificar las ideas y son particularmente beneficiosas para los sistemas endocrino y digestivo, limpiando, purificando y eliminando las toxinas que se han acumulado allí.

En cuanto a los tonos más oscuros, más "ardientes", ayudan a eliminar el miedo la angustia y los pensamientos negativos surgidos del pasado hereditario, y a descongestionar el plexo solar.

La citrina tiene un gran poder calmante y apaciguador. Combate de forma activa la depresión, regla los problemas de la digestión y se muestra eficaz en la lucha contra la constipación y en el tratamiento de la diabetes.

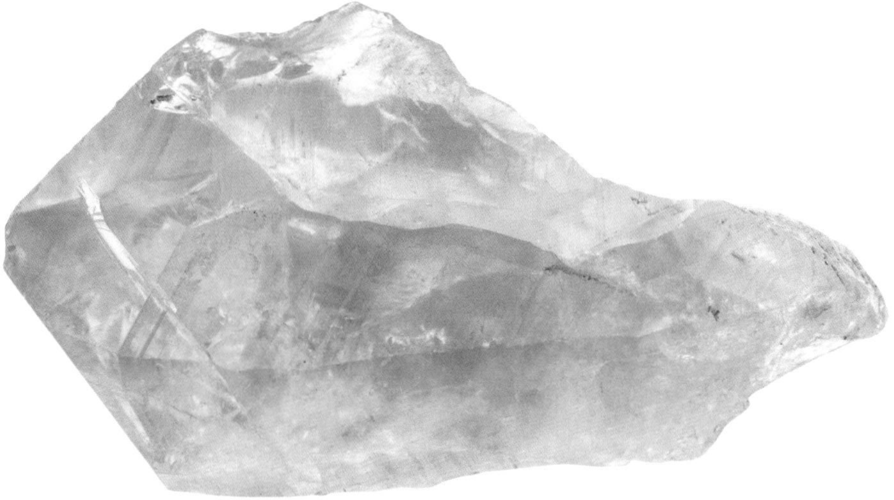

Citrina

La energía de las piedras verdes

Esmeralda, diosa de las piedras preciosas

El poder y la belleza que irradia la esmeralda ayudan a que las cualidades divinas puedan penetrar nuestra alma. Deja que te "atraviesen": su luz dorada combinada con la azul del espíritu infinito se manifiesta en el resplandor verde de la creatividad.

Símbolo de la regeneración y la vida, la esmeralda nos ayuda a adquirir un alma luminosa y a unificarla con el color espiritual de la Tierra. Representa el renacimiento ("re-nacimiento") y el desarrollo de un cuerpo más bello que el precedente, en el que un alma completamente nueva va abrirse a todo lo creativo.

La esmeralda otorga paz y armonía al corazón, el cuerpo, el alma y el espíritu. Su rayo nos pone en contacto con las fuerzas de la naturaleza de la que ha salido. Revivifica, apacigua, magnetiza, tonifica y actúa sobre nuestras enfermedades al igual que un rayo láser, del que tiene la precisión y el poderío. Emite constantemente vibraciones que curan, equilibran y permiten al que busca la inspiración, armonizarse con el medio ambiente y concentrarse en sí mismo con toda serenidad.

Su luz del crecimiento ofrece la posibilidad de acceder a niveles muy elevados de conciencia en los que se nos revelan los misterios ocultos del Cielo y de la Tierra. Poco importa que la esmeralda esté tallada o no: la eficacia de su campo de fuerza es idéntico. Quizá sin embargo convendría hacer una pequeña salvedad en relación con las esmeraldas más opacas, que se prestan más al tratamiento de los problemas de orden físico, mientras que las piedras transparentes convienen a la meditación, la inspiración y la curación espiritual.

La esmeralda está sujeta a la vez a la influencia de la Luna y de Venus.

Esta piedra es también el símbolo de la abundancia y la riqueza. Si deseáis tener suerte, os aconsejo que bebáis agua de esmeralda. Debe procederse de este modo: sumergid vuestra esmeralda en un vaso de agua durante toda una noche. A la mañana siguiente, sacadla del vaso y bebed el agua agradeciendo a la piedra sus beneficios y comunicándole la confianza que tenéis depositada en ella. Es la esencia misma de vuestra piedra lo que bebéis —una "infusión" de esmeralda en cierto modo— y el beneficiado será vuestro cuerpo etérico.

Llevad vuestra esmeralda sola o con un diamante que representa la luz, pues su poder disminuye y se vuelve nulo en contacto con otras piedras.

La malaquita

Los maravillosos motivos de la malaquita: ojos, espirales, rayos y círculos con diversos matices de color nos procuran una imagen de la evolución cósmica. La malaquita es

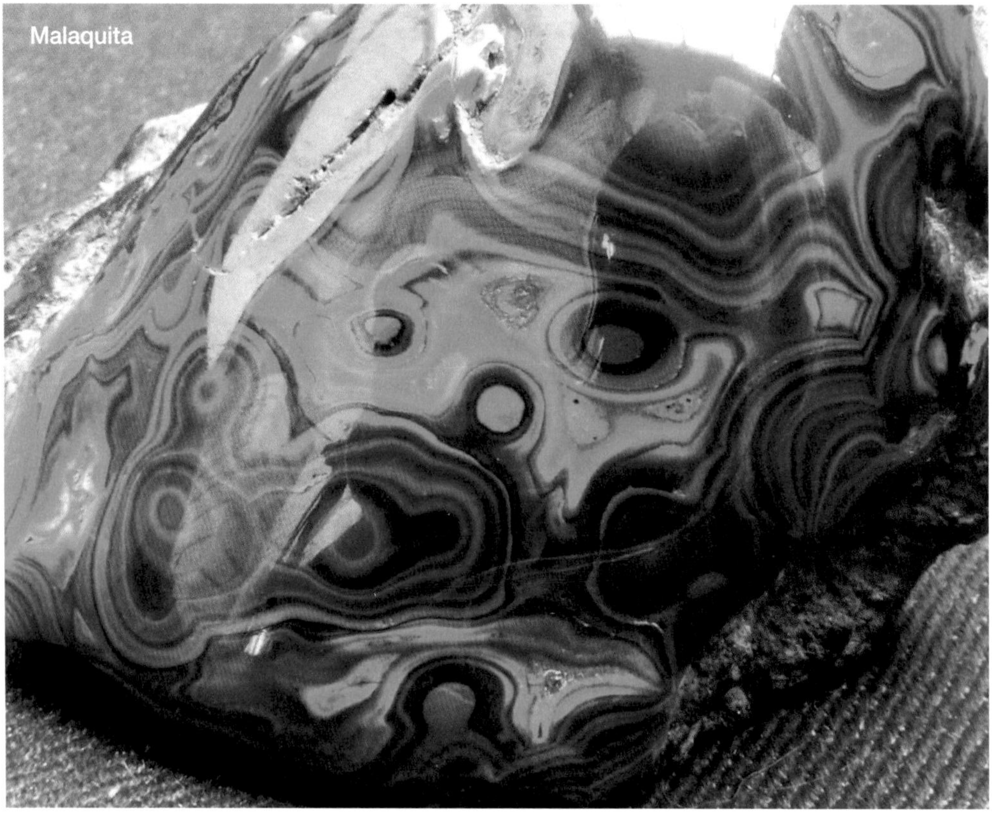

el símbolo de la creatividad y el cambio, nos brinda el mensaje del Fuego verde en el Gran Vacío negro del Universo desplegado, matriz de la creación, fuente mística de donde nacen todas las manifestaciones físicas.

Su densidad y opacidad representan lo físico, lo material. Durante nuestro paso por la Tierra hemos de dominar la densidad; nuestros procesos creativos materiales nos permiten comprender la naturaleza del Espíritu.

El jade

El jade es la piedra más venerada en Oriente, en donde es el símbolo de la paz y la serenidad por sus maravillosas propiedades apaciguadoras.

El efecto sobre nuestro cuerpo del sutil impacto de sus vibraciones dura largo tiempo y permite despertar lentamente la conciencia que hay en el interior de cada persona. El jade no absorbe ninguna vibración negativa, sino que emite una irradiación positiva permanente y ondas armoniosas que curan.

Durante nuestro crecimiento emocional, el jade infiltra en nosotros el sentido del sacrificio y del esfuerzo.

Tradición oriental

En la China antigua, el Emperador de Jade era un dios cósmico, deidad asociada con el poderío puesto al servicio del sacrificio. Era también el guardián de virtudes imperecederas como la humildad, la sabiduría, la justicia y el valor.

El mensaje de armonía que brinda el jade es universal. Se para la meditación, la contemplación y el apaciguamiento de la agitación interior. Los hombres de negocios chinos metían las manos en sus mangas para apretar entre sus dedos durante todas sus negociaciones las preciosas bolitas de jade.

El jade y los miembros de su familia, la nefrita y la jadeíta, se presentan en una multitud de colores y matices, lo que permite diferenciarlas en sus características propias.

Los tonos blancos o crema apaciguan el sistema nervioso en general, y los tintes que tienden al malva y al lila tienen relación con el corazón, su equilibrio y su estado emocional.

El verde oscuro y el verde imperial tienen efecto curativo en el cuerpo en general.

Turmalinas

La turmalina es insuperable en cuanto a la belleza de sus colores y a los beneficios que pueden obtenerse de ella. Impregna a quien la lleve de vibraciones positivas. Es en efecto del todo refractaria a las vibraciones negativas, que no retiene ni absorbe. Al crecer adopta la forma de columnas nervadas que evocan el tallo de las plantas. La turmalina está cargada de la cálida y poderosa energía solar que hace brillar sus colores como si fueran flores.

Sensible, la turmalina es la piedra de las personas sensibles. Sutil y tierna, es sin embargo, sumamente fuerte. Su particularidad consiste en producir cargas eléctricas cuando se la calienta o se la enfría (piro-electricidad) y desencadenar una corriente eléctrica en una de sus extremidades cuando se ejerce una presión en la otra (piezo-electricidad).

Por causa de su radiactividad natural, la turmalina actúa especialmente en nuestro sistema nervioso, el cual procura a nuestras glándulas y órganos vitales la energía necesaria para funcionar correctamente.

Esta piedra, cristal de cuarzo transparente, está a veces formada de varias capas de colores cuyos tintes y matices son tan sutiles —un arco iris de por sí—, que os encontraréis literalmente rodeados de su belleza, su magia y su misterio, por poco receptivos que seáis.

La turmalina es la encarnación de la alegría y la armonía. Sus colores —que van del negro a lo incoloro— se distribuyen entre los diferentes chakras.

La turmalina verde

Los matices de la turmalita verde (verdelita) son de gran variedad y nos prodigan todo el potencial de equilibrio que es patrimonio de nuestra madre Naturaleza.

Las vibraciones de esta piedra son sutiles, aunque dinámicas. Apaciguan el espíritu por mediación del sistema nervioso y nos procuran el deseo de reglar nuestros conflictos interiores con serenidad y sabiduría.

La turmalina verde comunica una cierta calma; regenera y rejuvenece el conjunto de nuestro cuerpo, "endereza" nuestro cuerpo mental destruyendo viejos conceptos e impulsa a descubrir otro nivel de conciencia. Cada persona siente automáticamente atracción por el matiz de verde que le es necesario.

Esta piedra tiene una acción benéfica sobre las enfermedades del corazón, el asma y la regulación de la presión sanguínea.

La turmalina de un verde incoloro es de hecho una piedra bicolor cuyas propiedades son calmar y equilibrar la actividad cerebral y el influjo nervioso.

Su irradiación calmante constituye una preciosa ayuda en el tratamiento de los dolores de cabeza y las inflamaciones.

Otras piedras verdes

La crisopasa

La crisopasa color verde manzana es una piedra de gran eficacia cuando se trata de equilibrar los cuerpos físico, mental y emocional. La corriente de energía que emite es regular y produce un efecto tranquilizante. Sus vibraciones parecen clarificar las ideas y reforzar la visión interior.

Gracias a su influencia, las "imágenes-ideas" hundidas en el inconsciente se materializan en ideas creativas tan pronto alcanzan el nivel consciente.

Se recurre con buen éxito a la crisopasa en el tratamiento de las enfermedades mentales que son consecuencia de un desequilibrio del sistema nervioso. En esos casos es necesario no olvidar que los matices de verde más oscuro tienen frecuencias vibratorias superiores a los de tintes claros. Sin embargo, todos los tonos verdes de esta piedra resultan útiles cuando se trata de curar neurosis, complejos de inferioridad e histeria.

Los rayos de color verde dorado de la crisopasa tienen también efectos sobre el corazón, al que nutren, apaciguan y vivifican.

El peridoto

El resplandor verde dorado del peridoto es vidrioso y aceitoso. Por su alta proporción de amarillo y la propiedad de desarrollar las capacidades mentales y tranquilizar y estabilizar las emociones, se le ha dado a esta piedra el nombre de "piedra de oro".

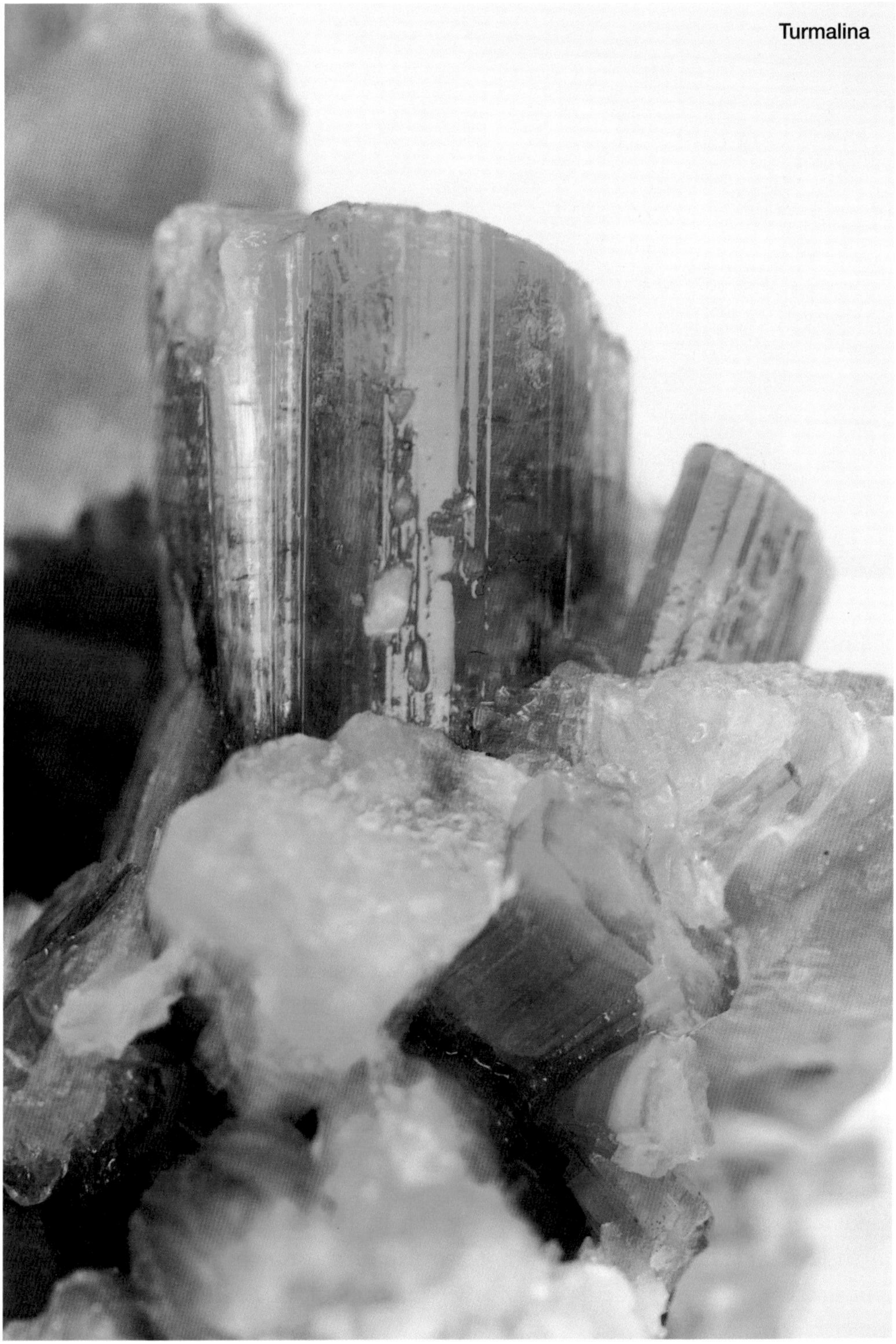
Turmalina

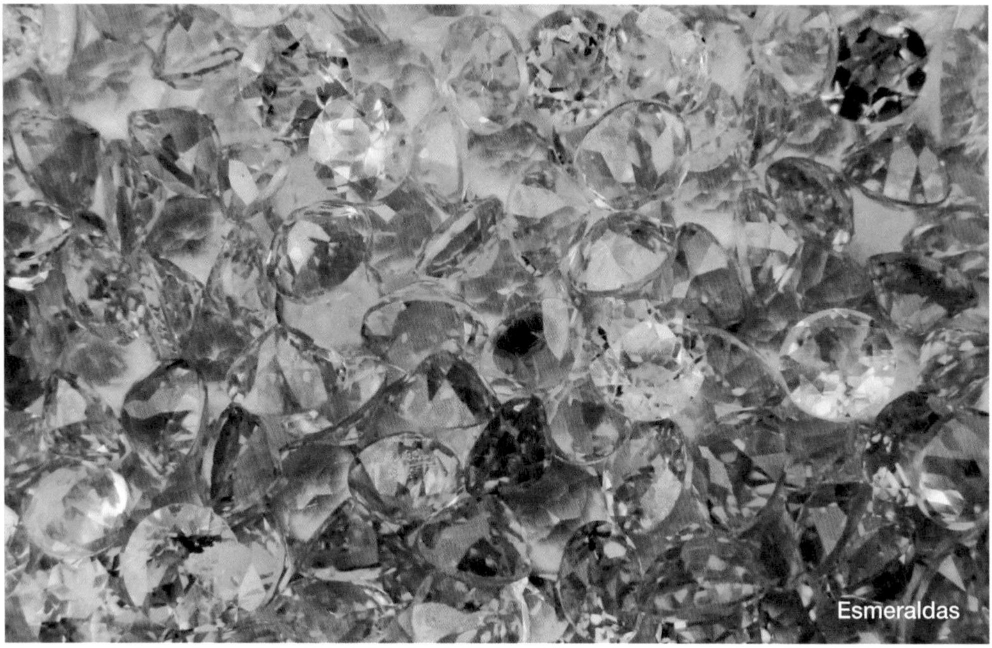

Entre las civilizaciones antiguas, los atlantes, egipcios, aztecas, incas y toltecas recurrían ya al peridoto para calmar, purificar y equilibrar el cuerpo físico.

Esta piedra solar nos ayuda a abrir el Tercer Ojo e invita a vivir de forma más creativa.

El peridoto tiene un poder de limpieza notable. Favorece la digestión, combate el estreñimiento, la inflamación intestinal y las úlceras. El bazo es el órgano que más se beneficia de su benefactora energía curativa.

La venturina o aventurina

La venturina es un cuarzo translúcido u opaco al que unas minúsculas placas de mica dan un reflejo metálico. Esta piedra no está dotada de grandes propiedades curativas. Es más bien lo que se llama una piedra "de toque" (touchstone) y su influencia es por el contrario excelente cuando se trata de invitar a la calma y la serenidad.

Decorar con una venturina el ambiente en que uno vive es el mayor beneficio que puede obtenerse de ella.

El jaspe verde

Las energías de la Tierra están muy vivas en el jaspe verde, que nos las transmite con intensidad. Si la lleváis o la ponéis en vuestro ambiente, esta piedra os las hará sentir con agudeza. El jaspe verde da armonía y equilibrio a los que atrae. Su influencia es benefactora y tranquilizante.

Piedras azul verdoso y piedras azules

Piedras azul verdoso. Aguamarina

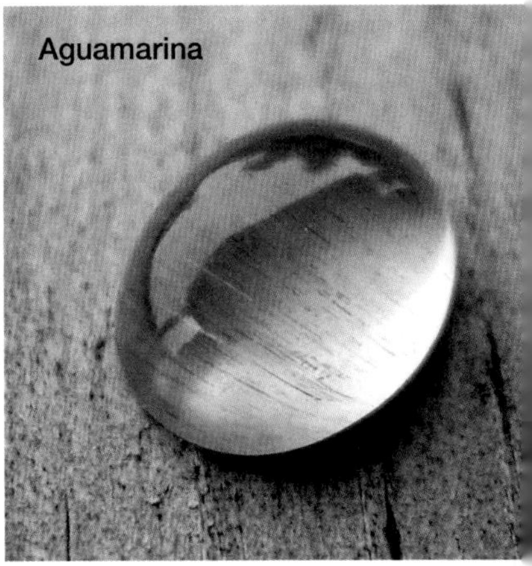

Luminosa y transparente, el aguamarina es la piedra de los místicos y los profetas. El azul verdoso del mar cósmico refleja la luz del Sol sobre las olas del espíritu.

La influencia del aguamarina es sutil, de suma dulzura, pero de larga duración. Sus vibraciones penetran hasta lo más profundo de nuestra alma. Estabilizan nuestra emotividad y equilibran nuestras actividades físicas y mentales.

Piedra purificadora por excelencia, la utilizaremos para limpiar la garganta de todos los pensamientos impuros no formulados que se encuentran allí bloqueados.

El aguamarina nos ayuda a conservar la pureza y la inocencia del corazón y el espíritu; gracias a ella nos vemos tal cual somos.

No cabe duda de su eficacia para reglar las perturbaciones de la garganta, las mandíbulas y las glándulas. Se ejerce igualmente en el tratamiento de los dolores de origen nervioso y de las enfermedades que afectan la nuca y los dientes.

Turquesa

La turquesa es el símbolo del azul del mar conjugado con el azul del Cielo. El infinito del océano es nuestra alma, profunda y secreta. El infinito del Cielo es nuestro espíritu en camino hacia el ascenso sin límites. Opaca como la Tierra, esta piedra nos abre las puertas del Cielo por su color. A la vez sabiduría de la materia y del espíritu, a la vez vieja y joven, representa la unión de la experiencia y el entusiasmo.

La turquesa nos enseña que hemos nacido del Espíritu. Todas las civilizaciones terrestres inclinadas hacia lo místico o lo espiritual, sean antiguas o más recientes, han considerado siempre a esta piedra una de las más sagradas.

La turquesa tiene la facultad de absorber los pensamientos y los sentimientos negativos que circulan en torno a la persona que las lleva. Su color se modifica si la lleva una persona enferma o expuesta a una desdicha inminente. Esta piedra aun llega a partirse en el desempeño de su papel protector, como si se ofreciera en sacrificio.

El elevado contenido de cobre de la turquesa le confiere grandes poderes curativos.

Crisocola

La crisocola es la hermana menor de la turquesa. Piedra de Venus, es el símbolo de la belleza, el amor y la armonía. Dulce pero fuerte, se asemeja a su hermana mayor a la que aun supera en luminosidad, lo que la destina a actuar en un nivel de conciencia más elevado del que es capaz la turquesa.

La crisocola calma las emociones y otorga la paz al corazón y el espíritu. Alivia los sentimientos de culpabilidad y las inquietudes que nos impiden vivir en armonía con nosotros mismos. Como es friable, puede incluirse en la composición de medicamentos.

Piedras azul índigo

El zafiro índigo

La cualidad iluminante del zafiro índigo incrementa todas las actividades relacionadas con la manifestación de la sabiduría. La propiedad dominante de esta piedra es la Universalidad.

La fuerza de las vibraciones del zafiro índigo desarrolla la intuición y las percepciones ultrasensoriales de modo que podamos ver la luz de la verdad y alcanzar la sabiduría. El rayo índigo barre con la confusión, ahuyenta las ilusiones y procura al alma el reposo de la razón. Nos enseña la diferencia entre la apariencia y la realidad.

El zafiro índigo contribuye a la transfiguración del espíritu en todos sus aspectos, permitiéndonos de este modo pasar del pensamiento concreto al concepto abstracto. Esta piedra está gobernada por Saturno que, en el futuro, no será ya considerado como el planeta de la obstrucción (es así como hoy se lo considera), sino como el guía del ser humano en el curso de su viaje evolutivo.

Zafiro índigo

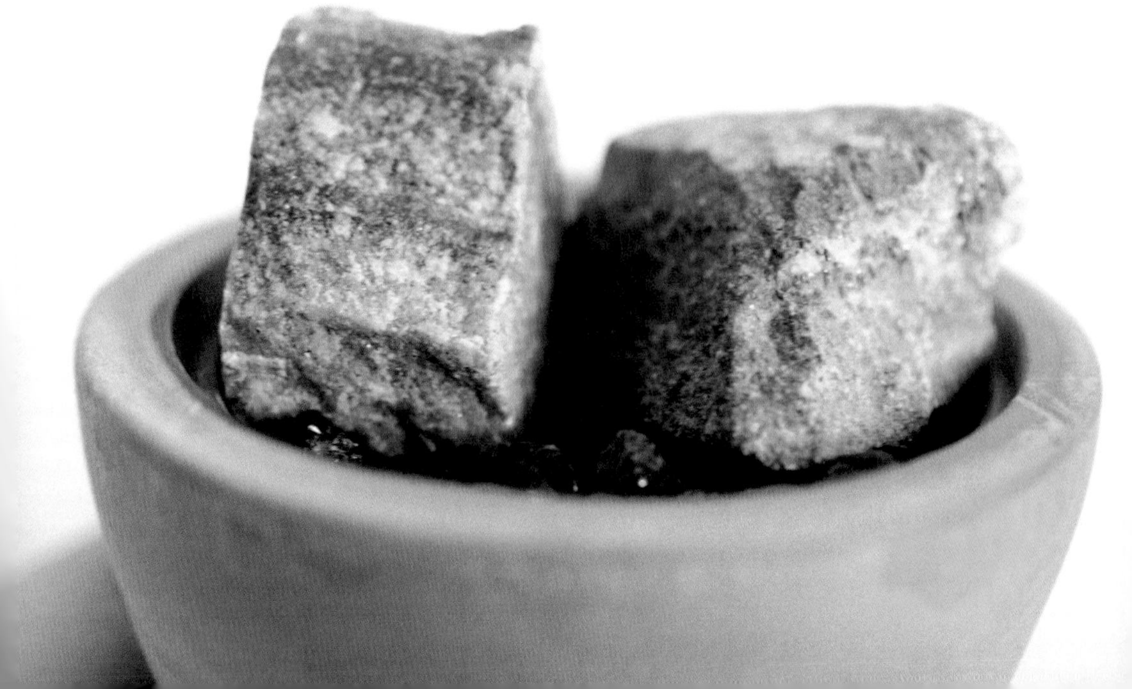

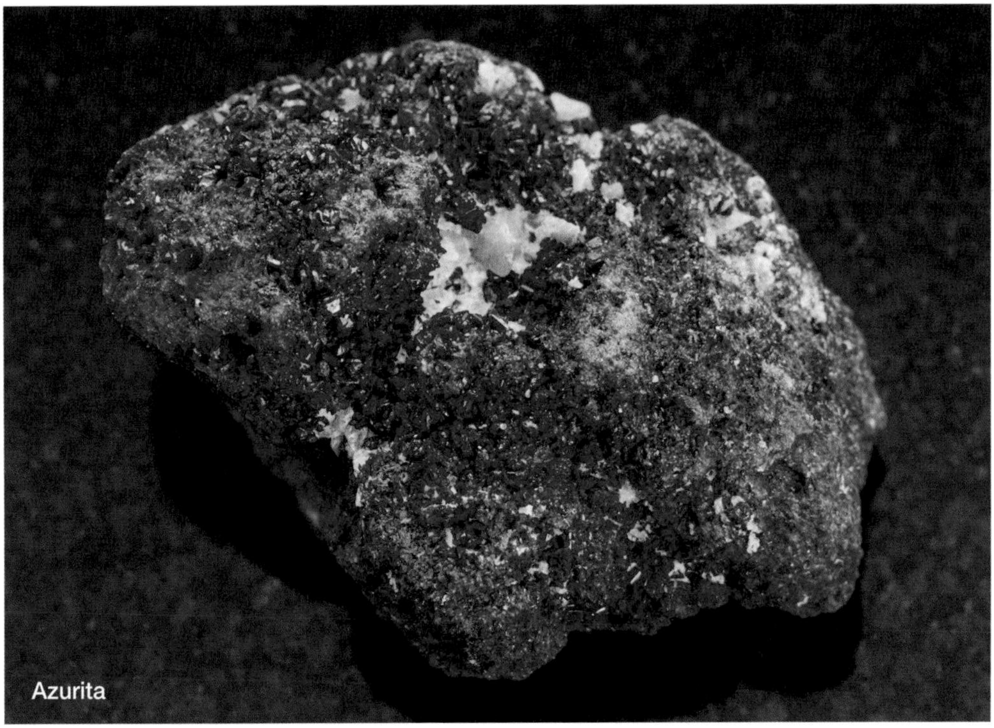

Esta gema es extremadamente eficaz en el tratamiento de las perturbaciones mentales. Su rayo es capaz de expulsar los elementos negativos de la conciencia y reemplazarlos por elementos positivos.

La azurita

La azurita es un cristal azul oscuro con un toque violeta que nos recuerda "el ojo del Espíritu". Símbolo de la visión interior y la sabiduría, esta piedra representa la sensibilidad acabada, la percepción espiritual, lo oculto, la intuición y la clarividencia. Está dotada de posibilidades asombrosas: sus vibraciones muy elevadas nos abren la "puerta del Cielo" y nos conducen a la iluminación.

La naturaleza vibratoria de la azurita va mucho más allá del pensamiento y la emoción: roza en nosotros el ser espiritual.

Es la piedra ideal y maravillosa sobre la que fijar el tercer ojo durante las sesiones de meditación. En efecto, las visiones se transforman en percepciones y las imágenes en presencia consciente.; no dudéis en utilizarla si tenéis bloqueos espirituales.

La azurita puede prestar grandes servicios a los estudiantes que han de presentarse a examen. Fortifica la memoria y favorece la receptividad intelectual. Basta sencillamente poner la piedra sobre la mesa de trabajo o junto a sí.

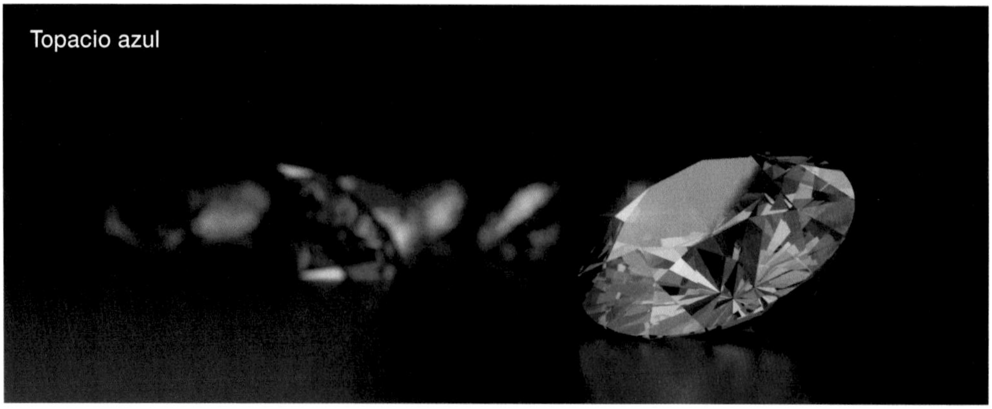

La vocación espiritual de la azurita es ayudar al desarrollo del ser humano más que la de ser utilizada en joyería.

Lapislázuli

El lapislázuli es una piedra opaca de un color azul real intenso. Es el símbolo de la inmensa extensión del espíritu infinito de los cielos. Esta gema representa la luz absoluta –sin la cual la Tierra no habría sido creada– que reside en el corazón mismo del amor y la belleza, armonizando el "afuera" con el "adentro" e inspirando un ideal de comunión y cooperación entre todos los seres vivos.

El lapislázuli, símbolo de la iluminación y el espíritu, posee una trayectoria impresionante. En Egipto se tallaban en él escarabajos para simbolizar doblemente el Infinito, pues quedaba representado a la vez por el insecto y la piedra.

En lapislázuli se han grabado múltiples palabras sagradas, confiriéndole este hecho a la piedra una alta capacidad de acción esotérica. El azul del lapislázuli es el azul del Islam. Ha inspirado muchas esculturas que se encuentran en las mezquitas. Las iglesias y los palacios de la vieja Rusia también estaban suntuosamente decorados con ella.

Piedra de meditación y contemplación, el lapislázuli nos enseña que el amor, la inmortalidad y la divinidad son una misma cosa.

Las piedras de profunda intensidad luminosa con matices claros y de color azul exótico brillante son las más eficaces. Las inclusiones de pirita, además de probar la autenticidad del lapislázuli, le dan un resplandor particularmente notable y una energía positiva.

El lapislázuli está dotado de inmensas propiedades curativas. Purifica el cuerpo entero. Penetrando profundamente en los nudos y los "embotellamientos" formados en la zona de la garganta, sus rayos azules los deshacen, descongestionándolos y abriendo de ese modo el pasaje a la palabra sagrada. Todo lo que se ha dicho acerca de la influencia del zafiro azul sobre el quinto chakra resulta válido para el lapislázuli, salvo que este último, por causa de su opacidad, actúa más en el nivel físico.

Gracias a esta piedra podemos y debemos liberarnos de pensamientos y emociones que impiden la expresión y expansión de nuestro verdadero "yo". No olvidemos tampoco que la palabra es nuestro más grande privilegio y que las modulaciones de la voz revelan el grado de la evolución espiritual alcanzada.

El rayo azul refrescante del lapislázuli alivia las inflamaciones y las hinchazones y nos recuerdan al mismo tiempo la ley de la complementariedad: donde el rojo arde, el azul debe refrescar.

Topacio azul

Hemos dado ya informaciones generales sobre el topacio y recomendamos al lector que se remita a ellas.

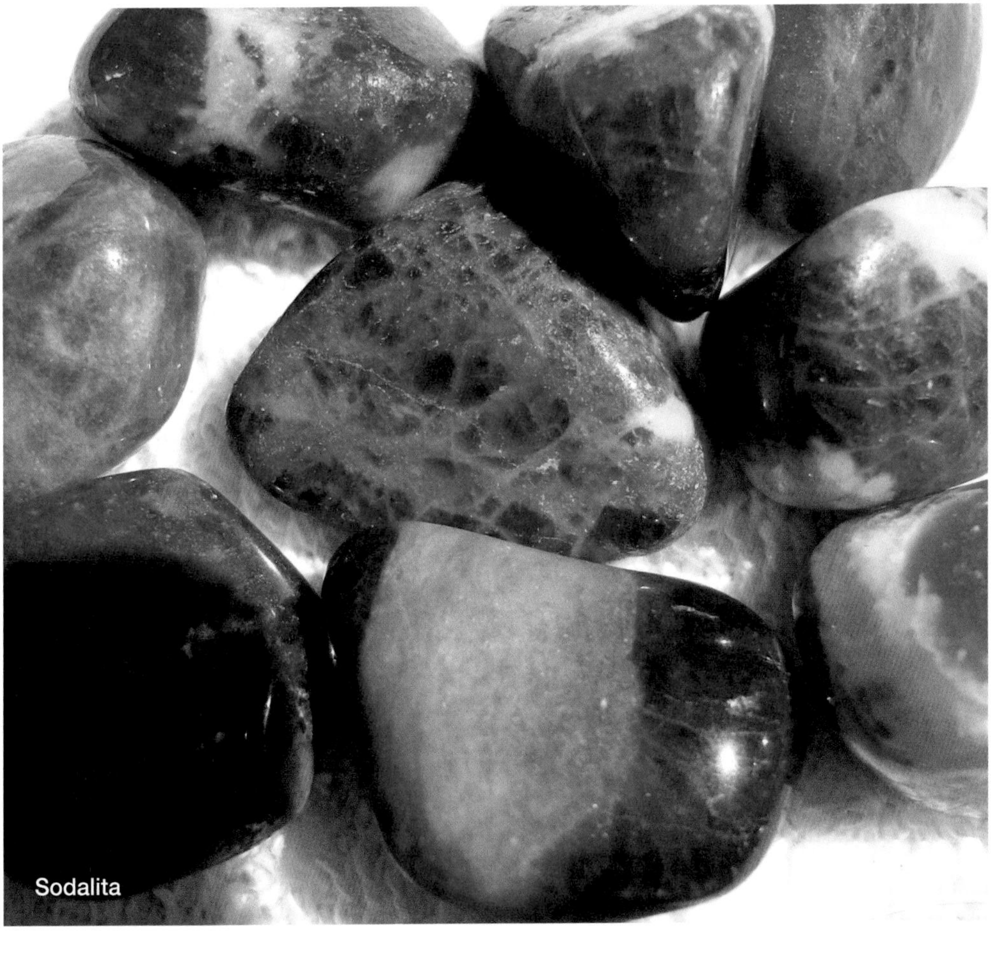

Sodalita

El topacio azul es una gema maravillosamente bella, translúcida y brillante. Su rayo, de un azul luminoso y claro, refresca, apacigua e inspira.

La magia de esta piedra reside en el poder de coagulación de su propia energía magnética. Por su doble capacidad de emisor y receptor, el topacio azul se emparenta con el ámbar y la turmalina.

El topacio azul representa el azul del "cielo eterno", y de sus vibraciones emanan toda la claridad y la pureza de la búsqueda espiritual. Sus virtudes de limpieza y purificación son muy útiles para el cuidado de la garganta y para equilibrar el sistema nervioso.

Todos los artistas deberían poseer un topacio azul. Podrían de este modo cargarse de su gran fuerza magnética antes de emprender una obra y beneficiarse de una inspiración sin mácula.

Sodalita

La sodalita es una piedra azul oscuro. Todavía se encuentra en estado de evolución y se asemeja al lapislázuli, pero sus propiedades son menores. La densidad de esta piedra es excesiva como para que pueda ser utilizada para la meditación o la reflexión.

Por el contrario, si la sodalita se pone junto a otra piedra azul, de la misma intensidad vibratoria, su poder aumenta y es capaz entonces de ejercer una influencia beneficiosa en las glándulas.

La sodalita es muy buscada en joyería, pues se esculpe y se graba con facilidad.

Las piedras violeta

El cuarzo amatista

El cuarzo amatista es el centelleante símbolo de la transmutación. Representa el proceso alquímico que actúa sobre nuestras tres naturalezas: la física, la emotiva y la espiritual. Para la amatista esta transmutación se opera en dos formas: cristalizada y no cristalizada. Los tintes son variados, yendo del violeta claro al violeta oscuro; el color más sostenido se encuentra en la punta del cristal.

Esta piedra está en relación con el séptimo chakra (cima de la cabeza), la coronilla, que es el santuario del espíritu, la puerta de entrada de las fuerzas superiores.

El Fuego rojo de las sensaciones se ha elevado hasta el azul de la vida espiritual. El rojo de la acción física se ha fusionado con el azul de lo Divino para crear el violeta, símbolo de la naturaleza espiritual que ha alcanzado la majestad y la nobleza gracias al sufrimiento. El "vestido púrpura" aguarda al iniciado al cabo del camino que lo ha conducido desde su morada material a su palacio espiritual.

Cuarzo amatista

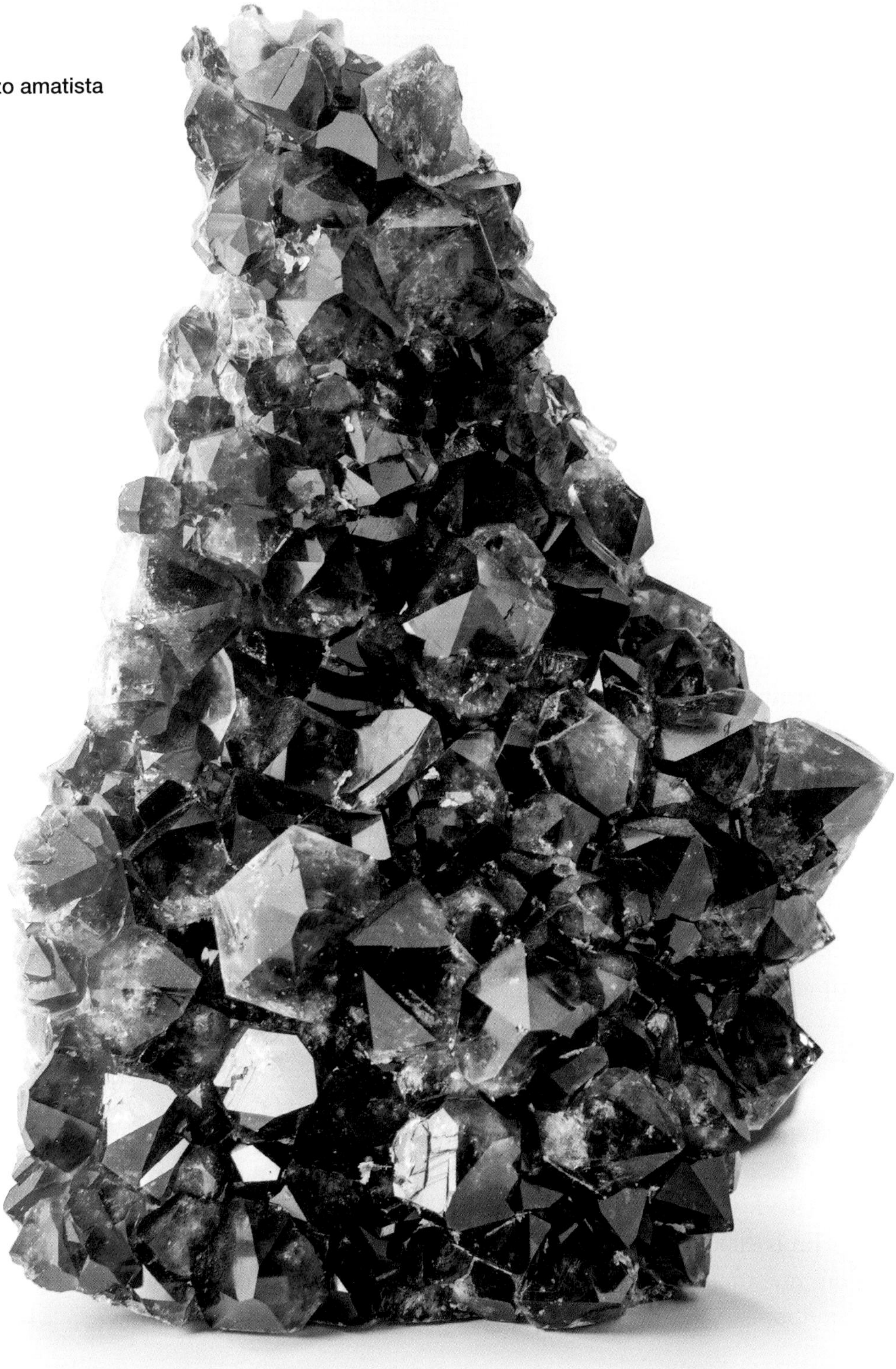

La amatista "trabaja" sobre los diferentes planos de nuestro ser, en la frontera que separa la percepción del misterio. Piedra del altruismo, nos impulsa a poner nuestra fe en Dios al servicio de la humanidad.

Los primeros cristianos tenían perfecto conocimiento de esta gema, y la habían escogido como símbolo del sacrificio, la pureza y la castidad, virtudes de la era de Piscis.

Por mediación de la energía que nos procura, la amatista transmuta la conciencia transformando nuestros viejos conceptos y hábitos en nuevos pensamientos más elevados y emociones más nobles.

La radiaciones ultravioletas del espectro de la amatista tienen un poderoso efecto curativo. Esta piedra se utiliza en la terapia por el color para acrecentar todavía más la acción de la Luz; la musicoterapia y la cirugía, por lo demás, también recurren a esta propiedad de la amatista, cuya irradiación produce cambios en las moléculas y las células de las sustancias orgánicas vegetales, animales y humanas.

Además, la amatista disipa la cólera, el furor, el miedo y la ansiedad que desvían nuestro espíritu del conocimiento espiritual. Esclarece nuestros sueños.

La densidad extremadamente elevada de las vibraciones de esta piedra alivia los dolores fuertes de todas clases, no sólo los corporales, sino también los morales: la melancolía intensa y el sufrimiento de orden psíquico, que mitiga gracias al consuelo que dispensa. Si padecéis dolores de cabeza o insomnio, dad golpecitos y frotad suavemente las sienes con la punta y los lados de vuestra piedra.

Hasta las infecciones de la sangre como la eczemas y los forúnculos y también las enfermedades venéreas pueden tratarse con buen éxito recurriendo a la amatista.

Las piedras de un violeta muy oscuro, es decir, las que emiten los rayos más poderosos, "trabajan" en relación con la energía del kundalini. Estabilizan la polaridad sexual.

Hubo un tiempo en el que las piedras que tendían más bien al azul oscuro se utilizaban en las ceremonias religiosas en el curso de las cuales se intentaba modificar la conducta de los participantes eliminando y haciendo desaparecer sus comportamientos convencionales.

En cuanto a las amatistas de color malva o lavanda, se recomiendan a las personas que estudian las ciencias ocultas.

Estos tintes confieren al aura un resplandor señalado por la serenidad. Los tonos lilas inspiran amor por la humanidad y los orquídea representan el gran ideal que será el sello de la Nueva Era.

En la época actual las amatistas crecen en profusión en la Tierra. Esto demuestra que nuestro planeta experimenta la necesidad de armonizarse de nuevo y encontrar su equilibrio. No es difícil procurarse una piedra semejante. Comparado con la belleza y la ayuda que os prodigará, ¡el dinero es bien poca cosa, podéis estar seguros!

Y, sobre todo, no perdamos de vista hasta qué punto es importante encontrar el equilibrio entre el cuerpo (rojo) y el espíritu (azul) –rojo + azul = violeta– antes de emprender el viaje cósmico y unificarnos con la Infinitud divina.

La fluorita

La fluorita es una piedra joven que debe aún evolucionar antes de adquirir su pleno poderío. Sus cristales cúbicos se presentan en una infinita variedad de matices exquisitos que van del lavanda pálido al púrpura azul oscuro.

Esta piedra es un catalizador que transmuta la emoción en inspiración y nos lleva, a través del aprendizaje del Amor infinito, a descubrir la alegría de la devoción, la verdad y la sabiduría. Tengamos conciencia de que el único medio por el que nos es posible disponer de nuestro planeta para progresar, es el desarrollo de la visión interior.

El mensaje de la fluorita es muy claro: la sabiduría nace de la armonía, la armonía tiene su fuente en la contemplación, la contemplación tiene su punto de partida en la paz interior y la paz interior nos guía hacia la luz y la alegría interiores.

Las propiedades curativas de esta piedra son semejantes a las de la amatista. Pueden utilizarse con un máximo de beneficio en el tratamiento de las enfermedades mentales y cuando se trata de obtener la vigilia espiritual.

Hay también fluoritas con matices verdes muy variados. Este color verde actúa entonces como un íntimo contacto con la Tierra que libera a nuestro cuerpo de un exceso de energía física o nerviosismo.

Las piedras blancas

La piedra luna

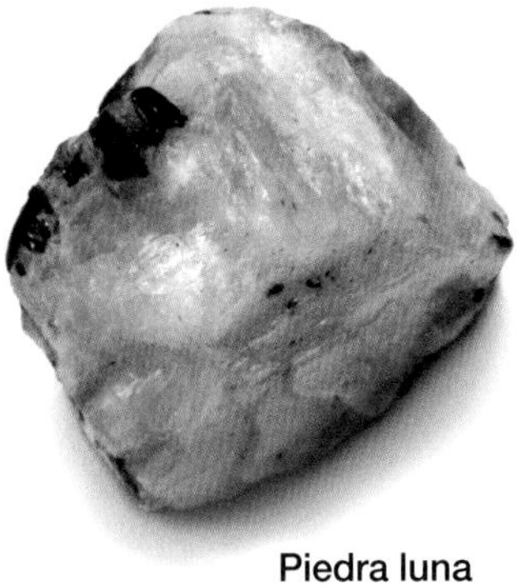

Piedra luna

La piedra lunar es una piedra de las más antiguas cuya significación espiritual es particularmente grande. Gobernada por la Luna, simboliza el aspecto femenino de nuestra naturaleza. Presta servicios inapreciables cuando se trata de calmar reacciones emocionales excesivas y violentas perturbaciones afectivas.

Considerada como piedra sagrada en la cultura india, se la incluía en la decoración de las puertas de los templos en las que había esculpidas escenas eróticas que representaban la unidad del ser espiritual en la dualidad física: el sueño masculino y la emoción femenina unidos en el mismo abrazo.

La piedra luna simboliza la fuerza interior del ser, que ayuda a nuestra alma a progresar. Puede ser blanca y casi transparente; a veces, en el interior, tiene una luz azulada o diversos matices de color crema. Las más eficaces son las piedras claras y finamente pulidas.

Las mujeres no deberían llevar jamás esta piedra en el momento del plenilunio o en la época de la menstruación, pues ello sólo exacerbaría su emotividad, y la exageración no es nunca buena.

Por el contrario, recomiendo decididamente esta piedra a los hombres con el fin de que sean capaces de abrir sus emociones y aceptar el aspecto femenino de su naturaleza.

El ópalo

Translúcido y misterioso, el ópalo posee un espectro luminoso que va del blanco al negro. Todos los colores se reflejan en él: es "total".

Muy en particular, su fuego atravesado por resplandores de colores opalescentes puede ser utilizado para llegar al nivel espiritual más alto y acrecentar la visión interior. Los colores irisados del arco iris actúan de modo positivo en todos los chakras. Ciertos ópalos "trabajan" sobre centros vitales determinados, mientras que una variedad particular de ópalo negro es aún capaz de armonizarlos y equilibrarlos a todos al mismo tiempo cuando ello resulta necesario.

La entera familia de los ópalos eleva el nivel de conciencia normal al nivel de conciencia cósmica, reduciendo el foso abierto entre el cuerpo y el alma: unifica el "yo" con el "sí mismo".

Muy poroso, el ópalo es frágil y puede quebrarse o partirse con mucha facilidad. Contiene siempre un poco de agua (nunca más de un 30% del peso de la piedra). La difracción y la refracción de la luz a través de esta agua y las hendeduras constituyen el origen de la opalescencia, reflejos irisados que cambian cada vez que se modifica el ángulo de visión. Pero la opalescencia puede desaparecer con el tiempo si la piedra se deshidrata. El ópalo opaco, de resplandor blanco lechoso, se utiliza para mitigar la emotividad. En cuanto al color predominante de los otros ópalos, actúa sobre los chakras que les corresponden.

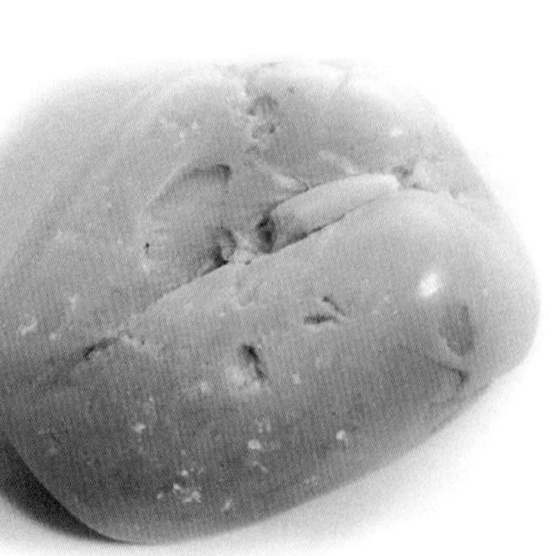

Ópalo blanco

Con suma frecuencia esta piedra tuvo la reputación de provocar desgracia. En efecto, sólo absorbe la negatividad de su propietario para mejor emitirla luego. Este fenómeno es la aplicación misma de la ley kármica. En otros términos, esto significa que si llevamos esta piedra antes de habernos desembarazado de los pensamientos negativos, nos obligará de cualquier modo a enfrentarnos con ellos y a sufrir las consecuencias.

Atención: el ópalo nunca debe llevarse con otra piedra.

Las piedras negras

La turmalina negra

Símbolo de lo misterioso, lo oculto, lo invisible y lo abstracto, la turmalina negra es la más poderosa de las piedras negras por causa de su magnetismo y la fuerza de transmisión de su energía.

Esta piedra es en cierto modo un deflector que desvía la corriente negativa, mientras que las otras piedras tienen más bien tendencia a absorberla. Por consiguiente, constituyen el mejor escudo que podéis encontrar para protegeros de las fuerzas negativas.

El aspecto liso y lustroso de este cuarzo negro es muy atractivo. La enseñanza que puede extraerse de él es que la esencia de la vida debe adoptar una forma con el fin de manifestarse o volverse visible en el plano material.

El control de sí, la disciplina y la estabilidad son las virtudes que nos inspira la turmalina negra.

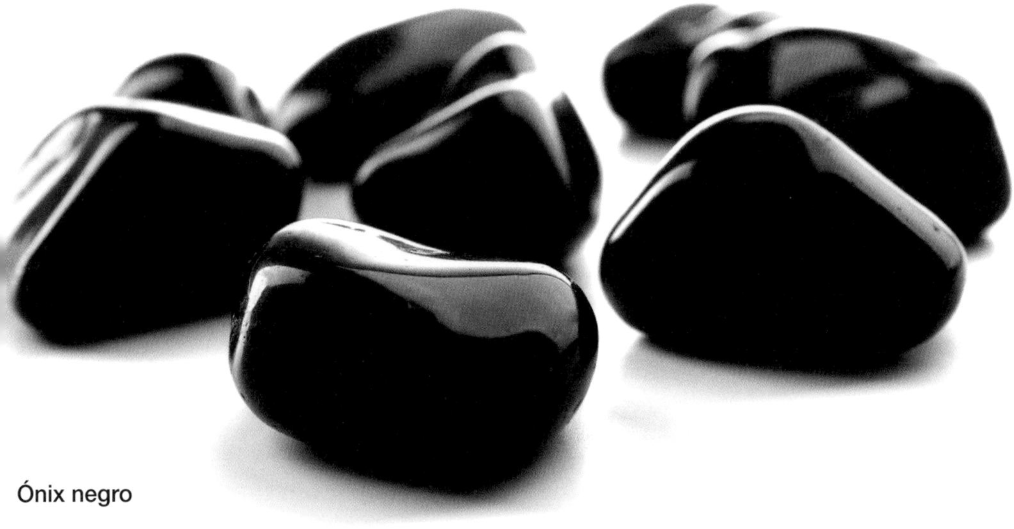

Ónix negro

El ónix negro

Gobernado por Saturno como todas las piedras negras, el ónix nos enseña que, bajo el efecto del dolor y las desdichas, el ego se arranca de su condición rudimentaria y comienza a elevarse fijando la atención en verdades más trascendentales. Las enfermedades y las penas son a menudo el punto de partida de una regeneración.

El ónix negro es el amo supremo del ego: lo hace sentar cabeza y lo estabiliza.

Como que es porosa, esta piedra es por tanto permeable, pero no guarda la energía. Es capaz de absorber la negatividad y, al mismo tiempo, dejarse penetrar por vibraciones positivas. Y, sin embargo, no retiene estas energías mucho tiempo y su acción es de corta duración dado que se neutraliza a sí misma.

El ónix negro se adapta muy bien a la talla y esta soberbia piedra es muy buscada por los escultores, tanto para la realización de obras de arte como para la de joyas.

La obsidiana

Es una piedra negra de origen volcánico parecida al vidrio. A veces brilla toda entera con un color negro lustroso –como las piedras originarias de Demlos, en Grecia–, o bien se da moteada como por copos de nieve.

Ciertas tribus perfectamente caracterizadas de América utilizan esta piedra en el curso de sus rituales, pues le atribuyen el poder de mejorar la agudeza de la vista y aguzar la visión interior.

Por causa de sus vivas aristas, la obsidiana constituía un material del todo indicado para la fabricación de puñales, hojas, puntas de dardos y de flechas y agujas.

Azabache negro

El azabache negro, de resplandor ceroso y aterciopelado, posee las mismas propiedades que el ónix negro. Esta piedra se asocia con el duelo y contiene ciertas energías negativas del pasado, como sucede igualmente con el coral negro al que se recurría en las ceremonias de magia negra. Los cuchillos utilizados en los sacrificios rituales de Stonehenge se tallaban con azabache negro.

Señalemos que en Irlanda, donde el mar es tempestuoso y peligroso, las mujeres de los pescadores queman pequeños trozos de azabache negro mientras rezan por el retorno de sus maridos.

Antes de que existieran los dentistas, se aplicaba polvo de azabache negro alrededor de un diente dolorido con el fin de aliviar al paciente. Servía también para mitigar los dolores de estómago y las jaquecas.

Los escultores y los joyeros lo buscan con afán. De hecho, esta piedra es un carbón bituminoso muy antiguo que ha sufrido enormes presiones en el interior de la Tierra.

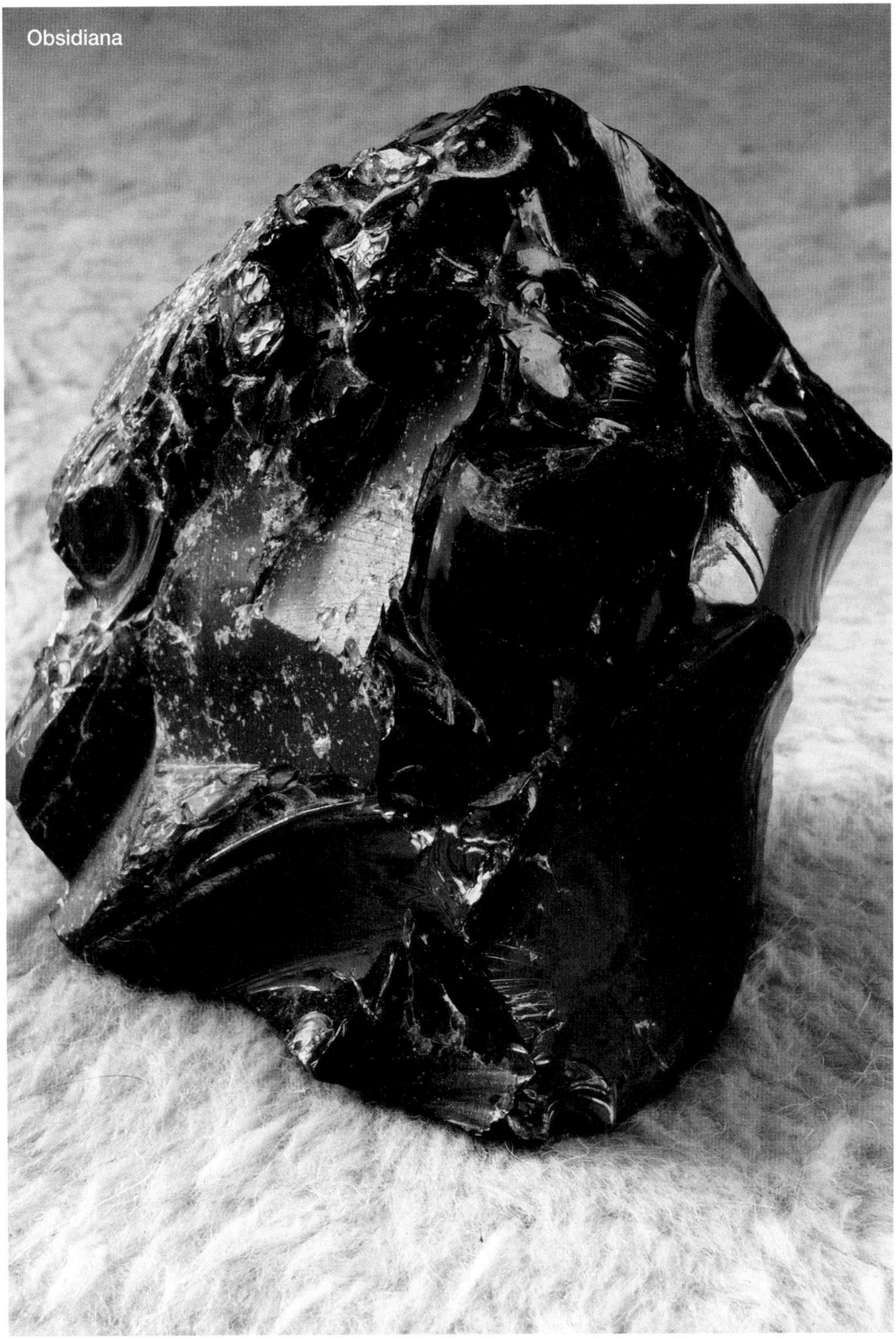
Obsidiana

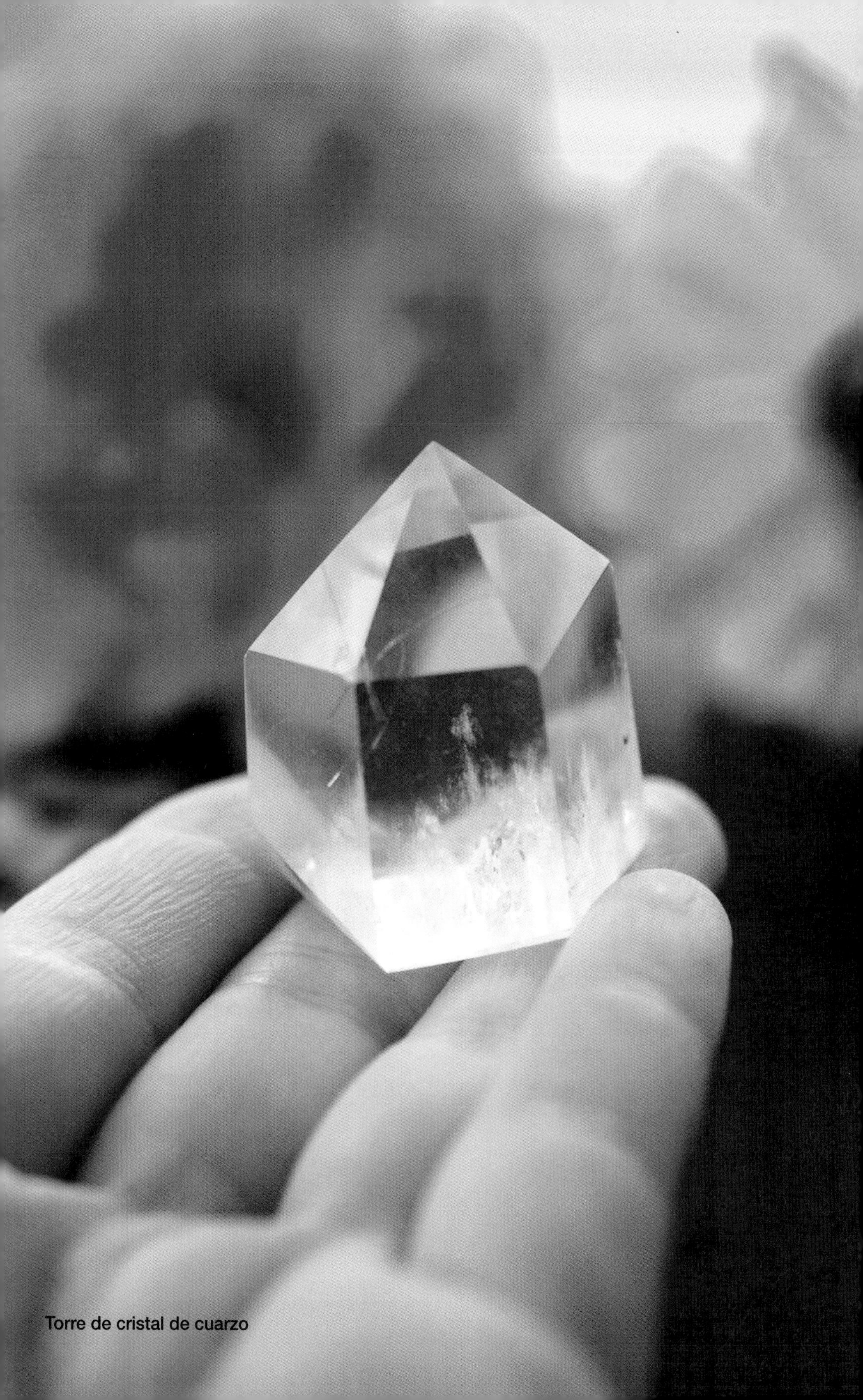

Torre de cristal de cuarzo

Cristales y piedras de la A a la Z

* La densidad se expresa en gramos por cm³.
* En lo referente a la dureza de los cristales y las piedras, se sigue una escala de diez.

Ágatas

Clase: dióxido de silicio. Piedra del grupo de los cuarzos, es una variedad de calcedonia finamente zonificada en capas concéntricas.

Color: blanco o lechoso, gris, azul, marrón... El ágata se presenta en formas variadas según se dispongan colores y zonas. Esta piedra opaca se vuelve translúcida cuando se corta en tiras para joyería. Por otra parte, algunas ágatas son coloreadas artificialmente.

Dureza: 6,5-7. **Densidad:** 2,5.

Procedencia: en todo el mundo, en especial Alemania, África Central, Madagascar, India y Brasil, Texas, México Uruguay.

El ágata favorece el equilibrio dé todas las energías del organismo, tanto físicas como emocionales y mentales, propiciando la relajación.

Favorece la concentración y la introspección. También estimula la memoria y la autoconfianza. Asimismo, crea un sentimiento de seguridad, de estar conectados a la Tierra y a la vida, de aceptación de uno mismo.

Se muestra especialmente eficaz para los trastornos de estómago, útero y piel. Colocada sobre un órgano determinado, contribuye a relajarlo y favorece que sus funciones se desarrollen sin tensión y en armonía. Facilita la circulación de la sangre y la purificación de órganos internos.

Generalidades. El nombre ágata es el de un río siciliano en la región de Selinus, en donde se encontraba esta piedra en la Roma antigua. Sin embargo, el nombre del curso de agua, como el de la piedra, evoca una palabra griega para lo que es bello y bueno.

Atributos. Piedra de gran estabilidad, formada por microcristales de cuarzo formando capas.

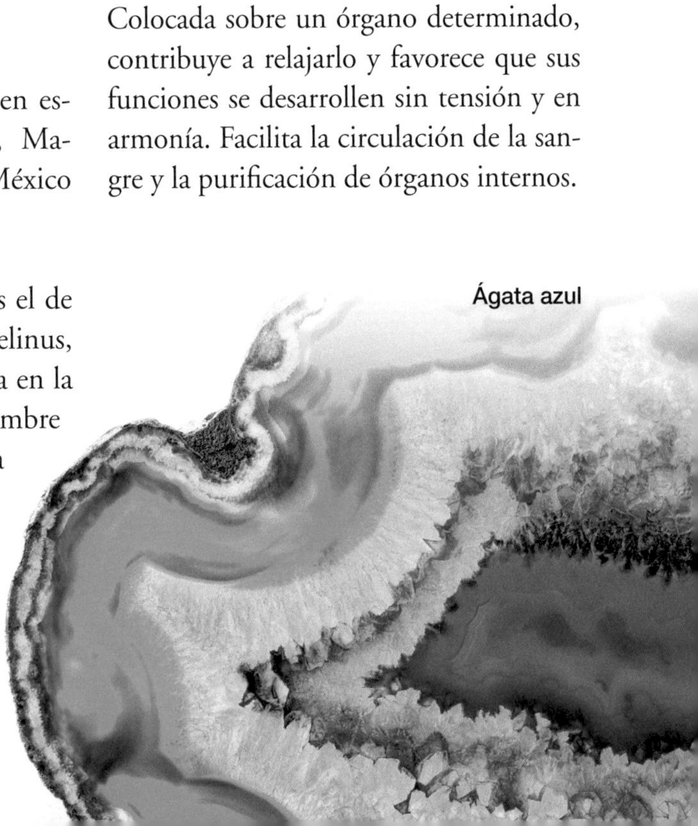

Ágata azul

Indicaciones terapéuticas. El ágata representa la vida en su aspecto más terrenal, más material. Debe ser usado en la piel. Recomendado para mujeres embarazadas, promueve el embarazo en todos los sentidos. Su aspecto tónico puede incluso evitar la depresión postparto que las madres jóvenes experimentan después del nacimiento de su hijo. Una joya de ágata usada entre los senos activa la lactancia. Del mismo modo, tiene un efecto significativo en los problemas sexuales masculinos.

Para los neurasténicos, los deprimidos, esta "hiedra viva" es muy eficaz. Es recomendable observar un ágata traslúcida después de haberlo llevado sobre la piel. Veremos jugar la luz con sus diferentes colores y vetas.

El ágata como piedra fría en la frente suele ser eficaz en caso de fiebre moderada. También alivia el picor de las picaduras de insectos. Hildegard von Bingen la defiende en caso de enfermedades del corazón y en todo lo que concierne al corazón en el sentido emocional. Ella proponía usar un disco en el centro del pecho para fortalecer el músculo cardíaco y el potencial emocional.

Ágata calcedonia. Esta variedad de ágata azul inspira y despierta nuestra creatividad. Es una piedra femenina, total o parcialmente translúcida con apariencia lechosa, y una dureza mayor, de 7 sobre 10. Absorbe las energías negativas y transmite buenas vibraciones. Apacigua la hostilidad y transforma la melancolía en alegría.

Debajo de la almohada, hace desaparecer el miedo a la oscuridad y los terrores nocturnos proporcionando un sueño plácido y reparador.

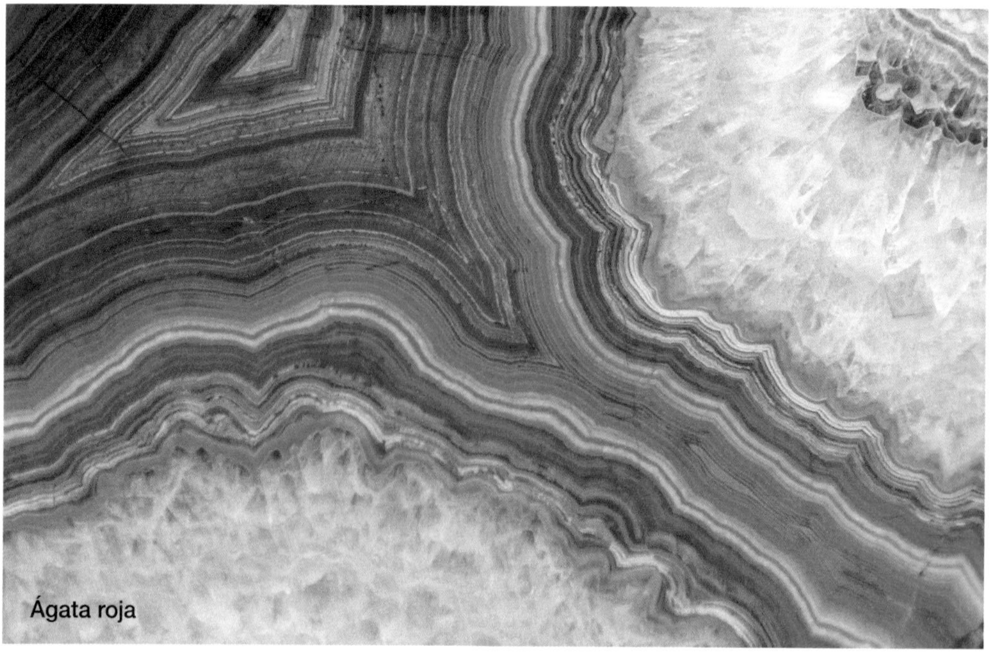

Ágata roja

Favorece la secreción de leche en las mujeres y en los hombres contribuye a mejorar la cantidad y calidad del líquido seminal. También es muy eficaz para disolver las piedras en los riñones y aliviar trastornos oculares por escasez de fluido lacrimal. Adecuada en alteraciones de garganta, trastornos del habla o problemas de comunicación. Ayuda a combatir la depresión y la ansiedad, y ayuda a llevar mejor el paso del tiempo.

Ágata cornalina. Variedad de ágata de color naranja o marrón que puede ser opaca o translúcida y tiene una dureza de 7 sobre 10. Aparte de la amatista y del cristal de roca, la cornalina es uno de los cuarzos más valiosos.

Asociada al segundo chakra, la cornalina es única para trabajar la falta de aceptación de uno mismo, así como la timidez, la introversión y demás inhibiciones, incluidas las sexuales.

Nos capacita para materializar nuestros sueños, nos libera de pensamientos y emociones negativas y nos devuelve la alegría. Estimula el fuego interior facilitando las funciones de los órganos de la cavidad abdominal: ayuda a resolver problemas digestivos y de eliminación. Purifica y regenera los tejidos y la sangre.

En las fases transitorias de la Tierra conocidas como las eras oscuras, cuando el mundo se hallaba en estado de incubación, fue buscada y utilizada por los que trataban de entender las leyes de la naturaleza. Los pocos seres humanos que conocían la luz en aquel período eran muy conscientes del valor y beneficios de la cornalina, y aprovecharon bien sus propiedades en las ceremonias y en la magia blanca.

Es un tónico antiguo, de utilidad especial cuando se proyecta en el hígado, vesícula biliar y páncreas, estimulando la afluencia de enzimas durante la digestión y, en general, manteniendo en buen estado el sistema depurativo del organismo.

Hoy se sabe que la cornalina simboliza el calor y la energía de la Tierra. Aporta estabilidad y equilibrio. Fortalece la motivación y disipa la apatía. Su campo electromagnético actúa como un escudo para la persona que la lleva. Ayuda a dispersar los pensamientos perturbadores y a concentrarse. Aumenta la autoconfianza y nos protege de la envidia, la ira y los sentimientos negativos hacia los demás.

La cornalina regula y potencia el papel de las vitaminas y minerales en el organismo, nutre de energía los tejidos y asegura un buen aporte de oxígeno a los músculos a través de la corriente sanguínea.

Filtra las impurezas, favorece el metabolismo y regula la función de los riñones. Su poder purificador la hace muy útil para combatir el reumatismo y la artritis. Es una de las pocas gemas que armoniza eficazmente con los elementos de fuego y tierra de hoy en día. El ámbar es otra, y puede ser utilizado bien por los elementos acuáticos. Está especialmente bien sintonizada con Marte-Plutón, pero antes de esta era sólo se alineaba con Marte. Todos los individuos pueden beneficiarse

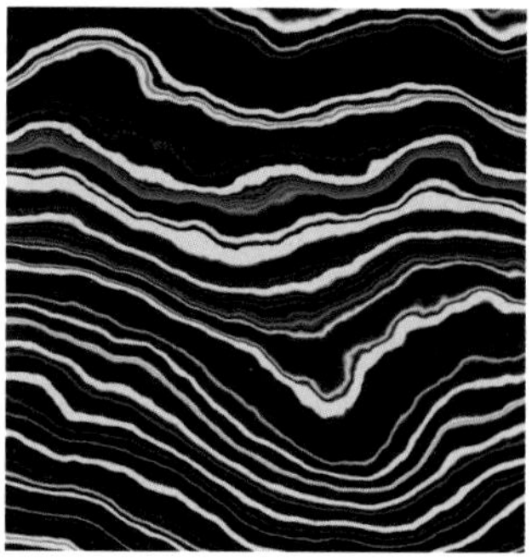
Ágata negra

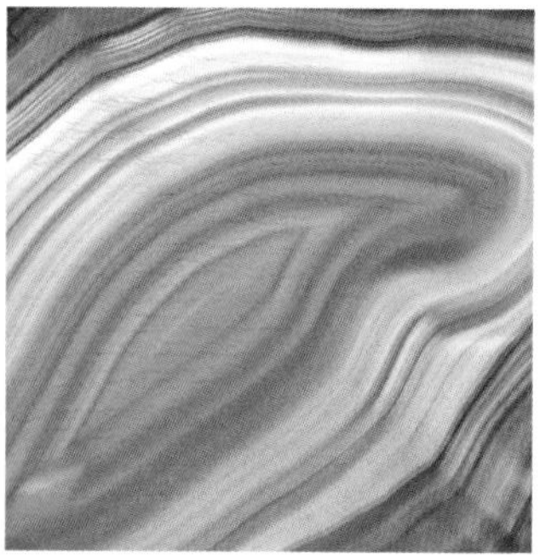
Ágata amarilla

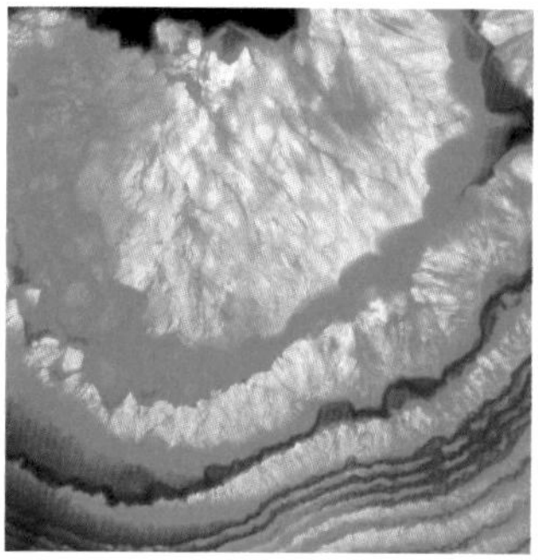
Ágata verde

con su uso, pero resultará especialmente útil para quienes se sientan atraídos por su órbita.

Ágata negra. Es propicia para la vida interior y la meditación. Es una piedra espejo, que permite concentrarte y descubrirte a ti mismo. Esta es la piedra de la búsqueda, la que Teseo encuentra mientras se zambulle en el mar y ofrece a la reina. Sin embargo, esta piedra puede llevarnos a encerrarnos en nosotros mismos y a razonar de manera egoísta. Puede también causar alguna embriaguez espiritual que la amatista puede curar.

Agata azul. Es la piedra terrenal por excelencia.

Ágata amarilla. Cuando se mezcla con trazas cristalinas, evoca, desde el punto de vista material, oro, riqueza. Por eso muchas tradiciones le prestan el poder para ayudar a descubrir tesoros escondidos. Desde el punto de vista espiritual, el oro representa la amistad fiel y el deseo ardiente. El ágata con predominancia amarilla es una piedra de seducción para los hombres que quieran atraer a las mujeres. Este deseo también puede estar relacionado con una precipitada culminación en la búsqueda de poderes espirituales.

Ágata púrpura. El color de la nobleza, la riqueza entre los romanos, la púrpura simboliza la elevación del espíritu, pero también la tristeza, la sangre o la muerte. Es una piedra de acción energética, de voluntad y paciencia, incluso de implacabilidad.

Ágata verde. Marcada por la esperanza, simboliza crecimiento, evolución, germinación, fertilidad. También es la piedra de la imaginación creadora. A menudo representa tanto la inevitabilidad como la tentación.

Ágata de espuma. Llamada así porque se parece al liquen, ayuda a la curación del tinnitus y los dolores o inflamaciones intestinales. Sin embargo, los efectos de la ágata pueden ser violentos. Una persona muy deprimida o en duelo tendrá que ser cautelosa. las ágatas con el corazón vacío (geodas y piedras huecas) pueden acentuar la confusión y la morosidad.

Ágata musgosa. Esta gema nos conecta con la naturaleza, en especial con las plantas. Era común entre las tribus de Norteamérica regalar ágata musgosa como talismán protector. Su combinación de colores verde y blanco la hacen apta para combatir el agotamiento debido al estrés de las glándulas suprarrenales y ayuda al buen funcionamiento de los órganos sexuales. Al contener armonizadas las energías de los cinco elementos, estimula el arraigo a la Tierra y la absorción de energía, tanto del aire que respiramos como de los alimentos.

Agata del Brasil. Procede de una zona que es uno de los más poderosos productores de variedades bien desarrolladas de las gemas, a causa de las condiciones (presión atmosférica, densidad…) que resultan adecuadas para su evolución. En toda América, tanto en el Norte como en el Sur, poseen infinitas variedades de ágatas que se utilizan comúnmente y a diario.

Ágata fuego. Esta gema no es en realidad un ágata sino que ha de considerarse con la familia de los ópalos, y más específicamente en la gama octava del ópalo negro. La inclusión de ágata, conocida como amolita, es la esencia que comprende el fuego y su propósito.

El ágata fuego lleva cierta forma superior de la frecuencia del ópalo negro, que la convierte en un maravilloso y respetable compañero. La asociación con el cuarzo, de cualidad protectora, no impide en absoluto sus emanaciones.

Es un tipo raro de gema que conlleva una vibración muy similar a la del rubí, granate y las formas más anaranjadas de la turmalina. Es una piedra única en la familia de las ágatas, especialmente cuando es profunda y clara, pues sus propiedades son electromagnéticas; y si está sintonizada y en armonía con las ener-

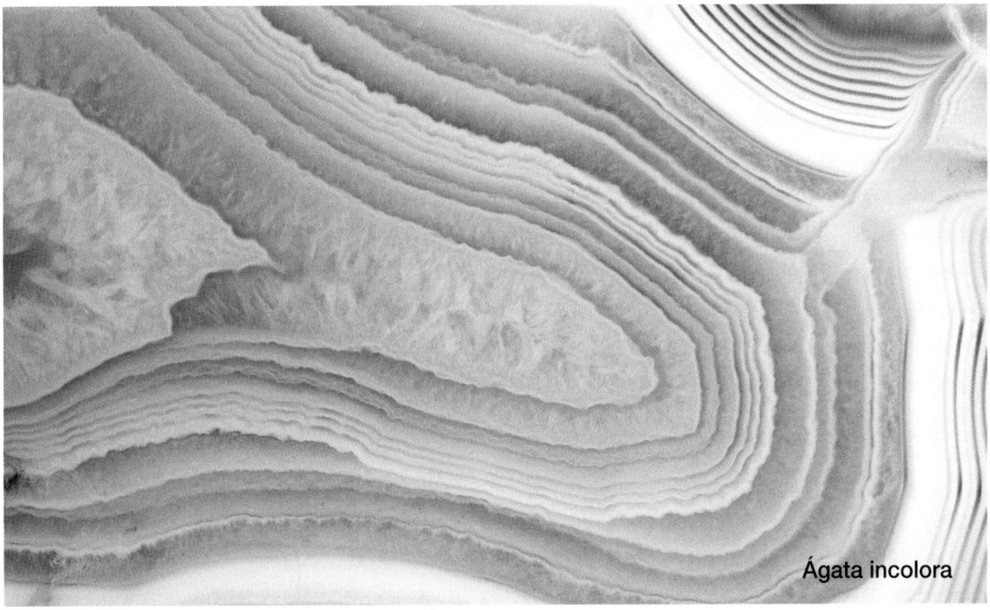

Ágata incolora

gías radiantes de la persona que las lleva, resulta tan poderosa y energizante como las gemas más buscadas.
Para más información ver el apartado dedicado a los ópalos.
Astrología. El ágata ayuda a tratar las heridas al disminuir el flujo de sangre. Está conectada al signo de Tauro y se asocia con el signo de Escorpio. El ágata musgosa está más específicamente relacionada con Géminis para los nativos americanos.

Aguamarina

Clase: silicato de aluminio y berilio. Variedad de berilo.
Aspecto: cristales claros hexagonales con diversos grados de transparencia.
Color: oscila entre el azul y el azul verdoso. Es una variedad de esmeraldas con trazas de litio, flúor y calcio que cambian su color.
Dureza: 7,5 a 8. **Densidad:** 2,7.
Procedencia: Madagascar, Brasil, Birmania, Nigeria, México, Urales, Sudáfrica y Afganistán.

Generalidades. El nombre de esta piedra proviene de aqua, el nombre latino del agua y el adjetivo marino. Piedra de agua verde que evoca el mar. La aguamarina oriental no es más que una variedad de topacio.

La piedra aguamarina lleva consigo todos los símbolos asociados con el mar. Se presenta como un espejo que se refleja indefinidamente. Es una fuente de claridad: nos permitirá explorar las profundidades más oscuras del alma. Es una piedra ideal para el índice de psicólogos, psiquiatras y psicoanalistas. Esta claridad, a veces cegadora, nos pone cara a cara con nosotros mismos y con los demás.

Para algunos místicos, es una piedra que puede originar revelación. Ayuda a la visión interior, a la comunión con el mundo, a la inteligencia de las cosas y los seres. Algunas tradiciones afirman que uno puede ver a su ángel guardián a través de una aguamarina que mira hacia el norte. Es una piedra de amor y fidelidad. Puede entregar en algunas personas donaciones paranormales enterradas desde hace mucho tiempo. Fomenta la meditación.
Atributos. La aguamarina aporta paz y lucidez, nos inspira y amplifica nuestras percepciones mentales. Reduce miedos y ansiedades, nos libera de excesivas preocupaciones y de sensaciones de desarraigo o desorientación. Acentúa las cualidades femeninas. Potencia la comunicación y la expresión personal, así como la predisposición a escuchar. Desbloquea la columna vertebral, especialmente en la zona de nuca y cuello, aliviando afonías, laringitis, dolores de mandíbula, dientes u oídos. Poniéndola sobre la zona correcta fluidifica flemas en caso de sinusitis y relaja las tensiones del nervio óptico y de los ojos en caso de haber forzado la vista. Previene la retención excesiva de líquidos y mejora la eliminación de toxinas.

Tiene especial influencia en los riñones, la vesícula y la uretra. Previene alergias, infecciones y problemas respiratorios. Adecuada para aliviar las tensiones que impiden una buena digestión.

Indicaciones terapéuticas. Es la piedra de la respiración, las vías respiratorias, los pulmones. Puede curar una tos frecuente, incluso sinusitis. Ideal en caso de alergias crónicas, sobre todo en algunas alergias de piel. Además, la alianza de la aguamarina, esmeralda y jade verde (o una turmalina) es excelente en caso de asma.

Una aguamarina incluso pulida calma el dolor de muelas. Basta chuparla como si fuera un caramelo. En la fatiga ocular, ciertos trastornos visuales se reducirán o aliviarán con la aplicación en los párpados cerrados en posición acostada, veinte minutos cada noche antes de dormir. Se puede colocar una piedra en el estómago o en la región del hígado en caso de afección. En el plexo solar, la acción beneficiosa de la aguamarina irradia y puede calmar los espasmos nerviosos.

La visión tradicional. Este hermoso mutante del berilo esmeralda está convirtiéndose en un emisor de frecuencia superior de la energía neptuniana del amor, con una frecuencia tonal superior a la de su hermana Venus.

Esta gema va muy bien para los tres niveles de la trinidad física humana, equilibrando los desequilibrios de la persona allá donde se encuentren. Es una gema estabilizadora, y un filtro que ayuda a eli-

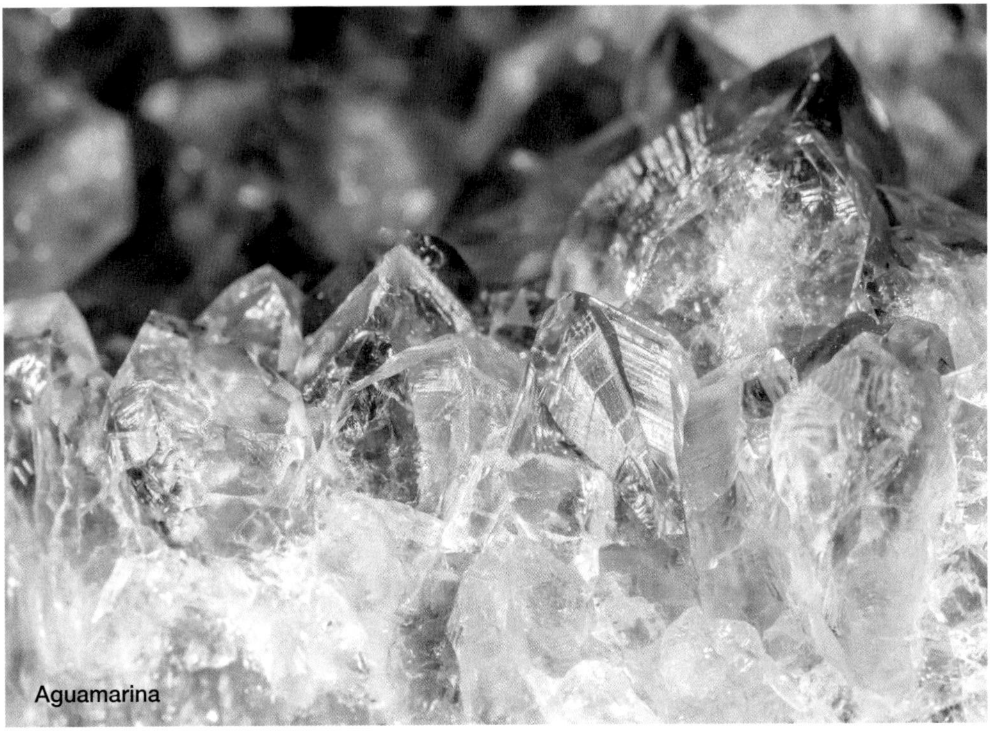

Aguamarina

minar parte de la escoria y residuos acumulados. Es un purificador por excelencia casi tan poderoso como la esmeralda.

Es particularmente beneficioso cargar la aguamarina antes de llevarla encima, durante 8 a 24 horas, a la luz directa del sol, rodeada de cobre. Así se amplificará su actividad.

Astrología. El aguamarina está vinculada a Acuario, signo de tierra, complementario. Es lo mismo para Piscis. El doble aspecto, el espejo de luz, el cielo mar de esta piedra lo conecta con Géminis, mientras que su equilibrio simbólico concuerda perfectamente con el signo de Libra.

Alabastro

Clase: sulfato de calcio blanco o rosado, a veces parduzco.

Dureza: 2. **Densidad:** 2,3.

Procedencia: el alabastro se encuentra en todas partes, pero el legendario alabastro de estatuas y objetos antiguos provenía de un depósito cerca de Volterra en la Toscana italiana.

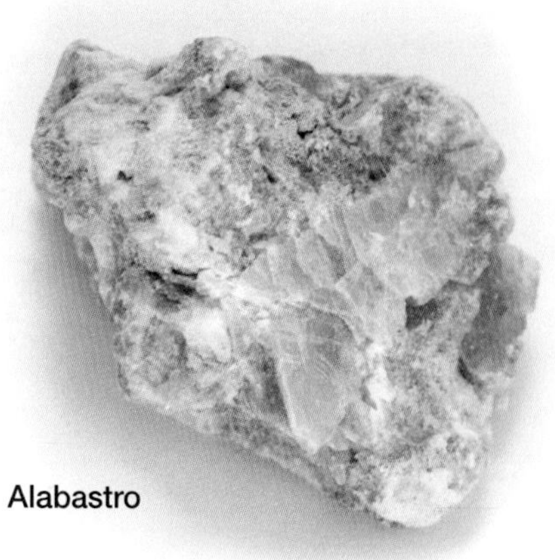

Alabastro

Generalidades. De albus, "blanco" en latín. El alabastro no es el "mármol de los pobres", como se ha dicho a menudo. La blancura de esta piedra "vibra" y exalta la representación del cuerpo humano. Este realismo evoca la "prisión del cuerpo" opuesta a la libertad de la mente. El alabastro representa la vida interior que se hunde bajo la frialdad, e inercia aparente.

Es el mito de Galathea (alabastro), tallado por Pigmalion, que quería que esta estatua se animara y viviera. Era el canon de las formas femeninas, tanto para la celebración como para la blancura. En la antigua Roma se preparaba un polvo para blanquear los escotes y para teñir.

Indicaciones terapéuticas. El polvo de alabastro puede sustituir al talco. Tiene un efecto suavizante para la epidermis. El calcio contenido en el alabastro sería igual de efectivo, pero más difícil de analizar que el de las preparaciones farmacéuticas: absténgase de absorberlo porque a menudo es impuro y puede contener otras sustancias más tóxicas.

El polvo de alabastro diluido en agua destilada alivia los trastornos mentales: las alteraciones de la personalidad, la inteligencia y el carácter se reducen si se toma una cucharadita cada mañana durante una semana. El alabastro, una piedra femenina, alivia los trastornos del ciclo menstrual.

Regenerando la piel, el alabastro es una buena manera de luchar contra la relajación de la carne: se masajeará suavemente con una barbilla doble de piedra de alabastro, senos cansados y párpados en caída libre.

Astrología. Los Piscis que a menudo necesiten orientación podrán dirigirse un poco mejor llevando esta piedra.

Las mujeres nativas de Acuario corregirán su infatigable ayuda, que a menudo se maltrata con el uso de aretes de alabastro. Esto fortalecerá aún más su ardiente, pero paradójico, deseo de libertad. Esta vacilación entre el deseo de servir, incluso la sumisión, y el de liberarse, es el gran dilema de Acuario. El alabastro puede ayudar a resolverlo. Virgo y Libra encontrarán el calor que a veces les falta.

Alexandrita

Se dice que la alexandrita es la piedra de la inteligencia. En la ascensión en su modelo evolutivo terrestre, esta poco conocida gama empieza a ser utilizada por la humanidad por sus facultades de regeneración. La gema, de orientación plutoniana, opera puramente sobre las fuerzas regeneradoras, internas y externas, desde el nivel físico y hasta los niveles superiores. Puede utilizarse de un modo similar al del granate, aunque es menos fácil de encontrar.

En su actual fase de desarrollo tiene la capacidad de elaborar un vínculo directo entre el ser humano y sus aspectos superiores, el chakra de la corona, sirviendo de puente entre las escisiones de la actual existencia. En la cima de su desarrollo, cuando haya pasado una gran cantidad de tiempo terrestre, la alexandrita será poderosa y tendrá una función similar a la del diamante, pero seguirá siendo de actuación regenerativa, y no un curador físico en el sentido usual.

Esta gema tendrá también el objetivo peculiar de unir los fuegos sagrados y mantenerlos estabilizados y funcionando apropiadamente desde las perspectivas del chakra de la corona, que en ese punto del tiempo se habrá abierto y será muy activo en la mayoría de la humanidad.

Amatista

Clase: es un cuarzo cuyo color varía desde lila vinosa hasta violeta intenso o azul oscuro, dependiendo de la concentración de manganeso y hierro que contiene la piedra. Rara vez hay amatistas verdes o rojo marrón.

Procedencia. Brasil, Uruguay, Sri Lanka (Ceilán), Magreb, Urales.

Dureza: 7. **Densidad:** 2,65.

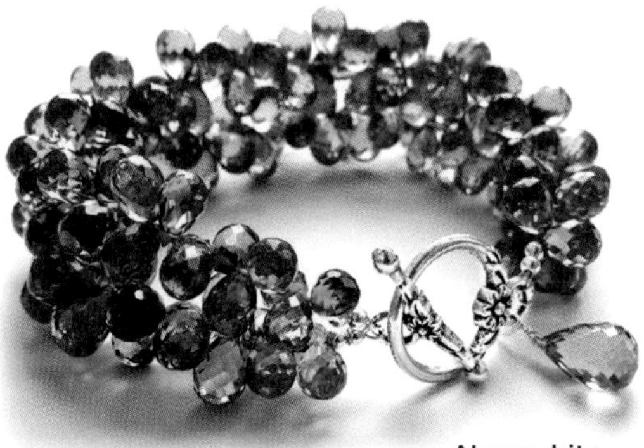

Alexandrita

Generalidades. El nombre griego ametusthos significa "quien no está borracho", así que esta piedra está relacionada con la temperancia.

En la antigua Roma, se guardaba amatista debajo de la almohada o del colchón, para tener dulces sueños y alejar las pesadillas.

La amatista, según Ovidio, era una ninfa perseguida por los ardores de Baco. Deseando escapar, invocó a la diosa Diana, que acudió en su ayuda transformándola en piedra brillante, en "cristal puro y frío". Baco, furioso, arrojó su copa llena de vino sobre esta piedra que tomó la sombra que le conocemos bajo el efecto de los pigmentos del vino.

El manganeso que contiene la convierte en una piedra que fomenta la meditación y alienta la creatividad al activar la anticipación, la creación de imágenes interiores, la formación de proyectos. Oculta un "silencio actoral" que fermenta en las profundidades de nuestra imaginación, refinando el reflejo, reforzando la intuición, permitiendo al conjunto llevar a cabo lo que solo podría ser una vaga idea vaga.

La amatista ayuda a ir "directo al grano", por eso tradicionalmente se considera como un eficaz talismán para el éxito. Y también ofrece templanza, lo que la Convierte en la piedra de la pareja; la de nuestra dualidad íntima y nuestra relación mutua. Símbolo de la pureza espiritual, puede dar sentido a una unión que al principio se basa en la carne y se desvanece poco a poco, por falta de otras comuniones. También permitirá trascender la unión carnal y dar sentido a la vida en común.

Indicaciones terapéuticas. Es la piedra de los trastornos psíquicos, el estrés, la tensión nerviosa. Colocada en la frente, calma la migraña y atenúa los estados neuróticos. La amatista colocada en el ombligo protege de la embriaguez y ayuda a la sobriedad en caso de alcoholismo. La moda del "piercing" permite mantenerlo permanentemente. La amatista contribuye además a la curación de quemaduras. Es una piedra muy beneficiosa para el tratamiento de los temperamentos irascibles: excelente para los diplomáticos, negociadores, empresarios.

Astrología. Piscis, un signo de agua, un símbolo de Cristo, está de acuerdo con la amatista, que también evoca a Aries por su fuerza terrenal, como Sagitario por su manera de "atacar" exactamente los problemas.

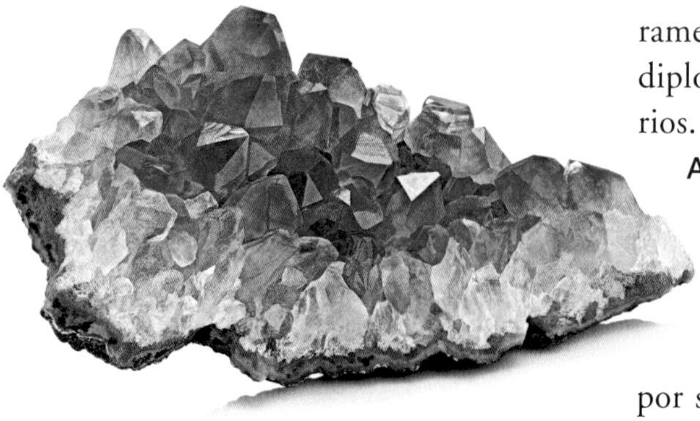

Amatista

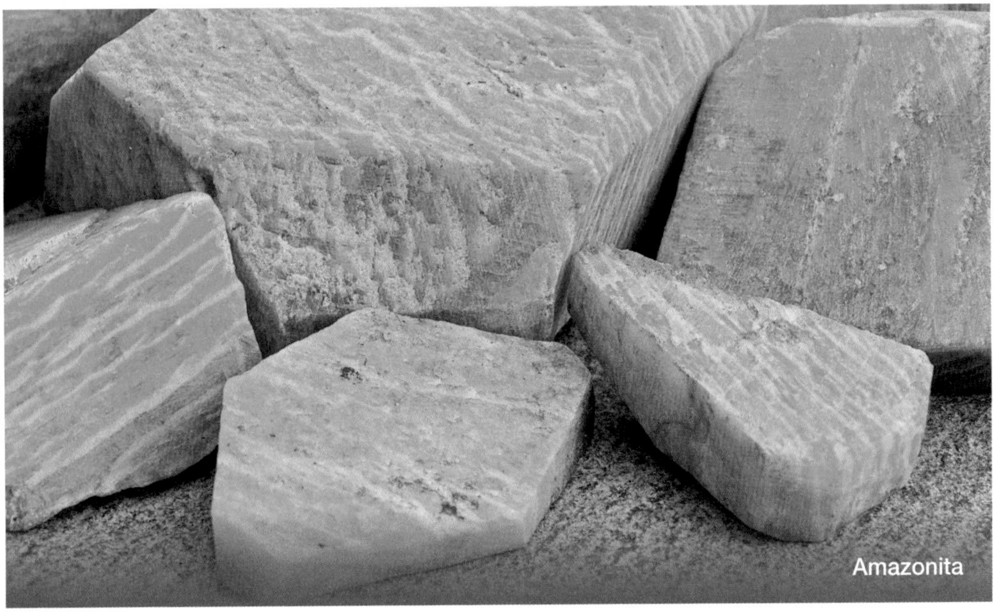

Amazonita

Clase: doble silicato de aluminio y potasio.
Color: verde y verde azulado, a veces con puntitos blancos.
Procedencia: Amazonia brasilera, Rusia, Canadá, Brasil, Austria, India y Mozambique, Madagascar.
Aspecto: la amazonita es una piedra opaca con brillo nacarado y vítreo.
Dureza: 6-7. **Densidad:** 2,5.

Generalidades. El nombre de la piedra proviene de la región del depósito más conocido. Los conquistadores lo encontraron y lo hicieron tallar joyas y objetos de culto. Está relacionada con la leyenda de las amazonas: sirvió como medicamento para aquellas guerreras formidables para todo tipo de trastornos, lesiones, dolencias.

Atributos e indicaciones terapéuticas. Energéticamente el azul verdoso regula el aspecto agresivo y anima a buscar el equilibrio emocional. En general, actual como tranquilizante del sistema nervioso.

La amazonita nos ayuda a neutralizar el trato injusto y la proyección de culpas a los demás, así como la ira reprimida que nos cuesta entender y expresar de una manera correcta y que no nos haga daño.

Esta piedra es muy útil para absorber la negatividad, tanto la nuestra como la del entorno, ya sean formas de pensamiento u ondas electromagnéticas. Conecta el plexo solar y el corazón. Nos permite respirar mejor y alivia las emociones hepáticas. Fortalece el sistema inmunológico, ayudando a la desaparición de las alergias. Nos conecta con la naturaleza y con su poder de transformación.

También calma el picor, pero no cura las enfermedades que requieran un tratamiento de fondo: solo alivia los efectos dolorosos. La amazonita también trata el acné. Es un regulador del deseo sexual que es psicológicamente disfuncional (anafrodisia, falta de deseo sexual sin impotencia o frigidez) o físicamente: impotencia, vaginismo, frigidez. O que es exagerado: priapismo, ninfomanía, enfermedad de Clérambault (erotomanía de la anciana). Obsesión sexual con impulsos irreprimibles, etc. La amazonita alivia el dolor reumático y la artrosis.

Astrología. Leo lo descubrirá para bien y para mal. Aries encontrará el acompañamiento de su espíritu decidido... Escorpión usará la amazonita para salir de sus momentos de depresión. Sin embargo, no debe convertirlos en momentos de agresión abusiva.

Ámbar

Clase: resina orgánica. El ámbar no es en realidad una piedra, sino una sustancia resinosa blanda fosilizada de origen vegetal. El ámbar a veces se llama succión, cuando es muy amarillo.

Aspecto: resina fosilizada de origen vegetal que puede albergar en su interior restos de insectos o plantas.

Color: amarillo, naranja y marrón oscuro. Sobre el llamado "ámbar negro", ver: "azabache".

Dureza: 2-3. **Densidad:** 1 a 1,1.

Procedencia: en el mar Báltico y el mar del Norte, la República Dominicana, México, Rumania, Sicilia y Birmania.

Generalidades. La palabra proviene del árabe ámbar, que originalmente se denominó ámbar gris, una secreción del cachalote con el olor a almizcle que se usa en perfumería. El nombre griego para el ámbar es elektron. Las propiedades magnéticas del ámbar fueron descubiertas y descritas por Thales alrededor del 600 a.C. El ámbar actúa, en forma de joya o rosario, como un condensador de energía. Al cargar, descarga a su portador de un exceso de energía o del mal humor.

Se pueden comprobar sus propiedades eléctricas: se rasgan trozos pequeños de papel, frotando el ámbar sobre un tejido de lana. El papel será atraído al ámbar como el hierro por un imán.

El ámbar puede contener insectos, conchas encerradas en esta resina durante millones de años. En esto es un símbolo de la longevidad, y también de la soledad y la nostalgia: Apolo, desterrado del Olimpo derramó "lágrimas de ámbar".

Su alianza con el granate, ya conocida por los orfebres merovingios que los mezclaron en maravillosas joyas, permite un equilibrio entre el ardor, la vitalidad y la sabiduría meditativa. Es la alianza armoniosa de lo físico y lo mental, lo corporal y lo espiritual. El ámbar también representa el vínculo espiritual que libera, en oposición a las cadenas materiales que aprisionan.

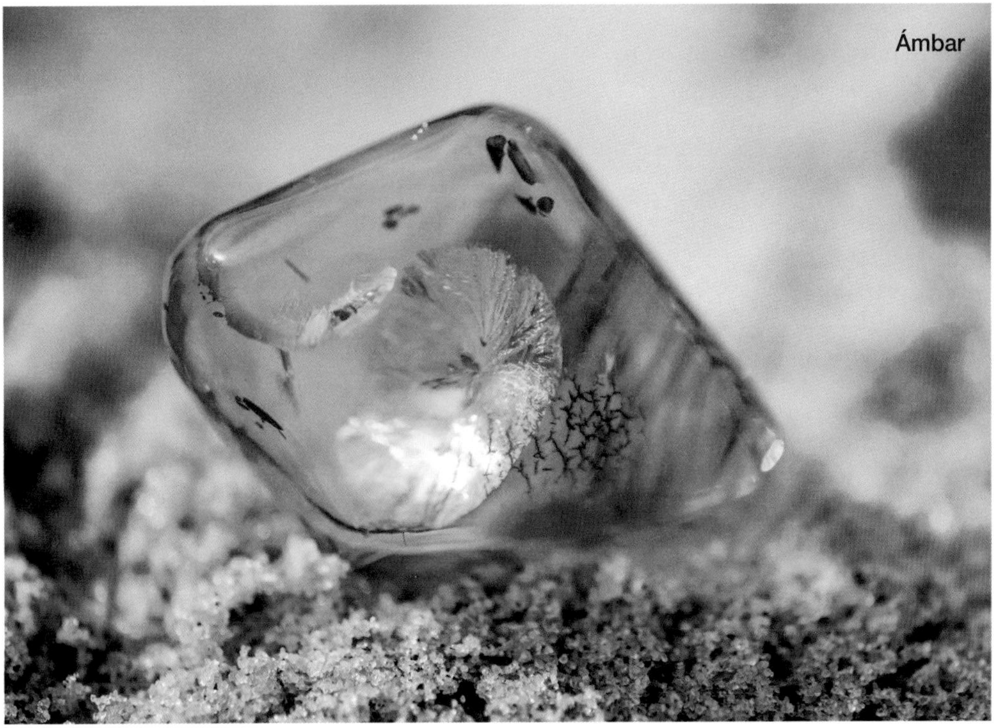

Atributos. El ámbar nos ayuda a la hora de tomar decisiones. Es benéfico para la zona del plexo solar, limpia la mente y elimina el estrés. Estimula la digestión y asimilación de los alimentos. Limpia el organismo y potencia su vitalidad, además de eliminar dolores absorbiéndolos. También se muestra eficaz ante enfermedades infecciosas e inflamaciones virales.

Contiene la energía de la Tierra y de las plantas –su savia– y la energía del Sol –su luz dorada–, lo que la convierte en un talismán protector excepcional.

Indicaciones terapéuticas. Es como una verdadera batería eléctrica, el ámbar ayuda a recargarnos de energía. Al frotarlo sobre un paño de lana, se usará para practicar una especie de electroterapia al acercarse a una parte del cuerpo enferma o dolorosa. Oiremos crujidos, los pelos se erizarán, incluso podremos ver chispas. Nos fortalece, nos hace energéticos.

Lucha eficazmente contra la depresión. Incluso puede superar la ansiedad. El ámbar es una especie de panacea beneficiosa en grados diversos. Es recomendable colocar el ámbar en la parte del cuerpo en cuestión y esperar hasta que la resina esté a la temperatura del cuerpo. Lo mantendremos durante unos veinte minutos.

Un paquete de ámbar cosido en la ropa de un bebé reducirá significativamente su dolor dental. Las encías se frotarán con agua de azafrán: esta especia es el complemento fisioterápico del ámbar. Entre sus muchas aplicaciones, el ámbar es famoso contra la impotencia y la frigidez.

La visión tradicional. Por sus peculiares orígenes de materia vegetal orgánica mineralizada y fosilizada, esta hermosa "joya húmeda" es clave para la estabilidad de la Tierra. Como el topacio y la magnetita, actúa como base y ancla que ayuda a mantener el eje de la Tierra rotando en un orden apropiado. El ámbar armoniza el principio yin-yang, los elementos masculinos-femeninos que forman el alma cuando se separa de su naturaleza divina al descender a la materia de la manifestación terrestre en el ciclo físico que conocemos como "vida".

La fluencia ininterrumpida de formas de vida que quedan atrapadas dentro de la savia que es el ámbar fundido antes de endurecerse, se convierte en un testamento o monumento vivo al impulso eléctrico y al factor "milagro", siempre presente en el mundo de ensoñación e imágenes mentales humanas.

El ámbar actúa eficazmente sobre las longitudes de onda electromagnéticas que emanan de las células cerebrales individuales y de los centros del cuerpo etérico y físico. Todo ello conecta de forma directa con el sistema endocrino, que ayuda a estabilizar el bazo, el corazón y la base de los centros de la columna vertebral.

El ámbar amarillo, que procede de las zonas rusas, opera en la frecuencia de Mercurio y se relaciona con el intelecto, uniendo sus funciones sobre todo con el nivel físico. Marte es el energizante activo en tanto en cuanto es una energía que traspasa, pero su operación es neutral, de modo muy semejante a como lo es el papel de Mercurio en el topacio.

Astrología. El ámbar que atrae a los gustos y los opuestos está de acuerdo con los Géminis. Su poder es el de Leo. Su pureza nos devuelve a Virgo.

Ametrina

Clase: dióxido de silicio.

Dureza: 7. **Densidad:** 2,6.

Procedencia: se encuentra en depósitos de amatista. Pero es una piedra rara.

Generalidades. La ametrina es una combinación de amatista y citrina. Es la piedra del chakra cumbre: nos conecta con el cosmos. Promueve la percepción, la intuición de los fenómenos ocultos, las ondas y las corrientes psíquicas. Activa el dinamismo de las meditaciones activas.

Indicaciones terapéuticas. Todos los problemas digestivos: aerofagia, meteorismo, cólicos, ataques hepáticos.

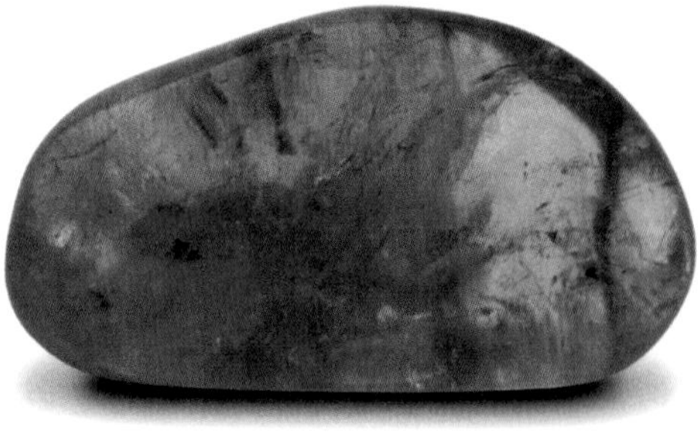

Ametrina

Esta piedra mitiga los efectos del mal genio y el derrotismo. Es una piedra tónica que promueve el buen humor.
Astrología. Piscis encontrará un poco de marcha gracias a esta piedra que también favorecerá a los Aries, que calmarán el aspecto a veces excesivamente guerrero. Sagitario y Virgo lo usarán como una piedra complementaria para equilibrar.

Andalusita

Clase: silicato de aluminio. Piedra verde, verde-amarillo o rojo-marrón.
Dureza: 7,5. **Densidad:** 3,1.
Procedencia: Brasil, Quebec, Sri Lanka, Urales, América del Norte, Andalucía.

Generalidades. Hermana europea de la amazonita, la andalusita se asemeja al punto de vista simbólico. Representa sin embargo una energía más picante, más tensa también. Es una piedra de la pasión, de la evolución creadora, de la generosidad.
Indicaciones terapéuticas. Lo mismo que la amazonita (y muchas piedras de aluminio), pero con un efecto más brillante y menos duradero.

Se usará como tratamiento de ataque, que continuará con la amazonita, cuyo potasio es la fuerza del aluminio. Sin embargo, tenga cuidado, este tratamiento con dos piedras a veces produce una leve embriaguez, un vértigo durante unas horas.

Astrología. Ejerce un efecto benéfico sobre Escorpio, fortaleciendo la determinación y la perseverancia.

Anhidrita

Clase: sulfatos.
Color: blanco, gris, rojizo, azulado, rosado, pardo y, rara vez, violeta.
Aspecto: en forma de palas alargadas superpuestas.
Dureza: 3,5. **Densidad:** 2,3 - 2,9.
Procedencia: Italia, España, México, Chile, India.

Atributos. Su nombre significa "sin agua" y es muy adecuada cuando las emociones (el agua) bloquean nuestra plena encarnación. Nos ayuda a sentirnos bien con nuestro cuerpo. Cuando las emociones nos desesperan y dejamos de encontrarle sentido a la vida, inspira el valor y la capacidad de acción para enfrentarse a los desafíos.

Se trata de un mineral muy relacionado sobre todo con el nivel físico. Proporciona fortaleza, resistencia y buen tono muscular. Facilita la aceptación del cuerpo tal como es. Ayuda a contemplar los aspectos positivos de todo lo que la vida ofrece.

Tiene efectos beneficiosos en todo lo relacionado con la expresión del propio ser a través del cuerpo. También es útil en las afecciones de garganta, para eliminar el exceso de fluidos en el organismo y la retención de líquidos, así como para disminuir las inflamaciones.

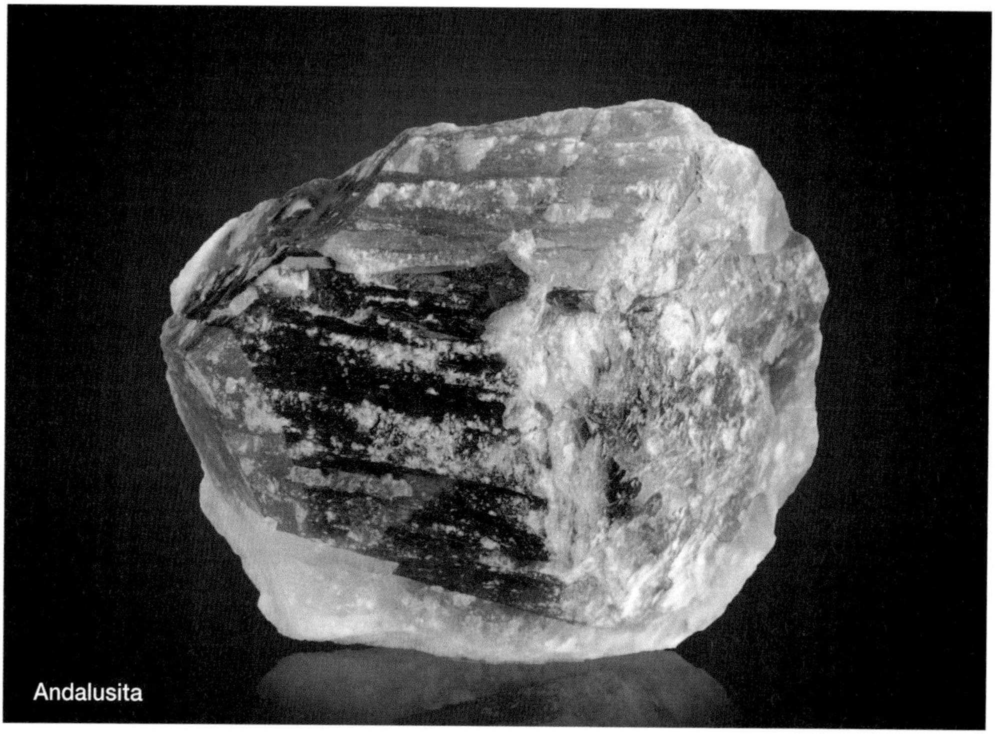

Andalusita

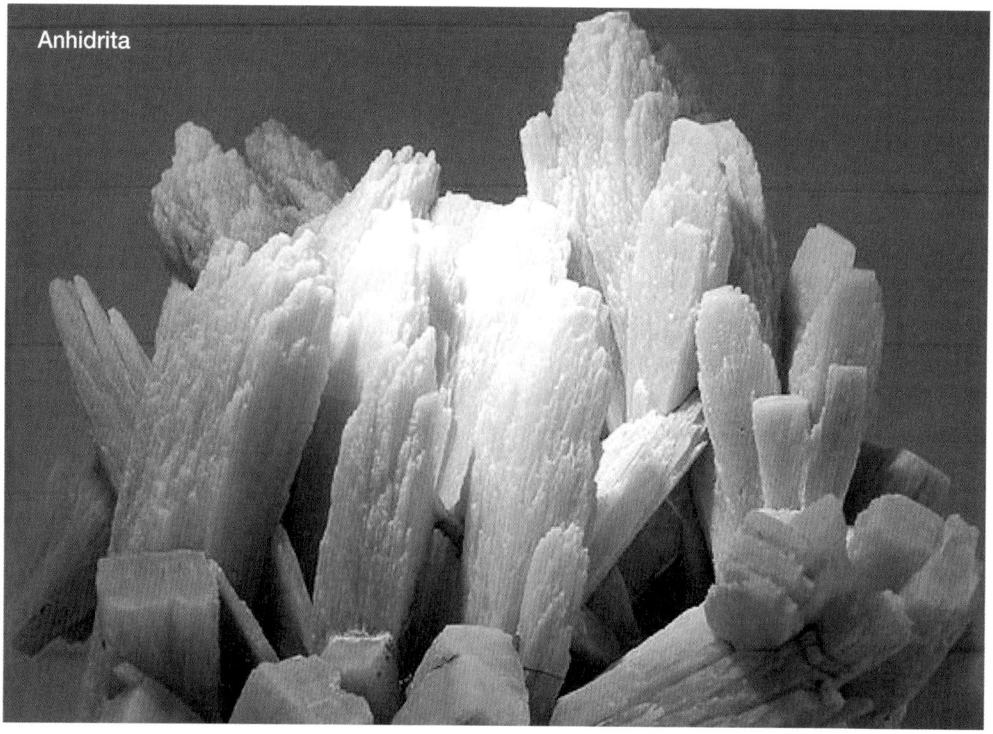

Anhidrita

Apatita

Clase: silicatos.
Color: generalmente azul, pero también verde (fluorapatita).
Aspecto: opaca o transparente y cristalina.
Dureza. 5. **Densidad:** 3,2.
Procedencia: Brasil y Madagascar.

Generalidades. La apatita azul es ideal para estimular nuestra capacidad de visualización, virtud que nos permite trascender traumas o experiencias del pasado. Aporta claridad mental y capacidad de concentración. En cualquiera de sus colores, está indicada para sanar los males del corazón: decepciones sentimentales, rupturas... Asimismo, nos permite llevar mejor el luto por un ser querido.
Indicaciones terapéuticas. Resulta útil para desbloquear emociones estancadas a través de una mejor comprensión de los acontecimientos que provocaron el bloqueo. Armoniza el elemento agua {huesos) y metal (pulmón, piel), estimulando la regeneración de los mismos. Tónico y estimulante en casos de cansancio o apatía.
La mirada tradicional. En el próximo milenio esta gema se convertirá en un ejemplo exquisito de piedra energizada por Mercurio con un tono amarillo limón puro. Podrá eliminar la confusión en los estratos mentales de quienes estén orientados a este espectacular modelo de energía.

Aunque ahora se ven apatitas de otros colores, casi desaparecerán, pues sólo el tono amarillo del espectro tendrá algún valor terrestre real. El índice de refracción también llegará a ser relativamente

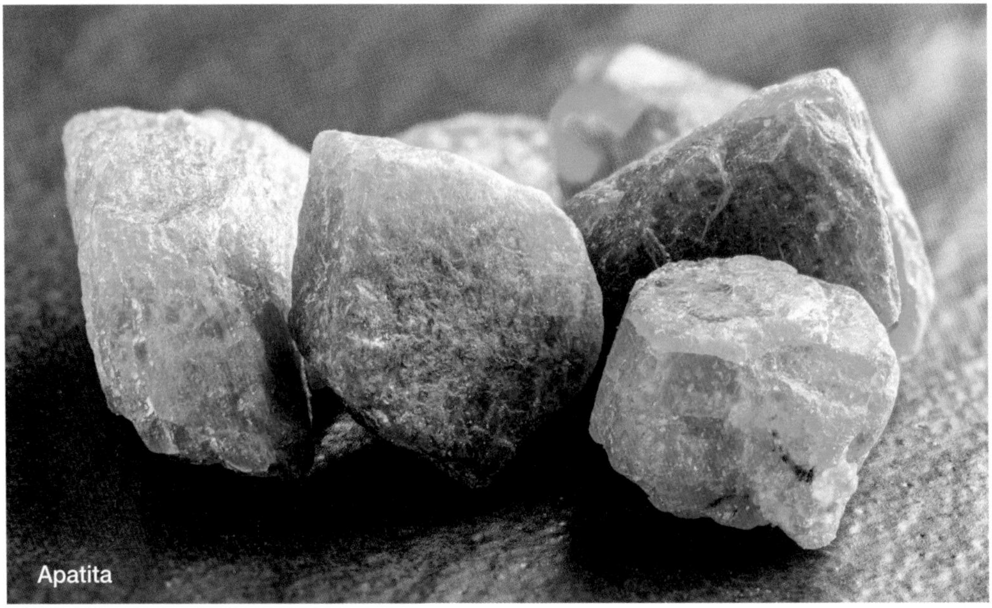

Apatita

alto, en competencia con otras próximas piedras de gran belleza que irán evolucionando simultáneamente con la apatita.

Aragonita

Clase: nácar terrestre. Es una conjunción de carbonatos y nitratos. Compuesto por calcio, estroncio o incluso bario, la aragonita es el principal constituyente de la cáscara de muchos moluscos (ostras) y corales. Las perlas están hechas de aragonita, menos común que la calcita.
Aspecto: Cristales columnares prismáticos alargados.
Color: Blanco, amarillo, marrón y violeta son los colores más frecuentes.
Dureza: 3,5 a 4. **Densidad:** 2,9.
Procedencia: España, Marruecos, Namibia, Gran Bretaña, Australia, Francia... Es una piedra muy común en los cinco continentes.

Indicaciones terapéuticas. Se activa en contacto con la piel y aumenta el efecto del calcio medicinal que de otra manera se absorbería o el contenido en el agua mineral que se ingiere en caso de descalcificación.

Más que un remedio específico para esta o aquella condición, esta piedra debe considerarse como un catalizador que refuerza los efectos de otras gemas.

Además, se estabiliza y nos ayuda a percibir en nosotros nuestro resplandor interno que exalta y enriquece.

La mirada tradicional. La aragonita conecta el corazón con la Tierra. Las personas muy tímidas encontrarán en él ayuda para superar sus inhibiciones, afirmarse a sí mismas y comunicarse mejor con los demás. Favorece la concentración en un asunto concreto y la búsqueda de soluciones. Calma y estabiliza el sistema nervioso, por lo que resulta eficaz en el tratamiento de espasmos y

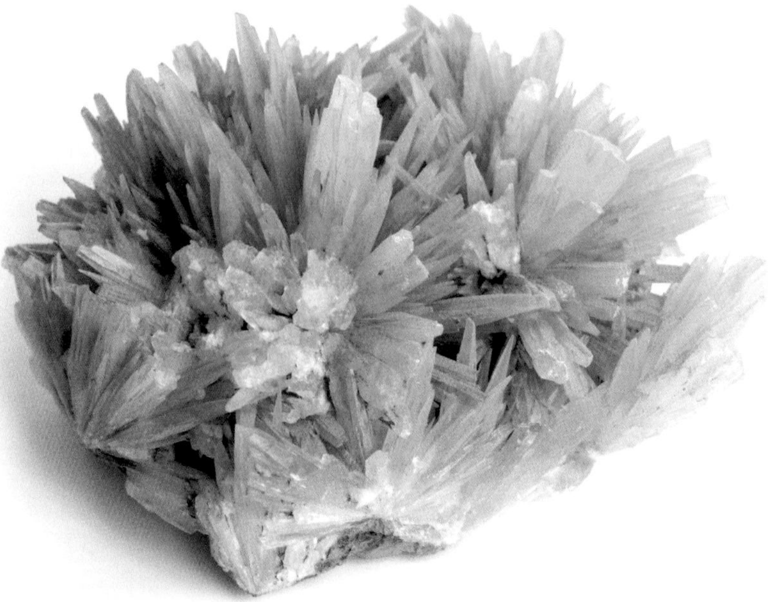

Aragonita

la falta de control sobre el cuerpo. Contribuye a encontrar un centro o base de apoyo.

Su conexión con la Tierra lo convierte en un mineral cálido, que favorece la circulación de la energía por el organismo y calienta las extremidades. También potencia la absorción de calcio en los huesos, por lo que resulta adecuado en afecciones relacionadas con la falta de calcio, como pueden ser los huesos quebradizos, caries dentales...

Como la mayoría de los cristales, también se ha comprobado que puede ser muy eficaz en el tratamiento del estrés, ya que proporciona a quien la lleve paz y sosiego. Podemos bañarnos en el elixir de esta piedra para beneficiarnos de sus propiedades sanadoras o sostenerla sobre la zona afectada para quitar los bloqueos energéticos.

Astrología. Los signos de agua se sentirán en armonía con el aragonito. Y esta armonía se reflejará en su entorno. Cáncer y Piscis extraerán de ella la revelación de su riqueza interior. Aragonita le dará a Virgo una energía de audacia que a veces falta. Capricornio verá disminuir los efectos a menudo devastadores de su individualismo.

Aventurina

Clase: dióxido de silicio. Silicato, variedad criptocristalina de cuarzo con inclusiones de mica, hierro, fucsita. La aventurina puede ser verde o dorada, marrón rojiza. Brilla. Esta piedra es a veces opaca, pero también puede ser translúcida.

Aspecto: opaco, a veces ligeramente translúcido.

Color: verde. También cristaliza en marrón.

Dureza: 7. **Densidad:** 2,6.

Procedencia: Brasil, Italia, India, Siberia, Madagascar y Nepal.

Generalidades. La aventurina, hasta el siglo XIX, se conocía como "piedra de las amazonas", porque se suponía que los depósitos brasileños les habían proporcionado joyas y talismanes. También fue llamada "piedra del sol" o "lluvia de plata". El nombre procede del italiano "all'avventura".

La aventurina nos inclina hacia la armonía interior. Calma la mente y promueve la autocuración. Nos ayuda a comprender mejor la naturaleza, a comunicarnos mejor con espacios abiertos, bosques, océanos. Permite absorber profundamente las vibraciones beneficiosas y eufóricas del campos y jardines. Al mismo tiempo, la aventurina, especialmente la verde, calma los excesos debido a un exceso de actividad, a la agitación de las ciudades.

Piedra de equilibrio, permite, especialmente la aventurina marrón, corregir una tendencia demasiado grande al derrotismo, la sumisión, la pasividad.

Indicaciones terapéuticas. Neutraliza el círculo vicioso de los pensamientos negativos para así dejar de intoxicar el organismo con la insana energía que nos hacen liberar. Sana los corazones heridos por algún trauma tanto del pasado como del presente. Asimismo, tiene el poder de despertar en nosotros la alegría del niño interior.

Estimula la regeneración de los tejidos musculares y la piel. Activa la relación entre el elemento metal y el elemento agua: pulmones-intestino grueso y sistema genitourinario. Se muestra eficaz en el tratamiento de los trastornos urinarios y de la próstata y las hemorroides.

Por su poder equilibrador, favorece la regulación de la tensión sanguínea.

Nos ayuda a equilibrar las energías masculina y femenina y proporciona equilibrio entre la mente y el cuerpo.

Aventurina verde. Activa el crecimiento físico de niños, adolescentes. Incluso puede corregir algunos retrasos. Al combatir la agitación, la hiperactividad destructiva de los jóvenes que fallan en la escuela, promueve su desarrollo intelectual.

Además, reduce significativamente los efectos del acné, una fuente de preocupación en los adolescentes. Sin embargo, no puede ayudar si la dieta permanece desequilibrada, como lamentablemente, a menudo es el caso.

Aventurina azul. Más rara que la verde, tiene los mismos efectos que esta última, pero se cree que con más rapidez. Hace maravillas sobre los temperamentos agresivos, brutales o malhumorados y enfadadizos. Puede reducir significativamente los efectos devastadores de las "escenas" y enfrentamientos conyugales.

El agua de aventurina (colocar un fragmento de piedra en el agua) es beneficiosa para el eczema, la rosácea, el acné juvenil y otras afecciones de la piel. Esta agua se puede beber o usar en abluciones.

Esta piedra es principalmente la "piedra del corazón". En el pecho se sienten enseguida sus beneficios. Al calmar la mente, esta piedra recupera la energía necesaria para un miocardio debilitado o debilitado. Restaura el ritmo y desarrolla la fuerza del músculo motor. Muy buena acción sobre el cabello y las glándulas suprarrenales. La aventurina combate el estrés y protege contra los descuidos.

Astrología. La calma que establece de forma casi autoritaria vincula la aventurina con los signos del agua y, principalmente, con el cáncer en su aspecto más sabio, sereno y filosófico, como lo ilustra Montaigne. Sin embargo, la energía de esta "piedra de equilibrio" es similar a la de Sagitario, ardiente pero resuelta, mientras que tiene la calma y la concentración necesarias para la práctica del tiro con arco. Finalmente, la fuerza bruta, el poder orgánico se revela, más específicamente con la aventurina roja, en su sutil afinidad con Tauro.

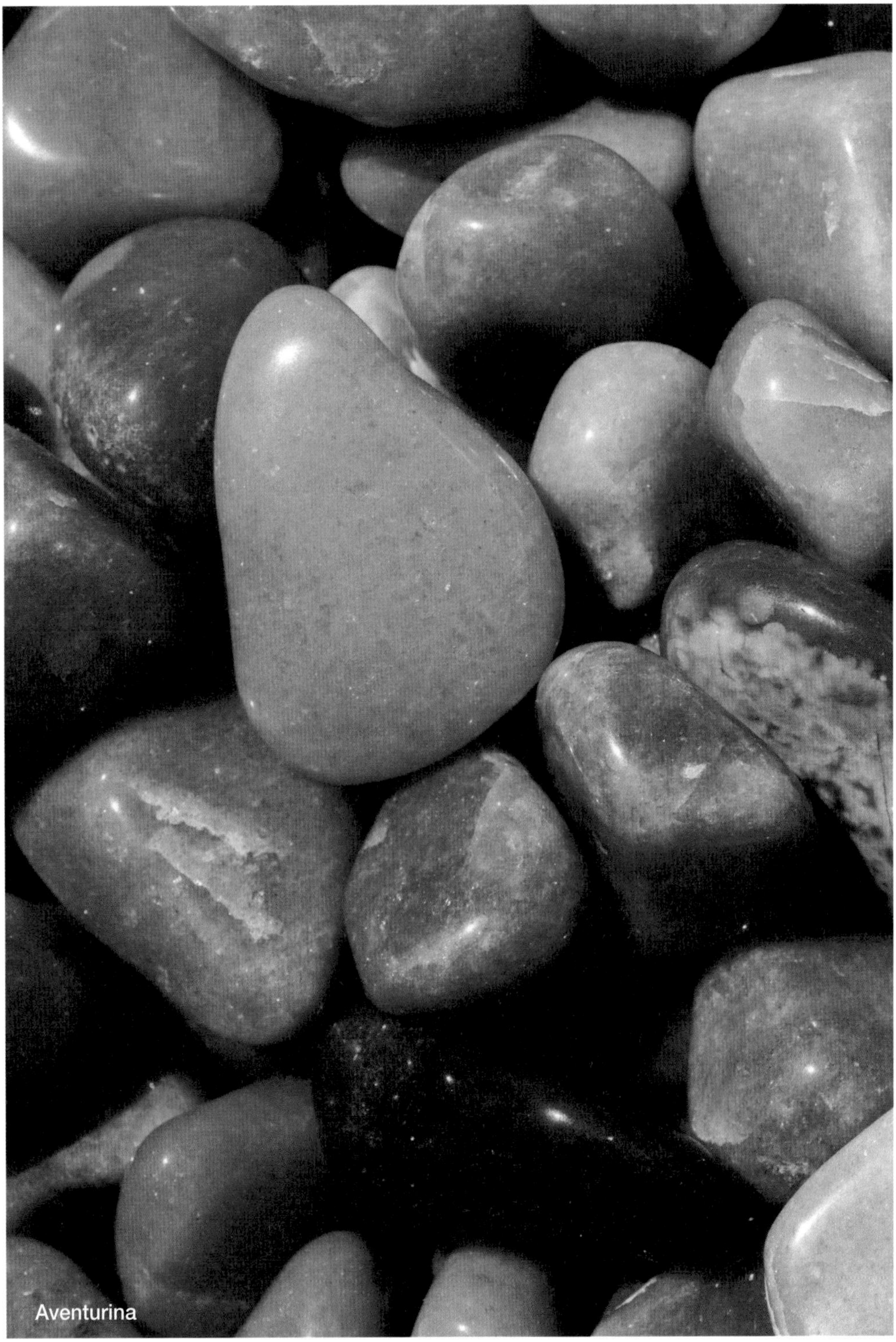
Aventurina

Azabache

Clase: variedad del lignito, madera carbonizada fósil. Es una piedra de corte fino también llamada "ámbar negro" por sus propiedades eléctricas.
Color: negro, generalmente brillante.
Procedencia: es común en gran número de países y regiones. En el Báltico, Yorkshire, Francia, Polonia, Vietnam, y en España (Asturias, Aragón).
Aspecto: carbón opaco.
Dureza: 2,5-4. **Densidad:** 1,30 a 1,35.

Generalidades. Es uno de los minerales más utilizados a lo largo de la historia de la humanidad como talismán protector contra la energía negativa. Es común

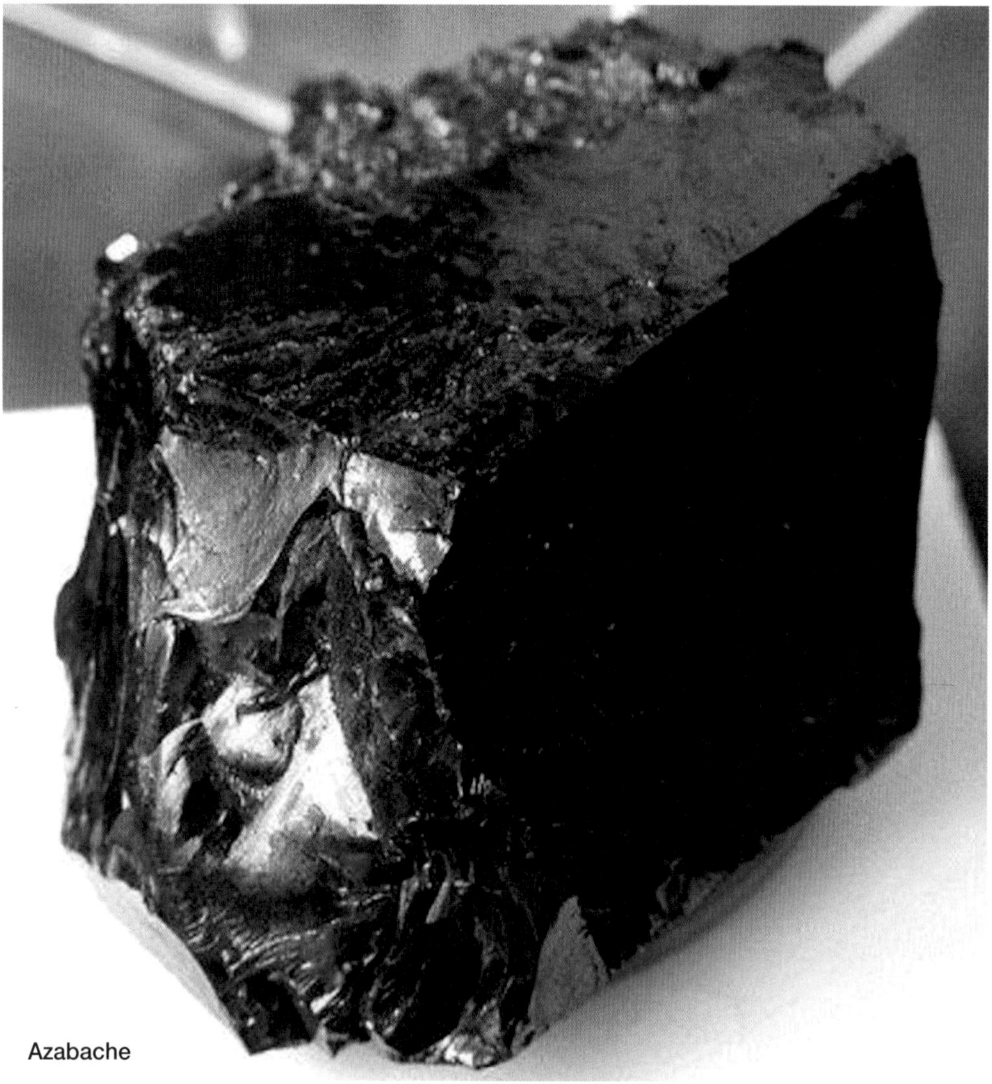

Azabache

encontrar colgantes de azabache para proteger en viajes o para alejar la mala suerte y las envidias. Para los celtas, el azabache era un gran antídoto contra el mal. En Irlanda, las mujeres quemaban azabache y piedras similares (es un carbón muy inflamable) para garantizar la seguridad y fidelidad de sus esposos, marineros o guerreros, en el viaje.
Se usa con éxito en casos de insomnio, estimula la capacidad de soñar y absorbe los dolores (sobre todo articulares), por lo que se recomienda lavarla con asiduidad.

Estimula el buen funcionamiento ocular y la vista. En caso de tristeza o depresión hay que evitar abusar del azabache u otras gemas negras, porque podrían potenciar ese estado. El cristal de roca es ideal para equilibrar cualquier trabajo con piedras negras.

Indicaciones terapéuticas. El polvo de azabache podría ser el mejor carbón farmacéutico contra el meteorismo, la aerofagia y otros problemas de digestión.

La aplicación de azabache en el vientre regula el flujo menstrual y puede activar la fertilidad femenina. Al frotarlo sobre un paño de lana, se utilizará como ámbar o en asociación con él. Esta asociación es muy poderosa y cura dolores como el reumatismo y el lumbago. Se sabe que además de combatir las dolencias estomacales ha llegado a servir de antídoto contra ciertos venenos como el arsénico (y, más generalmente, los venenos de color blanco). Es una piedra protectora, de buena salud, que se asocia a la alegría. Su belleza quedó reflejada, sobre todo en el siglo XIX, en joyas muy hermosas.

Astrología. Virgo y los signos de feminidad, como Cáncer. También los de dualidad (Géminis, Piscis), unidos al ámbar: se trata de dos piedras hermanas.

Azurita

Clase: carbonatos y nitratos.
Color: azul oscuro.
Aspecto: Más bien opaca, se presenta en cristales prismáticos alargados o tabulares con caras estriadas. A veces, aparece en masas con forma arriñonada, granulares o terrosas.
Dureza: 3,5 - 4. **Densidad:** 3,7 - 3,9.
Procedencia: abundante en todos los países productores de cobre; generalmente aparece mezclada con la malaquita. Francia, Chile, Perú, México, Brasil, Estados Unidos, Namibia y Australia.

Generalidades. Esta piedra que toma su nombre de su color azul profundo es un pigmento natural muy hermoso y se usa para hacer los colores finos de los pintores. Se reduce a polvo fácilmente y se mezcla con aceite de linaza para producir una gama de azules con el efecto más hermoso.
Atributos. La azurita predispone y abre la mente. Es ideal para aliviar y desbloquear la tensión provocada por la excesiva rigidez de la personalidad. Usada en me-

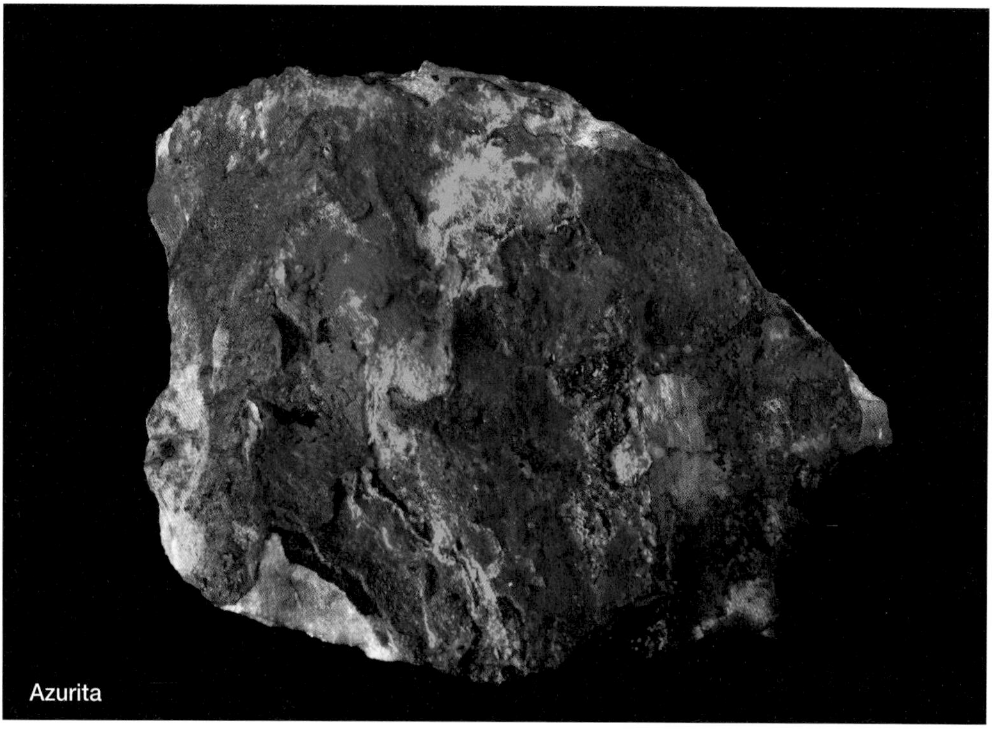

ditación permite destruir los espejismos mentales e invertir creativamente nuestra energía mental, purificando el subconsciente. Estimula el chakra de la comunicación, relajando el sistema nervioso y armonizando el buen funcionamiento de la tiroides.

Activa las facultades mentales, la intuición y el poder de la imaginación. Es el símbolo de la visión interior y la sabiduría. Como todas las gemas de este color, abre la mente y limpia el subconsciente. También facilita la expresión de los sentimientos y emociones y termina con los bloqueos, las frustraciones y los estados nerviosos. Aumenta la memoria.

Facilita la circulación de la energía a través de la columna vertebral. Alivia las dolencias de las articulaciones y tiene efectos beneficiosos sobre numerosos órganos, como riñones, hígado, vesícula, dientes, páncreas y piel. También es efectiva para aliviar todos los trastornos relacionados con el estrés. Especialmente indicada para la meditación: probad de colocarla sobre la zona del "tercer ojo".

Indicaciones terapéuticas. En el pasado, las personas con anginas en la garganta se aplicaban tintura de alcohol mezclado con azurita. No debe confundirse con el azul de metileno que sirve a la misma cosa. La azurita azul refina y afila, mientras calma, y sus efectos son duraderos. En general refuerza y aclara las cualidades terapéuticas de todas las piedras azules.

No sana nada específicamente, pero en caso de lesión, pruebe simplemente de aplastar un fragmento del tamaño de un guisante en un litro de agua destilada (¡nunca agua mineral o manantial!). Descansaremos por una noche. Tomaremos una cucharadita de esta agua todas las mañanas y todas las noches durante una semana. El resto no debe consumirse, sino aplicarse con un hisopo de algodón (por ejemplo) en un área dolorosa o lesionada.

Los efectos del cobre se expresarán para el mayor bien de la salud del paciente.

La visión tradicional. Cuando hayan pasado grandes bloques de tiempo terrestre, este mineral se convertirá en la joya de la sabiduría, la gema más importante de composición cristalina color índigo puro, y reemplazará al zafiro en la cadena planetaria. Su potencial es enorme.

Será la próxima representación del segundo rayo, pues el zafiro encabeza las gemas pertenecientes a este grupo de energía. La azurita es una alternativa de un pequeño grupo de élite, y tendrá la capacidad de reestructurar las moléculas que respondan a ella en el plano físico. Actuará casi como un isótopo radiactivo sobre el tejido enfermo y, por así decirlo, "quemará" las estructuras indeseables.

Otra capacidad de este material, cuando se utiliza apropiadamente, es que su esencia es capaz de expandirse y crear materia gris, vitalizando las partes que puedan haberse dañado, en la forma del instigador, el que da el ímpetu, el que suministra el elemento perdido, el acorde perdido.

Este mineral será utilizado sobre todo por los terapeutas que comprendan el reino mineral y lo trabajen en el campo de la curación y el desarrollo humano, en lugar de ser utilizado para llevarlo encima, como sucede con la mayor parte de las gemas. Es otro de los casos en que las herramientas del reino mineral se presentan en el momento apropiado, ayudando a la evolución humana en este planeta.

Astrología. Sagitario verá florecer su tendencia al misticismo a través del azul. La piedra calma el desbordamiento emocional, y da a los nativos de este signo un mayor autocontrol y confianza en sí mismos.

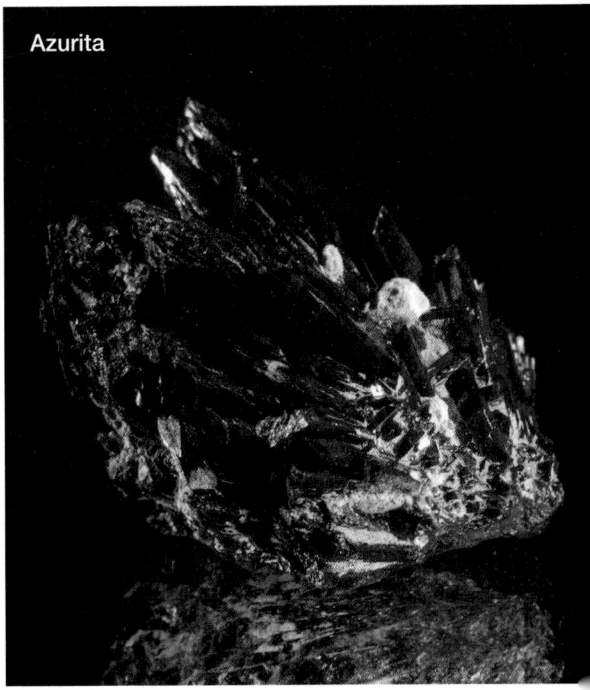

Azurita

Berilos. Berilo dorado

Clase: silicato de aluminio y berilio. Amarillo pálido, incluso amarillo verdoso (según sea la concentración de hierro).

Aspecto: brillo brillante, hialino (como el vidrio).

Color: melocotón y rosa malva. Las variedades del berilo dependen del color.

Variedades. ***Bixbita:*** de color salmón rosa pálido y a veces rojo castaño.

Goshenita: incolora, procede de Goshen (Massachusetts).

Heliodoro: Amarillo dorado encontrado en Madagascar y en Brasil. Algunos heliodoros deben su fuerte color amarillo a la presencia de uranio. Son ligeramente radiactivos. A estas dosis son seguros (menos que el granito).

Morganita: de J.P. Morgan, multimillonario y coleccionista de gemas.

Dureza: 7,5 a 8. **Densidad:** 2,6 - 2,8.

Procedencia: el berilo se encuentra en todo el mundo. Es una piedra común, que no disminuye su eficacia como talismán, ni sus cualidades terapéuticas.

Generalidades. En la antigua India, el berilo transparente, como las esmeraldas pálidas, se usaba para hacer lentes pulidas usadas como lupas.

Es un mineral utilizado para la fabricación de cemento, y también como piedra de construcción. En polvo, se extiende sobre los campos para ayudar a la regeneración del suelo.

Atributos. El berilo es beneficioso para la salud en general. Es una piedra común, muy barata y a menudo hermosa, convertida casi en una "panacea de los pobres" que vale la pena tener en cuenta.

El berilo dorado no actúa sobre los niveles físicos de la materia, ni extiende su alcance más allá del plano mental. Sin embargo, en ese nivel crea un equilibrio en la conciencia del ser humano en el proceso intuitivo.

Indicaciones terapéuticas. Ayuda a regular la presión arterial y tonifica la agudeza visual mientras refina la precisión de la mirada: permite ver mejor, pero también discernir, notar lo que parece insignificante. Es la piedra de los "cazadores de

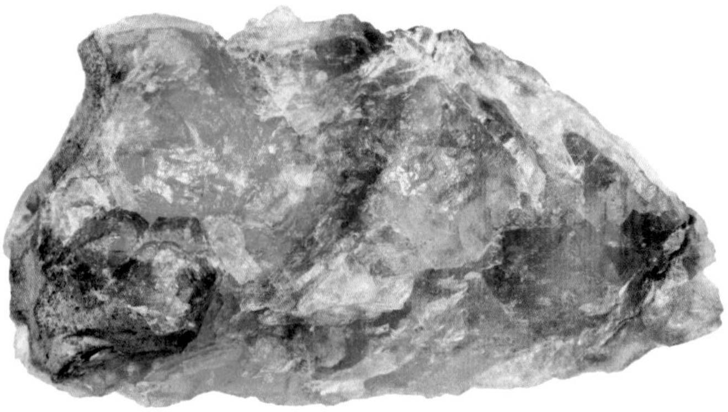

Berilo dorado

gangas", anticuarios, que saben descubrir en un montón de horrores polvorientos, el objeto raro. Es la piedra de los buscadores, que discernirán en el magma fangoso la rara gema que será sublime... También es un talismán para los terapeutas cuando han de afrontar un caso difícil con un diagnóstico difícil.

La mirada tradicional. El contenido mineral y desarrollo asignado a este fino cristal tendrá una gran implicaciones en el desarrollo final de la intuición humana, en lo que se considera como el sexto sentido.

La tarea más importante de esta gema será combinar y producir una mayor manifestación del aspecto sabio del intelecto personal, hoy demasiado subdesarrollado. Jugará un importante papel en la fusión de estas energías mentales con las intuitivas.

Astrología. Quienes se sienten particularmente atraídos hacia esta gema necesitan predominantemente una energía orientada a Mercurio, del que es un gran contribuyente.

Si Tauro baja la cabeza, necesita reducir el lado sanguíneo de su personalidad, y el berilo ayuda a combatir su pasión con suavidad. Cáncer descubrirá en esta piedra lo que realmente es, más allá de su tendencia a no querer conocerse.

Boji

Clase: Sulfuros. Las piedras de boji (o "moki") están formadas por una dura cascara ferrosa con un interior suave y arenoso.

Color: Negro o marrón-negro.

Aspecto: Las piedras masculinas son rugosas y con picos; las femeninas, lisas. Su aspecto y composición son similares a la pirita. Hay dos tipos de boji, uno más rugoso (asociado a lo masculino) y otro más liso (asociado a lo femenino).

Dureza: 7. **Densidad:** 2,3 - 2,4.

Procedencia: yacimientos en Utah, Estados Unidos. Su origen real se desconoce.

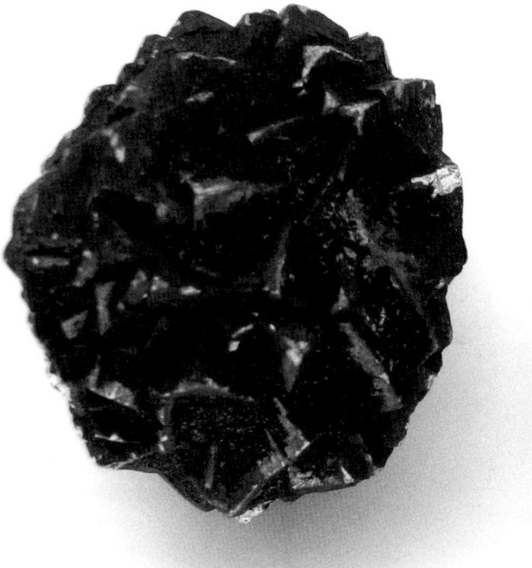

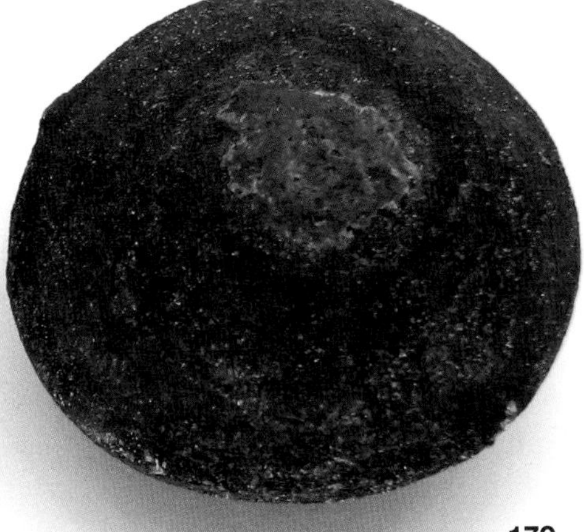

Boji

Generalidades. Estas gemas metálicas poseen la especial virtud de limpiar toxinas y de purificarnos de informaciones erróneas que nos predisponen a contraer enfermedades.

Los pueblos aborígenes de la zona, los antiguos anasazi y los hopi y zuñi consideran que estos extraños minerales proceden del espacio. Les atribuyen poderes de carácter esotérico, utilizándolos para entrar en contacto con los espíritus y las energías del cosmos. Los utilizan también con fines curativos por sus propiedades calmantes y equilibradoras de los flujos de energía del cuerpo.

Atributos. Las piedras boji se encuentran en parejas, una más rugosa que la otra. Simbolizan y estimulan el equilibrio yin-yang, armonizan nuestra personalidad, restauran el buen funcionamiento del organismo y nos aportan fuerza y protección. Sería adecuado disponer de una piedra masculina y otra femenina para equilibrarnos.

Indicaciones terapéuticas. Gracias a estas características reguladoras y calmantes son muy apreciadas en litoterapia o gemoterapia. Estas piedras ayudan a asentarnos en el mundo físico, devolviéndonos a la realidad cotidiana cuando estamos descentrados o después de tareas de tipo espiritual. Se le atribuyen propiedades de carácter protector tanto a nivel físico como energético.

Cuando queramos calmarnos y centrarnos en nuestra realidad cotidiana es muy adecuado tomar una piedra de boji en cada mano, cerrar los puños y relajarnos profundamente.

Las piedras de boji dirigen nuestra atención a las estructuras mentales y condicionamientos del pasado que condicionan y limitan nuestra evolución, y nos ayudan a liberarnos de ellos, así como de los patrones de pensamiento negativos y conductas derrotistas. Actúa sobre las enfermedades de origen psicosomático.

Físicamente estimulan el flujo de energía a través de los meridianos corporales diluyendo los bloqueos. Las piedras boji alivian el dolor y resultan excelentes si estamos descargados de energía o cuando estamos sufriendo una larga y penosa enfermedad.

Piedras boji sin pulir

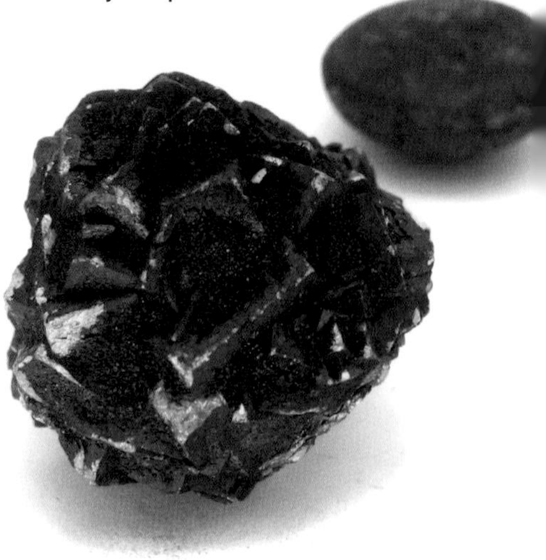

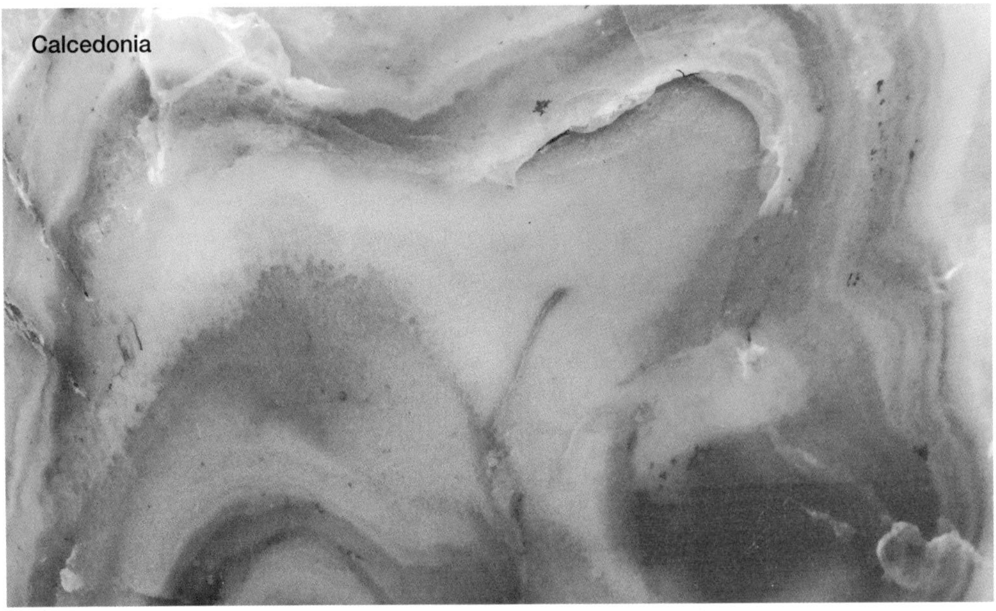

Calcedonia

Clase: dióxido de silicio. El cuarzo y la sílice le dan a esta piedra un aspecto fibroso, una estructura microcristalina a veces granular. Es la capa de aglomerante de la ágata que envuelve. La calcedonia posee simbólicamente estas dos virtudes: une, protege, pero también puede encerrar. Su luz es suave y positiva.

Colores: puede ser gris, blanco lechoso o azulado o azul claro.

Dureza: 7. **Densidad:** 2,6.

Procedencia: sur y oeste de África, Brasil, Uruguay, Madagascar, India, Siberia, EE.UU.

Generalidades. El nombre de esta piedra proviene del de la ciudad de Calchedon (frente a Bizancio, la actual Estambul), conocida por sus depósitos de cobre (calclios en griego). El suave resplandor de la calcedonia resume cómo mantener su distancia del centro de su agitación.

Atributos. La calcedonia fomenta la reflexión y la meditación y prepara la acción. Ayuda a recordar las palabras que podríamos lamentar. Es la piedra del que tiene que medir sus palabras. Se dice que Cicerón llevaba uno alrededor de su cuello. Bastaría con tocar con la punta de la lengua esta piedra para ser un buen orador político. Abogados, comediantes, cantantes... pueden beber un vaso de agua en el que hayamos dejado una calcedonia durante una hora antes de entrar en el escenario.

Indicaciones terapéuticas. La calcedonia en el cuello ayuda a superar el miedo escénico, los bloqueos de la expresión oral.

La ronquera persistente y la traqueítis no la resisten. Y protege contra la astenia, la morosidad, los celos obsesivos, la depresión. Reduce el sonambulismo. Calma la congelación y protege los malos encuentros durante el viaje.

La visión tradicional. En su fase actual de desarrollo, esta piedra actúa desde los cuerpos inferiores hacia arriba, pero no desde los superiores hacia abajo, como lo hacen otras gemas más evolucionadas. Conforme evoluciona el ser humano, también lo hace así la calidad y variedad de las ágatas que nacen con él. De alguna manera u otra todos somos un ágata, reflejo de las combinaciones de ágatas que están en armonía con su tipo de cuerpo físico o contenido mineral. Y no deberíamos subestimarla: mientras disfrutamos de nuestra existencia en el plano físico, la mente divina provee de que se nos proporcionen las sustancias correctas para equilibrar desigualdades.

Por lo que respecta a las influencias planetarias, todas las ágatas forman parte de la tierra y por tanto está bajo el dominio del campo de fuerza magnético de la tierra y de su envoltura áurica. Las influencias externas de otros planetas podrán coordinarlas, pero no las afectarán drásticamente. Esta es la gema de la tierra; las ágatas surgen de la tierra y serán siempre el producto especial de la atmósfera de este planeta, incluso aunque realicen otras iniciaciones y viajen, cuando sea necesario, a otras escuelas planetarias.

Astrología. La calcedonia blanca es muy favorable al cáncer. Géminis preferirá las variedades azules. Pero hay que tener cuidado: una cierta tendencia a permanecer fuera del mundo, incluso "en la luna", a recaer sobre uno mismo puede activarse por la calcedonia: será necesario llevar una piedra complementaria de color rojo.

La alternancia de concentración y la acción rápida características de ciertos Sagitario se equilibrarán con agua de calcedonia o con una calcedonia blanca montada en un anillo (en este caso es preferible la plata a oro y plata), con níquel plateado para el montaje.

Calcita

Clase: carbonato de calcio.
Formas: piedra con caras en forma de diamante o triángulos irregulares.
Colores: puede ser azul, verde, rojo, gris, incoloro o blanquecino, marrón o negro. Su ternura le impide ser tallado.
Aspecto: Translúcida y cérea, se presenta en cristales bien formados y con formas diversas: romboidales, prismáticos...
Dureza: 3. **Densidad:** 2.5 - 3.

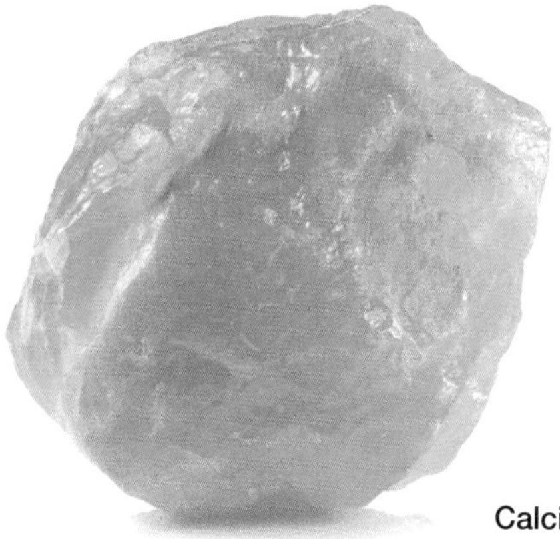

Calcita

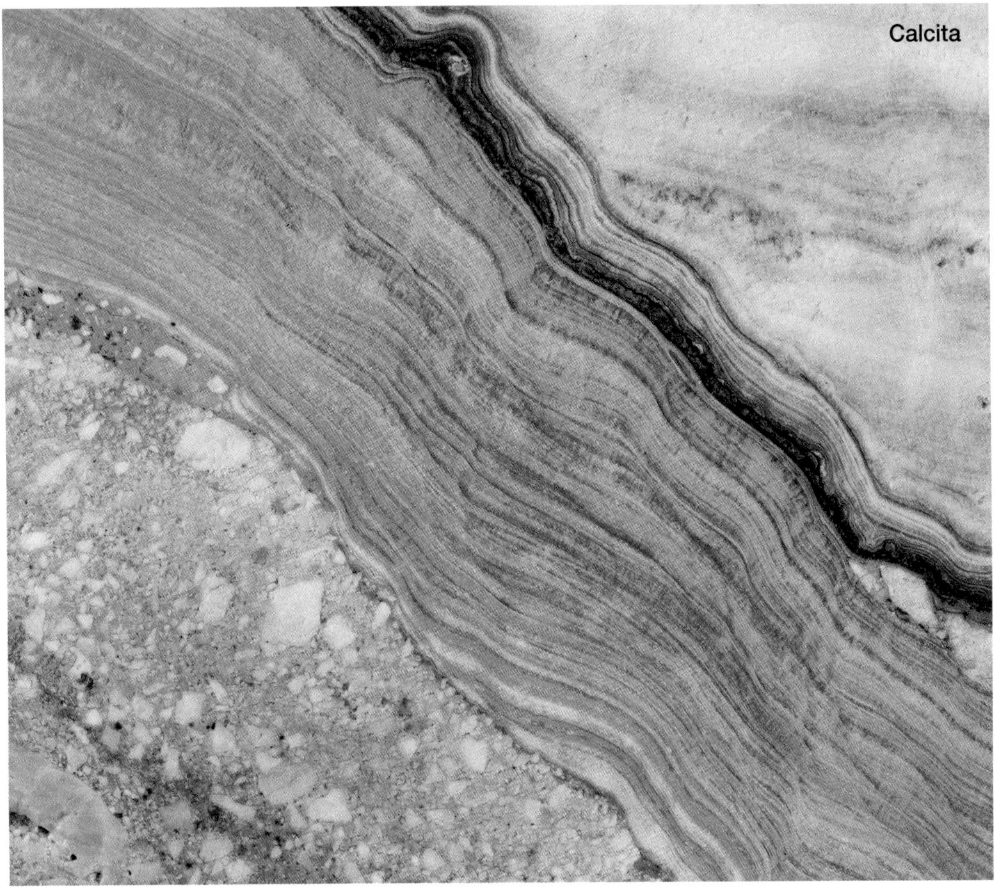

Procedencia: Europa occidental (los Vosgos, en la Provenza), Madagascar, Rumania, Estados Unidos, México, Brasil, India, Islandia y Egipto.

Generalidades. La calcita debe su nombre a la cal, el calcio. Tiene las cualidades energéticas y también puede servir como depurativo. Es una piedra tranquila, que fomenta la tolerancia. Nos propone un simbolismo femenino que también puede interesar a los hombres. Se trata de saber engendrarse en la continuación de quienes nos dieron a luz.

Indicaciones terapéuticas. El calcio se activa en contacto con la piel y aumenta el efecto del calcio medicinal que se absorberá en otros lugares. Se recomienda hacer rodar una cuenta de calcita a lo largo de los huesos afectados.

La calcita se puede disolver en el vinagre. Este vinagre se conservará para frotar ligeramente las sienes en caso de pensamientos negros, depresión, tendencias suicidas, obsesión con la muerte. La calcita combate los dolores de todo tipo. La ansiedad, la depresión no le resisten. También es un estimulante sexual.

Como piedra nos ayuda a resolver conflictos internos y es muy eficaz para combatir la pereza, la depresión o la falta de motivación. Por eso, es sumamente adecuada para aquellos estudiantes que se encuentran en plena época de exámenes.

Actúa también sobre los riñones y todos los sistemas de eliminación de residuos del organismo. Además, fortalece los huesos, disuelve las calcificaciones en las articulaciones y ayuda a regenerar los tejidos musculares.

Astrología. Los signos de agua se sentirán en armonía con la calcita. Cáncer y Piscis descubrirán, gracias a ello, su potencial oculto, sus deseos secretos o insatisfechos. Es una piedra de revelación. Ayuda a encontrar nuestra riqueza interior. Capricornio puede, gracias a ella, encontrar algo de la serenidad que a menudo le falta. Virgo, Leo, Libra y Sagitario apreciarán su efecto estimulante y calmante.

Celestita

Clase: sulfatos y cromatos.

Color: incolora, blanca, azulada.

Procedencia: Prácticamente en todo el mundo: España, Madagascar, México, Brasil.

Aspecto: cristales transparentes prismáticos o tabulares. Aparece en drusas.

Dureza: 3,5 - 4. **Densidad:** 3,96.

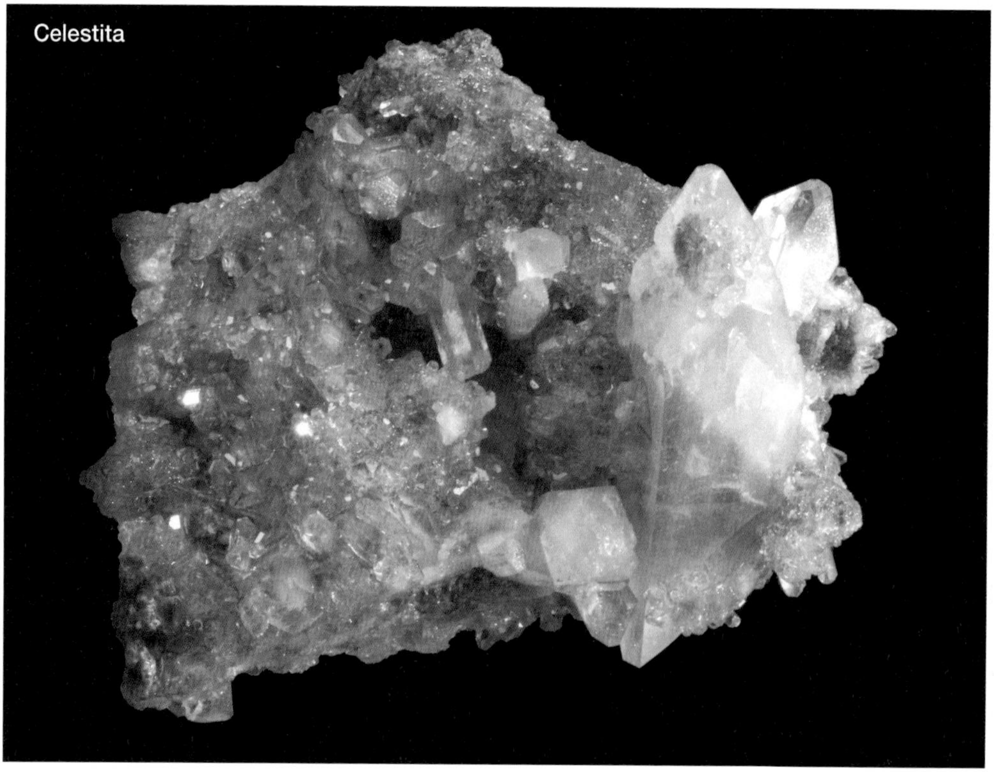
Celestita

Clase: piedra azul con múltiples usos. Es principalmente azul, pero también puede ser verdoso o rojizo. A menudo se encuentra asociado con aragonito.
Dureza: 3-4. **Densidad:** 3,9 - 4.
Procedencia: Canadá, Madagascar, Sicilia.

Generalidades. Esta piedra debe su nombre al cielo, al azul del cielo. En Sicilia es el resultado de una lenta transformación del yeso en azufre. Se utiliza en cohetes y fuegos artificiales. Su combustión produce una luz roja intensa. Su composición también permite su uso en dulces para enriquecer las melazas y confitería casera. Por último, su color intenso sirve como colorante para pinturas, cerámica y cristalería.
Atributos. Como muchas piedras azules, la celestita estimula la madurez espiritual y un equilibrio tranquilo y seguro.
Indicaciones terapéuticas. Esta piedra reduce significativamente la fiebre y es un excelente adyuvante para un tratamiento de fondo. También combate las afecciones de la piel y el enrojecimiento. Al colocarlo en el chakra frontal, hay una mejora notable en la visión.
La visión tradicional. Abre el camino de la comunicación con el dominio espiritual. Simboliza la posibilidad de lograr la paz interior y el conocimiento directo de los planos superiores de la existencia. La celestita proporciona claridad de percepción, no sólo de nosotros mismos, sino del mundo desconocido e invisible que nos rodea.

Apacigua los conflictos internos y proporciona tranquilidad y paz mental. Estimula las capacidades creativas de la persona. Conecta con la parte más auténtica de nosotros mismos y ayuda a que los deseos se hagan realidad. Armoniza el intelecto con el instinto y la intuición. Favorece la comunicación a todos los niveles y despierta la conciencia de los vínculos que nos unen con el Universo.

Colocada en una habitación, potencia las vibraciones positivas de la misma. Es preferible no exponerla directamente a la luz del sol para que su color no palidezca demasiado.
Astrología. La celestita alivia la depresión de los Cáncer. Restaura la energía de los Acuarianos cansados. Alivia los problemas digestivos crónicos de Sagitario. Basta con colocarla en tu estómago, o en la zona de dolor.

Cerusita

Clase: carbonatos y nitratos.
Color: blanca, gris, amarilla, azul, parda.
Aspecto: adamantino, vítreo o nacarado. Masas terrosas y granulares. muy eficaz para combatir el dolor, tanto físico como psicológico. Equilibra el funcionamiento de los distintos sistemas del organismo y tiene efectos benéficos sobre los ojos y los oídos.
Dureza: 4. **Densidad:** 6,58.
Procedencia: España y Namibia.

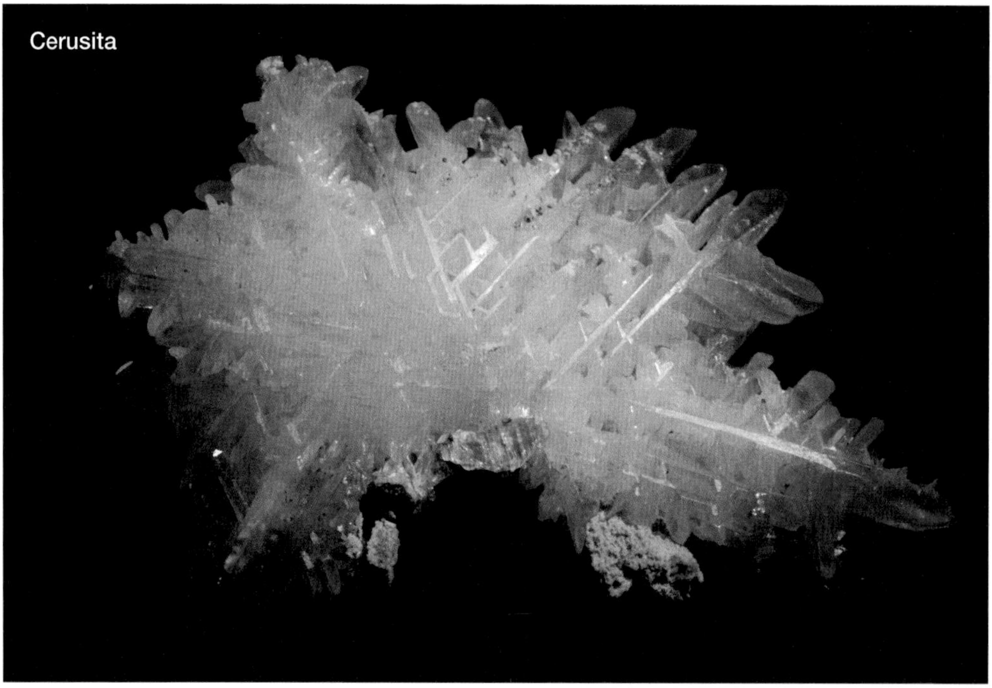
Cerusita

Generalidades. Potencia la capacidad de control, mejora la autoestima y facilita la toma de decisiones. Nos inspira a ser prácticos. Favorece la comunicación con los elementos más ocultos de nuestro interior para su aceptación plena. Ayuda en el proceso de asunción de responsabilidades y potencia la capacidad de comunicación con los demás.

Atributos e indicaciones terapéuticas. Muy eficaz en todo lo relativo a la circulación de la sangre y el tratamiento de las afecciones del hígado. Devuelve el equilibrio energético al sistema nervioso, al sistema circulatorio y al hepático. Asimismo, es adecuada para la regeneración de los tejidos.

Su capacidad de adaptación y su fuerte conexión con la Tierra le permite apaciguar el sistema nervioso. Por eso es muy adecuada para tratar los tics nerviosos y todos aquellos trastornos que lleven aparejados movimientos incontrolados. También es eficaz para combatir el insomnio.

Cianita

Clase: Silicatos.
Color: Azul celeste.
Aspecto: cristales tabulares alargados, raras veces terminados. Pueden ser transparentes u opacos.
Dureza: 4,5 - 7. **Densidad:** 3,6 - 3,7.
Procedencia: Brasil.

Generalidades y atributos. La cianita (también llamada "distena") estimula la intuición, las percepciones extrasensoriales y los poderes psíquicos.

Disipa el estrés, la confusión mental y la cólera. Estimula el pensamiento lógico y racional, al mismo tiempo que conecta con la parte más espiritual del ser, abre la mente a experiencias espirituales y conecta el ser con la conciencia cósmica.

Indicaciones terapéuticas. Es eficaz contra los espasmos musculares, la fiebre, el vértigo y los mareos. Alivia los dolores en general, y especialmente los relacionados con las diversas formas de reumatismo y fibromialgia.

La visión tradicional. Como decimos, contribuye al desarrollo espiritual. Alinea y equilibra todos los chakras, limpia los meridianos y restaura el aura. Sobre el chakra de la garganta, facilita la expresión de los sentimientos y estimula la sinceridad y la valentía para mostrarse sin tener miedo de la opinión de los demás.

Cinabrio

Clase: Sulfuros y arseniuros.
Color: rojo bermellón o escarlata, a veces rojo pardo o gris plomizo.
Aspecto: En cristales tiene un brillo adamantino, mientras que en masas granulares su aspecto es mate o terroso.
Dureza: 2,5. **Densidad:** 3,7.
Procedencia: Estados Unidos, China, España, Lituania, Letonia, Estonia y Alemania.

Generalidades y atributos: Es la piedra de la abundancia. Potencia la capacidad de persuasión y el carisma personal. Facilita la tolerancia y la aceptación de las demás personas tal como son. Resulta especialmente eficaz en todo lo relacionado con los negocios, ventas y relaciones comerciales. Gema de Mercurio, dios de los comerciantes.

Alinea y equilibra los distintos centros de energía del organismo, pues tiene una

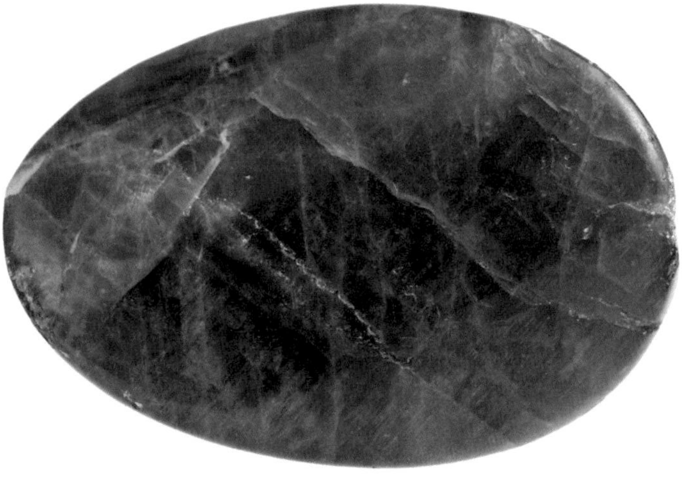

Cianita

Cinabrio

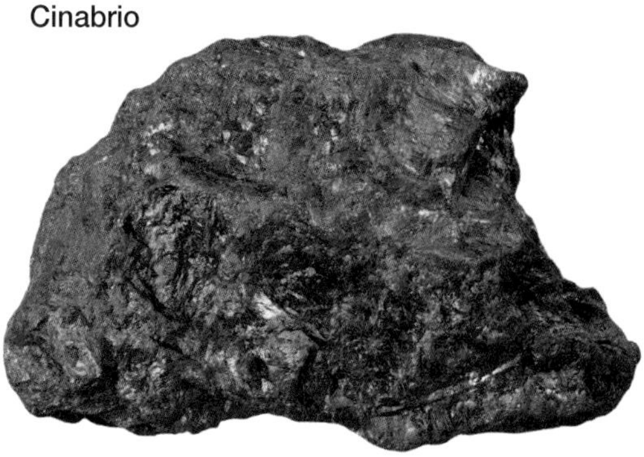

especial incidencia en el desbloqueo de la zona del perineo.

Indicaciones terapéuticas. El cinabrio es eficaz para el tratamiento de todo tipo de dolores, purifica la sangre y aumenta la flexibilidad de los músculos y las articulaciones. Potencia la fertilidad y se muestra muy eficaz para combatir las enfermedades de transmisión sexual. También ayuda a controlar el peso y a mantener una buena forma física.

La visión tradicional. En la antigüedad se utilizaba para armonizar los pensamientos y las emociones con el cuerpo físico. Y en la alquimia medieval, jugaba un papel importante como catalizador para hallar la piedra filosofal que transmutara en oro cualquier mineral.

Circonio

Clase: silicatos. Silicato de circonio.
Color: de incoloro a marrón amarillento.
Aspecto: Cristales prismáticos bipiramidales opacos, a veces transparentes y brillantes.
Dureza: 6,5 - 7,5. **Densidad:** 3,9 - 4,7.
Procedencia: Brasil, Camboya, sudeste de Asia, Sri Lanka, Australia, Tailandia, Noruega, Francia, Mozambique.

Generalidades. Del zarkoun árabe, al "bermellón" o zargoun persa, "dorado". El circonio, zircón o circón puede ser ligeramente radioactivo. La ligera radiactividad del circonio no debe asustarse. Por el contrario: estimula el intelecto mientras que sería necesario poseer varias toneladas de circón para ser inconveniente.

Atributos. Armoniza los cuerpos sutiles con el cuerpo físico, limpia y desbloquea los canales y nos recarga energéticamente. Equilibra materia y espíritu. El zircón (o circón) nos inspira a sentirnos arraigados en la Tierra a la vez que conectados y alineados con nuestro Yo Superior, orientándonos a encontrar el sentido a nuestra encarnación. Nos muestra la energía y los medios necesarios a nuestra disposición para conseguir nuestros objetivos.

Aporta lucidez, sensatez, prudencia. Nos asienta y nos estimula a ser prácti-

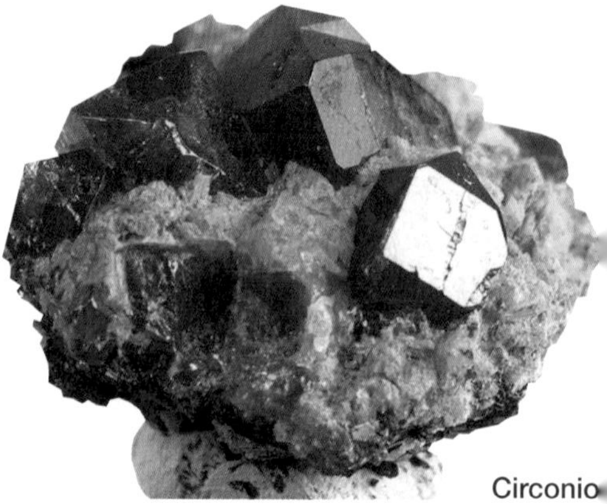

Circonio

cos. Nos libera de patrones de conducta inconscientes y de formas de pensamiento negativas, despejando la mente.

Despierta la comprensión y el perdón, estimula la conexión con nuestras emociones más profundas y nos abre a los demás. Conecta el chakra raíz y el corazón para ser nosotros mismos.

Combate el insomnio, la obsesión y las pesadillas. Equilibra el elemento tierra y el elemento fuego y todo el sistema circulatorio en general: corazón, arterias, venas, capilares, oxigenación de tejidos. El cerebro se ve estimulado, mejorando y sanando sus funciones, así como las digestiones y la asimilación de nutrientes. Combinado con las piedras correspondientes de cada chakra potencia su efecto.

Indicaciones terapéuticas. Problemas urinarios: prostatitis, poliuria, etc. El circonio ayuda con los efectos de los medicamentos diuréticos necesarios para ciertas afecciones (insuficiencia cardíaca, problemas de la sangre, etc.).

Astrología. El circonio alivia la depresión y elimina la tensión nerviosa de Cáncer y Acuario. También ayuda a curar los problemas digestivos crónicos de Sagitario. Solo ponlo en tu estomago, en el lugar en cuestión.

Citrina

Clase: dióxido de silicio, familia de cuarzo a veces llamada topacio falso o safranita, por su color. .

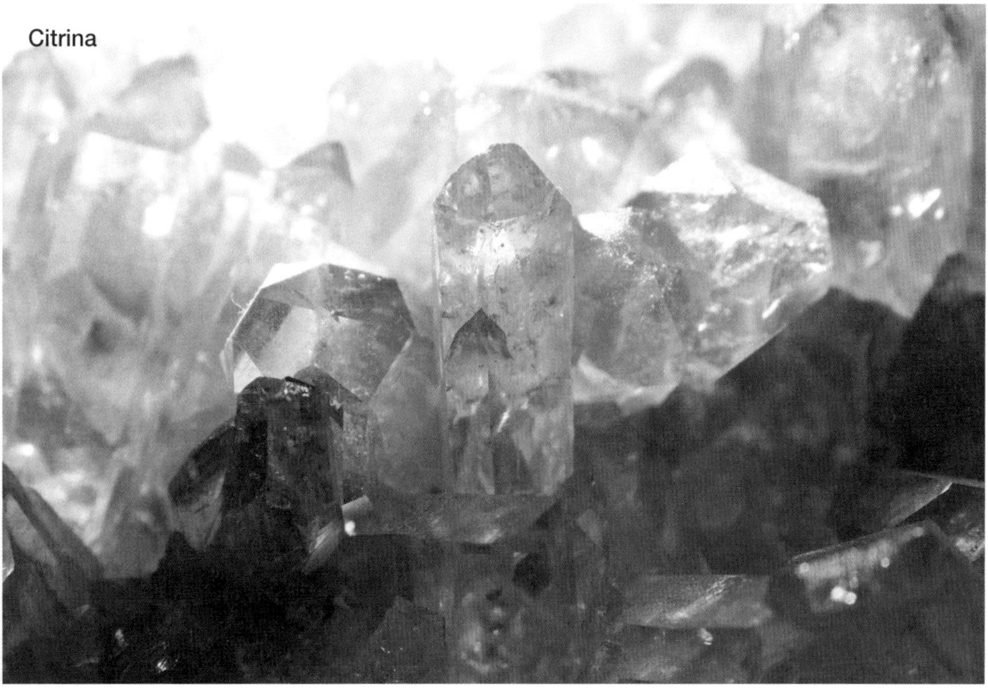

Citrina

Colores: del amarillo limón al marrón amarillo. Su estructura recuerda a una amatista amarilla. Tanto es así que los falsificadores, al calentar amatistas, logran cambiar el color de tal manera que imitan de forma convincente a la citrina, mucho más cara.

Dureza: 7. **Densidad:** 2,6.

Procedencia: Brasil, Madagascar, Inglaterra, Península Ibérica.

Generalidades. La citrina debe su nombre a su color amarillo limón. Como este cítrico, es tónica, energética, y comparte muchas de sus cualidades con el ámbar, pero es una piedra que no debe ser usada con otras piedras.

Atributos. El resplandor de la citrina mezcla una cierta dulzura con una fuerza vigorizante. Si puede ayudar a encontrar una plenitud, una paz interior, no obstante, tiene la facultad de alentar la acción.

Fortalece nuestra luz interior y nos hace realizar nuestros sueños. Es una piedra de conquista. Es un sol en miniatura, condensado con energía que puede resultar beneficioso... o terriblemente destructivo. Es una piedra ideal para los artistas que fortalece la imaginación y creatividad.

También puede ser la piedra de un guerrero o un conquistador... Dependiendo del caso, puede exacerbar o reducir la agresión. Es una piedra noble, a veces excesiva, que hay que manejar con precaución.

Al activar los impulsos nerviosos, la citrina puede ser lo mejor y lo peor. Refuerza la inteligencia, las facultades intelectuales de concentración y la sagacidad: puede recomendarse a quienes preparan un examen. Activa las funciones de las glándulas endocrinas.

Indicaciones terapéuticas. El citrino facilita el tránsito intestinal, pero no se recomienda en caso de úlceras. Al armonizar la digestión, ayuda a la salud de la piel, las uñas y el cabello.

Ayuda también a regular la secreción de insulina, pero no es suficiente en caso de diabetes: debe usarse junto con un tratamiento global.

El agua citrina (una piedra empapada durante veinte minutos en un vaso de agua) permite que los pacientes crónicos encuentren energía adicional. La combinación de citrino y ámbar alivia el asma y reduce una gran cantidad de alergias.

Nunca use citrino en caso de pelea, o si se trata de un carácter muy sanguíneo o colérico. Del mismo modo, aquellos que tienen una tendencia a la denigración, la calumnia y el chisme deben evitarlo cuidadosamente.

Astrología. Los aspectos beneficiosos y energéticos de la citrina son adecuados para todos los signos. Del mismo modo sus aspectos peligrosos pueden perjudicar a todos. Sin embargo, Tauro, durante sus "descompresiones" puede ser bueno usando una citrina por unos días (anillo o colgante). El Leo que a veces conoce terribles dudas después de la acción, incluso depresiones profundas después de una victoria, hará lo mismo.

Libra y Virgo a veces tienen un dulzor casi amorfo: la citrina corregirá esta tendencia. Finalmente, la dualidad de Géminis es a veces conflictiva. El citrino pondrá las cosas a punto entre los dos aspectos de estas personalidades ricas.

Coral

Clase: caliza. Soporte de pólipos de corallium.
Color: el pulido le da una brillante belleza rojo-naranja. En su estado natural, el coral es mate.
Dureza: 3 - 4. **Densidad:** 2,6 - 2,7.
Procedencia: mares cálidos.

Generalidades y atributos: los corales protegen contra las influencias negativas. Regulan nuestros sentimientos y purifican nuestros pensamientos. Es el "árbol del agua", pivote simbólico del mundo marino.

Vinculado a la sangre por su color rojo, también es visceral por sus formas contorsionadas. Los griegos vieron en ella la sangre de Medusa, que no podía contemplarse sin convertirse en piedra, y que Perseo decapitó. De esta sangre nació Pegaso, el caballo alado.
La mirada tradicional. El coral comprende simbólicamente los tres reinos: animal, vegetal, mineral.
Indicaciones terapéuticas. Anemia, problemas circulatorios. El coral se relacio-

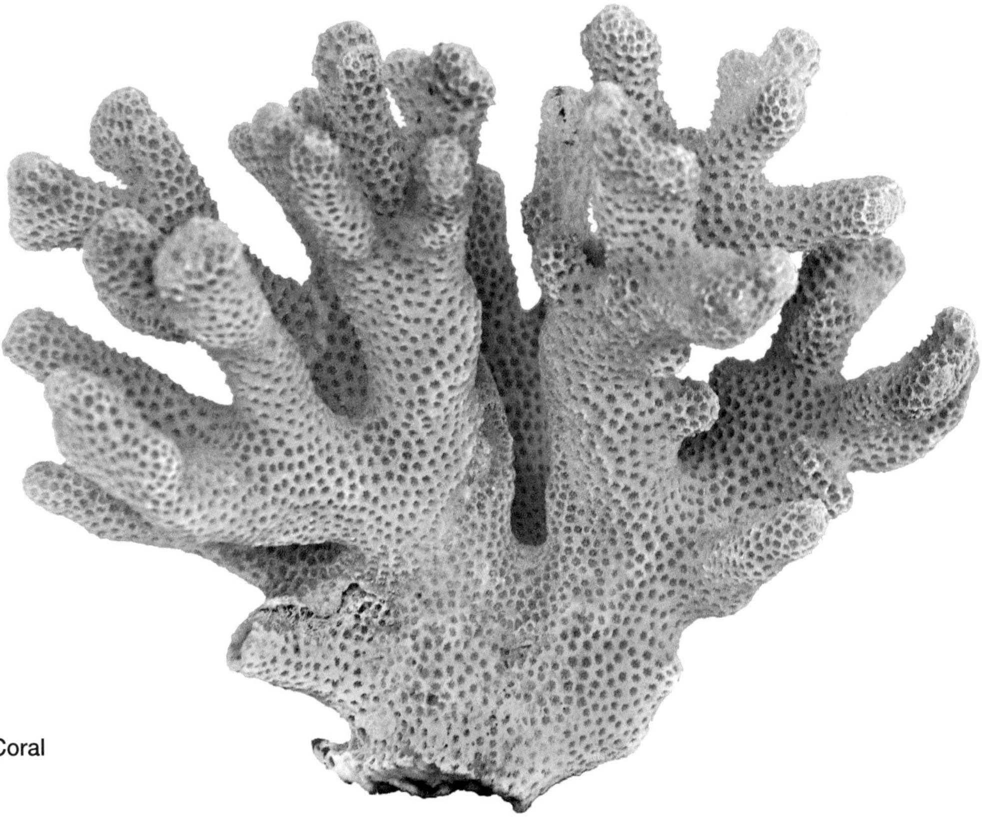

Coral

na con la circulación sanguínea. Puede molerse y mezclar el polvo obtenido con vinagre que servirá como condimento para las comidas. La mezcla hará espuma durante la preparación. El coral combate la anorexia y cura los trastornos derivados de la desnutrición.

Los dolores menstruales, pero también los estados de ánimo y estados de los espíritus depresivos y los cambios en el carácter que causan son aliviados por el coral. Más generalmente, el uso de una joya de coral da energía, esperanza, vitalidad.

Astrología. Tauro debería preferir coral marrón a rojo. Le permitirá controlar mejor sus emociones mientras mitiga sus opiniones a veces atrasadas.

Cáncer encontrará en el rojo del coral una energía que lo sorprenderá. Atenuará el lado feliz de este signo.

Libra será bueno para usar una joya de coral rosa: los nativos Libra se callan fácilmente. El coral les permitirá encontrar su palabra, el uso de su boca (simbólicamente femenino, incluso para los hombres) y finalmente dirán lo que tienen que decir. Piscis, hipersensibles, vulnerables, encontrarán algo de energía con el coral rojo. Además, este coral los protegerá contra los experimentos peligrosos y ciertos dolores morales debido a la animosidad de varias personas de su entorno.

Cornalina *(ver ágata)*

Crisoberilo

Clase: aluminato de berilio amarillo.
Color: amarillo dorado, verde-amarillo.
Dureza: 8,5. **Densidad:** 3,7.
Procedencia: Madagascar, Brasil, Sri Lanka, Birmania, Urales, Zimbabwe.

Generalidades. De khtrusos, "oro" en griego y beryllos: berilo. Esta hermosa piedra fortalece el sentimiento de amor, ayuda a permanecer fiel y refuerza la intuición.

Indicaciones terapéuticas. Cambian de manera similar, mezclando las de jade o esmeralda con las de granate y rubí. Es una piedra rara y el efecto más hermoso.

El crisoberilo equilibra la presión arterial. Como resultado, ayuda en caso de trastornos oculares causados por las arteriolas corneales.

Es una piedra que es mejor dejarla a litoterapeutas con experiencia.

Astrología. Tauro, ardiente, ambicioso, necesita reducir el aspecto brutalmente emocional de su personaje: el crisoberilo será beneficioso en su caso. Al meditar en un crisoberilo, Cáncer despertará su sentido de las realidades que le gusta dejar dormir tanto.

Crisocola

Clase: silicatos. hidrosilicato de cobre o silicato de malaquita.
Color: verde azulado, pardo, turquesa. El hermoso color azul verdoso de la cri-

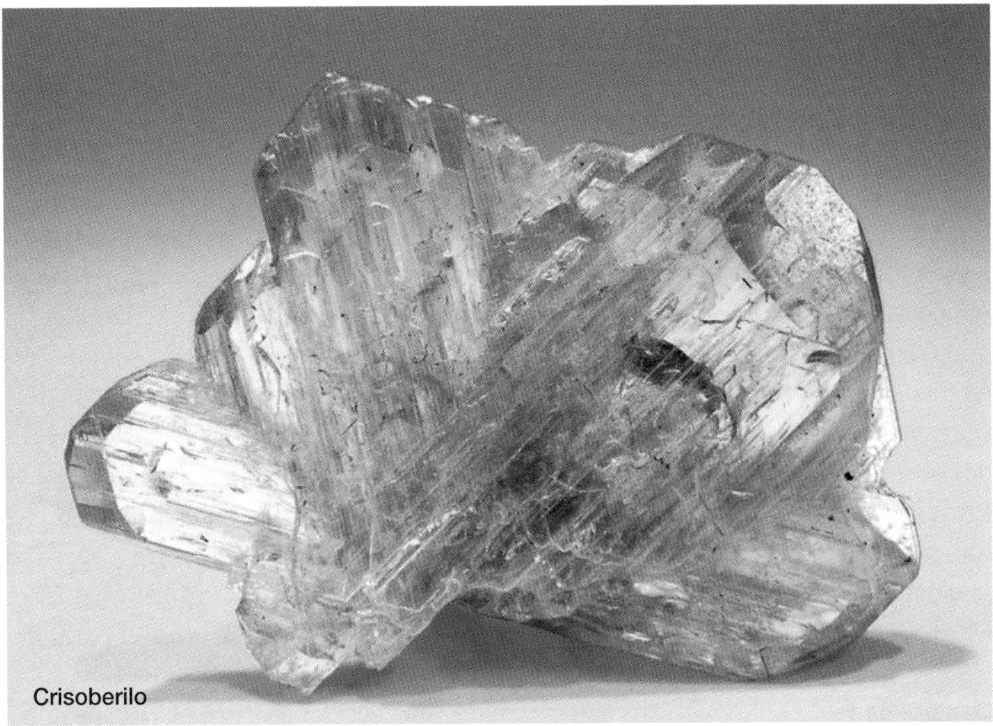

Crisoberilo

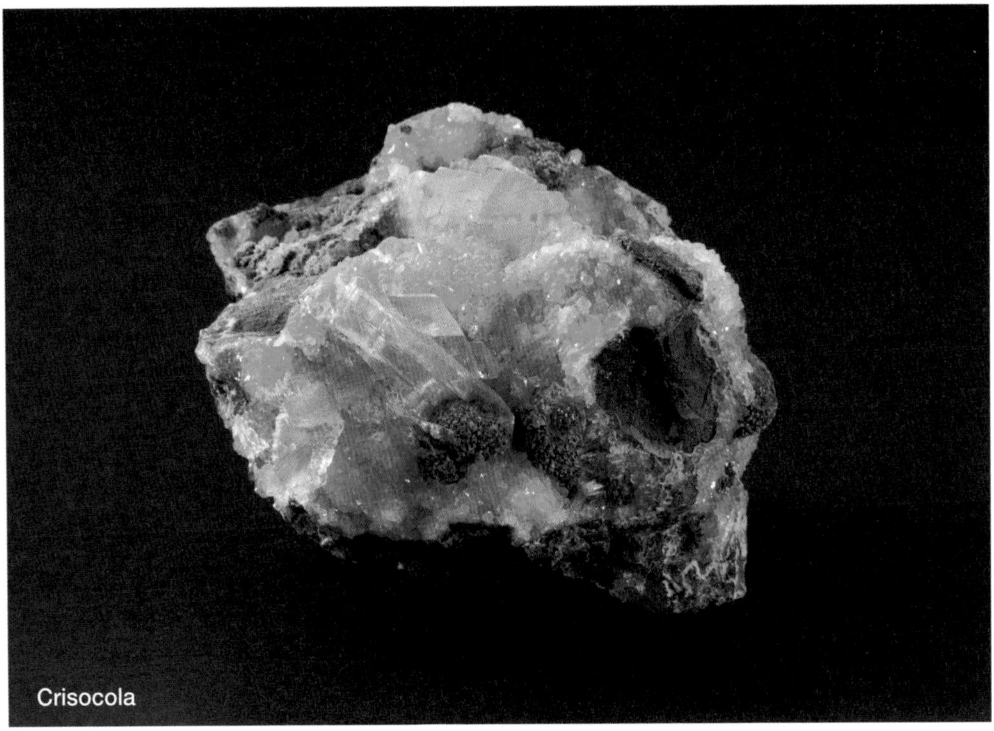

Crisocola

socola proviene del cobre hidro-silíceo que contiene en proporciones variables. La crisocola puede parecer turquesa: esta confusión es frecuente. La influencia beneficiosa de la crisocola es muy similar a la de la turquesa, ambas piedras ofrecen indicaciones terapéuticas similares.

Aspecto: opaco, se puede encontrar pulido o áspero, en formaciones de cristales tabulares.

Dureza: 2 - 4 (depende de la proporción de cobre y otros metales). **Densidad:** 2,2.

Procedencia: la crisocola se encuentra sobretodo en: Chile, Urales, África Subsahariana y Sudáfrica, Estados Unidos, México e Italia.

Generalidades. De los khrusos griegos, oro (por el brillo del cobre) y kolla, la crisocola se usó en la antigüedad como fluidificante en la metalurgia, como complemento de la fusión de los metales.

Atribuciones. Es la piedra del perdón, de la paz, de reforzar los vínculos distendidos. Alienta la compasión y permite encontrar en el fondo de uno mismo una espontaneidad beneficiosa.

La crisocola nos hace nacer una auténtica paz, la que comienza con la paz interior. Nos permite borrar ciertos defectos, cierta gravedad debido a una vida con múltiples tensiones.

Una propiedad extraña de la crisocola que se conoce desde la antigüedad es que anima a quedarse en casa; es ideal para temperamentos demasiado vagabundos.

Es la piedra de los monjes, ermitaños y... prisioneros. Alivia las ansiedades y la depresión que determina la reclusión.

Indicaciones terapéuticas. Ansiedad, depresión, sentirse culpable, hipermotricidad... Muchos trastornos nerviosos no resisten por mucho tiempo el poder calmado de la crisocola. Es también la piedra de la mujer. Alivia los dolores relacionados con la menstruación, incluido el SPM y promueve embarazos felices al tiempo que alivia las preocupaciones legítimas de las mujeres primíparas. La piedra se coloca en el vientre a nivel de los ovarios o el útero, según sea el caso. Su acción calmante favorece el parto armonioso.

Asociada con la azurita y la malaquita, la crisocola es conocida como la “piedra femenina”. Así pues, esta gema femenina refresca y relaja las reacciones emocionales, al tiempo que nos capacita para bucear en las causas de nuestros bloqueos inconscientes a fin de liberarnos de ellos. Corrige desarreglos de la sexualidad femenina y, por su contenido en cobre, tiene efectos antiinflamatorios.

Potencia la apertura mental y conecta el cuerpo físico con el emocional/astral. Aumenta la intuición y estimula la capacidad de amar. Libera de las frustraciones –especialmente sexuales– y los sentimientos de culpa, y capacita a la persona para llevar una vida libre de prejuicios. Favorece la capacidad de comprensión, potencia la comunicación y la creatividad, y nos hace más sensibles.

Mejora la autoestima y ayuda a mantener la cabeza fría en situaciones de tensión. Es efectiva para tratar casos de artritis, trastornos del aparato digestivo y enfermedades pulmonares. Posee grandes cualidades como limpiadora y desintoxicante, especialmente del hígado y los riñones. También favorece la circulación de la sangre y la oxigenación de los tejidos musculares. Además, "refresca" las quemaduras y combate las infecciones, sobre todo en la garganta. Equilibra los desequilibrios hormonales, especialmente de tiroides.

La mirada tradicional. Aunque aún está en sus inicios, esta gema reemplazará la función de la turquesa, pues se halla en una espiral de evolución muy superior, aunque aún no es comúnmente conocida.

Las cualidades de este material van bien desde los campos de fuerza y dimensiones inferiores a los superiores, produciendo una concusión vibratoria reactiva hacia los planos o superiores de la conciencia.

Cuando se lleva encima la gema, se filtra hasta los estratos mentales del campo áurico por medio del plexo solar, aliviando los miedos personales y el sentimiento de culpabilidad, armonizando dicho centro en particular. Puede prevenir las úlceras y las dificultades del tracto digestivo, pues donde hay poca congestión emocional no hay terreno fértil para que exista esta variedad de síntomas.

Cuando este material es blando y no tiene la suficiente consistencia para llevarlo como gema, permite una preparación como un elixir o tintura.

Astrología. A veces, la crisocola puede estar vinculada a Tauro: es una cuestión de complementariedad. Sin embargo, sus afinidades con Libra son mucho más frecuentes. Del mismo modo, Sagitario que "piensa antes de actuar" tomará una mayor claridad de decisión.

El acuario, aire y agua, podrá eliminar su sequedad emocional gracias a la acción reguladora de la crisocola.

Crisolita

Clase: silicato ferroso de magnesio. Varios colores, brillante: verde-amarillo o verde oliva, marrón. Brillo intenso

Procedencia: Mar Rojo, Australia, Patagonia, Nevada.

Dureza: 6,5 - 7. **Densidad:** 3,2 – 3,3.

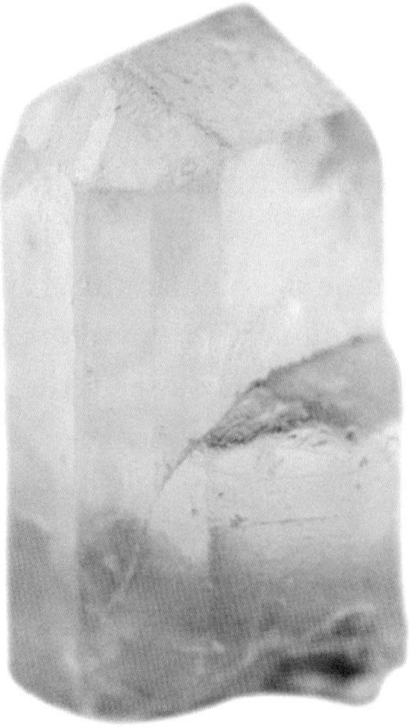

Crisolita

Generalidades. Es una "piedra dorada", pero no solo por el color de algunas variedades, porque se considera la piedra de la alegría, del sol, de la naturaleza opulenta.

Atributos e indicaciones terapéuticas. Estimula el sistema neurovegetativo. Regula el ritmo cardíaco y normaliza la presión arterial.

Potente depurativo: "libera" la vesícula biliar y estimula los riñones. Para usar con los cambios de estaciones.

Astrología. Leo sabrá cómo domesticar el poder de este "sol petrificado", listo para irradiar. El ardiente Aries acariciará esta piedra antes de actuar. Así podrá canalizar su energía e incluso su violencia hacia acciones justas y hermosas. Escorpio encontrará ahí la alegría de vivir, el sentimiento constructivo positivo que a veces le falta.

Crisoprasa

Clase: silicatos, dióxido de silicio. En realidad es una variedad de calcedonia verde.

Color: el verde claro suele deberse a la presencia de níquel. Es un verde manzana que también puede ser verde oliva o negro. Si contiene crisocola tiende al azul.

Aspecto: transparencia opaca y frecuentemente moteada con puntos. La crisoprasa suele ser opaca, aunque también las hay translúcidas.

Dureza: 7. **Densidad:** 2,6.

Procedencia: Brasil, Estados Unidos, Rusia (Urales), África oriental, Polonia y Australia Sudáfrica, Chile, Silesia.

Generalidades. Del griego khrusos, oro y prasos, puerro, esta piedra se llamaba así por su color. Pero también en relación con las virtudes digestivas y beneficiosas del puerro que se tienen en alta estima en la antigua farmacopea.

Esta piedra, que es una variedad de la calcedonia, simboliza el espíritu de libertad y aventura, y también la esperanza y satisfacción personal.

Atributos e indicaciones terapéuticas. La crisoprasa actúa de manera beneficiosa en el tracto urinario: para colocar la piedra durante veinte minutos en los riñones o en la vejiga. Crisoprasa aumenta la confianza en sí mismo. Normaliza la presión sanguínea y, como resultado, puede ayudar a curar algunos trastornos oculares. También ayuda a desarrollar los dones, a obligarse al trabajo necesario para desarrollarlos.

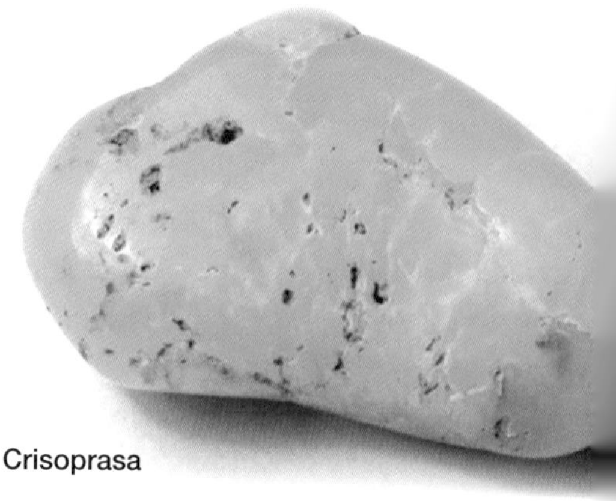

Crisoprasa

Ayuda a que aparezcan, se alivien y curen los traumas internos. Estimula la agilidad mental, la creatividad y la elocuencia. Potencia la fertilidad y se muestra muy eficaz en el tratamiento de enfermedades relacionadas con la sexualidad.

Equilibra los trastornos hormonales, cura las enfermedades de la piel, los problemas de los ojos y resulta muy eficaz en el tratamiento de gripes y resfriados. Nos ayuda a armonizar los ambientes y las relaciones personales, ya que absorbe el calor y la ansiedad. Ayuda a que las personas se liberen de su egoísmo.

La mirada tradicional. Al igual que la esmeralda, la crisoprasa es un excelente equilibrador en el plano físico de los cuerpos físico, mental y emocional. Ejerce un efecto sedante que tranquiliza a quien la lleva o tiene a su lado objetos hechos de esta gema.

Quienes muestran patrones de conducta neuróticos, complejos de superioridad o inferioridad, histerias ligeras y otros modos de ser que se manifiesten por la tendencia de encerrarse en sí mismos, responderán a las emanaciones serenas de esta gema, que es una valiosa herramienta para utilizar en tales casos.

La frecuencia ligera que emite es absorbida especialmente por el nervio óptico, que a su vez la conduce al cerebro medio, donde relaja la pituitaria y el hipotálamo.

Astrología. La crisoprasa es muy favorable para Cáncer. Géminis verá que su carácter a veces vacilante se impone usando esta joya de piedra. Leo encontrará la ayuda necesaria para satisfacer o mitigar su deseo de victoria: la crisoprasa equilibrará esta sed a veces peligrosa.

La crisoprasa tiene afinidad particular hacia el agua y la tierra, pero también es compatible con los elementos de aire y fuego, aunque en menor grado. La regencia planetaria es la de Venus, combinando bien con Neptuno.

Cuarzo

LA FAMILIA DE LOS CUARZOS

Clase: Silicatos. Desde el transparente e incoloro hasta las más variadas coloraciones.

Procedencia: Se encuentra en todo el mundo.

Dureza: 7. **Densidad:** 2,65.

Aspecto: Cristales prismáticos hexagonales.

El cuarzo, uno de los minerales más comunes, puede dividirse en dos grupos, según su aspecto cristalino o microcristalino: el cuarzo cristalino suele estar constituido de cristales grandes, bien formados, coloreados o no, y los consideraremos individualmente; el microcristalino se denomina calcedonia, y consiste en diversas ágatas que encontraréis comentadas aparte en esta misma sección.

Cristal de roca

Clase: dióxido de silicio puro. Es un hermoso cuarzo transparente pero también puede ser blanco lechoso. Es una piedra de luz, un prisma ideal.

Difunde todos los colores del espectro cromático y su claridad chispeante nos incita a la pureza, pero también a una intransigencia a veces indignante.

La fascinación hipnótica proporcionada por esta piedra es propicia para dormir y nos anima a experimentar sueños fácilmente descifrables. Es un espejo transparente que también nos refleja simbólicamente. Algunos cristales de roca contienen palos de turmalina oscuros o negros llamados "flechas de amor".

Procedencia: Francia (Alpes), Madagascar, EE.UU. (Arkansas), Rusia (Urales), Brasil.

Dureza: 7. **Densidad:** 2,65.

Generalidades y atributos. El cristal de roca –el cuarzo más común y utilizado de todos los tiempos, aliado de poder de todos los chamanes– limpia y purifica la mente, al tiempo que la expande, estimulando la intuición y el acceso a nuestro Yo Superior. Su brillo y transparencia, altamente positivos para el ser humano, aclaran todos los procesos mentales y estimulan también la desintoxicación del organismo y los órganos de eliminación.

Su capacidad depurativa se extiende también al conjunto del aura, reforzándola al mismo tiempo. Aplicado sobre los chakras tiene el poder de armonizarlos. Es el comodín de los cristales: la capacidad que tiene el cristal de roca de almacenar información y ser programables le confiere una versatilidad única en el mundo de los cristales.

Krystallos significa helado en griego. Es cierto que la luz del cristal de roca

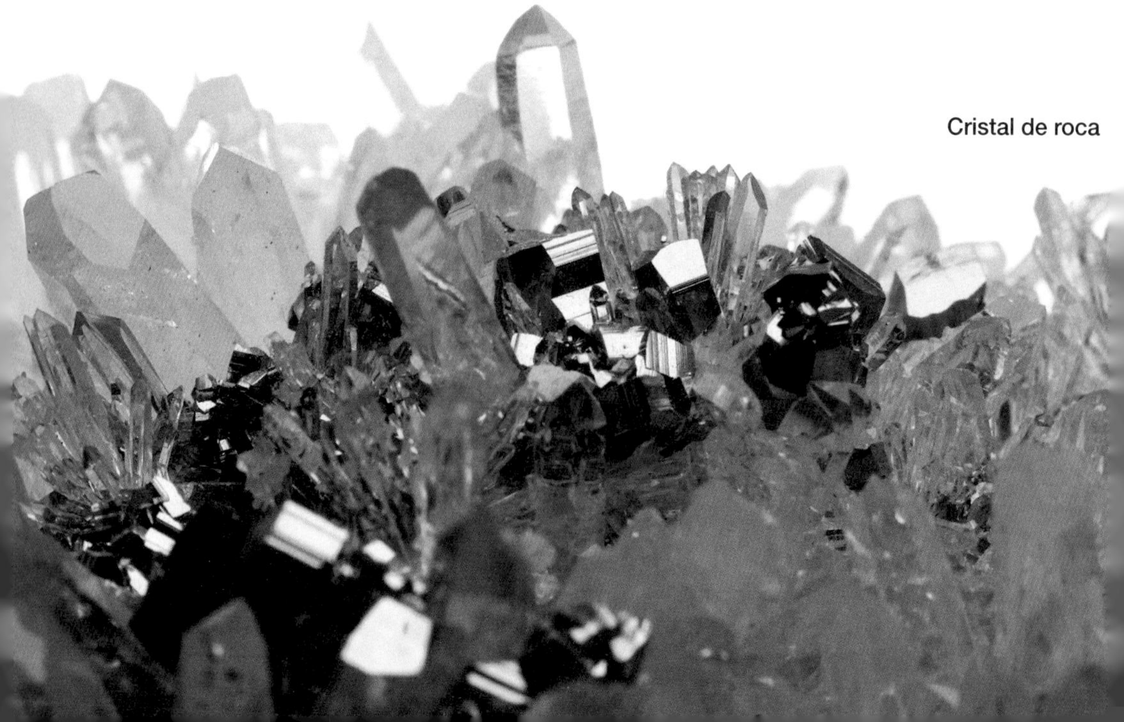

Cristal de roca

a veces parece demasiado fría. Si aporta fuerza y claridad a nuestro intelecto, también es la piedra de la muerte: muchas culturas lo incluyen en sus ritos funerarios.

El cristal de roca es un mineral protector. Pero para beneficiarse de sus beneficios es necesario "merecerlo", estar en armonía con él.

Además, pocas personas se beneficiarán de un cristal de roca demasiado transparente. Una persona propensa al remordimiento, una persona que ha cometido una acción lamentable se encargará de buscar una transparencia adaptada a su estado de pureza interior. Un cristal blanco lechoso es muy eficaz y no presenta ningún peligro de conflicto interno grave debido a la culpa real.

Indicaciones terapéuticas. El cristal de roca liberó a Hildegard von Bingen de sus migrañas acompañadas de visiones: sus ojos, cansados de haber contemplado las maravillas que esta santa mujer describía, recuperaron su agudeza visual gracias al cristal de roca. Se utilizará principalmente en forma de agua.

La punta de cristal afilada siempre emitirá su poder en la dirección de la punta: "apuntamos" o pondremos este extremo en el área para sanar. El cristal pulido permite masajes beneficiosos. Por eso es recomendable poseer una de cada variedad.

El cristal de roca cura la diarrea. También es eficaz contra el mareo por movimiento.

Preparaciones. El agua de roca cristalina se prepara durante la noche: remojar durante ocho horas un cristal en 75 cl de agua destilada. No se debe utilizar nunca agua de manantial o agua mineral, ya que la presencia de otros minerales, incluso en pequeñas cantidades, dañaría la acción del cristal de roca. Esta agua es aún más efectiva durante la luna llena.

El alcoholato de cristal de roca es un alcohol de 70° en el que se ha empapado un trozo de cristal durante la noche de luna llena. Tomamos de una a tres gotas en un pedazo de azúcar de dos a tres veces al día en caso de depresión, ansiedad o luto. Esta preparación es efectiva para una variedad de condiciones, pero no debe administrarse a la ligera. Por lo tanto, se evitará por falta de asesoramiento competente.

En resumen, el cristal de roca también se puede usar como un "catalizador": combinado con una piedra más grande, mejorará enormemente los efectos.

Astrología. Capricornio verá su obstinación frecuente, o incluso su ceguera,

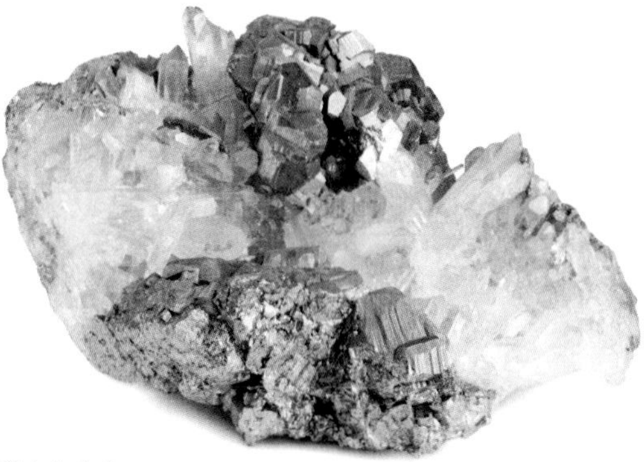

Cristal de roca

poderosamente mitigada por el cristal de roca. Géminis se volverá un poco más tolerante y Leo calmará su fuerza de voluntad, a menudo dolorosa para los que lo rodean.

Cristal de cuarzo claro. Cuarzo blanco

La diversidad de climas, altitudes y topografías diferenciadas geológicamente durante las diversas épocas de la prehistoria anterior del alba de la humanidad en este planeta contribuyen como factores especiales en las esencias derivadas de las substancias llamadas gemas.

El cristal de cuarzo sin adulterar proporciona un campo de funciones casi limitado. Su gama de operaciones dependerá también de la claridad con que esté bendecido un cristal. Las fracturas internas con efectos de color prismático pueden amplificar el funcionamiento de estas gemas.

El tamaño del cristal será importante en la medida en que cada uno tiene su tono paralelo y correspondiente con el cual alinearse. Una sinfonía de sonidos tonales dentro de los planos interiores puede poner en vibración los esquemas energéticos, especialmente si se está realizando un ejercicio curativo.

Las muestras realmente grandes de cuarzo claro son en sí mismas un campo de fuerza de luz o energía que puede utilizarse como protección sónica contra la negatividad. Este campo existe, de acuer-

Cuarzo blanco

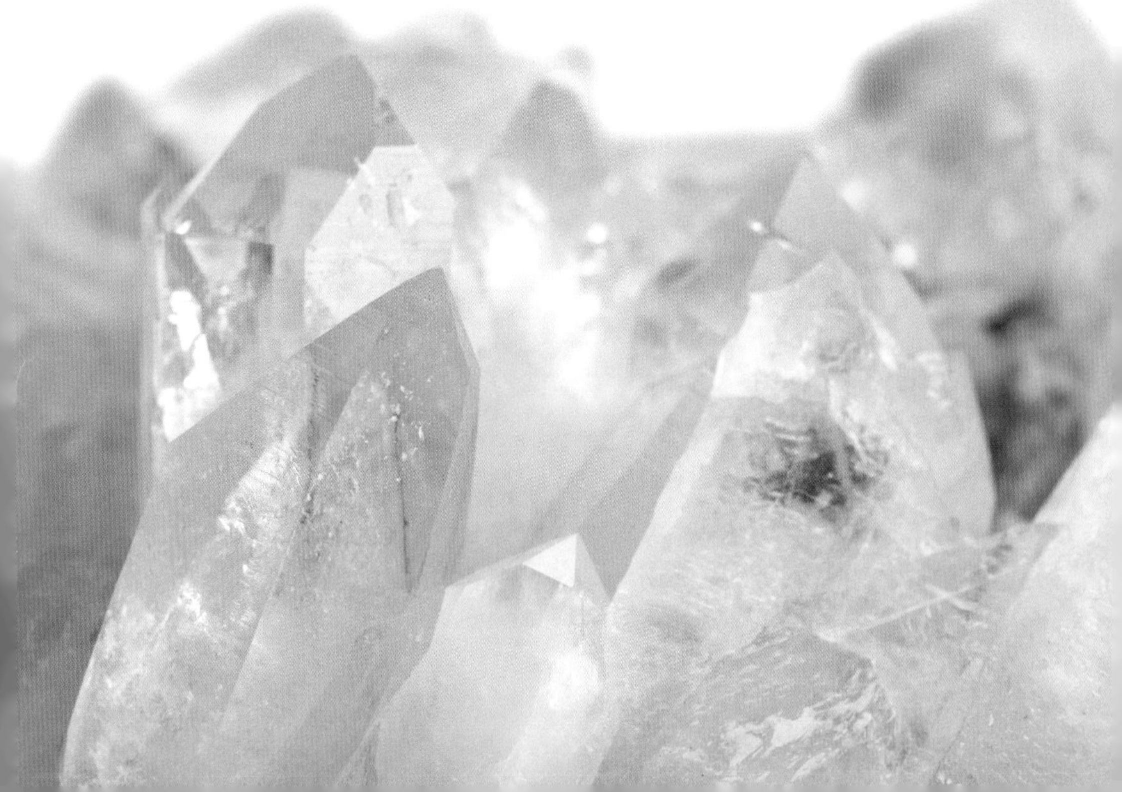

do con las necesidades, en todos los cristales, incluyendo las muestras de bolsillo que los indios llevan hoy en día con ellos en todo momento.

La mirada esotérica. Esta forma clara del cuarzo, sola o en combinación, puede ser más útil que cualquier otro mineral para equilibrar o curar el aura de aquellos que tienen aberraciones mentales, lo que se produce con mucha frecuencia en los años de vida terrestres. El paso de iones a través de la estructura molecular de los cristales hace que éstos sean valiosos, aparte del trabajo con auras individuales, para las áreas más amplias en que existen condiciones atmosféricas que precisan ser limpiadas y neutralizadas de negatividad, etc.

En cuanto que uno de los mejores equilibradores globales del mundo mineral, se presta a descongestionar los diversos centros de fuerza que se activan y agitan de cuando en cuando en el ser humano. Es especialmente útil para los centros del sacro y para enfriar las fuerzas del kundalini prematuramente agitadas y en movimiento errático, que son consideradas por muchos aspirantes a la espiritualidad, mal informados, como las fuerzas del poder interno y externo.

La refracción de un cuarzo claro lo vuelve activo como curador personal del cuerpo, pues actúa directamente sobre las separaciones de las capas de la mente desconectada, tratando de reintegrar los niveles de la conciencia. Se convierte entonces en una herramienta excelente para utilizar con las aberraciones y posesiones, ataques psíquicos, etc., ya se produzcan en las esferas astrales o en las mentales.

De aspecto lechoso, el cuarzo blanco se ha utilizado siempre en rituales de todo tipo, y como protector contra las malas influencias. Alivia los miedos, los sentimientos de culpa y los sentimientos de tristeza y desesperanza. Cura las inflamaciones e infecciones de los sistemas respiratorio y urinario, favorece la circulación en el sistema linfático. Además, es un excelente diurético y estimula la lactancia. Y en la meditación, ayuda a vencer la ansiedad y la dispersión mental y el victimismo, además de estimular la capacidad de reflexión.

Astrología. Está predispuesto a actuar más armónicamente con los elementos de agua y aire, pero, como el diamante, puede ser utilizado por todos. Tiene afinidad con la conciencia planetaria de Urano.

Cuarzo ahumado

Como la mayoría de cuarzos purifica el aura. Rige el primer chakra, el que nos conecta con la Tierra y con el presente, pero su grado de acción también abarca el segundo y tercer chakra. Como todas las gemas oscuras, arraiga y estabiliza.

El cuarzo ahumado estimula nuestra energía vital, las ganas de vivir y los órganos de eliminación.

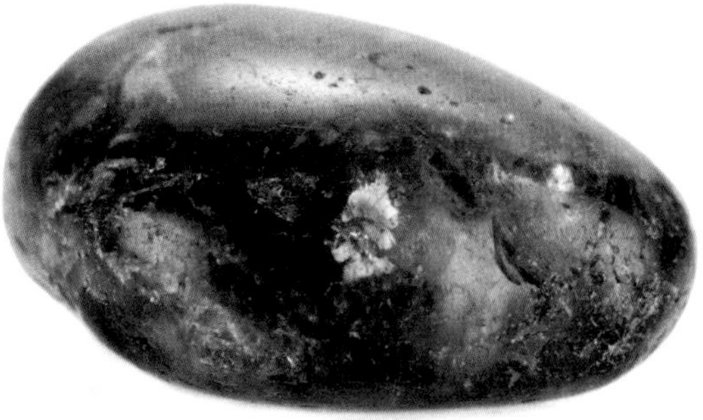

Cuarzo ahumado

Su color oscila entre el marrón y el gris, a veces casi negro. Combate la depresión, la ansiedad, la incertidumbre y el desasosiego interior.

Protege contra cualquier tipo de contaminación o exposición a rayos X. Alivia los dolores abdominales y las migrañas y tiene un efecto benéfico sobre el sistema reproductor. Facilita la asimilación de los minerales en el organismo y regula la circulación de los fluidos.

Cristal biterminado

Conocido también como cristal de Herkimer, es una variedad de cristal de roca muy brillante. Su nombre original ("diamante Herkimer") se está abandonando en el comercio de gemas, ya que es confuso.

Procedencia: principalmente Herkimer, Quebec.

Dureza: 7. **Densidad:** 2,65.

Este hermoso cristal de roca simboliza el equilibrio entre el cielo y la tierra, entre la mente y el cuerpo, y refuerza la influencia de otras piedras. Mantiene las consideraciones hechas para el cristal de roca.

Es un buen recurso contra el dolor: ponemos una piedra en el lugar en cuestión y, después de tres o cuatro minutos, el flujo de energía comienza a circular nuevamente y atenúa la sensación de dolor antes de desaparecer.

Cuarzo amatista

(ver amatista)

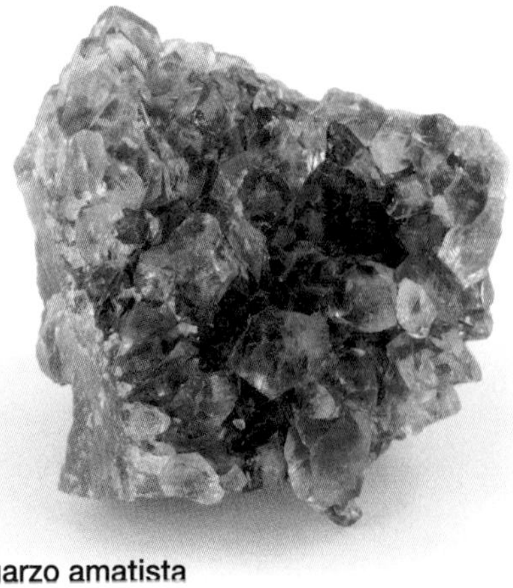

Cuarzo amatista

Cuarzo citrino

El cuarzo citrino o citrina rige el plexo solar, liberándolo de tensiones y estimulando el buen funcionamiento del sistema digestivo y la desintoxicación del organismo a través de los riñones Su rayo dorado y su cálida energía convierten el citrino en un potente antidepresivo. Portador del poder y la energía del sol, proporciona energía, potencia la intuición y agudiza la mente. Además, actúa como una especie de escudo protector e infunde optimismo y ganas de vivir.

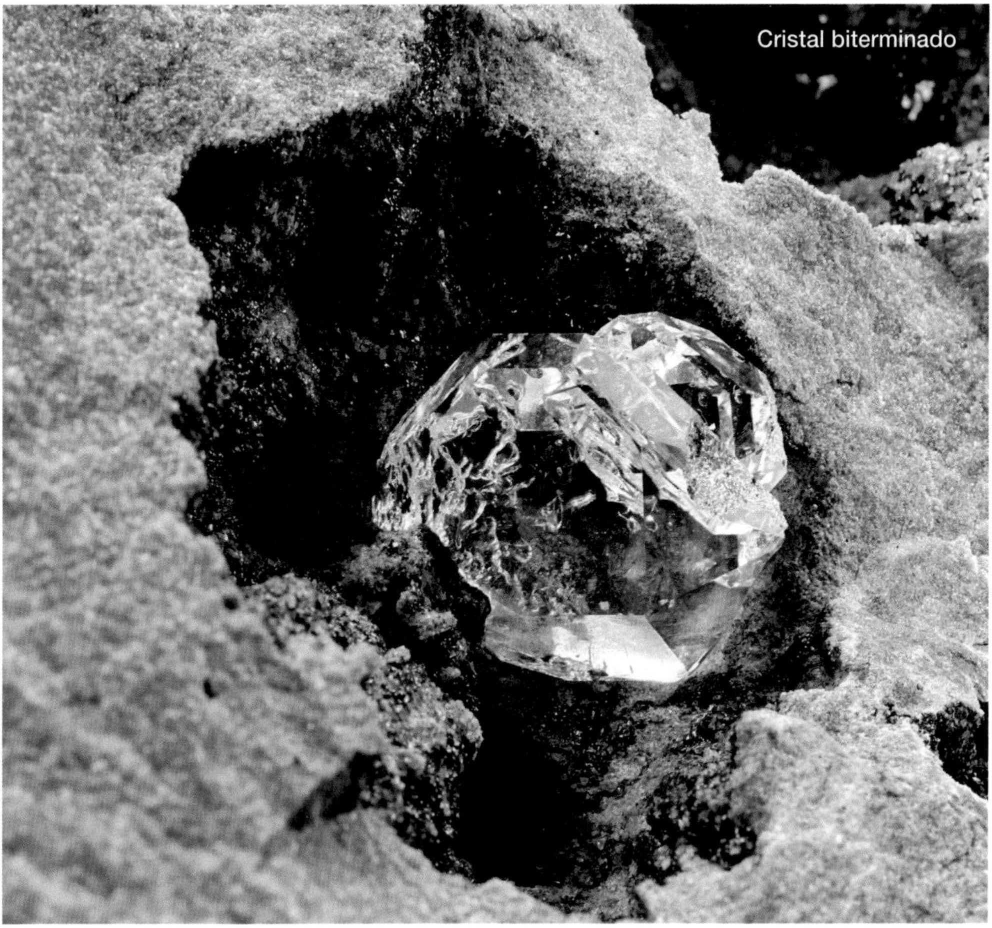

Aumenta la autoestima y la confianza en uno mismo pues elimina los pensamientos negativos y autodestructivos. Libera de tensiones la zona del plexo solar y también favorece la concentración y revitaliza la actividad de la mente. Hace desaparecer el miedo y alivia la angustia y la ansiedad. Alivia el estreñimiento y estimula el funcionamiento del metabolismo, lo que facilita la asimilación de los alimentos.

La mirada tradicional. El tipo de citrino conocido como cuarzo ahumado ha sido muy mal entendido y devaluado con respecto al elemento que contiene y que lo convierte en el elemento de utilidad. Pero los que cuidan de la tradición de sabiduría en esta esfera deben entender que opera como una célula atómica. Del mismo modo que los neutrones se utilizan para bombardear las gemas, los contenidos en la coloración ahumada actúan sobre la psique del hombre y tienen una fuente cósmica común. Esta cualidad de irradiación es natural de esta forma de la familia del cuarzo, y ése es el motivo de que el

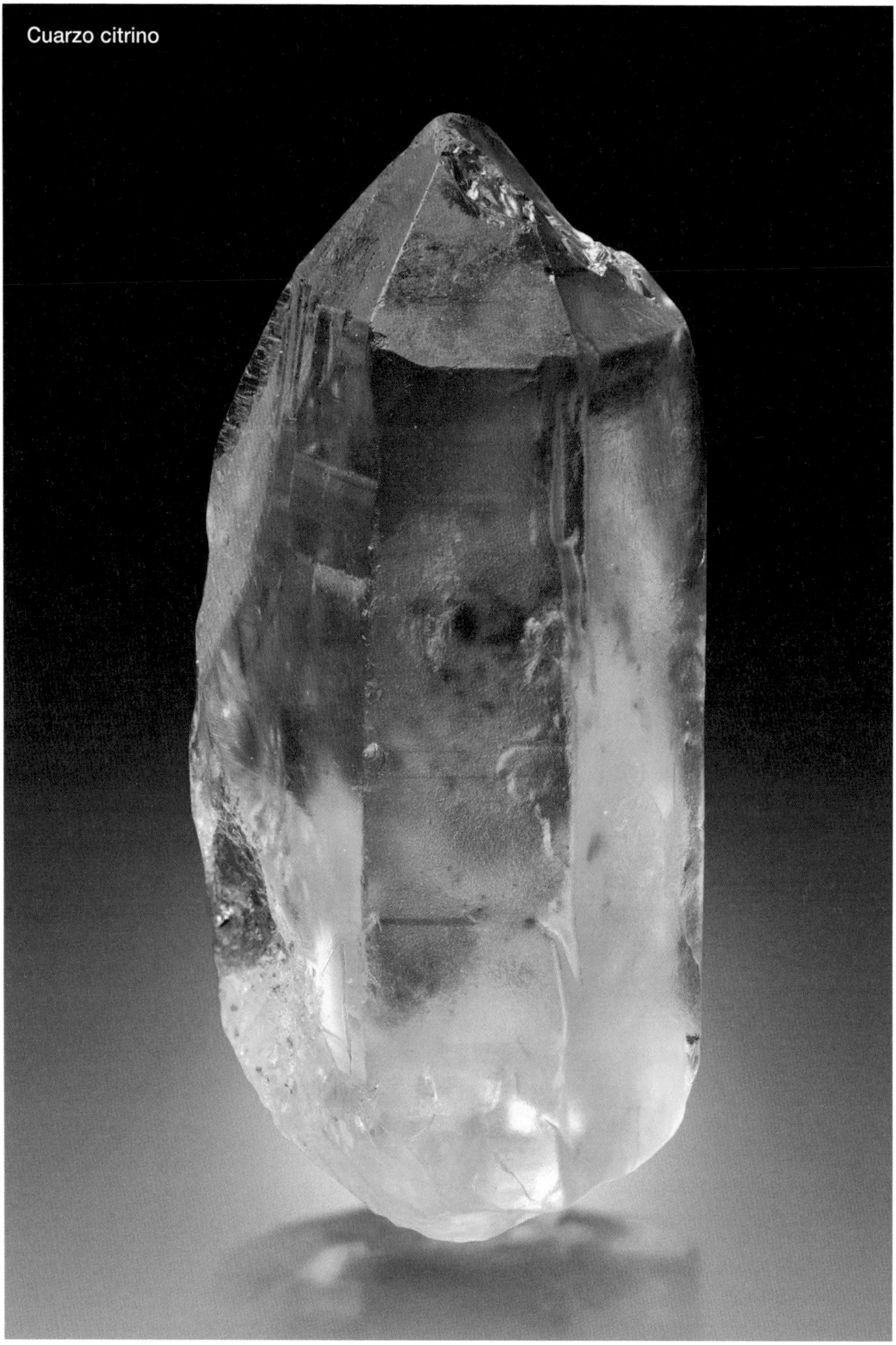
Cuarzo citrino

alcance de su curación sea ilimitado, pues actúa sobre todos los cuerpos del hombre.

Se dice que en la Atlántida se empleaba como punto focal de la energía, especialmente los que habían sido entrenados como médiums en los gigantescos templos curativos. Se utilizaba con un tipo de hipnosis no corriente en estos tiempos. Tal como la entendemos hoy, la hipnosis no es tal realmente, sino que está más relacionada con un método de transferencia magnética que hemos convertido en un mecanismo de dependencia. En el futuro será finalmente transformado en una forma más útil de curación (ver también: citrina).

Cuarzo rosa

Se ha hecho muy popular, entre otras cosas por ser un poderoso talismán para el amor. Restablece la armonía en relaciones deterioradas, protege contra los celos y los sentimientos destructivos. Es ideal para personas con dificultades de comunicación. Enseña a amarse a uno mismo, pues no es posible amar a los demás, ni ser amado sin aceptarse a uno mismo. Aumenta la autoestima, estimula la autoconfianza y nos hace conscientes de nuestra propia valía. Cura y previene todos los trastornos relacionados con el sistema circulatorio: colesterol, taquicardias, varices... Estimula el aporte de oxígeno a los tejidos y al cerebro.

Combate, además, la incomunicación emocional, la dureza de carácter y el control o rechazo excesivo de los sentimientos y emociones.

Es una versión menor de lo que puede hacer cualquier gema rosada o roja. En este caso es suave, sutil y útil cuando no se desea una frecuencia poderosa para que

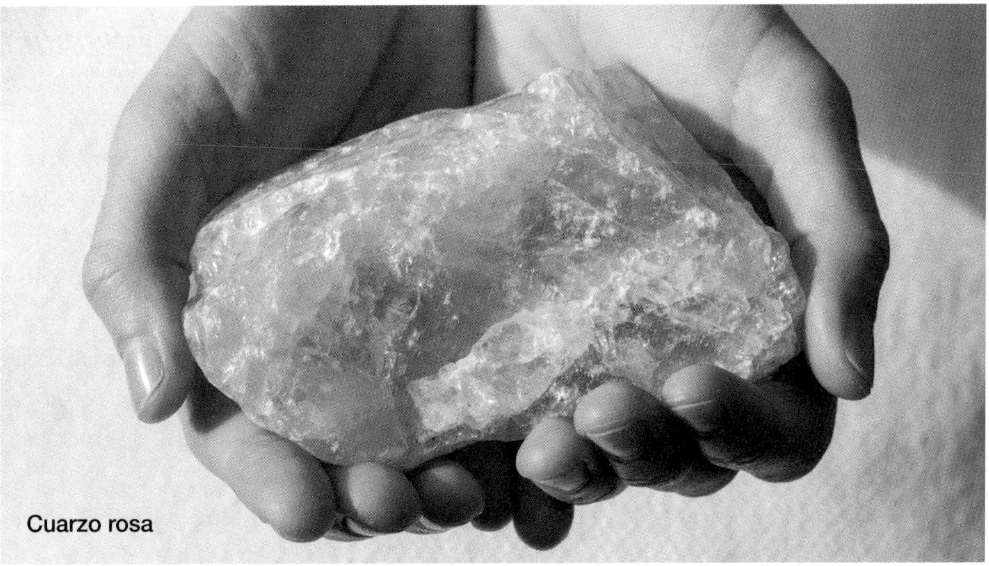

Cuarzo rosa

no entre en conflicto con otras cosas. En un plano físico, actúa bien con ciertos órganos del cuerpo, como los riñones.

Es otro agente calmante, como el citrino ahumado, aunque actúa en particular sobre el centro emocional o del corazón; este efecto se produce de modo especial cuando se lleva encima. La variedad rosada acabará desapareciendo, pues hay otras mucho más efectivas en otras combinaciones minerales que pueden ocupar su lugar. Como la naturaleza no tolera sus desperdicios, cuando algo ha sobrepasado su necesidad o utilidad acaba siendo eliminado.

Cuarzo verde

Estimula la motivación. Actúa sobre las glándulas del organismo y proporciona equilibrio hormonal. Propicia la estabilidad mental y emocional, estimula los sentimientos de amistad y cooperación y favorece la vida familiar y las relaciones en el trabajo. Fomenta la paciencia, la perseverancia y la constancia. Otorga madurez y aumenta la confianza y la seguridad en uno mismo y en los demás.

Desde el punto de vista terapéutico, destaca por su acción antiespasmódica. Especialmente indicado para los trastornos relacionados con estrés y alteraciones en el corazón.

Este miembro de la familia del cuarzo acabará siendo una entidad en sí mismo, más claramente definido y muy

Cuarzo verde

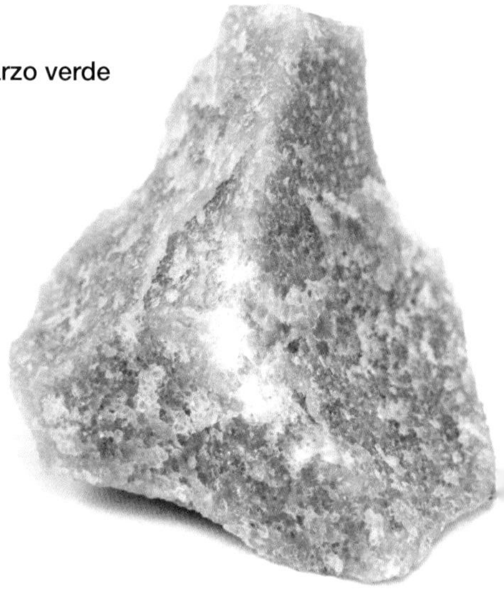

agradable de mirar, pero no se considerará nada especial hasta dentro de mucho tiempo.

Cuarzo azul

Favorece la paciencia, la tolerancia y la comprensión, al mismo tiempo que la fe y la confianza. Armoniza la mente con el espíritu. Tiene propiedades depurativas y analgésicas y es útil para aliviar dolores y en casos de hipertensión. Estimula el sistema inmunológico y la circulación de la sangre, por lo que resulta muy adecuado en las infecciones que producen congestión en las mucosas, como sinusitis, bronquitis, gastritis.

Muy recomendado para estudiantes en épocas de exámenes, pues reactiva la capacidad mental agotada por problemas o esfuerzos continuados.

A esta variedad le sucederá algo semejante a la del cuarzo verde, pero con la ventaja de desarrollarse más rápidamente y ser conocida antes. Se volverá muy claro, con una amplia graduación en el espectro de color, lo que le proporcionará cualidades interesantes. Aunque esto se producirá antes que en el caso del cuarzo verde, aún hará falta que pase mucho tiempo para que llegue a ser útil.

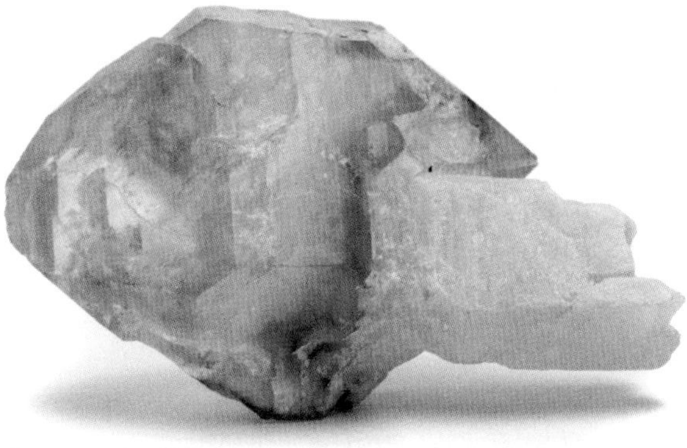
Cuarzo elestial

Cuarzo elestial

Entre las muchas y variadas virtudes de esta singular variedad de cuarzo está la de desbloquear tensiones del primer, segundo y tercer chakras. Los elestiales purgan, lo cual significa que se ha de estar preparado para trabajar este cuarzo ya que van a sacar mucha agresividad a fin de liberarla e impedir que desencadene una patología.

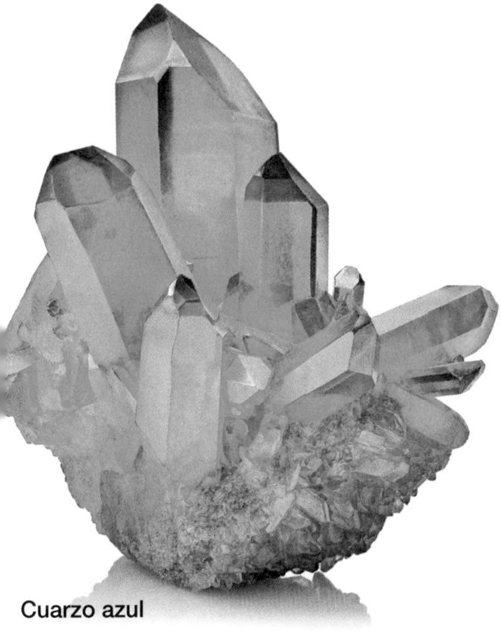
Cuarzo azul

Cuarzo rutilado

El rutilo (óxido de titanio) que contiene produce facetas de poder y transmisión de intensidad superior a los de sus parientes más claros y pasivos. Este rutilo del interior de la estructura cristalina del cuarzo tiene cruces transversales de cargas eléctricas que llegan a traspasar capas de densidad casi impenetrables, de forma similar a como pasa el alto voltaje por los cables de la luz cuando encendemos y apagamos un conmutador.

Este contenido incrementa el poder natural del cuarzo para activar la energía, disipar los temores e iluminar al alma en su búsqueda de comprensión y sentido, propiciando el desarrollo espiritual. E induce al cambio tras épocas de estancamiento. Elimina las barreras para el crecimiento espiritual, restaura el aura y conecta la energía de la persona con la fuerza vital del cosmos.

Su potente efecto revitalizador ayuda a retrasar el proceso de envejecimiento y acelera la cicatrización de las heridas.

También es un potente antidepresivo que da fuerza para enfrentarse a la realidad. Ahuyenta los temores, alivia la ansiedad y hace desaparecer las fobias. Además, abre el camino para llegar a la raíz de los problemas, estimulando la capacidad de hacerles frente con ánimo positivo. Por su poder de regeneración celular está contraindicado en casos de cáncer.

Con independencia del color del cristal básico de cuarzo, la electricidad de este factor adicional convierte a esta gema en un agente más poderoso y magnético que amplifica la actividad curativa. Tiene también la propiedad adicional de no gastarse nunca.

Cuando se proyecta el cuarzo rutilado en las capas mentales de conciencia de una persona con graves perturbaciones de incapacidad endocrino-sexual, puede liberar energías muy eficaces para este tipo de trastornos físicos.

Según una mirada algo más esotérica, también es muy penetrante y beneficioso cuando se utiliza para proyectar sus energías eléctricas sobre un órgano infectado del cuerpo. Estas rutilaciones son útiles para mantener los campos de fuerza magnéticos. Incluso es capaz de elevar temporalmente la temperatura corporal, a modo de herramienta alquímica que puede ayudar a la reorganización de estructuras celulares. Se dice que la clave de este proceso está también en la corriente eléctrica, que empuja esas células en el nivel etérico y las filtra a una nueva manifestación física.

Cuarzo rutilado

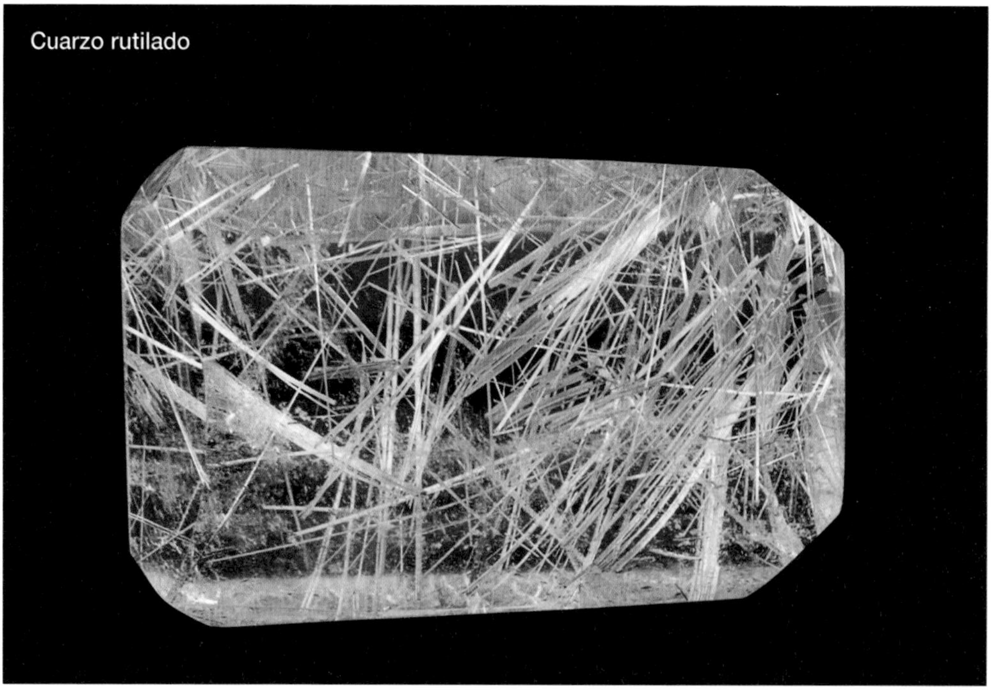

Cuarzo turmalinado

El cuarzo claro con inclusiones de agujas cristalinas de turmalina negra es para la humanidad una herramienta que puede utilizar en la magnetización de los campos de fuerza relacionados con la ley universal de los opuestos, y realiza un trabajo verdaderamente interesante en los planos interiores de los vehículos superiores de la conciencia humana. Es una ayuda que permite eliminar muchos esquemas condicionados que se han cristalizado destruyendo toda posibilidad de progreso y crecimiento.

Por los opuestos terrenos que contiene, constituye una lección que muchos seres humanos tienen que aprender. El desequilibrio que pueda sufrir cualquier individuo es susceptible de situarse en un alineamiento mejor al proyectar este tipo de cristal dentro de sus campos áuricos mentales y astrales, pues actuará como un elemento de ajuste automático.

Tanto el cuarzo turmalinado como el rutilado, con sus inclusiones de agujas cristalinas, actúan como portadores de luz a las envolturas astrales en general, y son buenas herramientas para los practicantes de la proyección.

Ver también: turmalina.

Cristal ojo de tigre

(ver ojo de tigre)

Cristal catedral

En esta forma particular de cristal de roca sus puntas se pueden orientar en todas las direcciones.

Su nombre "catedral" proviene del hecho de que estos mismos puntos pueden evocar la arquitectura gótica. Estos cristales se encuentran en arcilla silícea. Su rareza, su belleza los hace muy populares. Las puntas de cristal de la catedral actúan como antenas y capturan las vibraciones de una manera incomparable.

El juego de la luz, refractado en varios sentidos, lo convierte en un verdadero espectáculo: la iridiscencia y el brillo se suceden mutuamente a medida que se orienta la piedra. Es una piedra especialmente propicia para la meditación, la reflexión, la oración.

Los lugares de procedencia son los mismos que los de cristal de roca.

Indicaciones terapéuticas. Esta piedra es más "indulgente" que otros cristales de roca. Podemos usarlo incluso si nos sentimos culpables o si sentimos remordimientos. De hecho, si no nos encontramos en armonía con esta piedra, su uso, su frecuentación, nos otorgará su aura poderosa.

El cristal catedral absorbe las vibraciones y, como resultado, puede ayudarnos a "liberar" los chakras.

Al aplicarlo sobre la zona a equilibrar se siente enseguida una impresión de dulzura incomparable. Pero esta dulzura no debería engañarnos: esta piedra es como una batería eléctrica, nos hará desbordar energía si la aplicamos durante más de veinte minutos en este o aquel chakra.

En algunos casos, su efecto eufórico, tónico, puede causar un ligero insomnio. En este caso, el jade nos permitirá recuperar el sueño.

Si actúa sobre todos los chakras, este cristal tiene una predilección por la del corazón. Refuerza la "bomba", el miocardio y activa la circulación.

Astrología. Al contemplar esta piedra con fines de meditación, se recomienda señalar el punto más importante hacia nuestro planeta hacia la constelación correspondiente a nuestro signo zodiacal.

También se puede elegir la de su ascendente. En este caso, es mejor seguir el consejo de un litoterapeuta experimentado.

Cristal "arco iris"

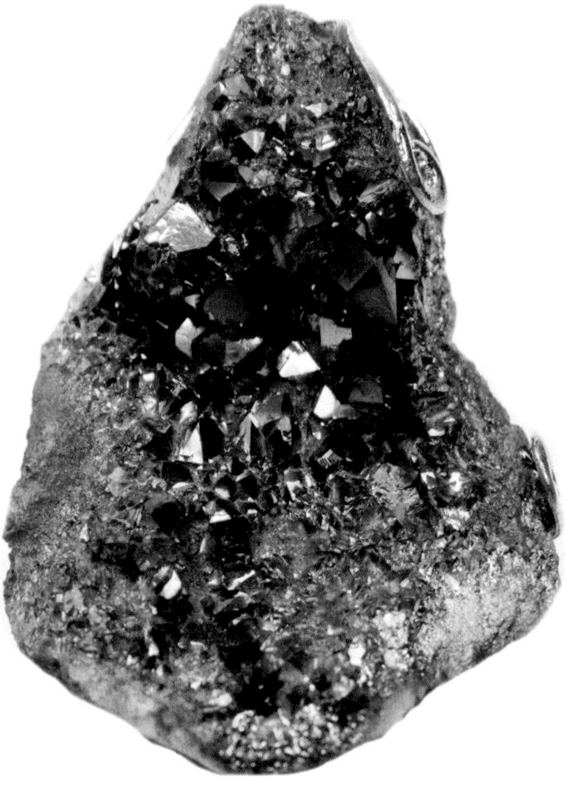

Cristal arco iris

Cuando son grandes, estas piedras retienen rastros de su lenta cristalización. Como sus parientes, algunos actúan como prismas y descomponen la luz en un espectro solar, en un arco iris; son piedras diurnas que se pueden usar a plena luz, incluso si se deslumbran a sí mismas.

Dureza, densidad y procedencia: como el cristal de roca.

Además de las acciones comunes con todos los demás cristales de roca, esta piedra es soberana para activar la desaparición de las operaciones quirúrgicas, las lesiones.

Su luz pura y densa ayuda a "soldar" las partes lesionadas y promueve la curación de las lesiones de la piel, quemaduras solares, cortes y acné.

El haz de energía del cristal "arco iris" es delgado, lineal, orientado y permite dirigir la luz hacia los puntos a tratar.

Astrología. Como el cristal de roca. Con una predilección añadida por los signos solares, especialmente Leo.

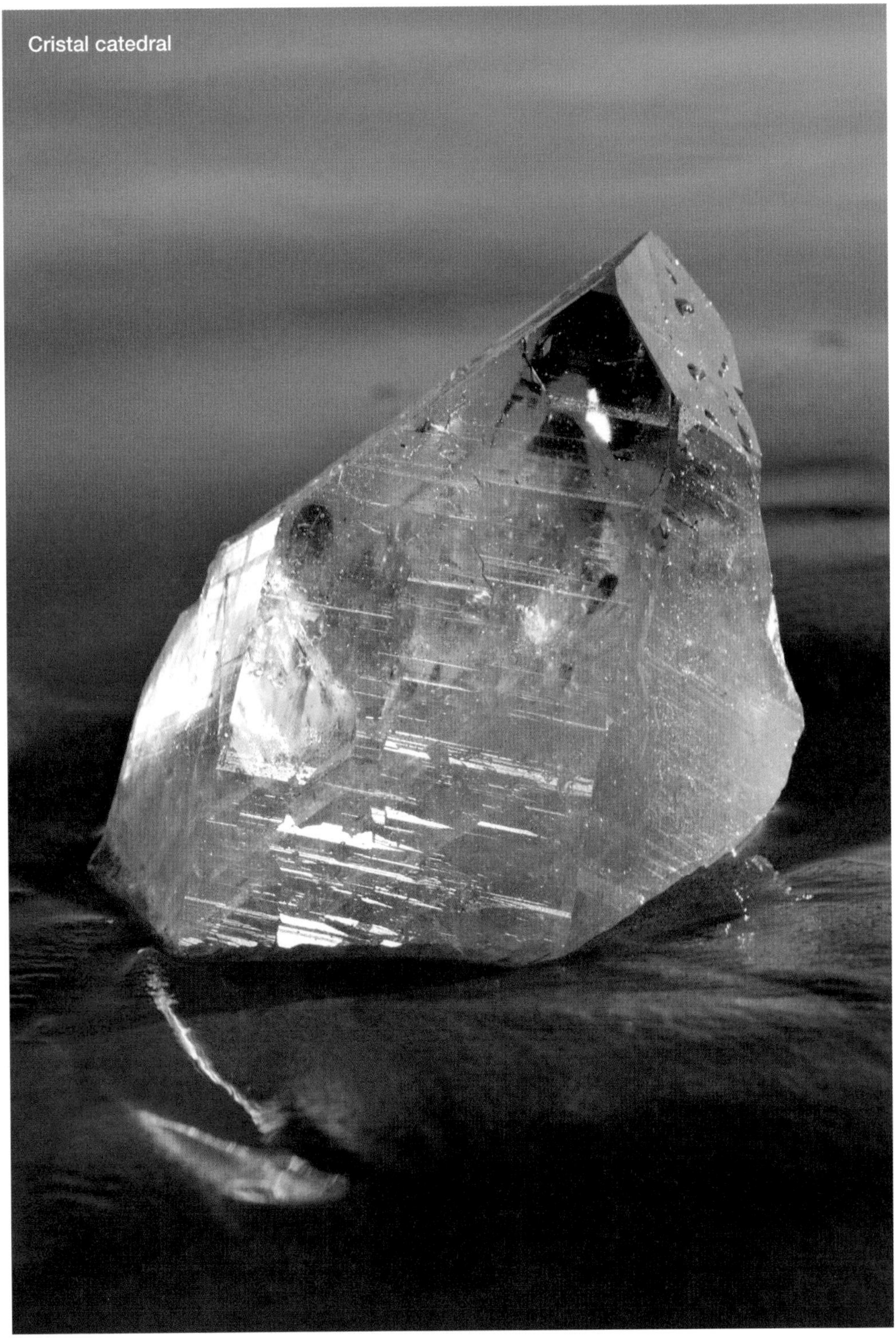
Cristal catedral

Diamante

Clase: carbono cristalizado. Es la piedra más dura. Suele ser transparente. Puede ser incoloro, verde, marrón, azul, negro o, más raramente, rosa. Los más valiosos no tienen fosforescencia.
Color: habitualmente, amarillo claro o incoloro, también puede presentar tonalidades claras azules, verdes, naranjas, rosas, marrones.
Aspecto: cristales octaédricos, pero también con forma de cubos y dodecaedros, con curvaturas en las caras. Su belleza ejerce una gran poder de fascinación.

El diamante es la piedra más dispersiva: descompone la luz más que cualquier otra gema.
Dureza: 10. **Densidad:** 3,5.
Procedencia: África Central y del Sur, India, Brasil, Australia, Siberia.

Generalidades. La alteración que transforma un trozo de carbón en un diamante es un proceso intenso y casi inexplicable que somete a este elemento a una constitución supersónica que reconstruye cada molécula hasta hacer del carbón una fuente de brillante luz eterna que llega a una escala de frecuencia vibratoria no conocida aún por ningún otro grupo de gemas en evolución. En realidad es un proceso nuclear que se produce sólo como una actividad planetaria natural, que tal es en esencia la creación, y puede compararse con la chispa de luz que entra en cualquier forma de materia, dándole una evolución propia que forma parte del gran plan.

Es algo muy distinto a los diamantes hechos por el hombre en condiciones de laboratorio, que no poseen en grado alguno las mismas energías. Incluso los

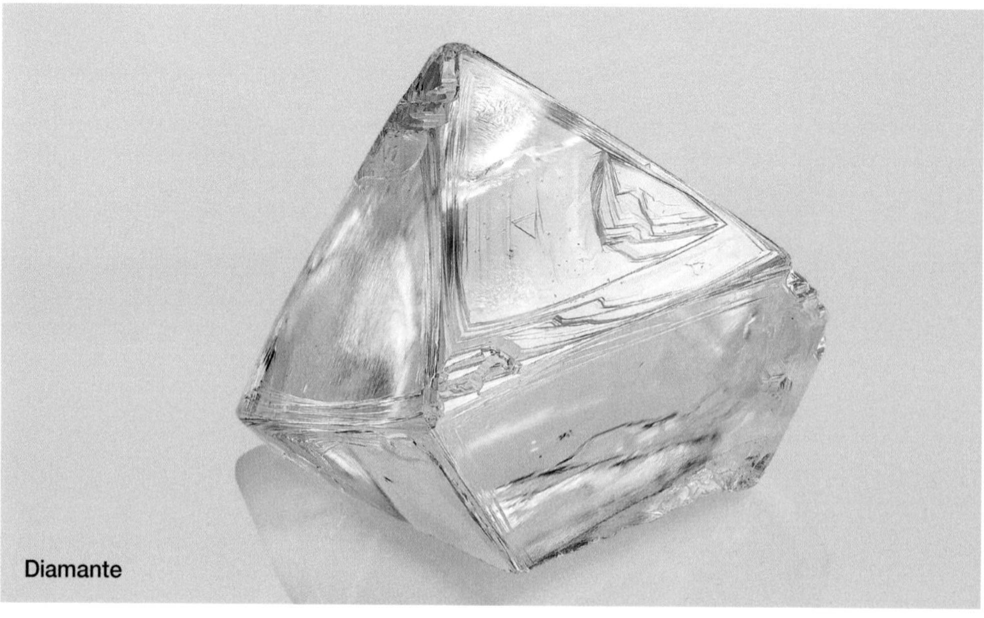

Diamante

diamantes naturales, cuando son coloreados artificialmente por el hombre mediante bombardeo nuclear y otras técnicas, pueden verse privados de su propósito original en más de un 50%.

Su nombre significa "invencible" y simboliza claridad y pureza. Es el ave fénix de las gemas, resultado de la metamorfosis del carbono en un cristal cuya luz nos ilumina en los momentos más oscuros y difíciles. Limpia la mente, agudiza nuestras percepciones, nos libera de ciertos miedos, inspira nuestra confianza para seguir nuestro camino, a vencer nuestras limitaciones.

Del griego adamas, "indomable" y diapftano, "transparente", es la única piedra compuesta de un solo elemento. Se dice que el diamante se descubre y se merece, y en su estado natural no atrae la atención del lego..

Atributos. El diamante simboliza la perfección, la iluminación, incluso el éxtasis: representa de forma fascinante el amor divino, nos da vitalidad y nos anima a la pureza. Su elevado valor de mercado es la medida de su poder espiritual.

Paradójicamente, el diamante sería la piedra ideal de la solitaria, habiendo renunciado a la riqueza material. Sería el objeto ideal para la contemplación diligente y la meditación profunda. El hecho de que deba ser tallado para revelar su belleza responde a lo que mueve al ser a la búsqueda de lo divino.

No hay necesidad de poseer un gran diamante, pero el tamaño también simboliza la resistencia a las dificultades y la adversidad. Puede relacionarse con el tamaño botánico de los árboles frutales que los hace producir mejores frutos: el brillo más pequeño será tan efectivo como todos los diamantes de la corona.

El diamante rige el séptimo chakra, alineándonos con nuestro Yo Superior y eliminando ansiedad, inseguridad y baja autoestima de nuestra personalidad. Desintoxica y limpia los meridianos y los cuerpos sutiles.

Añadir diamante a los elixires de gemas los hace más eficaces ya que desbloquea la negatividad que pudiera interferir o neutralizar sus efectos.

Aplicado en un suave masaje sobre los chakras, el aceite hecho con diamante estimula sus funciones.

Indicaciones terapéuticas. Según la medicina ayurveda, que lo relaciona con Venus, afecta a las secreciones hormonales en general (y al semen en particular), siendo eficaz en trastornos mentales y el estrés, calmando y revigorizando. La fuerza del diamante estimula las glándulas mamarias, ovarios, testículos, médula espinal y todo el sistema nervioso central.

El diamante combate el envejecimiento celular y aumenta la energía vital. Cura el estreñimiento, la retención de orina y, en general, todo lo relacionado con los emuntorios. La aplicación de un diamante en los riñones acelerará la eliminación de la piedra.

Conviene evitar la colocación de un diamante demasiado largo en alguna zona a tratar situada en el abdomen. En todo caso se hará en pequeñas "sesiones" de cinco minutos.

El diamante es muy beneficioso para los epilépticos. Se evitará en caso de psicosis paranoica, manía depresiva, celos obsesivos.

Psicología y visión tradicional. De los siete rayos o aspectos de vida que se dan en estos momentos, el diamante pertenece al primero, el aspecto de la voluntad y el poder. En sus numerosos ciclos de vida en este plano, cada persona actúa con diferentes rayos, a veces uno, a veces varios, o incluso con todos durante una sola vida.

El alma responde a un tipo básico de rayo, pero estos siete rayos se mezclan en la unidad universal al final del gran ciclo de cada persona. Del mismo modo, el diamante ha fundido en su interior todos los atributos y cualidades recogidos durante su lento progreso hasta el estado de perfección en el reino mineral.

Visto en perspectiva, puede decirse que los efectos y ramificaciones psicológicas de este poderoso campo de fuerza, de nuevo, según su tamaño y claridad, son más peligrosos, por ejemplo, que un hígado o un metabolismo defectuosos. Y aquí es donde el diamante entra en juego, en el desarrollo de la conciencia del ser humano con respecto a la codicia y el deseo de poder y posesión, que han sido las motivaciones de la humanidad hasta ahora.

En este aspecto es el mayor protagonista que puede atarnos a nuestros propios límites, y esto no hay que tomarlo a la ligera, sino que ha de entenderse y tenerse muy en cuenta, para que el diamante pueda traer "la luz del día" y ejercer la función debida. Esto no significa que hayamos de tenerle miedo; el diamante no es más que el impulsor, el agente catalizador.

El diamante debe considerarse como la gama de máxima potencia viva, y, en muchos planos sus poderes no han sido superados. Por tanto, el diamante actúa desde los éteres de más alta frecuencia, en lugar de en los planos físicos más bajos y densos. Los diamantes pueden ser muy beneficiosos, pero quien los desee en grandes cantidades debería tratar de conocer el motivo de desear ese poder del reino mineral. Quien pueda aceptar la responsabilidad que las radiaciones del diamante proporcionan al campo áurico, verá que tremendas cargas de energía brillante fluirán sin impedimentos ni obstrucción hacia las partículas más densas y más finas de los cuerpos de los hombres, creando un impenetrable campo protector.

En cualquier caso los diamantes no se deben considerar "prohibidos" desde el punto de vista mundano, pues lo que es poco saludable en un nivel de conciencia puede ser perfectamente correcto en otro. Uno ha de decidir siempre por sí mismo acerca de estas cuestiones sutiles, y actuar luego en consecuencia. Nadie morirá envenenado por diamantes. Son los venenos ya existentes en la mente y el corazón los que pueden producir los problemas.

Cuando se lleva en combinación con otra u otras gemas, los diamantes mejoran su acción. No puede decirse que exista un "mal" diamante, pues incluso los rotos, mellados, descoloridos, y los que tienen inclusiones de piedras, actúan en beneficio de quien los lleva, aunque su actividad sea menor.

Astrología. En general, el diamante es regido por el planeta Saturno, pero hay una sub regencia de todos los demás, en estrecha conjunción con Venus, que se alinea con el corazón. Cuando está perfectamente combinado y armonizado, y vinculado a la mente divina, el corazón y la voluntad se acercarán a la trinidad del hombre perfecto.

El diamante corresponde también a los signos más animales: Aries, Tauro, Capricornio, Leo, cuya brutalidad se moderará al equilibrar su impetuosidad con su pureza, la eternidad de su serena calma.

Están implicados en esto todos los planetas exteriores. En particular, los diamantes con un tono amarillento se hallan bajo la influencia del planeta Mercurio; los de tono amarillo verdosos, bajo la de Neptuno; las piedras rosadas, bajo la de Marte y Plutón; las blancas, blancas azuladas y azules, bajo la de Saturno, junto con la de Urano, desde los tonos ligeros a los medios, el tono marrón está bajo la influencia de Saturno, y es particularmente adaptable y armonioso a los que manifiestan los rasgos de Capricornio.

Dioptasa

Clase: silicatos.

Aspecto: cristales en forma de prisma cortos o largos con terminaciones en rombo. Normalmente aparece en masas no cristalinas.

Color: verde esmeralda, azul turquesa y azul verdoso oscuro.

Dureza: 5 - 6. **Densidad:** 3,31.

Procedencia: Zaire, Irán, República del Congo, Namibia, Perú, Brasil y Chile.

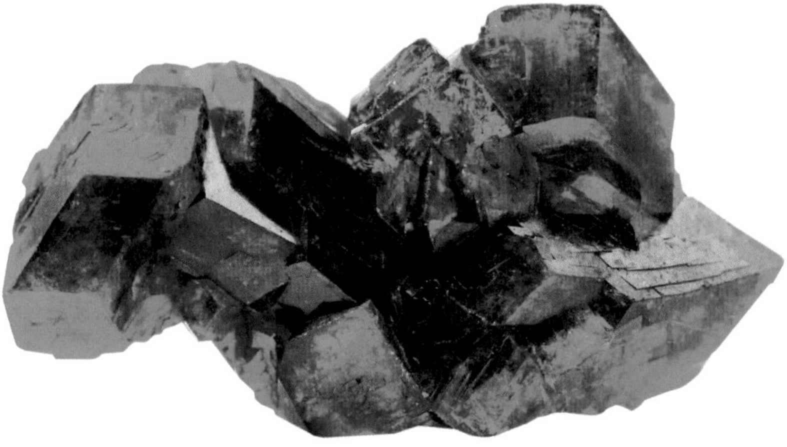

Dioptasa

Generalidades y atributos. El rayo verde de sanación de la dioptasa revitaliza cuerpo y mente y limpia el cuerpo de toxinas y la mente de formas de pensamiento negativas, apatía, falta de motivación... Nos conecta al aquí y ahora. Estimula la autosuficiencia y la capacidad de encontrar recursos en uno mismo para salir de las crisis. Mejora la autoestima y la capacidad de tomar decisiones en momentos de duda o desconcierto.

Su acción principal se centra en los sistemas nervioso y circulatorio, a los que regenera y equilibra, de manera que acaba con el estrés y la tensión y estimula el aporte de oxígeno a las células del organismo. De esa forma, se restaura el equilibrio natural del cuerpo y la mente y se potencian las energías autocurativas. Su poder regenerador afecta también al hígado y el aparato digestivo; la dioptasa es muy útil para tratar las náuseas, el exceso de flatulencias y la irritación intestinal.

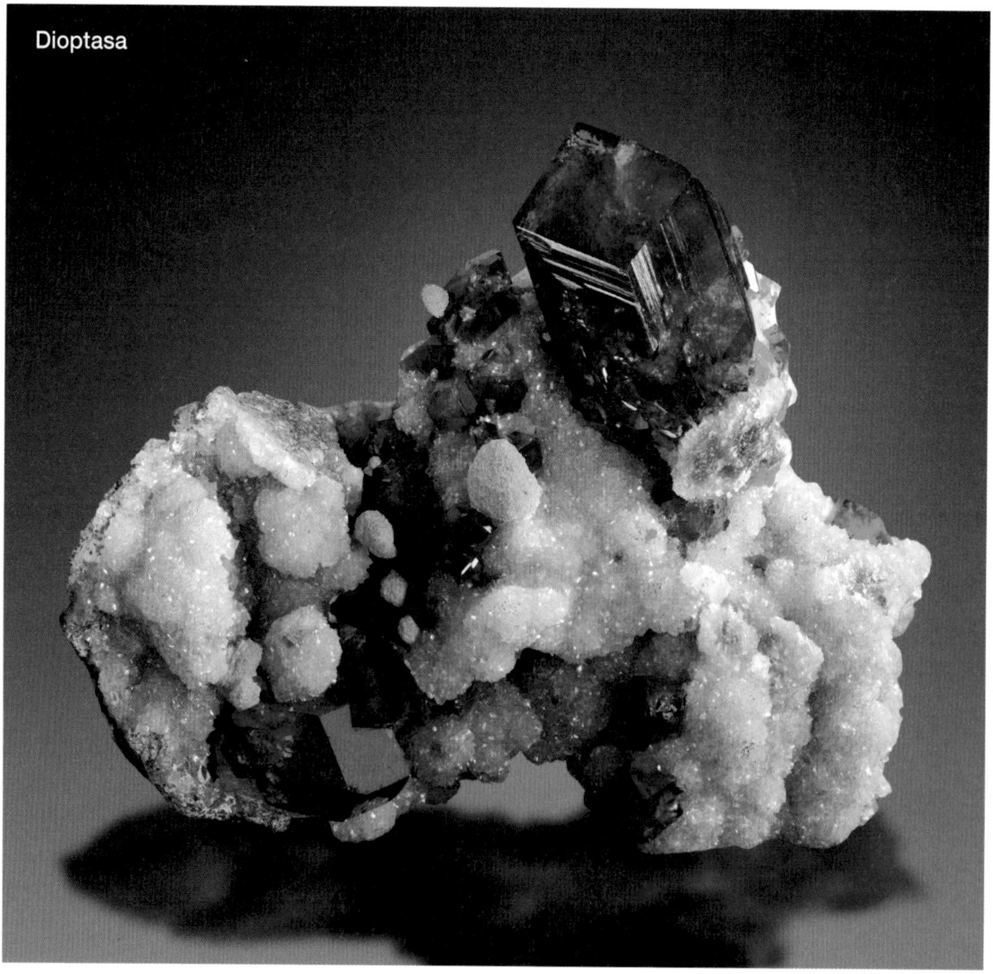

Dioptasa

Esmeralda

Clase: silicatos. Silicato de berilio y aluminio. Es una variedad de berilo (ver pág. 218); la esmeralda es "el berilo más famoso".

Aspecto: pequeños cristales hexagonales brillantes o translúcidos.

Color: verde.

Dureza: 7,5 - 8. **Densidad:** 2,8.

Procedencia: Colombia, Brasil, Tanzania, India, Egipto, Ceilán y en la región de los Urales.

Generalidades. El nombre de esta piedra proviene de la palabra griega smaragdos, que significa "piedra verde". Su esplendor, su fuerza, su pureza se combinan con un efecto tónico sobre el pensamiento, la reflexión, la filosofía.

Según Hildegard von Bingen, la más sabia de los litólogos, en la esmeralda se concentra en todo el verde de la naturaleza. Simboliza el crecimiento, la esperanza, la conversión, el amor incondicional y la bondad. Su presencia nos aporta equilibrio emocional y relajación mental.

Atributos. Alabada como "la diosa de las piedras preciosas", la esmeralda vivifica, activa la creatividad artística, es también el símbolo de cierta inocencia, de pureza sin ingenuidad, de una honestidad que no ignora nada de las bases del mundo.

Se considera también como la piedra de la juventud. La esmeralda se opone al envejecimiento.

Indicaciones terapéuticas. Al colocarla alternativamente al nivel de los órganos fatigados, obtendremos un efecto revitalizante. Pero, más allá de su capacidad para ser tallada en forma de lupa o de gafas, la esmeralda es favorable a la vista: ya en el Antiguo Egipto la utilizaban para este propósito. Los griegos, y luego los romanos, pegaban pequeñas esmeraldas en el rabillo del ojo de la miopía y la presbicia. El aspecto regenerativo de la esmeralda se manifiesta una vez más en este campo, ya que la presbicia es sobre todo una enfermedad del envejecimiento.

Una piedra usada como simple colgante ya se convierte en una ayuda. Si incrustamos las patillas de un par de gafas con una o dos pequeñas esmeraldas, nos sorprenderemos al leer luego a simple vista.

Los baños de ojos con agua de esmeralda serán efectivos (se remoja una esmeralda durante la noche en agua desmineralizada). Beber agua esmeralda calma las flatulencias y la debilidad del corazón.

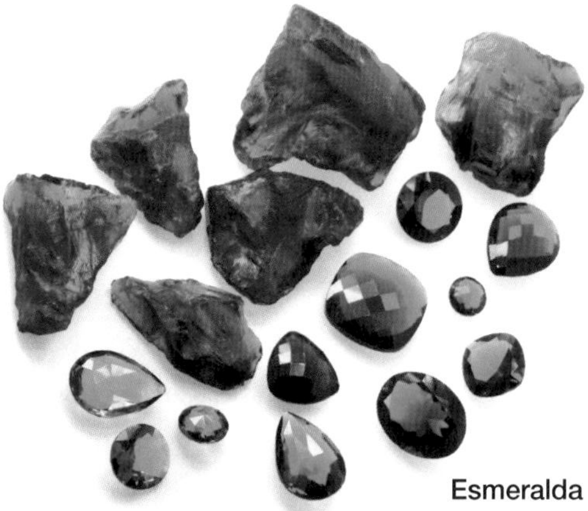

Esmeralda

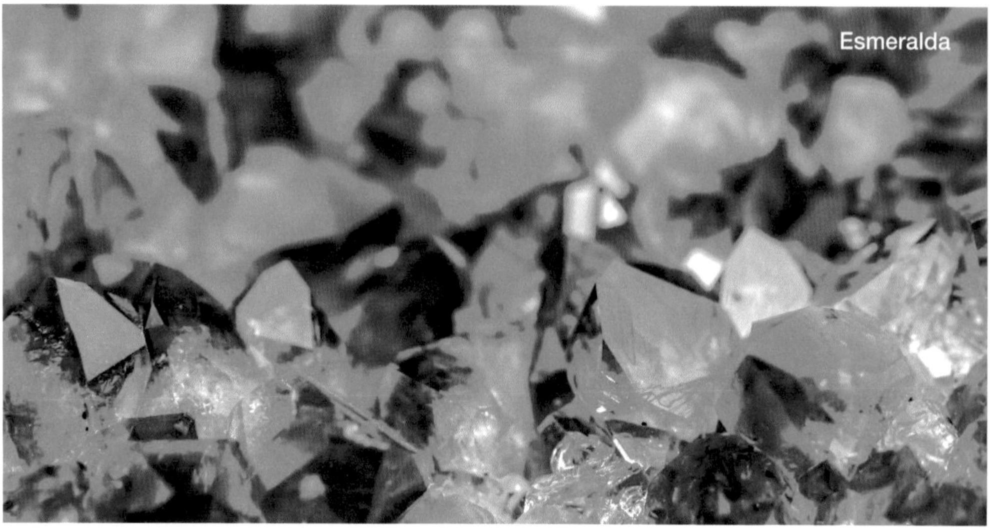

Es un excelente complemento en el tratamiento de la gota.

La esmeralda fortalece la memoria, proporciona fuerza interior y equilibra el corazón, neutralizando los celos o la desconfianza. Desarrolla en nosotros la capacidad de gozar plenamente de la vida. Es muy adecuada para vencer el miedo a abrir el corazón, a abrirse a los demás y para reafirmarse a uno mismo. Por tanto, es ideal para personas tímidas y retraídas. Esta bella gema verde pone en funcionamiento la energía autocurativa del cuerpo y refresca y regenera el organismo.

Rige el chakra cardíaco, sana y corrige los desequilibrios de los órganos del elemento metal (pulmones, piel, intestino grueso y sistema inmunológico) y los armoniza con las funciones del elemento agua {riñones y vejiga), dando como resultado una mejor hidratación de todo el organismo, así como un fortalecimiento de la estructura ósea. En la India se usa como laxante. También se recomienda su uso en los casos de problemas en los ojos.

Puede usarse también en forma de elixir o tintura (ver pág. 46). En caso de combinaciones de diferentes piedras, deberemos antes conocerlas bien, porque los efectos de unas pueden contrarrestar los de las otras.

Hoy se sabe que la esmeralda, el diamante, el rubí y el zafiro, en general, estas gemas son de más utilidad cuando se llevan individualmente o con diamantes; aunque, claro está, hay excepciones terapéuticas

La visión tradicional. Esta gema representa el potencial de la divinidad no manifestado aún sobre el planeta Tierra. Sus energías y frecuencias se relacionan con la voluntad y sabiduría, y se alinean según el mensaje de los devas de la tradición hindú.

La esmeralda es la esencia misma del quinto rayo de la curación y la ciencia. Se dice que llegó a la Tierra en una diminuta semilla desde el planeta Venus. Y aunque no tuvo su origen en la Tierra, la representa, especialmente en el cumplimiento de su eventual arquetipo perfeccionado.

La esmeralda sintoniza e inspira a aquellos que están necesitados de equilibrio, curación y paciencia infinita.

Todos los miembros de la familia del berilo fueron sembrados en el planeta Tierra, y a pesar de las diferentes mutaciones que se han encontrado en este grupo de minerales, como por ejemplo las gamas de color, todos sus miembros reflejan diferentes fases y aspectos de la esmeralda. El desarrollo de este grupo ha sido y seguirá siendo algo diversificado conforme se vaya haciendo uno con la conciencia y tasa vibratoria de la Tierra.

En consecuencia, las frecuencias de color que se manifiestan actualmente en la familia del berilo, como por ejemplo la aguamarina, etc., son esmeraldas disminuidas, pero con otras cualidades añadidas, y relacionadas con las distintas finalidades que comentamos.

La esmeralda, como el diamante, trabaja bien y armoniza con todos los rayos y casi todos los signos zodiacales, actuando en pro de la armonización y ganancia de equilibrio físico, mental y emocional. Según cada persona, su rayo, signo y evolución, la esmeralda puede ascender por su espiral de energía hasta el más alto nivel; por eso aparece muy conectada con la práctica de meditación profunda.

El propósito primordial de este berilo verde es inspirar y equilibrar al ser evolucionado y calmar a los cuerpos inferiores, preparándolos para que asciendan en seguida por la escalera hasta la siguiente fase de decristalización y transmutación. Su frecuencia nunca puede resultar nociva o irritante para nadie, pues su mensaje es de orden, constitución y forma divinos.

Astrología. El Tauro, que se apresura, necesita reducir el aspecto de la sangre de su personaje, y la esmeralda luchará contra su ceguera y lo ayudará simbólicamente a "ver claramente". Por el contrario, Cáncer, eterno indeciso ante el paso vacilante, aprenderá por esta piedra a ser más directo, más "ambicioso", mientras disipa los humos de su imaginación que perturban su vista, la percepción estricta de la realidad más allá de sus sueños.

Capricornio, caprichoso y ambicioso, avanzará hacia una paz interior.

La esmeralda tiene una afinidad con los signos de Tauro y Libra en particular, dividiendo sus beneficios por partes iguales entre los restantes, con la excepción de Capricornio. Esto no significa armonía o conflicto, pues Capricornio tiene otro papel de igual responsabilidad con la gema zafiro.

La regencia planetaria de la esmeralda la tiene Venus, y Neptuno en su octava superior.

Su campo de fuerza es muy efectivo tanto en su estado virginal como cuando es facetada para que refleje la luz. La excepción es la variedad opaca, cuya frecuencia ha disminuido considerablemente, y es mejor utilizarla para el tratamiento que para la sintonización mental o emocional.

Fluorita

Clase: halogenuros. Haluro, también llamado fluoruro de calcio. fluorita.
Aspecto: cristales cúbicos, rómbicos u octaédricos. Son frecuentes las masas compactas. Se trata de una piedra que no ha completado su evolución.
Color: es un feldespato suave que puede ser incoloro, amarillo, rojo, negro, verde, púrpura o azul. La misma piedra puede presentar muchos de estos matices.
Dureza: 4. **Densidad:** 3,1.
Procedencia: México, Brasil, Estados Unidos, Noruega, Alemania, Suiza, Francia y España.

Generalidades. La fluorita debe su nombre al flúor que contiene. El flúor proviene del latín fluere, "flujo". Al igual que la crisocola, la fluorita se usaba en la metalurgia para fluidificar los metales fundidos. Esta es la "piedra del genio", del razonamiento en movimiento. Estimula la inspiración de los eruditos como poetas. Y fortalece las energías sutiles o "Chi".

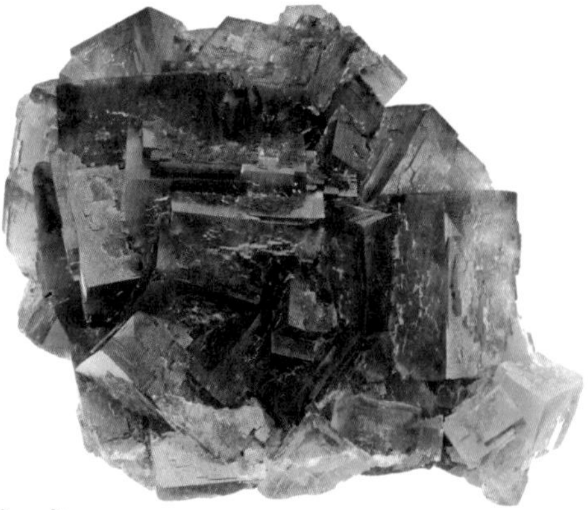

Fluorita

Es una piedra compatible con la investigación actual, el uso de ordenadores, el pensamiento informático y las técnicas de simulación científica. También profundiza la meditación, permite que el pensamiento se irradie mejor en la mente. Basta con sostenerla sobre la mano para sentir estos efectos, a menudo sorprendentes.

Indicaciones terapéuticas. La fluorita alivia los trastornos mentales: las alteraciones de la personalidad, la inteligencia y el carácter no se le resisten: basta con cargar esta piedra día y noche durante varios meses. El simbolismo de los colores refuerza el de la piedra. Nos permite descubrir nuestro verdadero potencial: muchas personas han descubierto, gracias a él, un error de orientación y han podido cambiar de trabajo para finalmente tener éxito.

La fluorita ordena los pensamientos y estimula la capacidad de concentración. Es muy útil para artistas y personas cuya labor exija una gran creatividad. Además, es excelente en los procesos de aprendizaje de cualquier disciplina, pues ordena y procesa la información y ayuda a relacionar los nuevos conocimientos con los que ya se poseen integrándolos todos en un conjunto armónico y coherente.

Contribuye a la creación de un estado interno de paz y silencio, y es muy adecuada para la meditación pues, además, contribuye a la apertura del tercer ojo. Reorganiza las energías espirituales, propicia la objetividad y el buen sentido, agudiza la conciencia de los planos superiores de la realidad y puede contribuir a acelerar el despertar espiritual.

La fluorita tiene un efecto estabilizador sobre las emociones y aumenta, además, la coordinación corporal y el equilibrio entre los diferentes niveles del ser. Está especialmente indicada para el tratamiento de las afecciones del cerebro, tanto físicas como psíquicas, ayuda a tratar cualquier tipo de desorden mental, las neurosis, las paranoias obsesivas y las sensaciones de claustrofobia. Refuerza los huesos en general. Regenera la piel y las membranas mucosas, por lo que resulta muy indicada para el tratamiento de úlceras en el aparato digestivo y en los trastornos del sistema respiratorio, como resfriados, gripes y alergias. La fluorita verde estimula páncreas, hígado y el sistema digestivo en general. Fortalece los dientes y es eficaz en problemas de la vista.

La mirada tradicional. Su trabajo como agente transmutador consistirá en eliminar los excesos de energía que se creen en un momento dado, lo cual contribuye a una actuación personal muy eficaz para manejar gran cantidad de frecuencias en el plano físico. Esto es así sobre todo si se utiliza con el cobre y la plata.

Astrología. La fluorita púrpura es particularmente favorable para Piscis, que sentirá la cálida estabilidad de la tierra que les permite llevar a cabo sus proyectos. La variedad azul o azul claro liberará a los acuarios de una gravedad excesiva que a veces evita que su inteligencia vuele, imagine, cree.

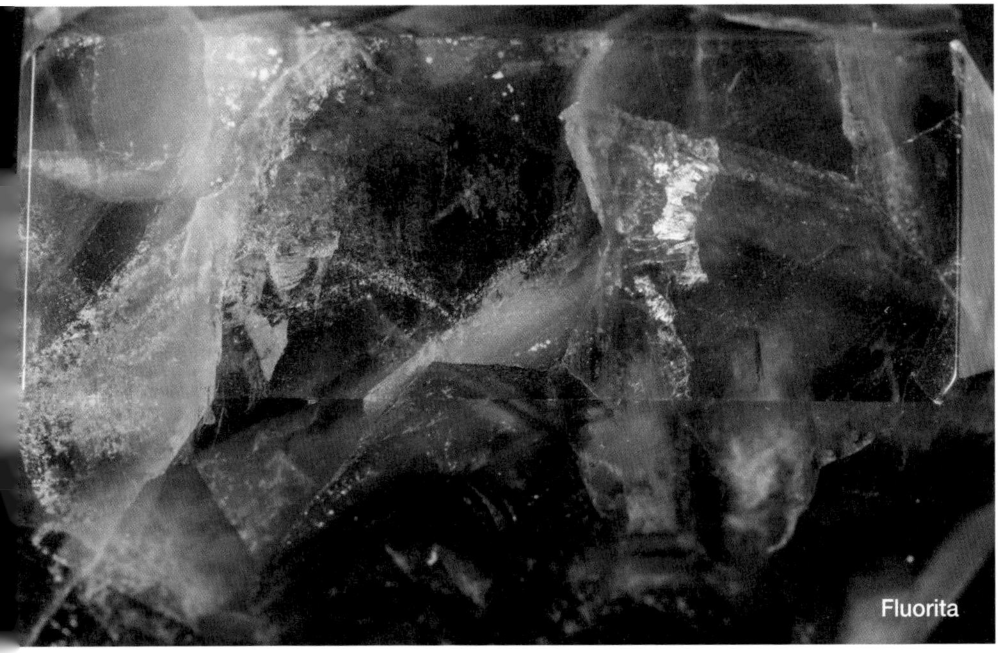
Fluorita

Galena

Clase: sulfuros y arseniuros.
Color: gris plomizo, a veces ligeramente violáceo.
Aspecto: cristales cúbicos u octaédricos con las aristas y los vértices frecuentemente redondeados. A veces, aparece en masas compactas granulares brillantes.
Dureza: 3. **Densidad:** 7,2 - 7,6.
Procedencia: España, Estados Unidos y Gran Bretaña.

Generalidades y atributos: Su cualidad fundamental es que proporciona equilibrio y estabilidad en todos los niveles del ser: físico, mental y espiritual. Abre la mente, relaja el cuerpo y da flexibilidad y sensación de bienestar. Ayuda a coordinar la vista con los movimientos corporales y favorece la fluidez expresiva, pues conecta la corriente de las ideas con la expresión verbal.

Simboliza el peso de la razón y el poder del pensamiento, por lo que es muy útil para la transmisión del mismo por cualquier medio, incluyendo la telepatía. Fortalece la memoria, mejora la capacidad de concentración y ayuda a asimilar la información. Eficaz para preparar exámenes o memorizar informes.

También fomenta el espíritu investigador y la curiosidad científica, pues estimula la capacidad para enfrentarse a nuevos retos, sobre todo en el terreno intelectual. También es muy efectiva para mejorar el estado y la flexibilidad de las articulaciones, por lo que se recomienda para el tratamiento del reuma y la artrosis.

La galena favorece la asimilación de determinados metales, como el zinc y el selenio, que favorecen la circulación de

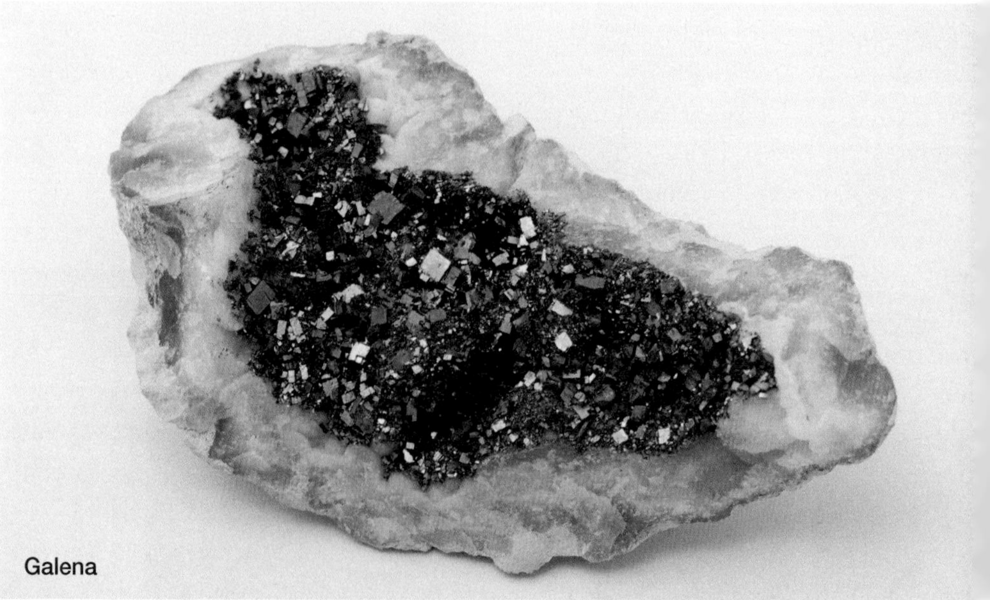

Galena

la sangre, pues fortalecen y dan flexibilidad a las paredes de los vasos sanguíneos. También es muy beneficiosa para el cabello.

Granate

Clase: doble silicato de magnesio y aluminio.

Color: generalmente son rojos pero hay verdes y amarillos. El granate rojo es el más conocido; Le dio su nombre a un color. Sin embargo, hay granates de color naranja, marrón y morado.

Muchas variedades tienen diferentes nombres técnicos: Pyrope (granate rojo que se parece al rubí), Almandine (marrón y más opaco), Grossular, Uvavorite, Melanite (para piedras marrones, casi negro), etc.

Aspecto: cristales cúbicos u octaédricos, transparentes o translúcidos.

Dureza: 7 a 7,5. **Densidad:** 4,5.

Procedencia: Sri Lanka, India, Brasil, Suecia, Noruega, Alaska, Afganistán, Sudáfrica, Arizona, Australia.

Generalidades. El granate representa el fuego primordial, la creación del mundo en el fuego del caos, de la purificación, del amor. Pero también del odio, de los celos... Es la piedra de los sentimientos fuertes, de ardor.

Debe su color a su alta concentración de magnesio y aluminio, con trazas de manganeso y/o magnesio.

El granate servía de talismán a los cruzados y a sus enemigos musulmanes. Los merovingios trajeron el granate desde la lejana Ceilán (Sri Lanka) por la Ruta de la Seda. Lo acompañaría, entre otras joyas magníficas, el ámbar procedente del Báltico; se trata de dos piedras, una caliente y la otra fría, que están equilibradas.

Indicaciones terapéuticas. Heridas infectadas, acné, depresión, pediatría, trastornos del ritmo cardíaco (excepto presión arterial alta, que el granate incluso puede agravar) y anafrodisia (falta de deseo sexual sin impotencia ni frigidez), junto a otros trastornos sexuales.

El granate alivia el dolor reumático y artrítico y algunos trastornos como la depresión y enfermedades mentales no demasiado severas.

Es una piedra excelente en caso de angustia, y por su efecto calmante sobre la tristeza, permite a aquellos que han sufrido una gran desesperación volver a ponerse en marcha. Por eso se decía que también ayuda a las personas viudas a... encontrar una nueva pareja.

Posee un gran poder regenerador que limpia y purifica los chakras y favorece la circulación de la energía por todo el organismo. Quizá por ese motivo es utilizado con frecuencia en forma de talismán de protección ante situaciones de peligro. Estimula el instinto de supervivencia, aporta valor, esperanza y fuerza interior. Aumenta la fuerza de voluntad y la confianza en uno mismo, además de agudizar la percepción y la claridad mental.

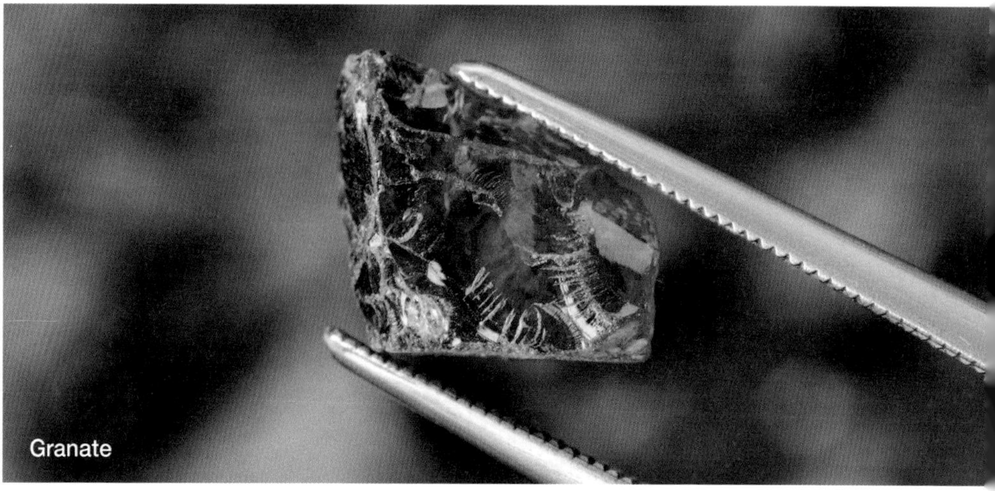

Granate

Esta piedra libera de prejuicios y abre la mente. Aporta optimismo, potencia las ganas de vivir, aviva el sentimiento de esperanza en el futuro y amor a la vida, por lo que resulta muy eficaz para superar estados de depresión, melancolía o tristeza.

El granate regenera y revitaliza el organismo. Rige el chakra sacro que afecta a los riñones, además de regular la circulación de todos los fluidos del cuerpo y el funcionamiento del sistema reproductor. Es eficaz en el tratamiento de trastornos relacionados con la circulación y con los órganos reproductores. Regula los desórdenes menstruales. Además previene la artritis, regenera la piel y evita la formación de arrugas y activa el sistema circulatorio y linfático.

Ayuda a energizar y normalizar el nivel de la circulación. También estimula el aspecto hormonal de la función sexual, actuando sobre los órganos pertinentes, y correlaciona la química corporal relativa a estas áreas.

La mirada tradicional. El granate está vinculado con la manifestación física del fuego kundalini, junto con los dos subgrupos de granates, la hesorita y espesartita, que pertenecen básicamente a la misma función, aunque responden a longitudes de onda de frecuencia superior. Cuanto más ligero sea el tono del granate, más luz lo atravesará, y la superior frecuencia lo hará más efectivo sobre la materia atómica y subatómica en los subplanos de las capas atmosféricas.

El fuego integrador que hay en el interior de estas gemas es el aspecto que ayuda a la energía kundalini a introducirse en los zonas del sendero ascendente de la columna vertebral del ser humano. Esta gema es de poco valor para inducir la activación kundalini, pero en las personas por cuyas energías sacrales fluya ya libremente y estén controladas, mantendrá la afluencia y las fuerzas a un buen nivel.

Sobre el agrupamiento formado por la almandina rosa-violeta-roja: estas piedras de color fucsia, magenta y rosado violetas, están regidas por Plutón, y actúan en las líneas de la energía regeneradora y transmutacional, enfocando directamente sus esfuerzos positivos sobre la tela física y etérica de la humanidad. Más que un equilibrador es un difusor de las fuerzas regeneradoras.

Otro grupo es el de los granates grosularitos, los tintes verdes, amarillos y otros más pálidos que no entran en el espectro del rojo. Cuando un granate verde se utiliza en conjunción con uno rojo, o con otras piedras de color rojo, produce el efecto de la polarización física, el yin-yang, tanto en los hombres como en las mujeres. Cuando se funde la actividad de este dúo con la poderosa frecuencia de un diamante, no sólo se recibe ímpetu, sino también toda una nueva dimensión.

Esta combinación de granate rojo y verde se puede utilizar con ventaja en todos los grados de problemas de polaridad.

Para este propósito se utilizan los tonos del granate rodolita y los que tienen tintes azulados o morados. Aunque el granate tiene la longitud de onda de energía más conveniente para lograr este equilibrio, si el verde es tan escaso y tan caro como actualmente, el peridoto verde (ver pág. 000) puede realizar el mismo servicio. En general, cualquier combinación de una gema roja y otra verde realizará una función similar, aunque de un modo diferente.

El granate va muy bien para todas las afecciones que necesitan de grandes longitudes de onda de luz y calor para modificar su estructura, como el reumatismo, la artritis o cualquier calcificación que produzca inflamación e hinchazón de las articulaciones. También ayuda en problemas de próstata y otros desequilibrios del sistema reproductor. El mejor color para obtener resultados está en los rojos oscuros y los rojos naranjas ligeros y vivos, lo que dependerá de la respuesta individual a esas variaciones.

El granate es un ejemplo clásico de un mineral que debe ser cortado y pulido antes de liberar su potencial. Un cristal de granate sin cortar tiene poco o ningún valor en todos los casos citados antes.

Astrología. El León, ardiente, apasionado, pero también generoso, podrá hacer buen uso de él.

Es una piedra de conquistador, para bien o para mal... La leyenda dice que un granate adornó el anillo de Don Juan.

Aries encontrará el acompañamiento de su ardor... si se evitan los excesos.

Escorpio usará granate para salir de sus momentos deprimidos. No usará esta piedra todo el tiempo.

La afinidad planetaria cambia con el espectro de color: el rojo oscuro y los naranjas de tonalidad más ligera pertenecen a la energía de Marte; los rojos más oscuros y densos están regidos por Saturno y Plutón, y los tonos rosas violetas corresponden a Júpiter y Neptuno.

Heliotropo

Clase: silicatos. Doble silicato de aluminio y magnesio. Silicato microcristalino verde moteado con jaspe rojo (es una variedad de jaspe). Este cuarzo contiene hierro, que le da su tono verde oscuro con manchas rojas. También se le llama jaspe de sangre.

Color: Verde con inclusiones de óxido de hierro color amarillo, marrón o rojo sangre. Estas inclusiones se observan mejor cuando se sumerge en agua a la luz del sol.

Procedencia: Francia, Egipto, Estados Unidos, Rusia, Australia, Brasil, China, India.

Dureza: 7. **Densidad:** 2,5 - 2,8.

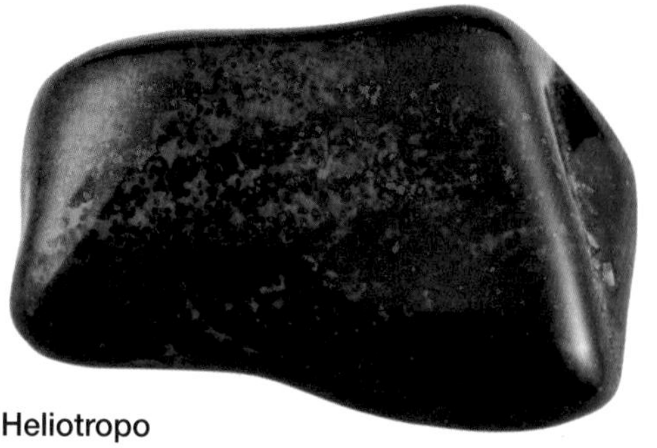
Heliotropo

Generalidades. El heliotropo proviene del helios griego, "sol" y trepein, "atraer". También se conoce como "piedra de Cristo", o "piedra de sangre", uno de los nombres de la hematita. Estos nombres provienen de las manchas rojas que contrastan con el hermoso color verde de esta piedra.

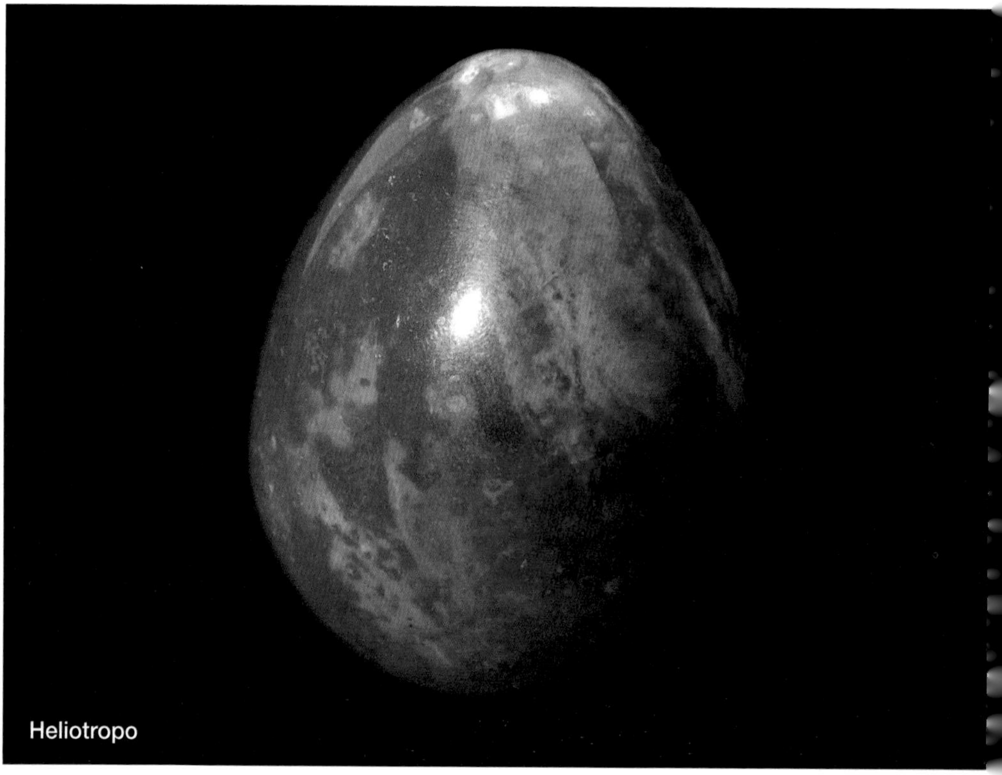
Heliotropo

La fuerza de la heliotropina, tan presente en la perfumería, fortalece el organismo que se recupera después de un período de convalecencia. La alianza de verde y rojo dirige la radiación de curación a los poros de la piel, para eliminar, en el mejor de los casos, todo lo que intoxica o contamina el cuerpo.

Bucear con heliotropo en agua fría detiene las hemorragias nasales; para ello se masajean las alas de la nariz durante cinco a seis minutos, con cuidado al sumergir la piedra en el agua.

Indicaciones terapéuticas. El heliotropo purifica la sangre, la fortifica. Regula el hemograma al tiempo que estabiliza su velocidad de sedimentación: es una poderosa hemostática para usar durante los cambios de estaciones y especialmente al final del invierno. Ayuda a evitar las anemias.

El heliotropo también se conoce como "jaspe sanguíneo". Se trata de un cristal que transmite sus vibraciones directamente al cuerpo físico. Purifica la sangre y desintoxica el cuerpo. Es especialmente efectivo para estimular el sistema linfático y sanar las afecciones de la sangre.

Controla la formación de pus y también ayuda a disminuir la presencia excesiva de ácidos en los tejidos. Equilibra las deficiencias de hierro en el flujo sanguíneo. Su aceite se utiliza para dar masajes y eliminar dolores musculares.

El heliotropo en polvo alivia las picaduras de mosquitos.

El intestino y el hígado se alivian con la aplicación en el vientre de un heliotropo. El agua de heliotropo alivia las venas varicosas y las hemorroides. Restaura la confianza y calma los complejos de inferioridad más incapacitantes.

Astrología. Aries calmará su temperamento de sangre con heliotropo. En cuanto a la agresividad de Escorpión, se suavizará.

Hematita

Color: las piedras van del negro al gris acerado con reflejos iridiscentes. En masas, tienen color rojizo.

Aspecto: son normalmente tabulares o romboédricos. También cristaliza en forma botroidal.

Clase: sesquióxido de hierro. La hematita se ve como el hierro y puede mostrar un color negro, gris o incluso un rojo parduzco. Su brillo metálico da un aspecto fascinante a este mineral. También fue llamado sanguinario, y "hierro especular" u oligista. La hematita es siempre opaca.

Procedencia: en los Alpes, Alemania, Italia, Urales, Suecia, Australia, Gran Bretaña, Brasil, España, Canadá y Suiza.

Dureza: 5,5 - 6,3. **Densidad:** 5,2 - 5,3.

Etimología y generalidades. Hematite debe su nombre a los hematos griegos, que significa "sangre". Esta piedra tiene la propiedad, cuando se dimensiona, para colorear el agua utilizada en rojo.

Su aspecto metálico le permitió, en la antigüedad, ser utilizado para la fabricación de espejos, y la tradición oriental afirma que favorece los sueños premonitorios. Es una piedra dinamizadora de la felicidad, adecuada para los espíritus juguetones y que mantiene alejados los malos pensamientos.

Al mismo tiempo es adecuada para aquellos que, por gusto o profesión, escuchan a los demás: modera su juicio y fomenta la benevolencia. Fortalece la determinación, la voluntad, la sagacidad.

Está clasificada como una piedra roja, pero no tiene los aspectos preocupantes ni peligrosos de la mayoría de ellos.

Indicaciones terapéuticas. La hematita nos arraiga a la Tierra y estimula el primer chakra, dando como resultado una mayor autoconfianza. Refuerza la mente y la capacidad de concentración, libera la mente de pensamientos negativos y limpia y refuerza el aura. Es ideal para romper con las limitaciones mentales autoimpuestas o provenientes del exterior.

Su nombre proviene del griego y significa "piedra de sangre", siendo la circulación sanguínea su mayor campo de acción. Ayuda a cicatrizar heridas y en la asimilación de hierro, lo que la hace eficaz en casos de anemia.

La hematite energetiza la sangre y la oxigena, elevando nuestro estado de ánimo. Ayuda a concentrarse y estimula la confianza en nuestras capacidades. Su cualidad esencial es la de armonizar cuerpo, mente y espíritu. Estimula la disciplina, la firmeza y el conocimiento de uno mismo.

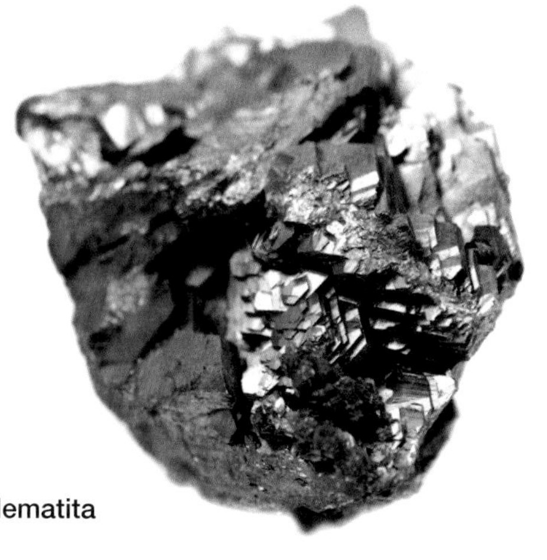

Hematita

La hematita combate la anemia y los trastornos en la composición de la sangre y la linfa. Se aplicará al corazón o a los pulmones. Colocada sobre una herida, detiene el sangrado.

Ayuda en caso de úlceras cutáneas, rigidez del cuello y calambres en las plantas de los pies. La hematita aliviará hasta que hayamos tomado el magnesio o las vitaminas necesarias para eliminar de forma permanente este exceso de ácido láctico. El "agua de sangre", obtenida de hematita que se frota en agua desmineralizada, es un excelente restaurador.

La hematita es excelente para la arritmia cardíaca. Regula el flujo de bilis. Y finalmente, colocada debajo de la almohada, promueve un sueño reparador y sin pesadillas.

Astrología. La hematita se adapta a Escorpio durante sus "pasajes vacíos".

Aries, gracias a esta piedra, puede considerar el mundo de manera diferente a como un campo de batalla.

Idocrasa vesubiana

Clase: silicatos.
Aspecto: cristales en forma cúbica.
Color: verde, amarillo y pardo.
Procedencia: España y Estados Unidos.
Dureza: 7. **Densidad:** 2,3.

Generalidades: Limpia la mente de pensamientos negativos y autodestructivos y fortalece el ser interno en su labor de liberarse de los traumas. Ahuyenta el miedo y la sensación de desconcierto e inseguridad, aportando claridad mental y capacidad de decisión. Estimula la curiosidad intelectual y agudiza la creatividad.
Indicaciones terapéuticas. Es eficaz contra el insomnio y la ansiedad. Alivia los síntomas de la depresión y mejora la autoestima. Fortalece el esmalte de los dientes y el cabello.

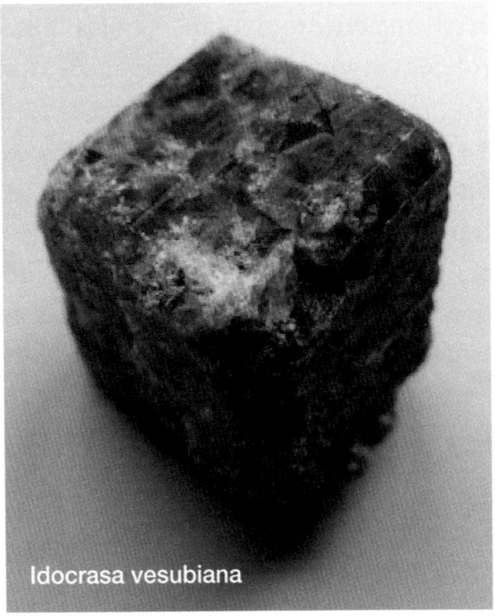
Idocrasa vesubiana

Iolita
(Iolita cordierita)

Clase: Silicatos.
Color: Violeta, malva, morado, azul y azul pálido, amarillo.
Aspecto: Translúcida y de pequeño tamaño, cambia de color según el ángulo desde el que se mire.
Procedencia: Estados Unidos, Madagascar, Sri Lanka, Brasil, India, Tailandia, Birmania.
Dureza: 7 - 7,5. **Densidad:** 3.3.

Etimología y generalidades. La iolita toma su nombre del de violeta, la bella flor cuyo nombre es ios en griego. Su otro nombre, cordierita, rinde homenaje al mineralogista francés P. L. Cordier. Es una piedra que evoca a los vikingos escandinavos: las lamas de iolita, utilizadas como filtro solar, les permitieron orientarse, lo que les permitió realizar exploraciones lejanas.

La iolita cambia de color según el lado que se presenta a la vista. Una de las caras aparecerá transparente, otra de tono miel y una tercera azul violáceo. Esta peculiaridad se llama dicroísmo.
Indicaciones terapéuticas. Esta piedra favorece las grandes aspiraciones espirituales. La iolita conecta lo físico con lo mental, y de éste a lo espiritual. Es la piedra de la visión; colocada sobre el chakra del tercer ojo ordena nuestras energías y potencia las percepciones extrasensoriales y la intuición. Agudiza las

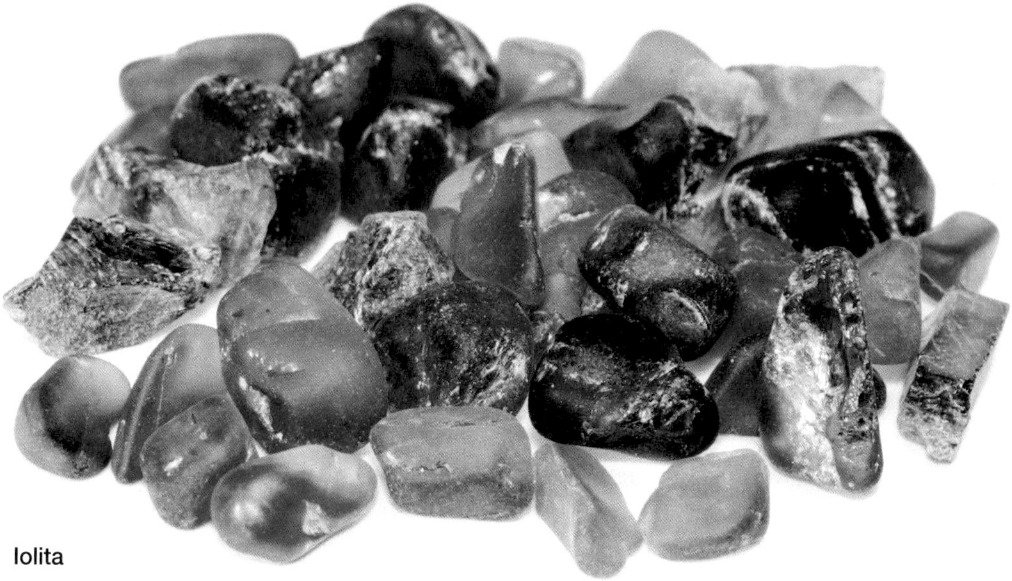

Iolita

capacidades innatas de clarividencia y visión del futuro.

Es un mineral bastante difícil de encontrar y muy apreciado en ceremonias y ritos chamánicos, pues establece una conexión profunda con el conocimiento interior. Produce una fuerte carga eléctrica que llena de energía el aura. Estimula las visiones y la comunicación con seres de otros planos. Al igual que ocurre con la amatista, mitiga los efectos del alcohol. También es útil en el tratamiento de infecciones bacterianas.

La iolita dirige y canaliza las energías. Reúne y reorganiza los haces dispersos y ayuda a encontrar un equilibrio de la radiación magnética individual.
Por lo tanto, está indicado para situaciones de desorientación, desórdenes de la voluntad, desorganización persistente, distracción.

Regula el tránsito intestinal y favorece el crecimiento del cabello y las uñas. Además es una piedra que se puede utilizar para el dolor de garganta.

Astrología. Los Piscis serán seducidos por los colores "vivos" de la iolita. Les tranquilizará y calmará su carácter, a veces demasiado vacilante. Aries lo usará para atenuar los aspectos a veces demasiado prácticos de su personalidad.

Jade

Clase: silicatos. Doble silicato de aluminio y sodio. De la misma familia mineral, aunque de diferente composición, los dos tipos básicos de jade, la nefrita y la jadeíta, son de efecto muy similar con pequeñas diferencias.

Según la tradición, el jade es una mutación de un planeta exterior a nuestro sistema solar.

Color: verde manzana. Esta piedra puede presentar una gran cantidad de colores y matices sutiles: verde, amarillo, morado, gris negro, malva, etc. La variedad roja se llama heliotropo. Es el emblema de la perfección. (ver pág. 226).

Procedencia: Birmania, EE.UU. China, Tíbet, Taiwán, Japón, Guatemala, México y Perú. También en Grecia e Italia.

Dureza: 6 - 7, lo que permitió cortar el jade. Desde la Prehistoria hasta fabricar armas formidables, instrumentos de tortura y de cirugía. **Densidad:** 3,2 - 3,4.

Generalidades. El jade es la piedra de los riñones. Tanto, que se fusiona con la nefrita. Durante la conquista del Nuevo Mundo, los españoles la llamaban "piedra de ijada". La historia americana solo confirmó la historia asiática del jade. Los crueles conquistadores, lo utilizaban para meditar y rezar, mientras que los incas y aztecas, aficionados a sacrificios humanos alucinantes, lo usaban igualmente mientras hacían cuchillos de jade u obsidiana para desgarrar el corazón de las víctimas rituales de sus sacrificios.

Bajo el nombre de "agua preciosa", el jade simboliza la sangre de los sacrificios

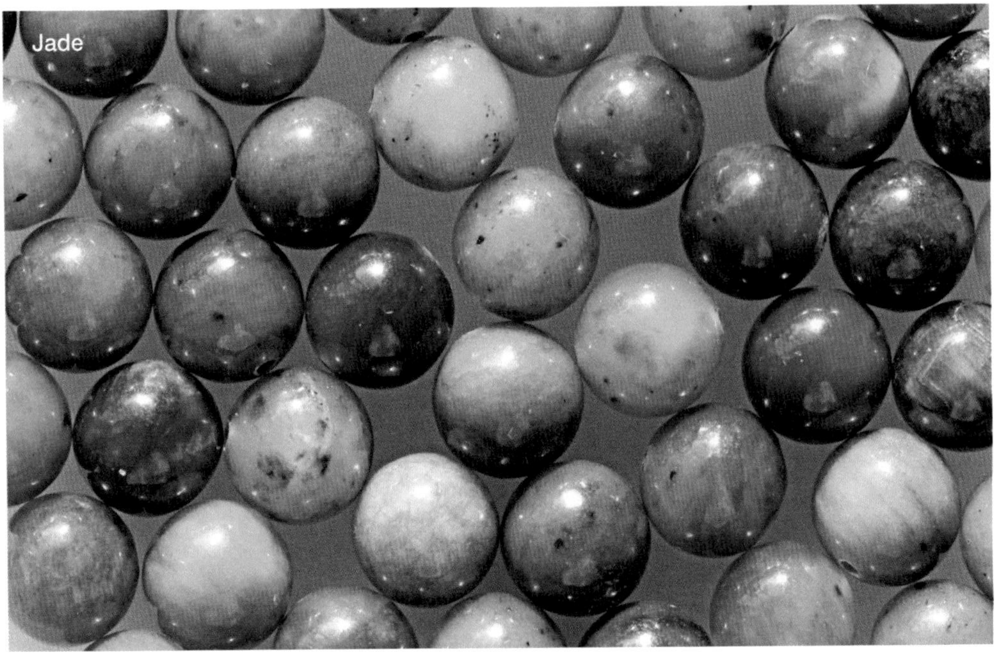
Jade

humanos ofrecidos para permitir el renacimiento del Sol y la acción del dios de la lluvia. El jade también simboliza Asia: es la piedra amada de China, de Corea y de la sabiduría budista. Burbujeante, y tan cruel como llena de compasión, sabia y templada, pero al mismo tiempo ebria de guerra y opio, esta piedra presenta contrastes absolutos que a veces se equilibran al precio de crisis impresionantes. El jade ayuda a resistir la adversidad. Representa la serenidad en medio de tormentas.

El Buda de Jade es un símbolo de fortaleza silenciosa.

Atributos. Desde la más remota antigüedad, el jade ha sido considerado como una de las piedras más apreciadas de la naturaleza. Para los antiguos chinos, era la piedra que simbolizaba la fuerza de la vida y la buena fortuna. Es la piedra para la suerte en los negocios. Los chinos suelen tenerla donde la puedan tocar mientras cierran un trato. Protege contra la mala suerte y atrae la abundancia, el amor y la amistad.

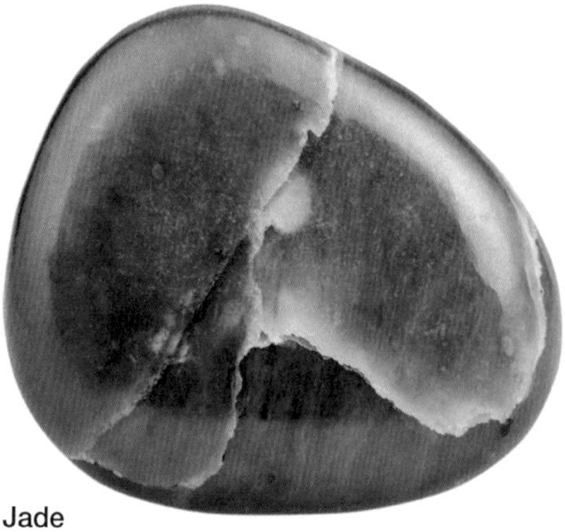

Jade

Meditar con ella colocada en la zona del tercer ojo antes de dormir, o ponerla bajo la almohada induce sueños premonitorios. El jade enseña aquello que realmente es, y nos ayuda a descubrir el verdadero anhelo de nuestro corazón.

Considerada como "Piedra de la virtud", el jade potencia la valentía para ser honesto con uno mismo y con los demás, la modestia y la humildad que conforman una personalidad sólida, paciente y segura, y la perseverancia necesaria para alcanzar la sabiduría. Emocionalmente, aporta estabilidad, relajación y templanza. Fomenta la amistad y la sanación de los vínculos familiares.

Indicaciones terapéuticas. Actúa sobre el corazón y el timo y estimula el buen funcionamiento de riñón y vejiga. Afecta al chakra sexual y armoniza las funciones del elemento agua (riñones, huesos, genitales) y el elemento metal (pulmón y piel). Aparte de sus virtudes terapéuticas, el jade es una piedra amigable. Es bueno, es dulce tener un fragmento en su bolsillo, un colgante, que se acariciará de vez en cuando para recargarnos en olas positivas.

El jade representa la justicia y la honestidad, pero muchos hombres de negocios chinos, mafiosos de tríadas o grupos de yakuza japoneses, siempre guardan un pedazo en sus bolsillos.

Como símbolo, el jade es puede representar muy bien una cosa y su opuesto, su complemento. Es al mismo tiempo la piedra del santo y la del bandido, el monje y el asesino. Así, el jade otorga grandes conflictos bélicos, así como nuestros conflictos internos, nuestros problemas íntimos. Es una piedra benévola, hecha de compasión, perdón y, comprensión.

Como regla general, es la piedra de la calma en medio de las tormentas. Su acción equilibra los nervios, el ritmo cardíaco. Su acción calmante y equilibradora se manifiesta tanto para el bien como para el peor: también es la piedra de los kamikazes, el "viento divino", de quienes se sacrificaron serenamente por su tierra natal al querer matar al máximo de enemigos.

El jade cura las enfermedades renales y de la vejiga. Ayuda a la serenidad: es apropiado colocar un fragmento o una pequeña escultura de jade en la mano de la parturienta.

Es recomendable poner el jade sobre la frente y respirar profundamente. Es una excelente cura para los sentimientos de culpa. Se puede usar en adolescentes con anorexia, o señales de conflicto familiar padres-hijos.

El jade ayuda a aliviar síntomas como herpes, cierto eccema, picazón sin problemas de piel, insomnio matutino, memoria selectiva, micosis genital, candidiasis.

Será muy beneficioso en casos extremos: derrotismo o deseo excesivo de adaptarse a un grupo, conformismo exagerado, militarismo, un deseo compulsivo de aceptar la opinión general, falta de pensamiento crítico, etc.

Una ligera variación del contenido mineral mezclado en la estructura de la jadeíta o la nefrita ayuda a tranquilizar el sistema nervioso por medio del hígado. Por otra parte, la gripe rara vez lo resiste.

La mirada tradicional. Esta piedra trata la migraña según Hildegard von Bingen. Ya en el siglo X ella sufría terribles dolores de cabeza que le causaban visiones, así que ella "vio" las virtudes de las piedras, con las que compuso su impresionante y alucinado tratado.

El jade nunca podrá dañar a ningún ser humano que lo lleve o posea esculturas hechas con él, pues no absorbe atributos negativos de ningún tipo; más bien repele la negatividad, gracias a la constante emisión de vibraciones limpiadoras y tranquilizantes. Establece también un vínculo con las diferentes capas mentales de las trinidades operativas, intensificando el potencial de la inteligencia. Las civilizaciones orientales han sido conscientes de los atributos del jade desde hace miles de años, pero gran parte de esa conciencia se ha ido perdiendo con el paso del tiempo.

Tampoco el jade es de la tierra, se cree que es una mutación de un planeta exterior de este sistema solar. Así fue formado, y aún sigue formándose hoy en día.

Astrología. El jade es la piedra de afinidad de los signos. Adecuada para temperamentos lúcidos o conscientes, es propicio para signos "equilibrados pero preocupados", cuya lucidez a veces da miedo y, a veces, se desanima: Libra, Piscis, Cáncer. Es la piedra de Casandra, de quienes ven, ante otros, vienen las catástrofes.

Responde bien al planeta Neptuno, y muchos planetas de signos de agua están particularmente sintonizadas con el jade, ya que esta frecuencia puede resultar engañosa. Sin embargo, es universal en su armonización con todos los elementos terrestres conocidos. El jade actúa indirectamente sobre los sentimientos y emociones; ha de alinearse con los juicios de Saturno y la inestabilidad de Venus, produciendo así un efecto lento, pero consistente y penetrante, sobre largos períodos de tiempo terrestre.

En cuanto a los colores del jade y los signos zodiacales: los tonos muy ligeros, blancos o cremas, con pequeñas rayas de diversas venas, tienen un valor especial para los signos zodiacales de Cáncer, Virgo y Capricornio. Tienden a calmar los ojos y el sistema nervioso general.

Los lilas y malvas pálidos son muy convenientes para la expresión de los Libra, Tauro y Sagitario, pues este espectro de color golpea el centro del corazón reflejando allí un equilibrio y calmando las emociones.

Los verdes más oscuros resultan a veces muy atractivos para los pertenecientes al signo de Escorpión. El jade tipo amarillo-marrón y rojo-jaspeado pertenece a las afinidades de los signos Leo y Aries.

Jaspe

Clase: silicatos, dióxido de silicio. Es una especie de cuarzo de granulación grande. El jaspe puede presentar todos los colores. Sus tonalidades a menudo evocan el suelo, las fuerzas telúricas y casi siempre están manchadas, manchadas, rayadas, iridiscentes…

Aspecto: es una variedad de cuarzo criptocristalino opaco de aspecto terroso.

Colores: rojo, marrón, amarillo... El jaspe rojo estimula sin exceso. El jaspe amarillo promueve el "sentido común" pero también el conformismo. En algunos casos se vuelve sentencioso y "pontificante". El jaspe verde armoniza "suave": puede cambiar la mente de los más tercos, los más tercos contradictorios sistemáticos.

El jaspe verde manchado con rojo tiene cualidades especiales (ver heliotropo).

El jaspe multicolor tiene las peculiaridades de su color dominante, sin descuidar las del subdominio.

Procedencia: Francia, India, Egipto y África en general, América, Rusia.

Dureza: 6,5 - 7. **Densidad:** 2,5 - 2,8.

Generalidades. Desde la antigüedad, el jaspe sardo (rojo) se utilizó con fines protectores. El jaspe era considerado "la madre de las piedras" (del griego iaspis, "ágata"). Presenta un aura particular, algo primordial y diifícil de explicar pero que puede sentirse fácilmente sosteniendo la piedra en la mano. Su irradiación

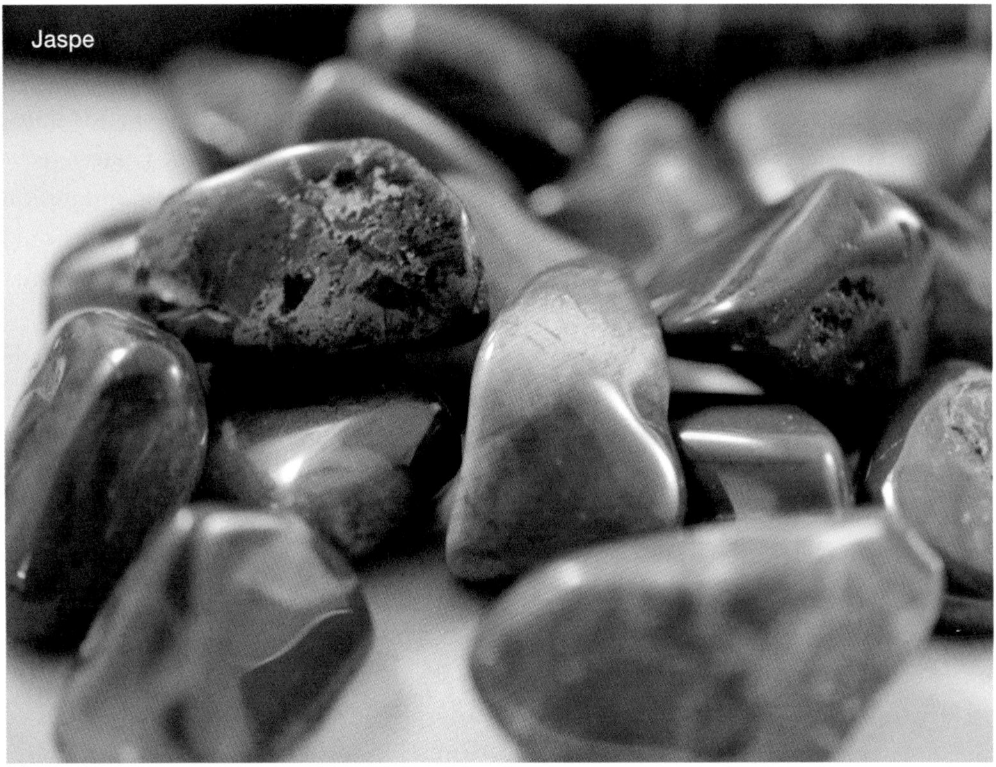

en todo el cuerpo es una sensación muy agradable para cualquier persona que sepa estar atenta. El resultado es apaciguador, te hace generoso, desinteresado, humilde. Nos llena de compasión y paciencia.

El jaspe representa la juventud eterna, la renovación, la revelación. Algunos videntes establecen una correspondencia entre los rasgos externos de la piedra y la adivinación por los meandros de las huellas dactilares. El jaspe era, en las tradiciones antiguas y medievales, la piedra de los maestros del viento y la lluvia, que fueron llamados en secreto para salvar las cosechas durante la sequía, o para preservar la vegetación.

Bajo su apariencia común, fascina, intriga y... sana. Todo en el jaspe se presenta de una manera potencial: la luz todavía no aparece allí, aunque sea una piedra que refuerza nuestra claridad interior.

Indicaciones terapéuticas. Promueve embarazos felices y ayuda a calmar la epilepsia y a curar la gota. Es capaz de reducir los cálculos biliares en pocos días. En caso de anemia se suele aplicar un pedazo de jaspe sobre las venas visibles.

Los problemas digestivos se calmarán con agua de jaspe (se deja en remojo toda la noche en agua desmineralizada). Fortifica el estómago y favorece el tránsito intestinal. Calma las náuseas y los vómitos. También reduce tanto el sangrado por la nariz como las hemorroides. El jaspe es también un potente afrodisíaco y un regenerador de esperma, sobre todo cuando se asocia con granate o topacio.

Colgado del cuello, el jaspe protege contra la adversidad del "mal de ojo". Es una de las mejores piedras para conectar con la Tierra, aunque también con las emociones más primarias, por lo que conviene evitar su uso si nos falta la templanza para poder dominar nuestras emociones. Purifica la mente, desbloquea los tres chakras inferiores y permite un flujo constante de energía a través del organismo.

También ejerce un influjo benéfico en la sangre, limpiándola de impurezas y favoreciendo su circulación, lo que incrementa el aporte de oxígeno a los tejidos y al cerebro. Esto mejora el estado general del organismo y previene las enfermedades cardiovasculares. Estimulante ideal cuando hay falta de energía, se usa como excitante de la libido. Poner un jaspe sardo sobre el chakra del plexo solar estimula el funcionamiento hepático, regula las secreciones biliares, alivia el estrés de la zona y mejora las digestiones. Contraindicado en personas hipertensas y coléricas. Favorece la alegría, el entusiasmo y las ganas de vivir. Ayuda en los problemas de pareja.

Correspondencias zodiacales. Aries y Escorpio se beneficiarán de cualquier jaspe. Pero su preferido sigue siendo el heliotropo que hemos comentado aparte y cuyas especificidades son menos ambiguas. Las aplicaciones ginecológicas del jaspe lo conectan simbólicamente con Virgo, que también se aplica a los hombres nacidos de este signo. Cáncer recurrirá a él si hay una sensación de agresión inexplicable. Y Capricornio encontrará un elemento efectivo para dejar de ceder a sus caprichos repentinos.

Veamos ahora algunas variedades de jaspe:

Piedra sanguina. Es útil y poderosa corno curador físico y equilibrador mental. Podría decirse que es el más fino de los jaspes en evolución, y el que llegará más lejos y será más hermoso, porque sigue purificando su interior.

La sanguina era bien conocida en la antigüedad, y se cree que fue en la Atlántida donde se utilizó por primera vez. Posee propiedades de naturaleza curativa física y actúa con las personas de los cuatro elementos equilibrando las insuficiencias de hierro en la sangre.

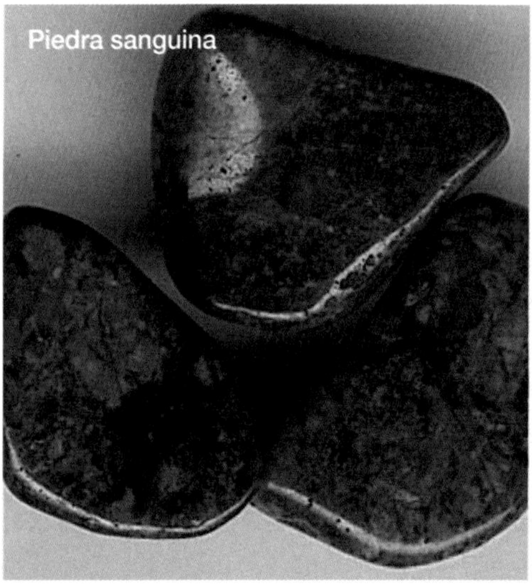
Piedra sanguina

Algunas de sus cualidades transmisoras son compartidas con otras gemas, como la turmalina, el topacio y la cornalina.

La sanguina ayuda a la eliminación de impurezas y favorece la paz, mental y emocional. Ayuda a la persona en la concentración y meditación.

Jaspe rojo. Los jaspes de color rojo son una auténtica panacea para quienes puedan absorber sus frecuencias, especialmente cuando exista una coagulación de los conductos biliares y del hígado. Los que son felices con la vibración del color rojo encontrarán en esta piedra un estímulo energético que penetra por los centros de fuerza del sacro y el plexo solar. En general es una herramienta que sólo actúa en los niveles más densos, al estar menos desarrollada que otros jaspes.

Jaspe verde. Favorece el equilibrio a quienes se sienten atraídos por ella, gracias a la tranquilidad de su frecuencia. Siempre será conocida por el sentimiento terrestre que conlleva.

Jaspe amarillo. Aunque todavía sigue evolucionando, este color contiene óxido sulfúrico, que en los niveles etérico y físico crea un campo de fuerza que actúa como desinfectante. En este caso ha de considerarse eficaz sólo en el vehículo físico y cuando se utilice en conjunción con otras gemas o con una terapia de naturaleza física que ayude a desinfectar los intestinos, el colon y el tracto intestinal.

Jaspe marrón. La cuestión gira aquí específicamente sobre la coloración. La esencia marrón es el rayo de energía de Tierra-Saturno, que abrirá las puertas del entendimiento de la mente en el esfuerzo personal por descristalizar las ilusiones conceptuales.

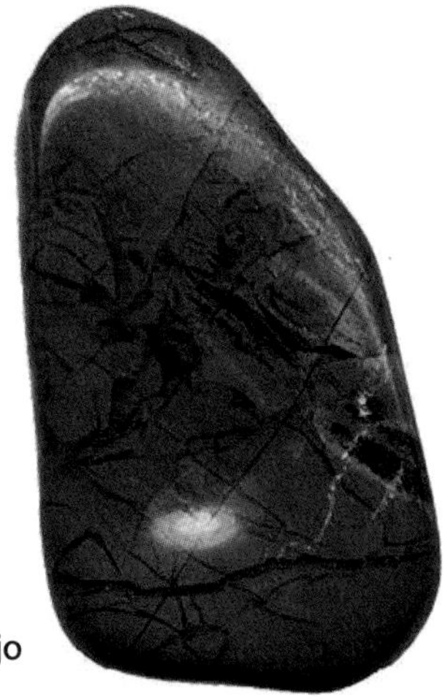

Jaspe rojo

Jaspe verde

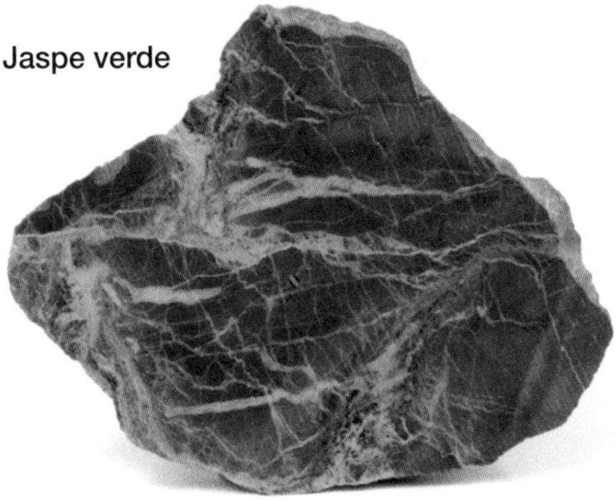

Jaspe amarillo

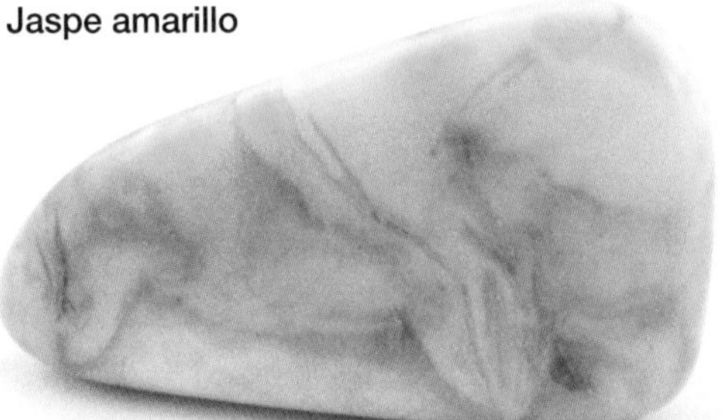

Kunzita

Clase: silicatos. piedra de una hermosa transparencia vítrea, la kunzita también se conoce como piroxeno.
Aspecto: cristales en forma de prisma o tabulares, estriados y transparentes.
Color: rosa, violeta. Su color varía de rosa pálido a púrpura claro y varía en la misma piedra dependiendo del ángulo de observación.
Procedencia: Brasil, Madagascar, Afganistán y Estados Unidos.
Dureza: 6 - 7. **Densidad:** 3,2 - 3,5.

Generalidades. La kunzita debe su nombre al mineralogista G.F. Kunz que la descubrió a principios del siglo XX. Es una piedra que asocia el violeta de la elevación lúcida de la mente, de la espiritualidad sin distracción, de la misma manera que la amatista y el tierno color rosa claro del amor.

Esta piedra nos anima a ir directamente a lo esencial, a lo absoluto. Tanto es así que puede causar una pérdida del sentido banal de la vida cotidiana. Recordemos que la lucidez espiritual, junto con el amor demasiado incorpóreo, puede derivar en actitudes mentales muy duras. Entonces debemos acercarnos a esta piedra con precisión y determinación: ¿qué queremos?

La adopción de una piedra como acompañante, como un colgante o anillo

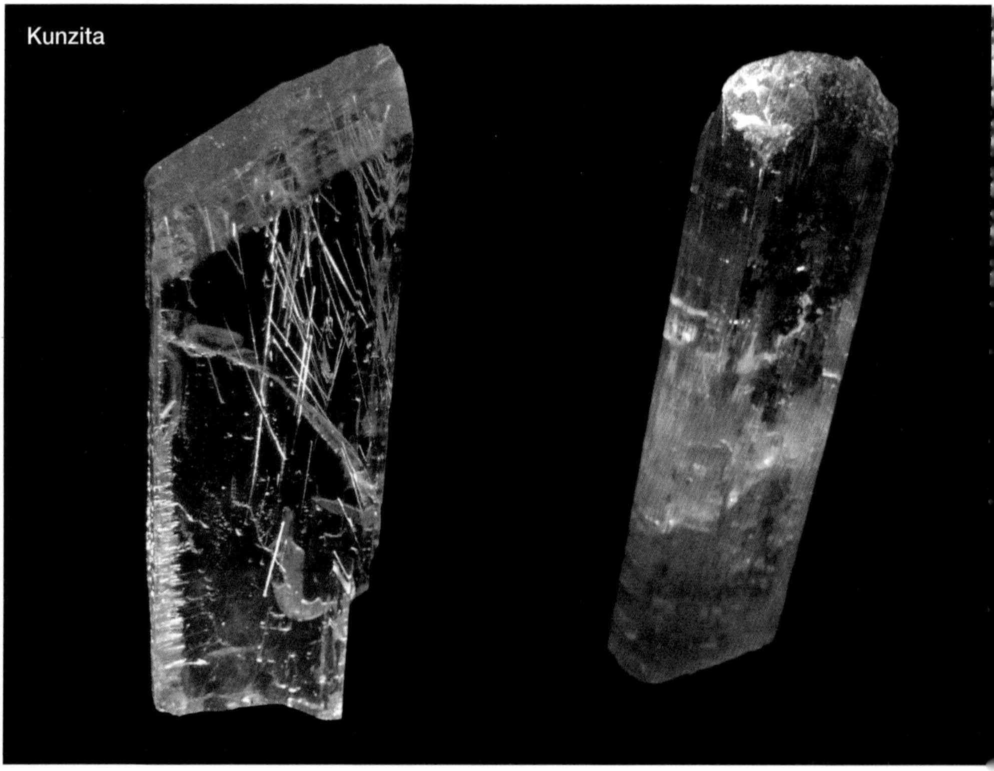
Kunzita

que se usa permanentemente, requiere comprensión. Las rayas, rectas, paralelas, muestran una rigidez que estructura, pero que también puede deshumanizar, por el rigor y pureza que inspira.

Atributos. Esta piedra ha estado olvidada durante mucho tiempo. En general se pensó que duplicaba otras piedras y aún no ha sido bien estudiada, no se conocen todavía todos los efectos de la kunzita. Con todo, se sabe que puede ayudar a las personas que hayan vivido una decepción amorosa o cuya pureza si ha sido pisoteada, les haya hecho sufrir problemas cardiovasculares. La kunzita dinamiza "suavemente" el trabajo mecánico del corazón. Permite encontrar gradualmente un ritmo que ofrezca al aliento la posibilidad de armonizar. A partir de entonces, la irrigación del cuerpo permitirá que el alma, el espíritu, se equilibre. Es una piedra de relevo, de mediación entre lo orgánico y lo espiritual.

Indicaciones terapéuticas. Activa poderosamente el chakra del corazón, fomentando el amor incondicional. Permite comprender los orígenes celestes del alma individual. Contribuye a superar los traumas del pasado y al desapego de las expectativas del futuro. La kunzita nos sitúa en el ahora, sanando aquellas heridas que nos tienen atrapados en el pasado. Potencia la humildad y la actitud de servicio –la devoción que su color violáceo inspira–- a los demás. Disipa la negatividad y limpia el aura.

Libera del miedo y la duda que nos bloquean. Llevarla cerca del corazón nos ayudará a encontrar la verdad en nuestro interior, potencia nuestra voluntad y nuestra capacidad de decidir por nosotros mismos.

Es eficaz en el tratamiento de las adicciones y para mejorar la autoestima . Su contenido en litio la hace eficaz contra la depresiones. También es eficaz para tratar las infecciones, pues estimula el sistema inmunológico.

Correspondencias zodiacales. Los problemas de circulación sanguínea son comunes en Libra, mientras que el efecto calmante de la kunzita los ayudará a no sufrir más su necesidad de una sensación de seguridad tan amenazada por el mundo moderno.

Piscis a veces carece de sentido de la realidad. A priori, uno podría pensar que la kunzita no sería favorable para ellos. Y, sin embargo, así es, esta piedra que nos hace navegar hacia las esferas más altas, paradójicamente los volverá a poner en el suelo.

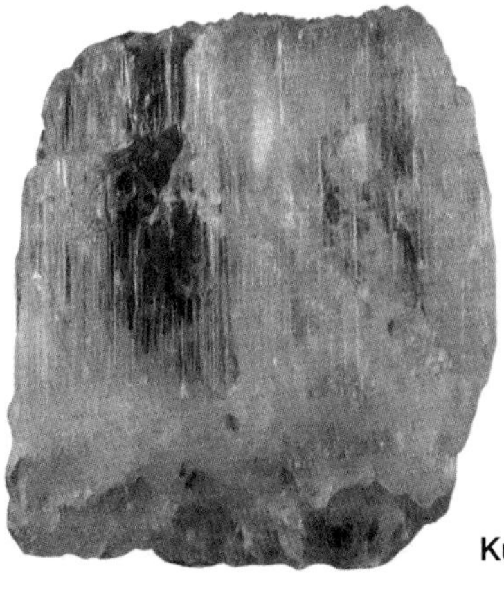

Kunzita

Labradorita

Clase: Silicatos. Aluminosilicato de sodio y calcio. Es un feldespato que muestra un juego de iridiscencias, brillantez y colores especiales llamado "labradorización".
Color: Pardo, azulado, amarillo pálido y blanco. Gris oscuro a negro amarillo, azul, o algunas veces con un color rojizo.
Aspecto: Se presenta en masas compactas con reflejos iridiscentes.
Procedencia: Labrador (Canadá), Terranova, México, Urales, América del Norte y Central.
Dureza: 6 - 7. **Densidad:** 2,6.

Generalidades. Esta piedra fue descubierta en la península de Labrador en 1770. En 1940 se descubrió una piedra particularmente colorida en Ylijarvi, Karelia (Finlandia). La llamaban espectrolita, ya que reflejaba todos los colores del espectro. Sin embargo, es una excelente variedad de labradorita.

En general, esta piedra "nos hace una señal" y encontramos, en un lote propuesto, lo que nos conviene, o incluso quién se nos parece. Es una piedra de clarividencia: desarrolla la lucidez, la percepción de las auras.

Atributos. Esta piedra ayuda a liberar experiencias y traumas del pasado no resueltos, aunque ésta se muestra más eficaz si antes se ha estimulado y fortalecido la autoestima. Potencia la imaginación y la creatividad, así como la capacidad de contemplación e introspección.

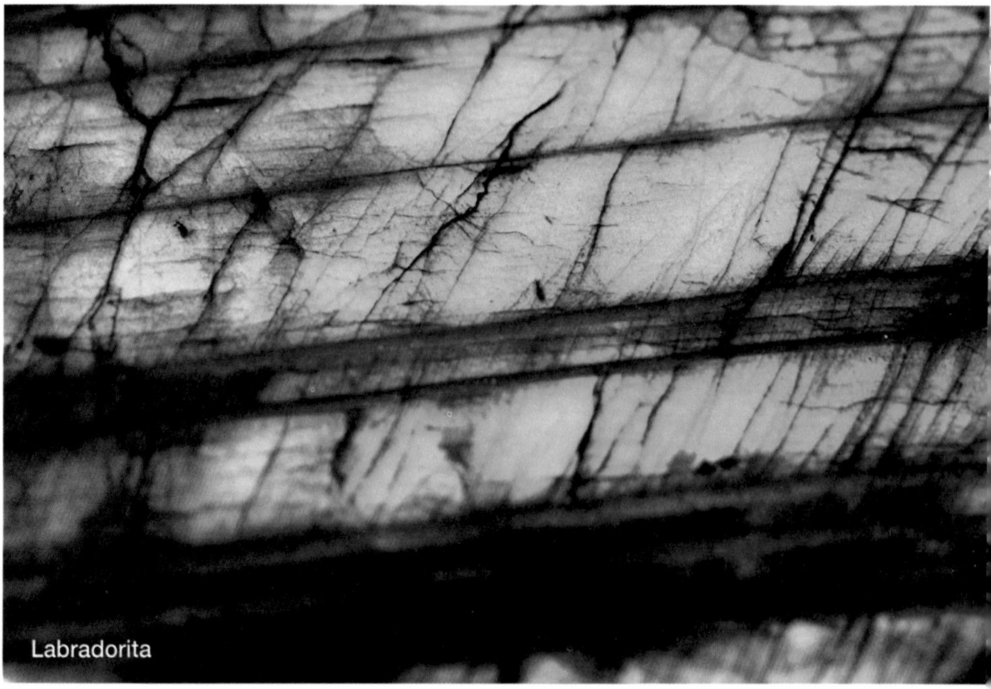

Labradorita

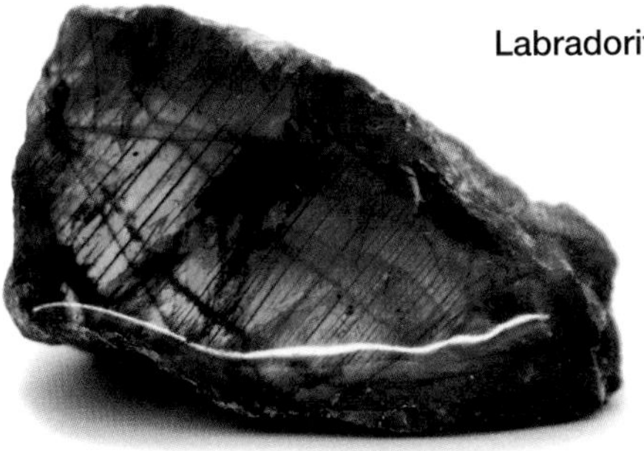

Labradorita

Indicaciones terapéuticas. La labradorita, conocida también como espectrolita, es muy adecuada para la meditación. Además de potenciar las visiones y el conocimiento intuitivo, proporciona seguridad y confianza para afrontar los cambios. Aumenta el optimismo y la alegría de vivir. Potencia el sistema inmunológico y el metabolismo, por lo que es muy indicada en el tratamiento de infecciones y trastornos del aparato digestivo. También flexibiliza las articulaciones.

La labradorita puede curar nuestra depresión, en el sentido de avergonzarnos de nosotros mismos. También ayuda a desintoxicar el tabaco, el alcohol y otras drogas.

Asimismo desarrolla la habilidad y sensibilidad de las manos. Es útil para los fisioterapeutas.

La mirada tradicional. Operando a través de los campos de fuerza mentales superiores o búdicos, la labradorita facilita la transmisión a nivel físico de la intuición y la inspiración.

La labradorita tiende a polarizar las glándulas pineal y pituitaria que ayudan a la estabilización de las deficiencias sexuales, muy común en esta fase tan transitoria de la experiencia terrestre. Cuando es utilizada por personas visionarias o clarividentes, puede amplificar sus campos de trabajo y abrir nuevas puertas. Su creciente campo de fuerza es especialmente eficaz para los centros del bazo y del sacro, dando más base y estabilidad a los hombres cuyas conciencias se están expandiendo con rapidez.

Actualmente la labradorita activa los centros del bazo y del sacro. En el siguiente cambio y tránsito del gran ciclo energético, actuará respectivamente con los centros (chakras) del entrecejo y la corona.

Debido a la actual incapacidad humana para responder a las energías de las gemas superiores a las del plexo solar, éstas se corresponden con nuestras necesidades más inmediatas en el camino hacia la perfección.

Astrología. Piscis apreciará particularmente esta piedra, que les dará una energía espectacular.

Cáncer disfrutará de la gran complicidad de esta piedra. Especialmente el malva, que "calentará" la parte superior del cráneo: "sentirá" la energía electromagnética de su meditación, su pensamiento. Puede "sopesar" sus ideas como si fueran materiales, concretas. Y será para lograr mejor sus sueños. Porque para Cáncer, la labradorita es el mineral que proyecta ideas vagas, especificándolas, en el corazón de la realidad, después de romper el "espejo distorsionado" de la ilusión.

Lapislázuli

Clase: Lazuritas, silicatos. Sulfato de silicato de aluminio y sodio. Es una piedra azul cielo como su nombre indica. Su estructura granular le confiere un aspecto a veces aterciopelado. Este color azul no parece frío, sino tierno, suave, casi sensual. Las variedades oscuras, con sus inclusiones de pirita, parecen "fragmentos nocturnos", pedazos de cielo estrellado.
Color: Azul con partículas de pirita que parecen motas de oro.
Aspecto: Piedra muy opaca y muy densa.
Procedencia: China, área del lago Baikal, Oriente Medio y Afganistán, Birmania, Tailandia, Egipto, América del Sur.
Dureza: 5 - 6. **Densidad:** 2,4 - 2,9.

Generalidades. Del latín lapis y del español azul. Símbolo de la noche estrellada en la antigua Persia y en la América precolombina, el lapislázuli era la "piedra del cielo" de los antiguos egipcios, que a menudo la tallaban en forma de un escarabajo afortunado que, "rodando su bola", representaba la raza del sol. El lapislázuli, en su estado natural, no se ve bien. Es después del tamaño o el pulido que revela toda su belleza.
Atributos. Activa el chakra de la comunicación y nos estimula a expresarnos y a ser más extrovertidos. Ideal para la meditación, es una gema que puede acallar los pensamientos negativos e iluminar una nueva estructura mental más lúcida. Su rayo azul nos da valor, confianza y protección. Despierta nuestras aptitudes psíquicas y alinea y armoniza los cuerpos espiritual y mental con el etérico, dando como resultado la energetización del cuerpo físico. Se dice que el rayo índigo del lapislázuli alivia el dolor de cabeza y de los ojos. Y tiene el poder de limpiar de bloqueos todos los chakras.
Indicaciones terapéuticas. En general, la mejoría y alivio se producen frotando la zona afectada con un fragmento de lapislázuli calentado en agua caliente. Para el baño de ojos, el agua se enfriará antes de su aplicación. Al igual que muchas piedras y remedios para la vista y los ojos, el lapislázuli también trata los problemas de presión arterial.

Representando la regularidad del curso de los planetas, la sucesión de días, esta piedra es muy efectiva para las mujeres que sufren de irregularidades menstruales o amenorrea.

Su campo de acción abarca también patologías de cuello y garganta.

Favorece la circulación, mejora la frecuencia cardíaca. El lapislázuli regula las secreciones de las glándulas endocrinas. Es magnífico contra los problemas de la piel. Alivia los ca-

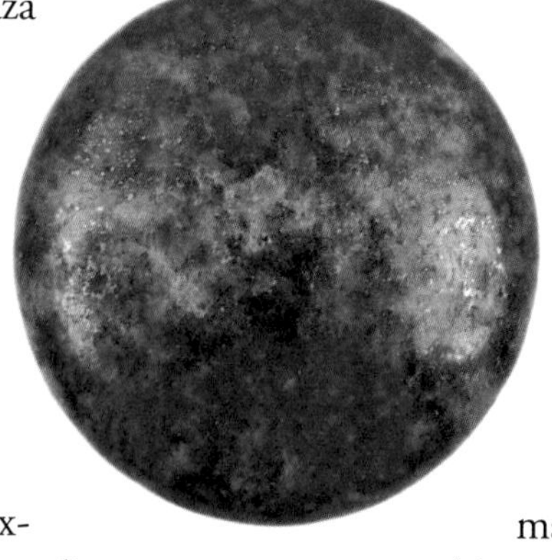

Lapislázuli

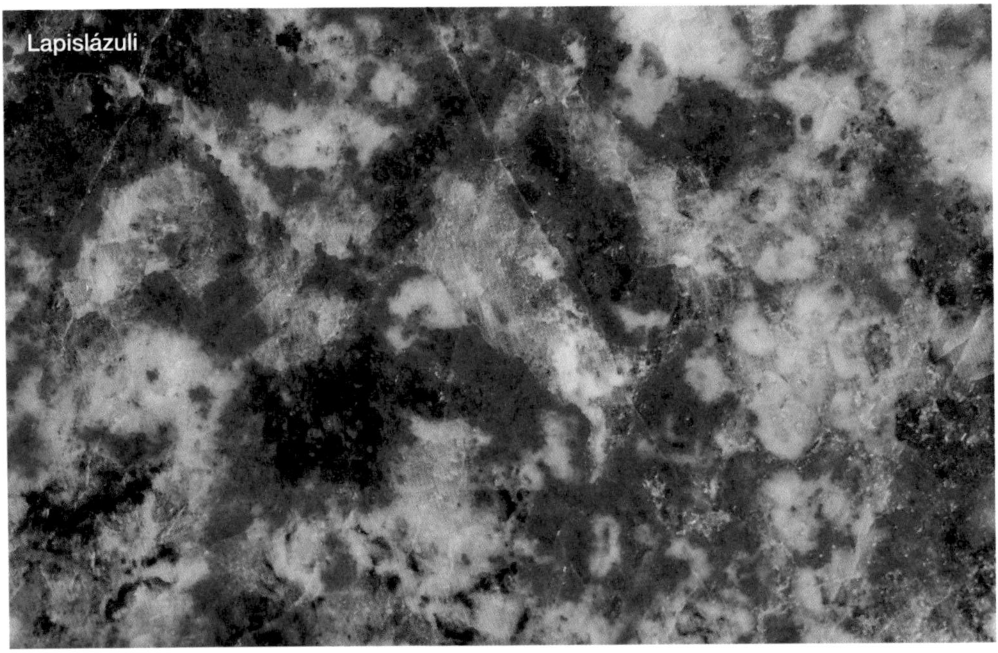

lambres, rigidez, lumbago. Al calentarlo al sol, reduce las contusiones y las picaduras de insectos.

La mirada esotérica. Como el alfa y el omega, fue utilizada en el principio de la creación de la Tierra y será usada de nuevo al final de este ciclo de manifestación física, pues es un elemento constructor universal, creador y procreador de éste y de todos los universos.

El lapislázuli abarca el principio universal de la luz absoluta tal como es emitida por nuestra estrella hermana, Venus, de donde procede esta radiación mineral tal como fue dada a la Tierra. Se dice que esta gema fue una de las piedras angulares de la Atlántida.

El lapislázuli, tanto en los tiempos pasados como en los que han de venir, siempre hace milagros al servicio de los buscadores. Golpea en el corazón mismo del amor y la belleza, armonizando lo que existe en el interior así como la simetría de forma del exterior.

Actúa de un modo muy similar a cuando se torna medicación para estimular el mecanismo de la glándula tiroides para que actúe sobre la sangre y el metabolismo, bien acelerándolo, bien retardándolo. Es sólo un ejemplo de las combinaciones minerales específicas que actúan corno impulsores de las diversas manifestaciones posibles utilizando aspectos del reino mineral.

Ese es también el motivo de que en la terapia física se puedan elaborar remedios tornando corno base el material de las gemas. En un elemento soluble al calor y la presión, sus contenidos pueden liberarse para actuar sobre los cuerpos físicos del ser humano, incluso en alguna forma que no se da en su condición original de gemas.

Respecto al color, los de profunda luminosidad, los más brillantes y exóticos tonos de azul, son los más útiles para el aspirante en general. Los tonos índigos se hallan estrechamente entrelazados con la situación saturniana o de puerta kármica en cualquier persona que se sienta atraída por ellos. Los tonos más oscuros y menos apreciados son más útiles para propósitos medicinales, incluso a pesar de que los que cortan y pulen estas tonalidades las . consideren corno gemas exquisitas.

Correspondencias zodiacales. El lapislázuli vive en la jerarquía zodiacal de Tauro y Acuario y es adecuado para Sagitario. De hecho, este último simboliza lo que se mueve, vuela, se transforma, el ego que se expande. El aura de calma, regularidad, el componente cíclico del lapislázuli contribuirá enormemente a equilibrar la tendencia a la agitación frecuente en Sagitario.

Virgo, que se encuentra en el momento de la cosecha, simboliza la fertilidad. Los antiguos egipcios lo compararon con Isis, la que resucita a Osiris, para poner las cosas en claro y restaurar los ciclos inmutables.

Tanto opuestos como complementarios, el lapislázuli y Virgo representan el tiempo. Además, la apariencia celestial del lapislázuli compensará la temporalidad a veces demasiado material del signo zodiacal.

Lepidolita

Clase: variedad de mica, silicatos.
Color: rosa o púrpura.
Procedencia: Brasil, República Dominicana y República Checa.
Dureza: 2,5 - 3. **Densidad:** 2,83.
Aspecto: generalmente se presenta en masas granulares o formadas por pequeñas láminas superpuestas.

Atributos. Estimula la conciencia cósmica, desbloquea los chakras de la parte superior del cuerpo y favorece las experiencias extrasensoriales. Reduce el enfado, la hostilidad y los miedos irracionales. Transforma las emociones negativas en positivas; libera de los traumas del pasado. Estimula las capacidades intelectuales y la capacidad de análisis, potenciando la concentración. Aporta objetividad, claridad de juicio y facilita la toma de decisiones. Fomenta la independencia personal y libera de las adicciones.

Indicaciones terapéuticas. Posee efectos calmantes por lo que resulta muy eficaz contra el estrés, el insomnio y los pensamientos obsesivos. Alivia las neuralgias y los dolores del nervio ciático.

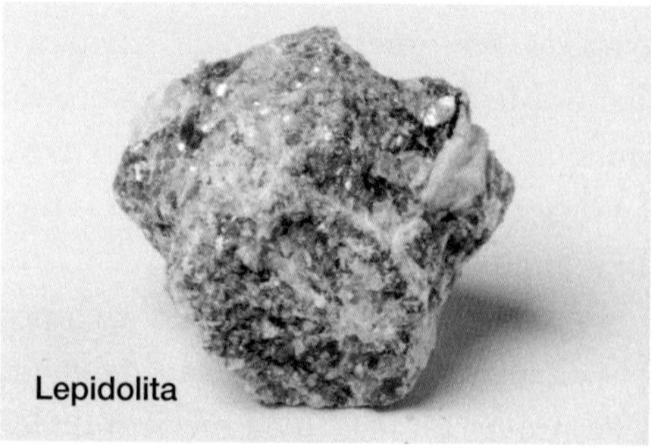

Lepidolita

Magnesita

Clase: carbonato de magnesio. También se llama sepiolita. Esta piedra incolora o color marfil no es muy atractiva. Al colorearlo, algunos comerciantes poco escrupulosos lo "transforman" en turquesa. Esta falsificación todavía es común.
Procedencia: Turquía, Oriente Próximo, China, Arizona.
Dureza: 4. **Densidad:** 2,6.

Generalidades. Esta piedra debe su nombre al magnesio del que está hecha.
Indicaciones terapéuticas. Se considera la "turquesa de los pobres", ya que tiene, en muy debilitados, los poderes de esta piedra. La magnesita posee una sola aplicación conocida: lucha contra la obesidad de forma espectacular y promueve la eliminación urinaria. Este poder adelgazante puede estimularse por la asociación con circonio (ver pág. 228).

De todas formas, el verdadero poder adelgazante de esta piedra no se podrá manifestar si no se hace un pequeño esfuerzo de dieta: ningún glotón perderá peso de esta manera. De la misma manera, los adolescentes ávidos de picar comida a lo largo del día, perderán algo de peso... pero no mucho, si mantienen sus malos hábitos; ¡han de reducir el consumo de barras de chocolate y refrescos azucarados! Luego, poco a poco

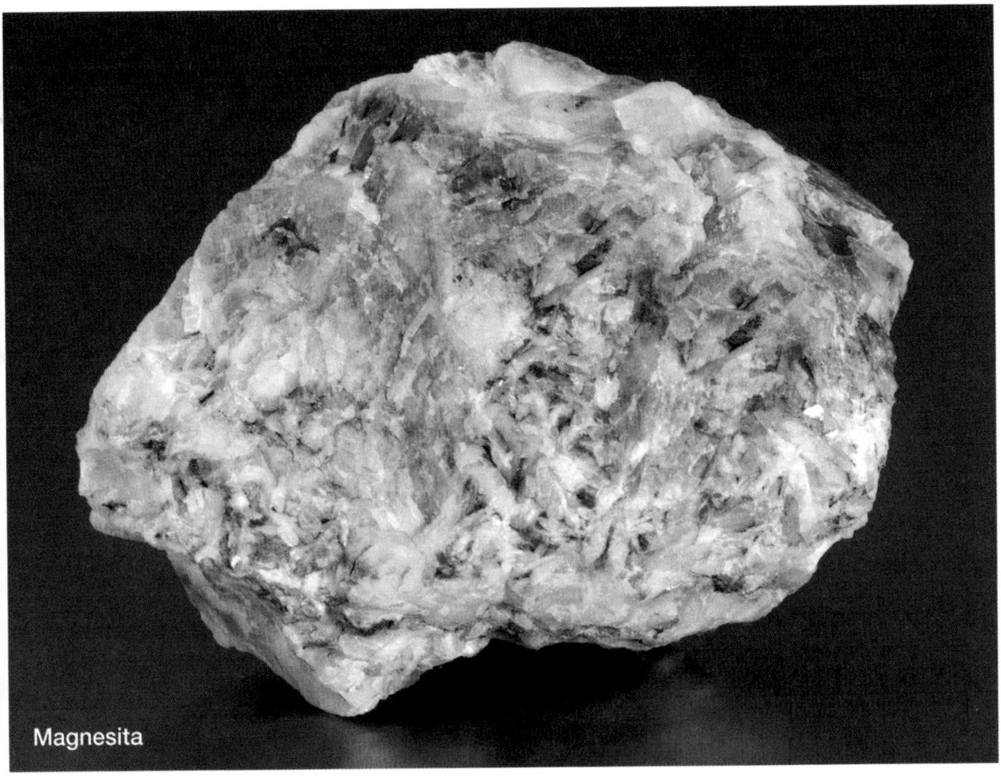
Magnesita

irán perdiendo su deseo compulsivo de llenarse.

En caso de bulimia real, asociamos ámbar y calcedonia con magnesita. Obviamente, el magnesio del que está hecho podría ingerirse para encontrar una buena forma. Esto sería a dosis demasiado altas y peligrosas: es mejor preferir preparaciones comerciales o aguas minerales específicas.

Astrología. Las Astrología son básicamente las de la turquesa, pero muy atenuadas.

Magnetita

Clase: óxido de hierro de color oscuro con reflejos a veces dorados.

Aspecto: la magnetita se asemeja mucho a la hematita, excepto en que está magnetizada, y a menudo es menos brillante.

Procedencia: los Alpes, Alemania, Italia, Urales, Suecia, Australia, Gran Bretaña y Brasil.

Dureza: 5,5 - 7. **Densidad:** 5,2 - 5,5.

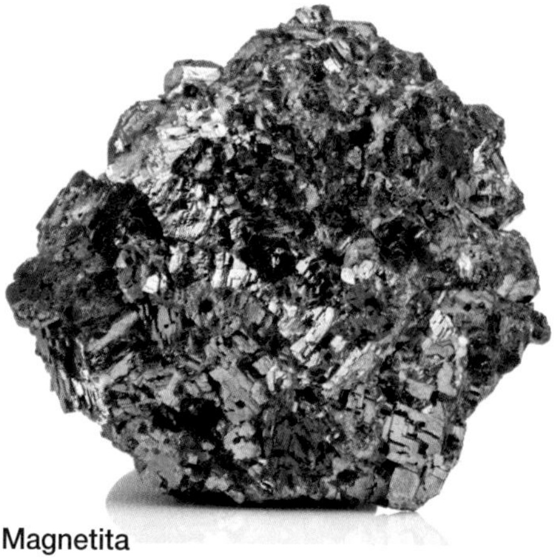

Magnetita

Generalidades. Se trata de la Petra Boréalis, la "piedra del norte", que sirvió durante mucho tiempo como una primera brújula para los audaces navegantes de los primeros siglos de nuestra era. Es la piedra magnética; la magnetita representa la atracción cósmica, tal como el ámbar simbolizaba la conexión espiritual. Para los egipcios, este magnetismo, vinculado al dios Horus, participó en la regulación de los movimientos cósmicos.

Su nombre procede del griego magnés, "imán". En el siglo VI aC, Thales descubrió brillantemente la electricidad estática (ver ámbar, pág. 204) y el magnetismo.

Indicaciones terapéuticas. La magnetita combate el dolor al reorientar los flujos corporales. Esta es su principal indicación. Lo mejor es aplicarla, con miel, en el lugar doloroso. La miel un poco concentrada por suave cocción.

Se puede aplicar esta miel en la piedra o en un paño de algodón, un pañuelo recubierto (de algodón o fibras naturales, no de tela sintética), a modo de yeso.

Al igual que el cristal de roca (del que es exactamente lo contrario por su color, su opacidad), la magnetita refuerza los poderes de las otras piedras.

Atención: a veces, al inicio del tratamiento, la magnetita acentúa ciertos dolores. Se utilizará primero con moderación, entre media hora y tres cuartos de hora por día. Al cabo de dos días, la piedra recuperará su efecto analgésico tras esta "descarga" magnética intensa y necesaria.

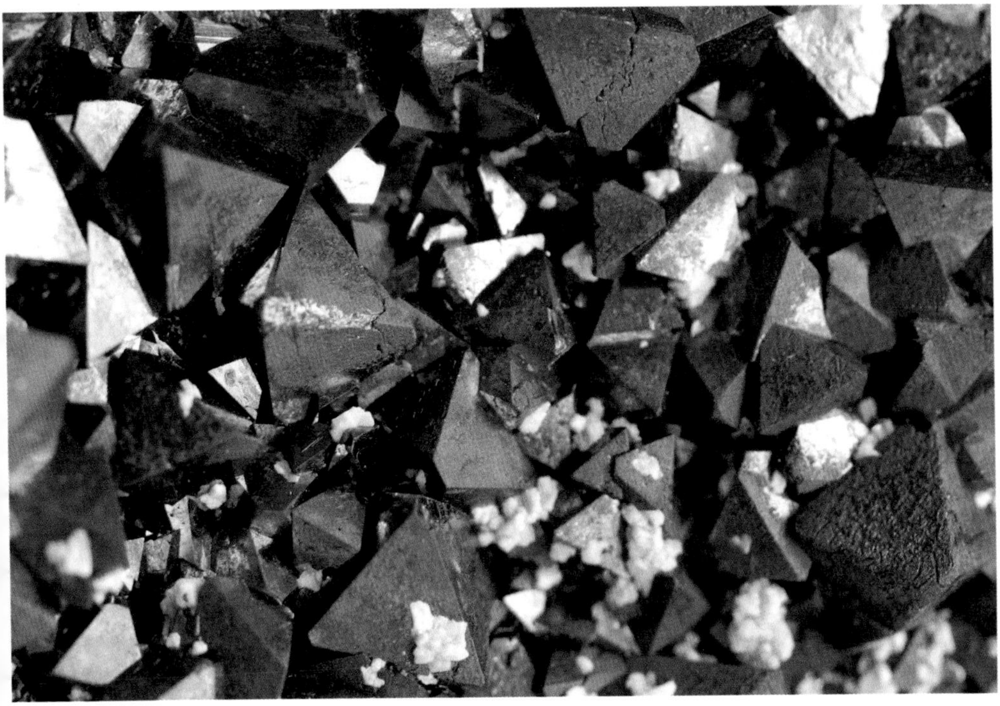

Magnetita

Piedra de la regularidad, la magnetita restablecerá el ciclo menstrual mientras cuida los posibles dolores.

No usar nunca magnetita con un marcapasos o similar, ya que puede causar interferencias perjudiciales. Usar una magnetita en un hospital a veces puede sesgar el resultado de algunas pruebas.

También es una piedra de resolución: ayudará a los que buscan la luz, a los que están en la búsqueda espiritual.

La mirada tradicional. No es específicamente una gema, pero incluimos esta piedra imantada con sus capacidades magnéticas naturales porque es uno de esos minerales callados que ayudan a sostener el campo gravitatorio de este planeta y resulta valioso para los que puedan utilizar esos mismos factores sobre una base más personal. Cuando lo lleva una persona en forma de anillo o pendiente, o lo utiliza separadamente para afectar a su polaridad, debe encerrarlo en una estructura piramidal durante un período de dos a ocho horas. El efecto resultante puede ser sentido realmente en el nivel físico corno una sensación de atracción conforme energiza y elimina, etc.

En la escuela pitágorica se aplicaba un uso práctico al triángulo piramidal en la explicación y reconstrucción de los teoremas de Pitágoras, que fueron tomados directamente de las entonces famosas escuelas de misterios y que están vinculados con toda la "magia" de los minerales y gemas de este estudio.

Cuando es utilizada por un curador, las directrices sobre su colocación para la zona u órgano afligido dependerán de la guía recibida desde el interior. Detiene, ancla y atrae muchas aflicciones de los cuerpos etéricos, físico, astral y mental. Y resulta muy efectiva cuando se utiliza en conjunción con una pirámide que contenga al individuo.

Puede utilizarse en conjunción con otras gemas para amplificar los beneficios; pero en este caso es imprescindible tener antes una buena experiencia, porque puede darse por ejemplo una anulación de beneficios unida a un granate o un rubí, o en ocasiones una reinversión de campos de fuerza.

Astrología. La magnetita se adapta a Escorpio y "reorienta" su sensibilidad, que a menudo es demasiado intensa: canalizará su energía en una dirección positiva.

Para Aries, la magnetita ayudará a mitigar el aspecto dominante de su personaje. A veces ella lo hará consciente de sus sentimientos no reconocidos. Sus frecuentes celos podrían disminuir grandemente.

Malaquita

Clase: cobre, carbonatos y nitratos. Carbonato de cobre verdoso. La malaquita cristalina puede brillar como la aguamarina.

Aspecto: agregado fibroso, radiales, masas con bandas reniformes. Pátinas sobre

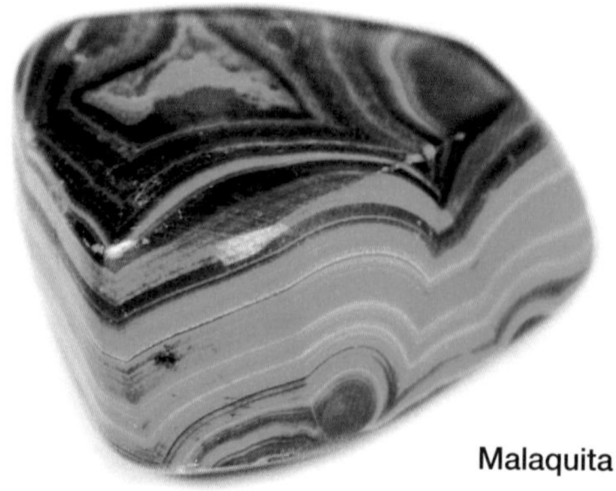

Malaquita

minerales de cobre. Esta piedra mate es receptiva y porosa.

Color: del verde claro al verde oliva.

Procedencia: Rusia (Urales), Oriente Medio, Chile, Zaire, Zambia, EE.UU. (Arizona), Australia, Perú.

Dureza: 3,5 - 4. **Densidad:** 3,9.

Generalidades. Del griego malaché, "malva", con referencia al color verde de la malva officinalis, una planta medicinal. La malaquita fue utilizada por los egipcios en asociación con lapislázuli y turquesa. La belleza de esta mezcla de matices fue realzada por el cobre. Las mujeres egipcias la usaban como sombra de ojos, pero detrás de esta preocupación estética existía un profundo conocimiento del poder de las piedras, así que estas asociaciones complementarias estaban equilibradas, ya sea por las proporciones de cada piedra o bien por el poder místico de los objetos o personajes representados.

En Suiza, y en algunas aldeas de Saboya, uno hace una cruz de malaquita que supuestamente trae felicidad a los parturientas. Las madres de familia numerosa suelen estar orgullosas de mostrar su "colección" de cruces de malaquita. Las colecciones muestran algunas muy antiguas: algunas datan del siglo XV. Otros, finamente elaborados, pertenecían a mujeres de alta nobleza.

Esta piedra es una de las dedicadas a San Francisco de Asís. Tanto es así que, según una leyenda, la malaquita permite comprender los lenguajes de los animales; se aconsejaba para ello el beber en un corte en un vaso o recipiente de malaquita cortada.

Indicaciones terapéuticas. La malaquita es excelente para los problemas femeninos: regula el ritmo menstrual y facilita la actividad.

Es una buena ayuda en caso de sudores fríos, temblores e incluso para ayudar en la enfermedad de Parkinson. Frente al asma es buena, pero no tanto como con la medicina convencional. Alivia enseguida los problemas intestinales en general; basta con tomarla en polvo, diluida en agua.

Se sabe que el cobre ayuda a tratar dolores reumáticos. En la forma de carbonato básico, es decir, malaquita, es aún más efectivo.

Promoviendo la eliminación, esta piedra diurética puede ayudar a curar la litiasis. La osteoartritis corneal, especialmente cervical, fortalece la memoria y la hace clara, ordenada y fácil de reactivar.

Es importante limpiarla con frecuencia, para que conserve toda su capacidad vibratoria, ya que tiende a absorber demasiado.

Ahuyenta las pesadillas y los malos sueños, y favorece la inspiración. Por su acción sobre el chakra del corazón predispone para el amor incondicional y la expresión sincera de los sentimientos. Ayuda a ir a la raíz de los problemas, a las causas. Conecta con el subconsciente

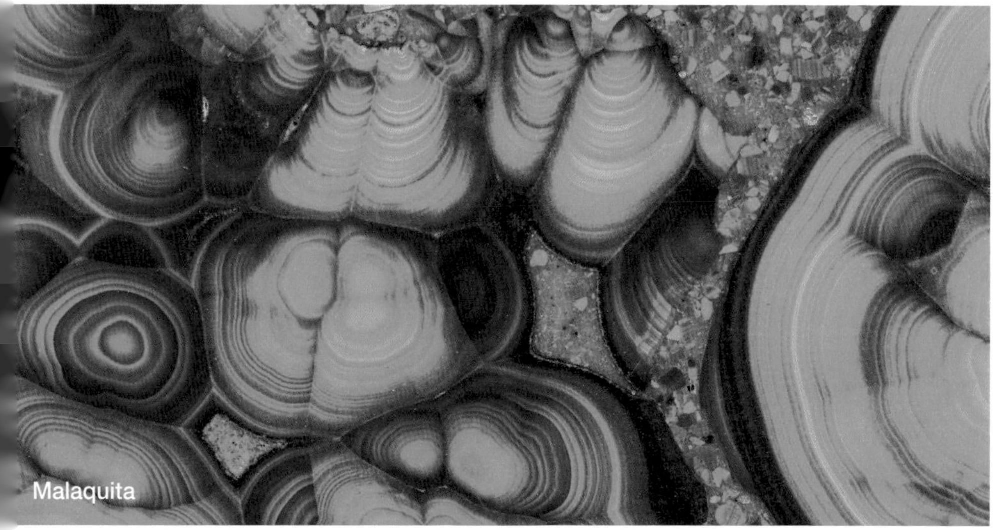

Malaquita

y hace que los mensajes que de él provienen sean claros para la mente racional.

Eficaz contra las intoxicaciones, estimula la regeneración de los tejidos. Facilita el parto y alivia los espasmos musculares en general. Relacionada con los órganos reproductores femeninos, es adecuada para el tratamiento de enfermedades sexuales.

La malaquita es eficaz para regular la tensión sanguínea y para el tratamiento del asma, artritis y epilepsia. Combate los síntomas del vértigo, la sensación de mareo y las náuseas, y tiene efectos particularmente beneficiosos sobre el nervio óptico, el bazo y el páncreas, por lo que resulta también eficaz para regular el nivel de azúcar en la sangre y la diabetes.

Suaviza sus efectos asociada a la crisocola.

Astrología. Piedra de la fertilidad, la malaquita desarrolla un potencial creativo como energía reproductiva de todos los signos, en diversos grados. Tauro, el amor y la sabiduría, pero también la impetuosidad, fortalecerá su tierna complicidad con las energías de la Naturaleza que llevan un anillo adornado con malaquita. La naturaleza animal de Escorpio, hecha de tristeza insondable seguida de alegrías exaltadas, pronto será canalizada a través de la malaquita. En Cáncer, que bajo el poder del amor espiritual "debe" dar a luz al amor cósmico, el efecto de la malaquita será espectacular, especialmente en un artista, pintor o músico.

Mica

Clase: potasio y aluminio. Nombre genérico para los filosilicatos, grupo que incluye la lepidolita y moscovita. En el lenguaje común, la palabra mica se refiere a la moscovita, que es translúcida, vítrea o con cuentas, de varios tonos. Este mineral se encuentra en folletos.

Depósitos: Brasil, Madagascar, Mozambique, EE.UU. (California) y Rusia.

Dureza: 2 - 2,5. **Densidad:** 2,7 - 3.

Generalidades. Moscovita toma su nombre de la ciudad de Moscú, cerca de la cual hay un depósito. En Rusia en otras ocasiones, esta mica servía para adornar las ventanas. El uso es generalizado.

La mica es flexible, pero no elástica. Sirve como aislante para estufas de leña y carbón debido gracias a su resistencia al calor.Es un poderoso talismán de la suerte. Atrae el éxito y lo permite durar.

Indicaciones terapéuticas. La mica alivia la caspa y da salud al cabello y las uñas empañada por el abuso del alcohol, el tabaco y el estrés de la vida moderna.

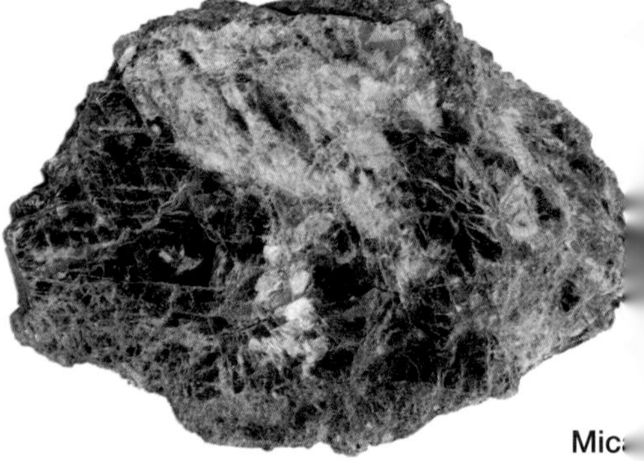

Mica

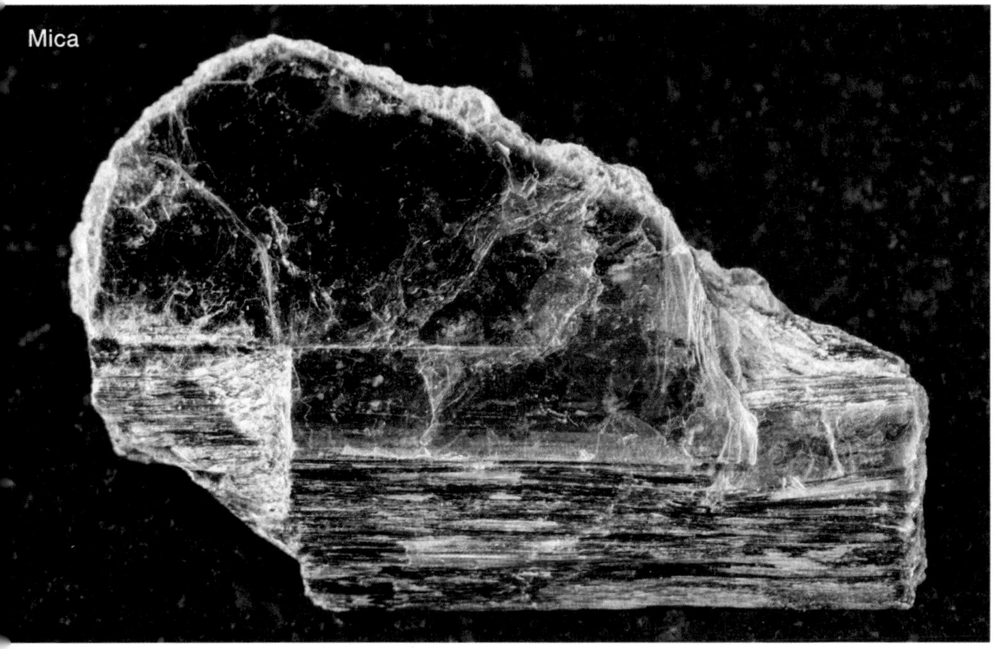
Mica

También es un mineral ligeramente ranquilizante, incluso eufórico, que lo ıace a veces voluble. Reduce las inhibi-iones y está en forma de agua de mica, ın buen remedio contra la timidez, los ıervios y la pusilanimidad.

strología. El brillo familiar de la mica omplacerá y dará cierta calma a Piscis.

El brillo corresponderá al de Cáncer, uando él quiera mostrarlo. Mica empu-a a los nativos de este signo a estar me-ıos cerrados en sí mismos.

Moldavita

lase: dióxido de silicio y óxido de alu-ninio.

olor: piedra de color verde botella o de aso de agua.

Procedencia: Moldavia. Se han encontrado piedras similares (aunque con menos brillo) en Australia y Georgia (EE. UU.).

Dureza: 5,5. **Densidad:** 3,9 - 4.

Generalidades. La moldavita debe su nombre a un curso de agua, el Moldau, inmortalizado por el compositor Smetana. Algunas de estas rocas se encontraron fundidas bajo el impacto de los meteoros. La moldavita es propicia para el desarrollo personal. Favorece los dones telepáticos y la intuición.

Indicaciones terapéuticas. Una piedra de la juventud, la moldavita se opone al envejecimiento estimulando el florecimiento del ego.

Como muchas piedras verdes, la moldavita es excelente para los ojos. Beber

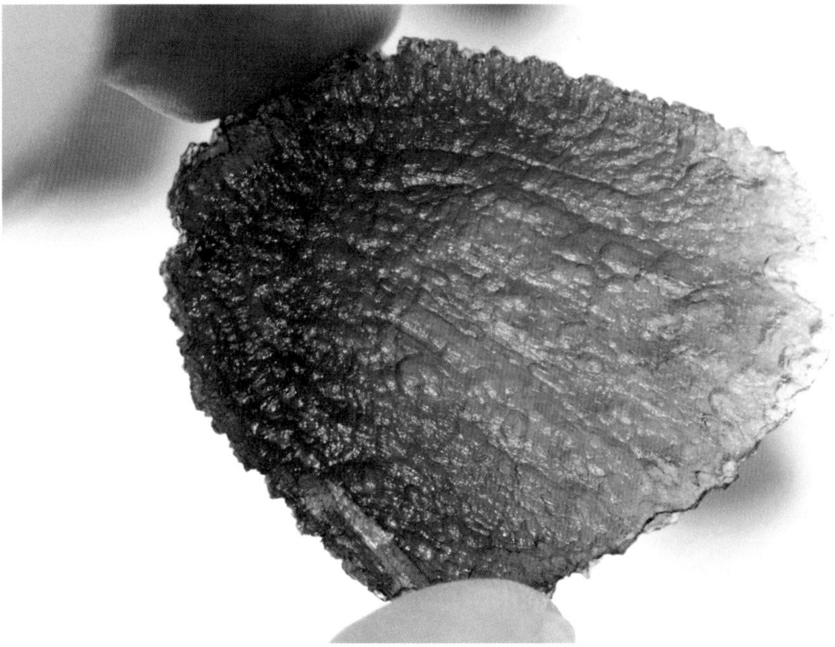

Moldavita

agua de moldavita calma la flatulencia y la debilidad del corazón. La moldavita estimula la memoria, oponiéndose así a la degeneración mental. Es un excelente complemento en el tratamiento de la gota.

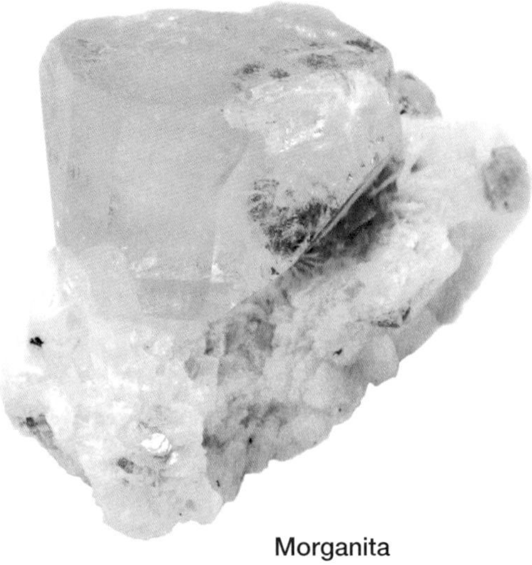

Morganita

Astrología. Tauro, que va de cabeza, necesita reducir el aspecto vengativo de su personaje. Piedra verde, la moldavita combatirá su obcecación y ayudará simbólicamente a "ver con claridad".

Cáncer se convertirá en un buscavidas mientras usa una moldavita. Capricornio, caprichoso y ambicioso, tendrá mucho interés en meditar sobre la moldavita: le dará paz interior.

Morganita

Es una variedad rosada de la familia del berilo (ver pág. 178). Sus beneficios son menores e, igual que ocurre con la gosgenita (berilo incoloro), también está desapareciendo.

Nefrita

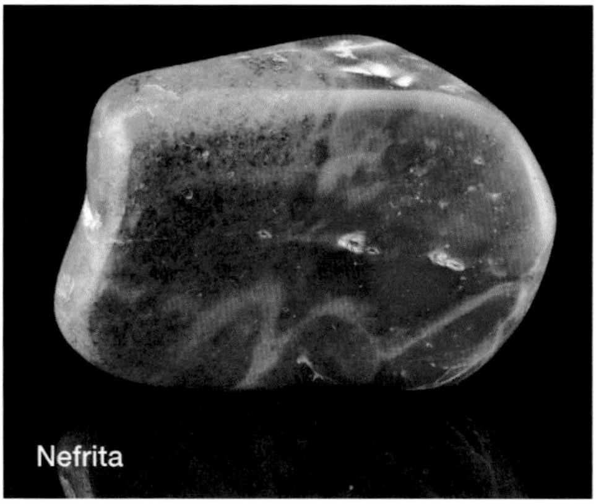
Nefrita

Clase: silicatos. Silicato básico de magnesio, calcio, hierro. Es una piedra que se parece al jade. Se tallan bellos objetos de nefrita, pero es más conocida por sus virtudes terapéuticas.
Color: verde, a veces con notas oscuras; gris verdoso, con moteados blancos.
Aspecto: brillo aceitoso y cremoso.
Procedencia: Italia, China, Japón, Tíbet, México, Perú.
Dureza: 6,5 - 7. **Densidad:** 3,2.

Generalidades. La nefrita se relaciona con los trastornos renales (*nefros*, "riñón" en griego), y sus propiedades curativas sobre esta enfermedad.

Nefrita, antes llamada "grava", enuresis. Si la enuresis persiste y proviene de un problema psicológico o familiar, se asociará con la turmalina. El agua nefrita aumenta la función renal.

También es una piedra excelente para los animales que envejecen: mejora la incontinencia de perros y gatos viejos. La nefritis se utiliza para los gatos grandes enfermos y ancianos en los zoológicos. Se les suele colgar en su collar.

Indicaciones terapéuticas. El jade y la nefrita son dos minerales distintos, aunque los dos de la misma familia. Su enorme parecido hace que se confundan. Aunque diferentes, la energía curativa de su rayo verde es la misma. Como la propia palabra indica, los riñones son su territorio de actuación. Actúa también sobre las glándulas suprarrenales, contribuyendo a la eliminación de toxinas y la producción de hormonas. Estimula el sistema óseo. También regula los trastornos menstruales; combate el cansancio, la ausencia de energía y el estrés; relaja la musculatura; tonifica las articulaciones y normaliza el ritmo cardíaco. Afecta al corazón y al chakra sexual y armoniza las funciones del elemento agua (riñones, huesos, genitales) y el elemento metal (pulmón y piel).

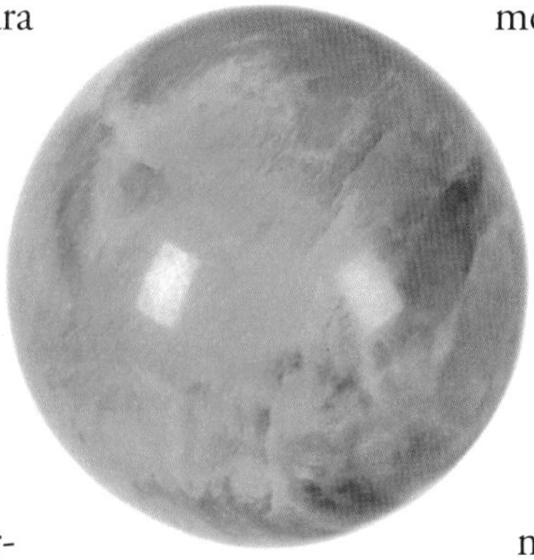
Nefrita

Astrología. Es una piedra principalmente terapéutica y no está vinculada a ningún signo en particular. Ayuda a la curación de dolencias renales de todo el mundo. Sin embargo, sería más rápidamente activo en Piscis y Cáncer.

Obsidiana

Clase: silicatos. Piedra volcánica silícea, "vidrio de lava". Puede ser negro, marrón, negro y plateado, negro y dorado.
Color: suele ser negra, pero también puede ser verde oscura, rojiza y veteada en blanco.
Aspecto: brillante y opaco, con irisaciones cristalinas.
Procedencia: Islandia, Grecia, Sicilia, Turquía, México. En general, en los suelos volcánicos y las fallas principales de la capa de la Tierra.
Dureza: 5 - 7. **Densidad:** 2,5 - 2, 7.

Generalidades. Del grecolatino obsidios. Los indios americanos usaban mucha obsidiana para hacer objetos de culto, puntas de flecha o jabalinas. Pero también dagas para los sacrificios humanos.

La radiación de la obsidiana la convierte en una piedra sagrada, mágica. La gran belleza, la fascinación ejercida por el corte de obsidiana no debe hacernos olvidar que es un pedernal (piedra de sílice), un arma de fuego que producirá chispas al chocar o ser estimulada, produciendo iluminación.

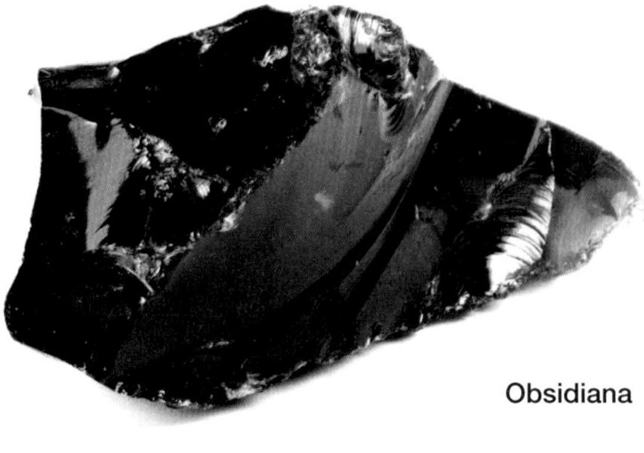

Obsidiana

En México, la obsidiana es el hijo de la pareja primordial iniciadora de toda la creación. En su cultura tradicional, los "años de obsidiana" corresponden a las "vacas flacas" y están dominados por la aridez, la sequía, la infertilidad.

La obsidiana es de origen volcánico y se enfría tan rápidamente que no tiene tiempo de cristalizar.

Atributos. La obsidiana, fría, proviene del calor más extremo, el corazón de los volcanes, el magma. Equilibra los opuestos. Nos familiariza más con los misterios de nuestras vidas ocultas y nos llevará a "quitarnos la máscara", a descubrir quiénes somos realmente, más allá del carácter que hemos construido inconscientemente. Lo que trae muchas sorpresas, ¡algunas revelan exactamente lo contrario de lo que creen que es!

Indicaciones terapéuticas. La contemplación de una obsidiana negra durante media hora al día durante siete días nos permite aprender a conocernos mejor. Un "efecto espejo" mental nos pone en presencia de nuestro ser profundo y, a menudo, se ignora.

Es una piedra anti esquizofrénica que por otra parte activa la voluntad, especialmente en caso de depresión. Pero ella misma no cura la depresión. Podemos agregar un cristal de roca para este propósito.

Hay que usarla con precaución, pues puede poner de manifiesto verdades no muy agradables y, en ocasiones, difíciles de asimilar. Protege contra las energías destructivas, absorbiéndolas y nos impulsa a crecer física y espiritualmente. Prepara para enfrentarnos de manera decidida con el pasado, incluidas anteriores reencarnaciones, con el fin de limpiar cualquier situación que pudiera estar afectando al presente.

La virtud principal de la obsidiana, desde el punto de vista terapéutico, es que permite conocer las causas profundas que producen las enfermedades. Por otra parte, estimula el sistema digestivo, facilita procesos metabólicos y favorece la asimilación por parte del organismo de los nutrientes contenidos en los alimentos. Disuelve los bloqueos y las tensiones, tanto en el plano físico como en el psicológico, flexibiliza las paredes de los vasos sanguíneos y mejora la movilidad de las articulaciones. Se recomienda sensatez y prudencia a la hora de utilizar la obsidiana y una profunda reflexión para discernir si su uso es adecuado o no. Está contraindicada en cualquier patología mental o psíquica grave.

La mirada esotérica. Los aztecas hicieron un bálsamo curativo que contenía polvo de obsidiana. Creían que el material que abre las heridas, que se usa para hacer armas, también es probable que las cure. Curiosamente, en Europa (Bélgica) existe algo similar, a base de sílex en polvo u obsidiana, mezclado con grasa y manzanilla, según unas antiguas recetas secretas.

La obsidiana propicia el interés por el universo esotérico. Además, el potencial de crecimiento de este material es tal que la semilla existente en ella esperará al momento adecuado para desarrollarse con seguridad, lentamente y con una potencia positiva y amplificada.

Astrología. Escorpio, Capricornio y, en general, los signos dobles, ya que esta piedra revela "los otros que están en nosotros" y resuelve, por ejemplo, un conflicto, un "duelo" entre dos aspectos de nuestra personalidad al demostrar que no son principales.

Ojo de tigre

Clase: silicatos. Variedad de cuarzo en tiras conectadas por capas de amianto hornblenda.

Color: azul-nego, amarillo, marrón brillante.

Aspecto: cristales en cuyo interior se distinguen fibras de limonita y otros.

Procedencia: Sudáfrica, India, México, Australia Occidental, Birmania, Brasil.

Dureza: 6.5 - 7. **Densidad:** 2.5 - 2,7.

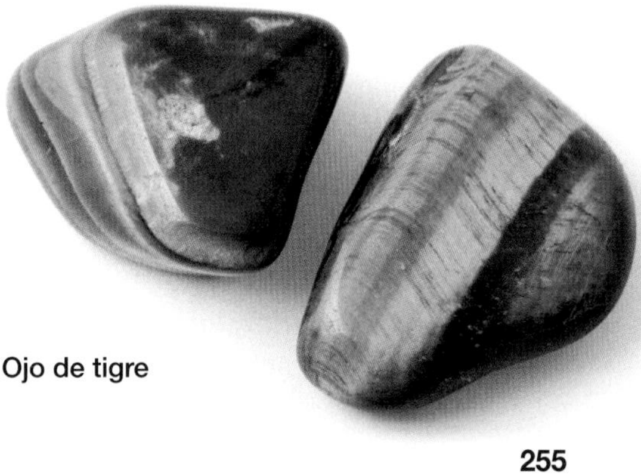

Ojo de tigre

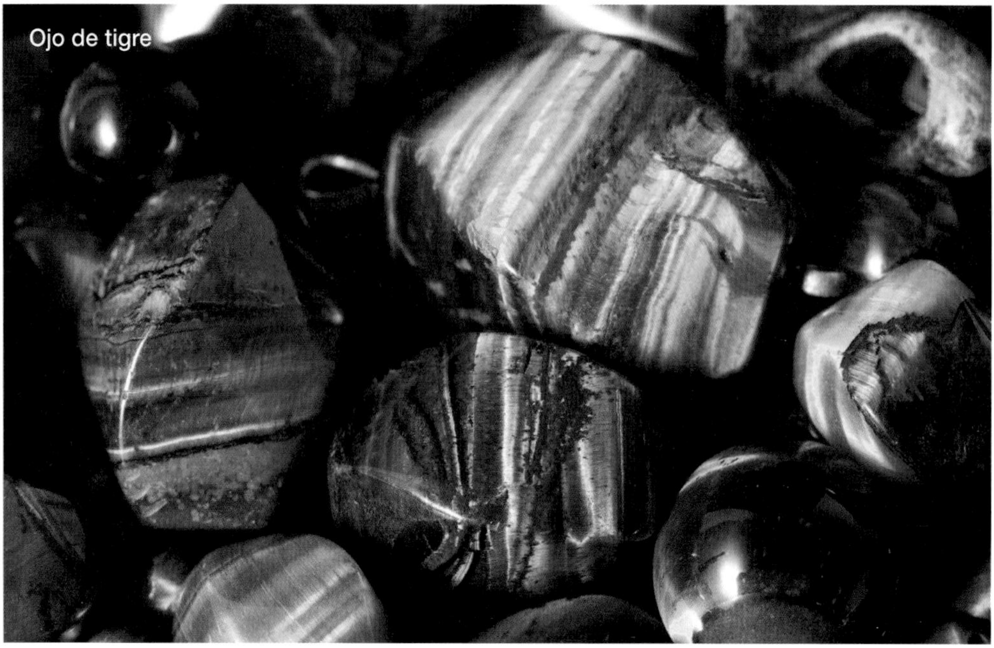

Ojo de tigre

Generalidades. Se conoce también como "ojo de buey" y "ojo de gato". Estas piedras deben su nombre a la semejanza con el nombre. Todas ellas poseen esencialmente todas las mismas virtudes, modificadas por el resplandor de sus colores. El ojo de tigre promueve la confianza en sí mismo, incluso audacia y, a veces, orgullo.

El ojo de halcón protege de las pesadillas. No es raro que se confundan y se les llame ojo de gato. Todas estas piedras conllevan suerte, actúan evocando la mala suerte y devuelven las olas deletéreas, las radiaciones desfavorables. Son piedras fuertes utilizadas en los rituales vudú.

Estas piedras, estos "ojos que nos miran" ayudan a nuestra visión interna: nuestro corazón, nuestra mente se convierten en un "observatorio de causas externas". Desde ese momento, "vemos dentro", simulamos esta o aquella situación. Lo observamos en todos sus aspectos. Y es una de las mejores ayudas para resolver una crisis, prepararse para una acción positiva. Estas piedras nos permiten medir las consecuencias de nuestras acciones y tomar las decisiones correctas.

Atributos. El marrón y el amarillo brillantes característicos de esta piedra la asocian a un tiempo con las energías de la Tierra y el Sol. En muchas tradiciones, se la asocia también con la buena suerte y la protección contra el mal de ojo. Es ideal para liberarse de traumas o complejos y también para destruir cualquier tipo de prejuicios.

El ojo de tigre proporciona la fuerza interior necesaria para afrontar nuevas metas. Combate los miedos y ayuda a descubrir las propias capacidades y a desbloquear la creatividad. Ayuda a restablecer la confianza en uno mismo después de un periodo de crisis.

Indicaciones terapéuticas. Esta piedra ayuda a combatir las pesadillas, el asma y las anginas y fortalece el corazón. Resulta muy favorable a los músculos: para llevar antes de una competición deportiva. Acelera la curación de enfermedades infantiles.

Es eficaz en el tratamiento de los trastornos derivados de estados ansiosos o depresivos. Regula el funcionamiento armónico del plexo solar. Además, calma la angustia y el nerviosismo incontrolado, y tiene un influjo muy benéfico en el aparato digestivo. Su poder depurativo y purificador —especialmente del hígado, los riñones y el páncreas— lo hace muy aconsejable en casos de que sufras colesterol alto, artrosis y lumbalgias.

Astrología. El aspecto práctico, intelectual y reflexivo de Géminis se compara solo con sus problemas de concentración, su negativa a lo que no es inmediatamente concreto y su materialismo a menudo exagerado. El ojo de tigre los relajará y les permitirá superar estas brechas. El orgullo y la tendencia al esnobismo de Leo, será combatido por este testigo ocular que no deja pasar nada.

La legendaria ponderación de Virgo hace que se pierda muchas ocasiones. Estas piedras lo ayudarán, finalmente, a expresar sus sentimientos.

Acuario, sediento de novedad, no siempre tiene la distancia necesaria para juzgar su necesidad o su carácter benéfico. Estas piedras le darán claridad de forma nítida. Al acentuar su sentido de la realidad tangible, el ojo de halcón lo hará más seguro, más ponderado.

Olivina

Clase: silicato de magnesio y hierro.
Color: es una crisolita verde oliva (ver Crisolita, pág. 235).
Procedencia: en el mar Rojo, Birmania, Sudáfrica, Australia, Estados Unidos, Brasil, Zaire.
Dureza: 6,5. **Densidad:** 3,30.

Generalidades. El nombre proviene del color. Esta piedra estimula la apertura interior, la comunión con el mundo, el deseo de estar "en el corazón del mundo" y darse a sí mismo, ofrecerse a una causa, a amar, a la vida. Es la piedra de aquellos que piden un deseo o están listos para enfrentar una profunda pasión.

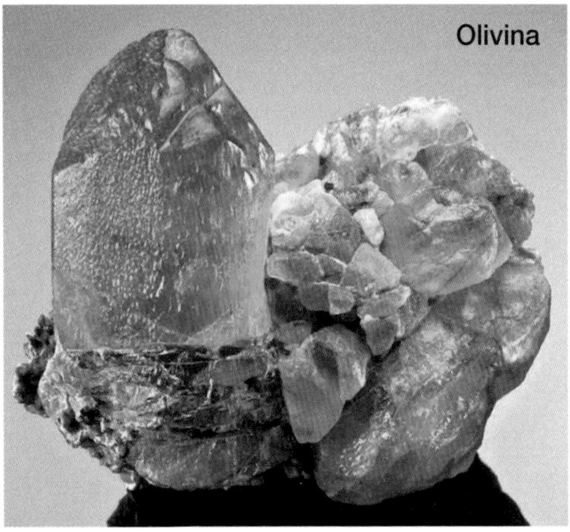
Olivina

Indicaciones terapéuticas. Combate la frialdad emocional, estimula el entusiasmo. Refuerza el miocardio. Es la piedra de la inspiración poética, de la elocuencia. Protege los temperamentos sanguíneos contra la apoplejía.

Astrología. Piscis estará protegido contra influencias dañinas, engaños, calumnias e intentos de fraude. La olivina es una piedra muy buena para las enfermedades cardiovasculares de los nativos de este signo.

Leo extraerá de él la elocuencia, la inspiración que contrarresta su autoridad, a veces se siente tan pesada. Favorable al corazón y al sistema venoso.

Onix

Clase: silicatos; dióxido de silicio.

Es una ágata negra a veces acanalada con blanco. la venax negra y marrón se conocen con el nombre de "sardonix".

Color: negro, gris y pardo rojizo.

Aspecto: generalmente, se presenta en franjas de aspecto marmóreo con tonalidades diferentes.

Dureza: 6 - 6,5. **Densidad:** 2 - 2,5.

Procedencia: México, India, Alemania, EE.UU., Italia, Brasil y Sudáfrica.

Generalidades. Del griego onux, "uña". La leyenda dice que Cupido estuvo un

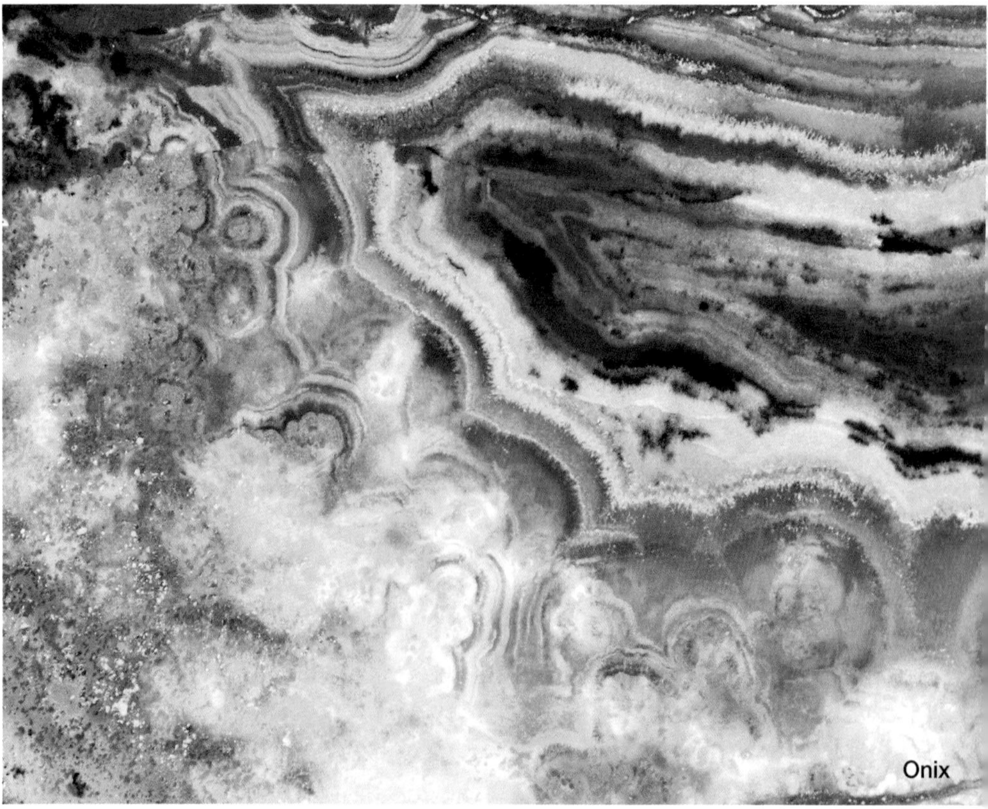

Onix

día cortándose las uñas de Venus y los recortes cayeron al suelo.

Las Parcas inmediatamente los convirtieron en piedra porque nada de lo que proviene del cuerpo de una diosa debería perecer.

En China, solo los esclavos podían extraerla: no se habría expuesto a un hombre libre a los peligros de este mineral. Se consideraba fatal para las mujeres embarazadas y, según se creía, causaba pesadillas.

Sin embargo, esta aura triste fue corregida por los persas de la antigüedad que pensaron que el ónix, por el contrario, favorece el parto y preserva el mal de ojo. Hoy sabemos que se trata de una piedra doble, una piedra de familiaridad y de discordia familiar. El ónix es una garra y una uña: atacará al mal y al bien con la misma violencia. Y alienta cambios repentinos en el estado de ánimo, o incluso la depresión.

Atributos. La agresividad producida por esta piedra es favorable a los empresarios y conquistadores. El sardonix corrige el aspecto agresivo de la piedra alentando la amistad o más bien la complicidad, a menudo una alianza temporal contra un enemigo común o una "cabeza turca". Es la piedra de las parcelas y maquinaciones.

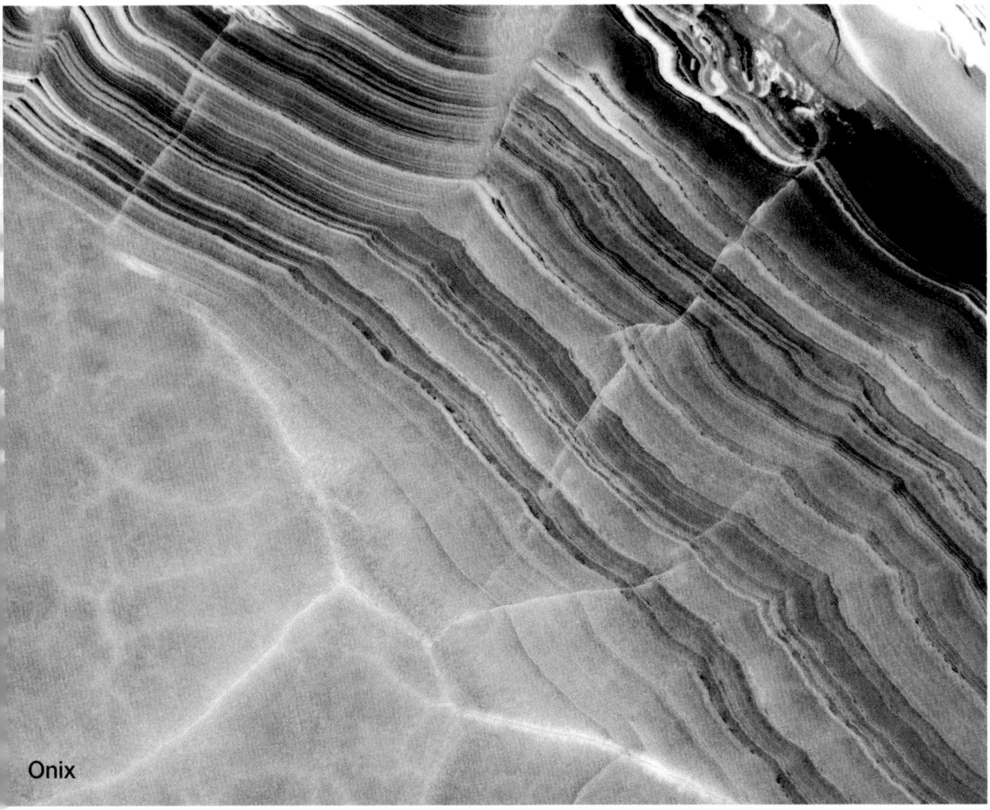

Onix

Se trata de una piedra protectora que absorbe y transforma la negatividad sin almacenarla. Desparasita y limpia el aura. Relaja la tensión y elimina los trastornos emocionales.

Indicaciones terapéuticas. Protege contra los accidentes. Promueve la concentración y es magnífica contra los acúfenos y la sordera. Su uso se hará sólo aguantándola sobre la mano unos diez minutos al día. Es una excelente práctica antes de una negociación, una solicitud de aumento o de promoción personal. Cuidado con los efectos secundarios: agresividad, pesimismo, depresión…

El ónix potencia el autocontrol, lo que contribuye a dominar y aliviar el estrés. Rige el primer chakra. Su poder nos ayuda a vencer miedos aportando serenidad y equilibrio emocional. Atempera los excesos de lujuria.

Nos arraiga, orienta, estabiliza y refuerza mentalmente. Es adecuado para integrar nuevas informaciones. Estimula la desintoxicación del organismo.

De manera más específica, el ónix es adecuado para fortalecer los huesos. Y también libera toxinas del torrente sanguíneo.

Astrología. El ónix es la piedra preferida de Escorpio. Puede canalizar de manera útil su tendencia a ideas demasiado fijas. Hará que su ira sea efectiva al evitar que "vaya demasiado lejos".

Capricornio, a veces demasiado individualista, encontrará el espíritu de equipo gracias al ónix.

Ópalo

Clase: silicatos. Cuarzo con diminutas incrustaciones acuosas. El ópalo es incoloro - blanquecino, con iridiscencia reluciente debido al agua que contiene en pequeñas incrustaciones. Se habla de opalescencia (dicroísmo).

Aspecto: costras globulares o reniformes, a veces con superficies de aspecto irregular. También puede aparecer en formas coraloides, pequeñas y pulidas, muchas veces rellenando cavidades.

Color: existen muchas variedades. Cuando es puro es blanco lechoso o blanco azulado, pero generalmente aparece coloreado: amarillo, naranja rubescente, (los llamados "ópalos de fuego"), crema, marrón, gris, verde e incluso azul intenso o negro.

Procedencia: México, Australia, Chequia, Brasil.

Dureza: 5 - 6,5. **Densidad:** 2 - 2,3.

Generalidades. Del latín opalus. Tal vez debido a la diosa Ops, el poder terrenal;

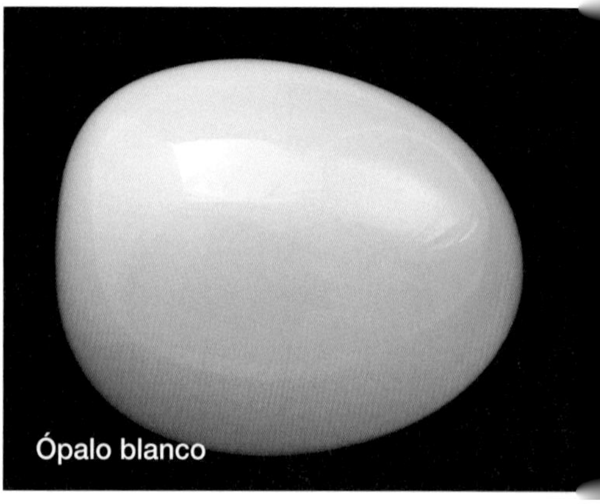

Ópalo blanco

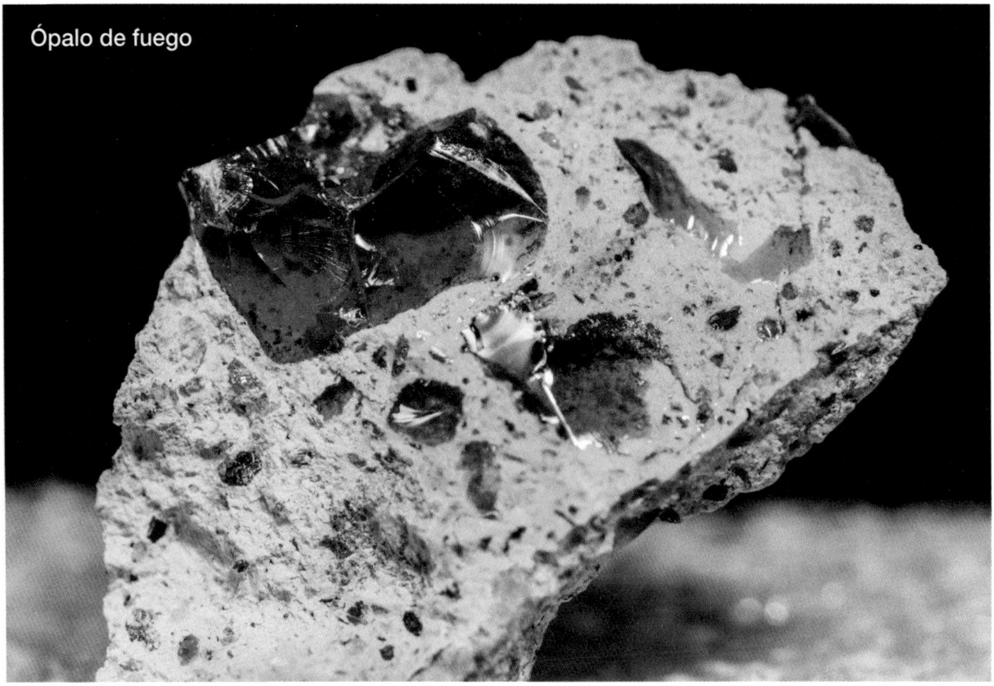

Ópalo de fuego

la esposa de Saturno se asimiló posteriormente a Cibeles.

Es la piedra de la luz blanca, de esta lucidez despiadada de los paisajes del Norte. Los siete colores del arco iris juegan al escondite: las opalescencias a veces parecen desaparecer tan pronto como intentas arreglarlas.

Algo fugaz emana de esta piedra, que a veces tiene aspectos inquietantes y se suponía que traía desgracias. Pero es una piedra benéfica, aunque lunar, incluso saturnina, giróvaga y cambiante. Nos pide que la "entendamos", y a partir de entonces, nos servirá fielmente..

Indicaciones terapéuticas. Su efecto tranquilizante, incluso sedante, no impide que a la vez pueda tonificar el miocardio. El ópalo de fuego cura todos los problemas digestivos. Piedra de la lucidez, el ópalo fortalece la memoria y fortalece las facultades visuales. Todos los ópalos alientan la calma y reducen la depresión.

Vemos ahora algunos ópalos más de cerca.

Ópalo blanco o lechoso. Se trata de un mineral que de alguna manera "devuelve" lo que recibe, es decir, puede potenciar tanto lo positivo como lo negativo. Los ópalos favorecen las visiones místicas y estimulan la creatividad. También estimula la lealtad, la sinceridad y la espontaneidad, pero hay que tener precaución porque también potencia la inestabilidad y amplifica los estados emocionales cuando estas tendencias innatas no han sido contrarrestadas.

El ópalo intensifica las ganas de vivir e insufla alegría y optimismo en el corazón. También alivia las dolencias de los ojos y mejora la visión, pues estimula el nervio óptico y potencia el centro de recepción de las señales visuales localizado en el cerebro. Regula la secreción de insulina, purifica la sangre y alivia los síntomas premenstruales. Actúa sobre el sistema de eliminación de residuos del organismo, especialmente los riñones. Su rayo blanco estimula la glándula pineal y agudiza nuestras percepciones.

Ópalo de fuego. De color rojo jacinto, fortalece el carisma personal, despierta el fuego interior, propicia amores románticos y apasionados y aumenta la energía sexual. Potencia la fuerza del pensamiento y de las emociones y con frecuencia libera inhibiciones largo tiempo escondidas. También es la piedra del amor romántico, el erotismo y el deseo sexual. Ayuda a comprender las propias emociones y a expresarlas.

Mala utilización del ópalo. Irónicamente, el ópalo es muy mal tratado en las combinaciones de colores con otras gemas que se realizan en las joyas de alto precio. El propósito del ópalo se oscurece con la falta de armonía de las gemas menos dignas e incompatibles con que se les rodea, y que pueden neutralizar y eliminar la efectividad del ópalo, relegándolo al punto mínimo del campo de la gema, en vez de elevarla a su posición más correcta.

Las únicas gemas básicamente compatibles que pueden combinarse con unidad con cualquier ópalo son los colores de los diamantes, la labradorita espectrolita y la cualidad de piedra lunar del grupo de los feldespatos, las turmalinas de colores rosados, verde y azul y, ocasionalmente y con alguna dirección de un experto, una amatista violeta.

El error actual más común es la combinación del ópalo con la esmeralda, granate, rubí, zafiro o lapislázuli, pues estas hermosas gemas pueden eliminar su efectividad entre sí.

El ópalo no es la única gema importante con este problema, y en el área de la joyería y el arte le sigue en importancia el jade. Se suele utilizar junto a éste los diamantes, rubíes, esmeraldas, y a veces los zafiros y otros extraños especímenes del mundo mineral. Con la excepción del diamante, todas las otras piedras preciosas que se mezclan con el jade reducen su cociente de estabilidad y contribución inherente del jade al nivel de cristal coloreado. El jade dispensa sus mayores beneficios cuando está solo.

El lapislázuli es otra de las piedras preciosas más antiguas que popularmente se ha utilizado en combinaciones inadecuadas. Esta gema se puede ver bellamente reforzada con la adición de diamantes y también de crisoprasa de buena calidad. La combinación con otras gemas tiende a reducir el poder y el valor de esta antigua y moderna flor de belleza. La combinación del crisoprasa verde con el lapislázuli fue muy utilizada en la época de la Atlántida.

La mirada tradicional. Los destellos de fuego y color opalescente duplican el espectro astral en la máxima medida posible para un objeto que se encuentra aquí en el plano físico y puede ser utilizado para alcanzar los más altos niveles de visión, por encima de las regiones astrales.

Los ópalos tienen la cualidad de ser capaces de trabajar sobre más de un campo de fuerza al mismo tiempo, y algunas variedades del ópalo negro pueden trabajar simultáneamente en todos los centros, ecualizando y equilibrando lo que sea necesario.

Veamos sus distintas relaciones con los centros. Los destellos de naranja dorado, violeta verde y fuego azul sobre los fondos más oscuros del ópalo negro sirven de apertura del chakra de la corona. El ópalo negro es un tipo de gema muy iluminada y desarrollada, y son principalmente los azules, violetas y verdes los

Pérdida o cambio del color en los ópalos

Los cambios o decoloraciones del ópalo, o de cualquier gema que se lleve, son un fenómeno relacionado con la intensidad y fuerza de las ondas de luz emitidas por la persona desde sus cuerpos colectivos superiores e inferiores. Tales emanaciones varían constantemente, pero la persona que, por ejemplo, es básicamente una combinación de los elementos de fuego que se están rnanifestando en un ciclo de vida dado, tenderá siempre a drenar y transmutar la materia en mayor medida que cualquier otra variedad de elementos de la humanidad.

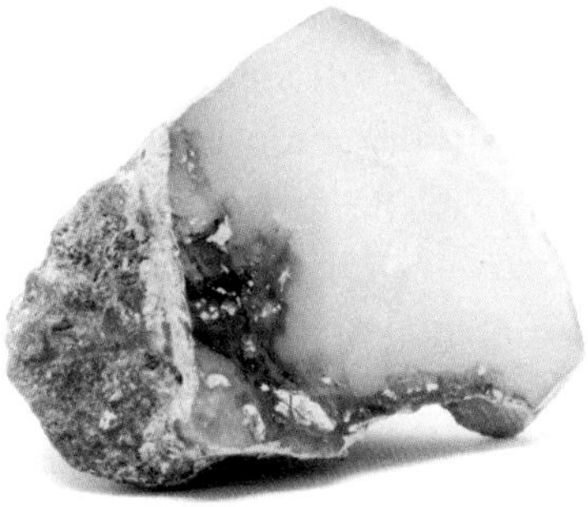

No hay otra gema susceptible de ser tan mermada de color como el ópalo, pero hay algunas que pueden ser transmutadas. La amatista, por ejemplo, actuará automáticamente sobre las energías del portador reteniendo su propia integridad. Se sabe que su color se altera, volviéndose de una tonalidad más azul o rosada, y que el alcance del cambio dependerá nuevamente de los electrones del portador en ese momento temporal. La única excepción más digna de mención es la turquesa, que algunas personas no pueden llevar sin cambiar su color del azul al verde; pero ello se debe casi tanto al fallo de la gema como al equilibrio químico de quien lleva.

que se dirigen al "tercer ojo", en el centro del entrecejo.

El centro de la garganta es estimulado por los fuegos verdes y dorados en particular. Los fondos más ligeros del ópalo, blanco eón naranja, destellos rojos y verdes, estimulan el centro del corazón, mientras que el del plexo solar es estimulado principalmente por el tono del tipo azul y violeta de intensidad menor.

Los centros del bazo y el sacro responden bien y rápidamente a lo que se considera la mejor cualidad del ópalo de fuego rojo dorado, el ópalo cereza de gran calidad brillante, y también a los ágatas de fuego con destellos rojos y naranjas. Extrañamente, este ágata de fuego con frecuencias de fuego también actúa sobre los centros de la corona y el entrecejo.

En cuanto a la clasificación de los colores en relación con los elementos, los ópalos de fuego de las categorías azul, verde y violeta, incluyendo los tonos negros, sirven a los elementos de aire representados por Acuario, Géminis y Libra, pues actúan como agentes catalíticos en las tres capas de la mente que elevan a los más altos niveles.

El elemento aire permite que los colores permanezcan volátiles y fluyan más libremente.

Astrología. La hipersensibilidad del cáncer vivirá una fuerte "afinidad electiva" con el ópalo. Bajo el disfraz de una indiferencia, esta pareja desplegará una energía secreta para materializar proyectos peligrosos. El ópalo reforzará la propensión de Cáncer a pensar cuidadosamente antes de actuar. De la misma manera, los Piscis encontrarán una ayuda de decisión sólida, asegurada en lugar de espectacular. Sin embargo, hay que tener en cuenta que la piedra no duplica, de manera equivocada, su inclinación al misticismo.

La brutalidad de Aries encontrará una contraparte efectiva. Los nativos de este signo descubrirán que la fuerza silenciosa, el esfuerzo regular, son a menudo más efectivos que la brutalidad, la violencia y la impetuosidad.

Las variedades lechosas y opacas sirven al elemento agua de Cáncer, Piscis y Escorpión, calmando las cualidades emocionales y mutables inherentes a la naturaleza de estos signos. No todas las personas poseedoras de estos elementos son capaces de responder o utilizar apropiadamente dichos campos de fuerza de energía.

El Escorpión plutoniano puede llevar y utilizar los tonos más profundos y brillantes de todos los tipos de ópalos. Y aún más si está aspirando a poner un pie en la esfera intuitiva del entendimiento.

Ópalo

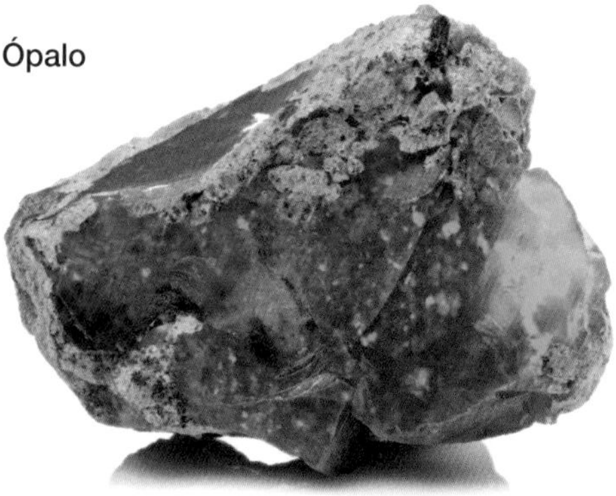

Peridoto

Peridoto

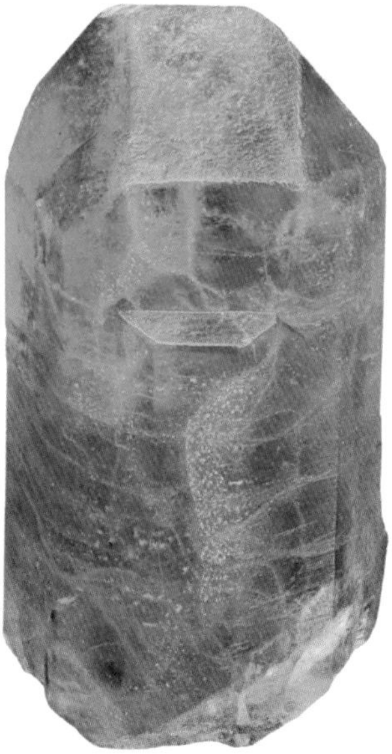

Clase: silicatos. Variedad de crisolita.
Color: verde oliva.
Aspecto: cristales tabulares o prismáticos. También aparece en geodas y masas granulares o compactas. A veces puede confundirse con la olivina.
Procedencia: en el Mar Rojo, Australia, Sudáfrica, Hawai, Zaire, Brasil, Egipto, España, Irlanda, Noruega y Sri Lanka.
Dureza: 6,5 - 7. **Densidad:** 3,2 - 3,3.

Generalidades y atributos. Esta piedra promueve la clarividencia. Refuerza el "sentido común" hasta el punto de que nos puede volver un poco tímidos.

Fue traído desde el Este a Europa por los cruzados. Los artesanos italianos y flamencos hacían con ella objetos de culto. Se encontraron peridotos en un meteorito que cayó en 1749 en el este de Silesia.

El oro es el metal que optimiza el peridoto de forma óptima, y a la vez estética, equilibradora y terapéutica.

Es la piedra de la integridad emocional: transforma el instinto en sentimiento, el deseo en ternura, la atracción en amor sereno, la pasión en ternura duradera.

Rige el tercer chakra aliviando tensiones que impiden tener una buena digestión y vence los bloqueos psíquicos liberándonos de la incapacidad de asimilar las experiencias vividas y haciendo desaparecer preocupaciones y obsesiones.

Gema del elemento tierra (sistema digestivo), estabiliza y desintoxica el cuerpo físico y desbloquea el flujo de energía por el mismo. También tiene la capacidad de relajar las emociones.

Además, protege el aura y desbloquea los canales de la energía corporal. Influye en el plexo solar y el corazón, estabilizando las emociones. Nos inspira a ver el lado positivo de las cosas y a digerir los problemas que se nos presentan en la vida.

Indicaciones terapéuticas. Estimula la absorción de los alimentos que se realiza en la digestión. Mejora el ritmo del proceso metabólico y alivia las inflamaciones intestinales y el estreñimiento. También es útil para detener las hemorragias, pues regenera los tejidos musculares.

El peridoto purifica el cuerpo y combate el estreñimiento crónico. Reduce drásticamente la ansiedad, la impaciencia, el nerviosismo. Combate las "ideas negras" y alienta el perdón. Es un buen regulador hepático y renal.

Ayuda también a la absorción de los alimentos de la digestión, aliviando las condiciones inflamadas y ulcerosas de los intestinos y eliminando el estreñimiento de las emociones. El peridoto tiene afinidad con Venus-Tauro y refleja calladamente, como miembro de un grupo subsidiario, los efectos limpiadores antisépticos.

La mirada tradicional. Es una gema famosa y alabada desde épocas muy pretéritas, cuando su popularidad se debía a la emisión de un brillo suave. Fue utilizada en la Atlántida, en el Antiguo Egipto, y en las civilizaciones azteca, inca y tolteca, donde servía como calmante, purificador y equilibrador del organismo físico del nivel básico del ser humano.

Astrología. El peridoto revela lo desconocido, lo dirige, lo hace lúcido y positivo. Es la roca del combate dudoso, incluso si es interior y no se puede escapar.

Escorpio descubrirá en el peridoto la imagen de la valentía y la integridad. Si sabe cómo contemplarlo en detalle, esta imagen se confundirá con él.

Leo recordará la larga paciencia de los cruzados, viajando bajo un sol ardiente vestido con su pesada armadura, y enfrentando a los valientes guerreros enemigos que conocían el terreno a la perfección.

Aries puede convertir sus impulsos en deseo o amor, según sea el caso, si sabe cómo contemplar el peridoto, si puede dejarse llevar, ahogue su mirada en su resplandor brillante.

Piedra luna

Clase: silicatos. Variedad de feldespato. Ortoclasa, es decir, feldespato, silicato de aluminio y potasio.
Incoloro o blanco lechoso, Es la piedra del amor y el erotismo.
Color: translúcida, de incolora a blanca. a veces con reflejos naranja-amarillos o azulados. El tamaño le da un brillo ligeramente metálico.
Aspecto: cristales de aspecto lechoso y translúcido.
Procedencia: India, Sri Lanka, Brasil, México, Madagascar, Arabia, Sudáfrica, Australia.
Dureza: 6,5. **Densidad:** 2,6.

Generalidades y atributos. La piedra luna (o "piedra de luna") evoca la blancura lechosa de nuestro satélite, su benevolencia. Simboliza el elemento femenino o yin de la naturaleza. Potencia nuestras cualidades femeninas. Ayuda a conectar mejor con nuestro subconsciente. Abre la mente y estimula la intuición y la creatividad. Relaja las emociones y permite poder trabajarlas. Es ideal en situaciones de estrés. La adularia (o piedra luna, como indica su nombre), simboliza el elemento femenino o yin de la naturaleza.

En la India era la piedra de los dioses y diosas, esperanza y pureza por su ayuda en abolir el ego. Combate el materialismo de nuestras sociedades mientras activa nuestros deseos carnales. Ella los trasciende a veces en amor místico.

Es una piedra femenina; su radiante mineralidad se transforma. Tan pronto como se calienta en la mano, la sensualidad animal, insospechada al principio, hace que los hombres comprendan su parte de la feminidad más allá de los clichés. Las mujeres se reconocerán allí y verán desaparecer en belleza algunos de sus bloqueos.

Sin embargo, hay que tener cuidado: la calma aparente de la piedra lunar puede degenerar en tormentas internas tumultuosas, que eventualmente "explotarán" y resurgirán en otras. Dicho de otro modo, puede convertirse en la piedra de las pasiones contenidas que de repente se convierten en chisporroteantes.

Es la piedra del "amor ciego". Ayuda conocer el destino del ser querido, advertirle de los peligros que se avecinan. Y protege a los viajeros.

Como piedra de fertilidad se usa en Arabia, Yemen, Magreb y Sicilia por las mujeres que desean dar a luz: suelen coser la piedra lunar en el dobladillo de una prenda usada.

Indicaciones terapéuticas. El efecto afrodisíaco de esta piedra puede volverse embarazoso: evite mantenerla demasiado tiempo en caso de impotencia, frigidez, anafrodisia. El efecto se da con retraso: debe ser acariciada durante varios días antes de que aparezca.

Es la piedra de la comunión carnal, pero también espiritual: refuerza la fe religiosa, la fortalece a largo plazo y corresponde a ermitaños y monjes, religiosos contemplativos que viven fuera del mundo.

La piedra lunar asegura el drenaje de la red linfática. Regula el ciclo femenino. Colocado entre los senos, aumenta apreciablemente la lactancia.

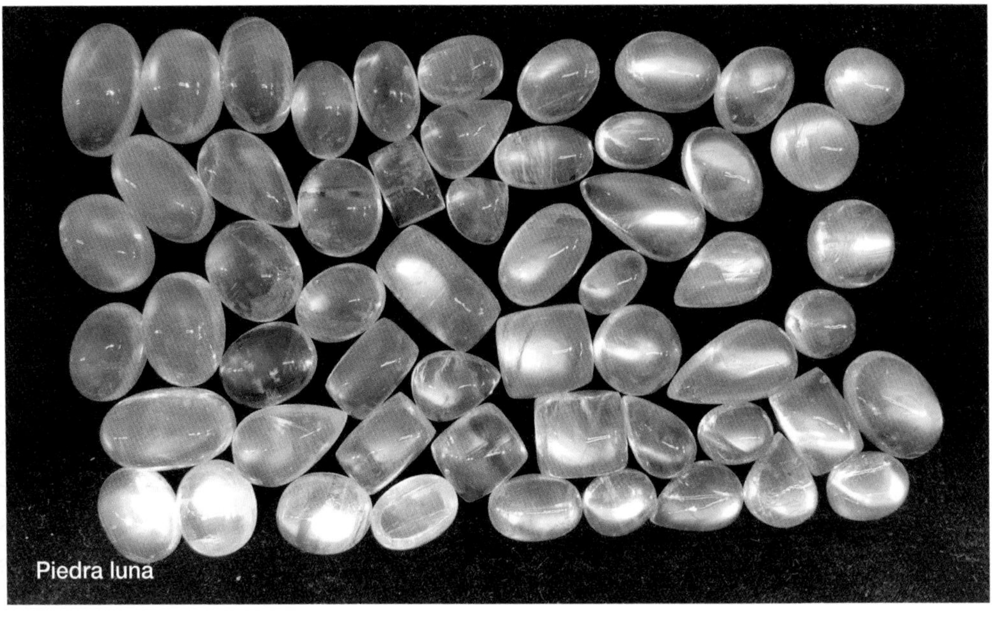
Piedra luna

Promueve sueños beneficiosos y fácilmente comprensibles.

Es una piedra de crecimiento para niños y adolescentes, mientras que se opone a la degeneración de las personas mayores.

Colocada en el chakra del plexo solar, calma las emociones violentas y negativas, y los trastornos del aparato digestivo relacionados con el estrés emocional. Se asocia con la glándula pineal.

Regula los desarreglos hormonales y puede ser muy eficaz en los casos de hiperactividad durante la infancia. Útil en los trastornos de la menstruación ya que la sincroniza con los ritmos de la Luna. Posee efectos sedantes y ayuda a conciliar el sueño. También es útil para combatir el asma, los dolores de cabeza de toda índole y los procesos febriles.

La mirada tradicional. Su aspecto espiritual es el de la potencia y crecimiento interior. Sus acciones sutiles tienen relación con los planos interiores y con la conexión anímica entre el ser humano y los planos más elevados. Las gemas de este grupo pueden ser consideradas como una herramienta espiritual, tanto consciente como inconsciente, que habrá de usarse en la maduración de la humanidad en esta espiral evolutiva.

Con independencia de la fase de desarrollo en que se encuentre la persona, si desea llevar una piedra luna, por muy insignificante que sea, ésta estimulará la glándula pineal, que está conectada con la esencia del alma, ayudando al proceso de crecimiento mediante un suave estímulo de las fuerzas internas que estén actuando.

Astrología. Las piedras de luna son muy convenientes para personas con elementos acuosos en su naturaleza. Las personas con elementos de fuego pueden neutralizar alguna parte de su efectividad.

El ego particularmente invasor de Cáncer se "calmará" gracias al uso de esta piedra. Al mismo tiempo, es probable que la tendencia de este signo al erotismo se refuerce.

Capricornio encontrará una manera de expresar emociones y sentimientos. Será una verdadera liberación para él.

Piscis pacificará y encontrará ayuda para concentrarse mirando esta piedra durante un minuto, tres veces al día.

Pirita

Clase: sulfuros y arseniuros. Sesquióxido de hierro.

Color: dorado. A veces se conoce como "oro loco".

Aspecto: cristales opacos octaédricos o cúbicos. También se presenta en masas.

Procedencia: común en buen número de países, especialmente España, Chile, Canadá, isla de Elba, Perú y la Amazonia en general.

Dureza: 5,5 – 6,5. **Densidad:** 5.

Generalidades y atributos. Un trozo de pirita colocado sobre una mesa de trabajo facilita la fluidez de las ideas y muestra los caminos más idóneos para llevarlas a la práctica. Fortalece la voluntad y la seguridad interior. La cristalización cúbica de la pirita aporta estabilidad y solidez. Fomenta el sentido práctico ante la vida y ahuyenta los estados depresivos o melancólicos.

Indicaciones terapéuticas. En forma de colgante, la pirita favorece la acción de las vías respiratorias. No se preocupe por los pequeños rastros que puede dejar en la piel: simplemente lávelos. El efecto de la pirita es a menudo rápido. En caso de dejadez intelectual debido al exceso de trabajo, las fatigas del sistema nervioso no resisten a la pirita. "Reestructura" las facultades cognitivas y fortalece el sentido de organización. Además, estimula la memoria.

La pirita se muestra especialmente eficaz en cualquier tipo de enfermedad que tenga un origen psicosomático.

Gema del elemento metal y del elemento tierra, fomenta la producción de células en el organismo y desde la más remota antigüedad se ha utilizado para curar gastritis, exceso de gases y demás problemas del aparato digestivo.

Desintoxica la sangre y se muestra eficaz en el tratamiento de trastornos en los sistemas respiratorio y circulatorio. Muy recomendable en casos de gota e hipertensión, contraindicada si la tensión es baja. Se recomienda situarla en lugares relacionados con el dinero (desde una oficina a un monedero) pues atrae la prosperidad.

La mirada tradicional. En lugar de llevarla encima, su valor está simplemente en tenerla en una repisa, pero puede ser de ayuda para limpiar el oxígeno de la sangre y para reforzar todo el sistema circulatorio. Puede ayudar también a reparar los defectos de nacimiento en los tejidos de la materia gris, cerebro, etc. En conjunción con algunas gemas, puede ser utilizada como un poderoso transmisor proyectándola hacia personas que tengan esas necesidades específicas.

Astrología. Los nativos de Géminis encontrarán en la pirita un aliado fiel. Esta piedra corresponde a sus disposiciones intelectuales que hará que afloren. "Apretará" sus centros de interés, a menudo demasiado numerosos y dispersos. Leo también encontrará su satisfacción en el brillo de la pirita. La escritura le dará un poco de creatividad y lo hará un poco menos exigente, menos altanero, incluso hacia sus relaciones. Su concentración aumentará.

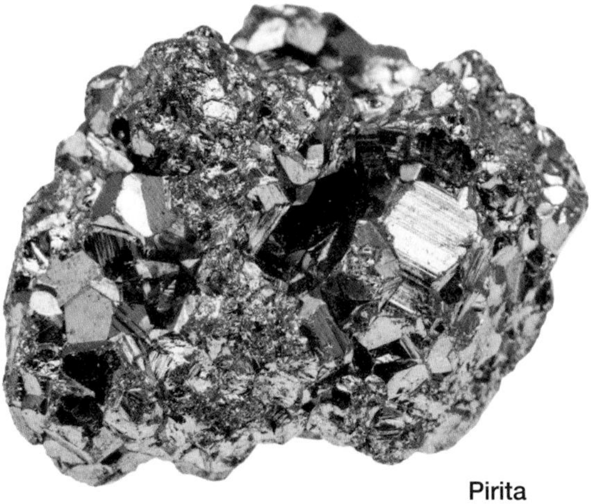

Pirita

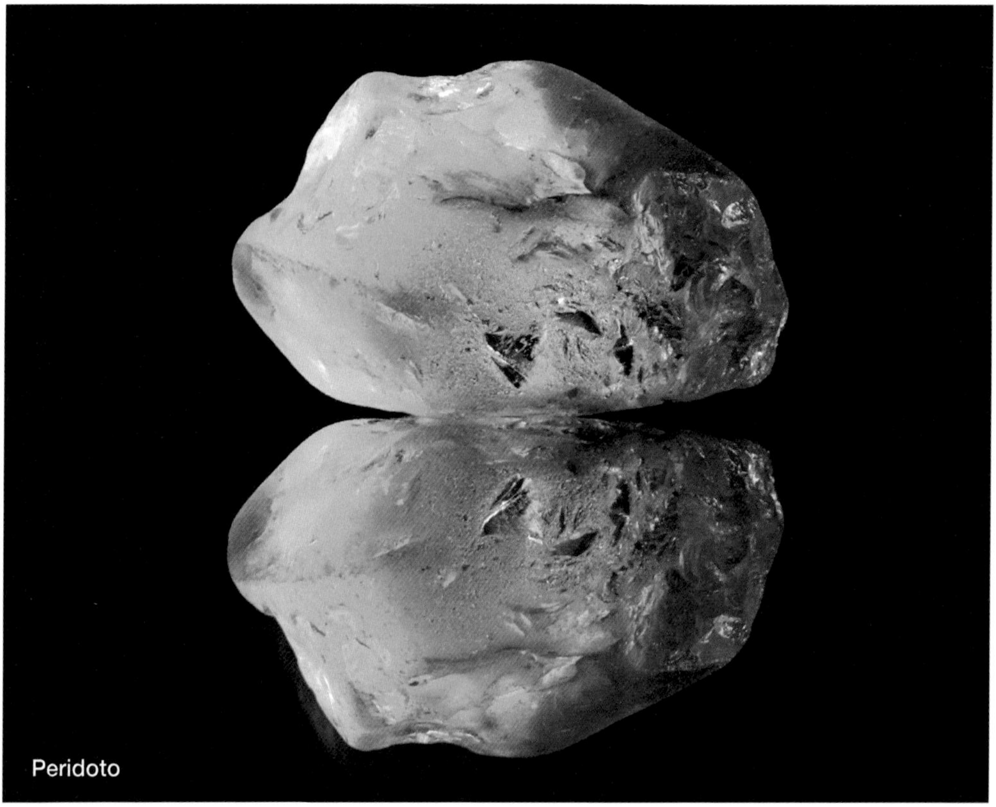

Peridoto

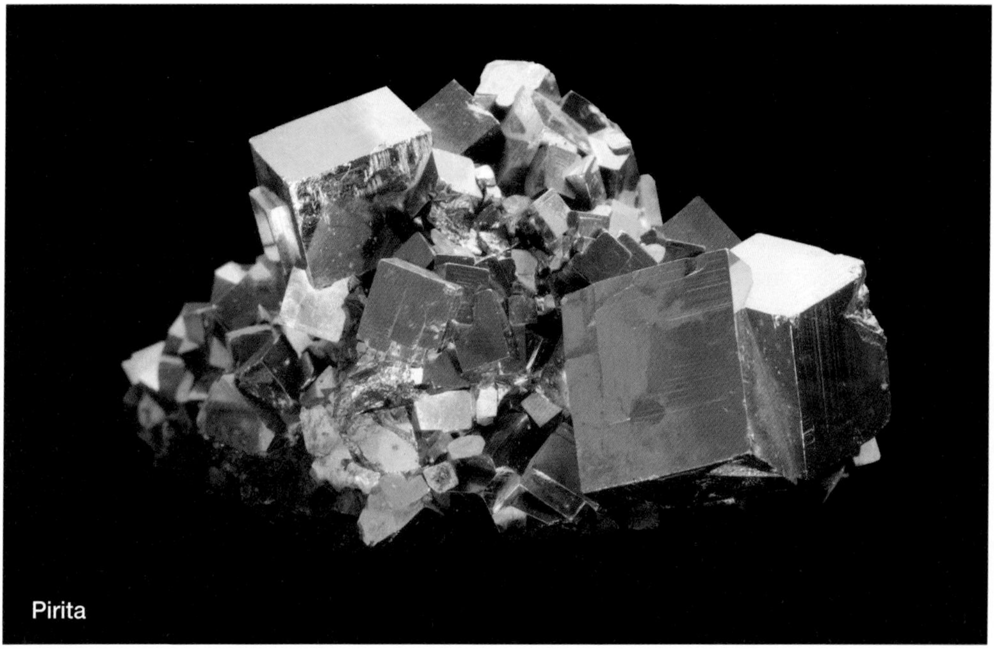

Pirita

Rodocrosita

Clase: carbonatos y nitratos. Carbonato de manganeso blanco o rosado-rojo en rayas claras y oscuras alternas. A veces contiene calcio o hierro ferroso en lugar de manganeso.

Color· rosado más o menos intenso, a veces rojizo.

Aspecto: transparente u opaco. Suele aparecer en masas granulares o estalactíticas.

Procedencia: Argentina, Sudáfrica, Rusia y Uruguay.

Dureza: 4. **Densidad:** 3,3 - 3,7.

Generalidades. La rodocrosita representa el amor y la compasión hacia uno mismo y los demás. Conecta cuerpo, mente y emociones, el chakra sexual, el plexo solar y el corazón. Armoniza los cuerpos físico, mental y emocional.

Estimula los sentimientos de afecto y nos predispone a establecer relaciones sentimentales sanas.

Indicaciones terapéuticas. En terapias complementarias se utiliza sobre el plexo solar, con gran resultado para curar heridas y traumas emocionales, y para promover la auto aceptación y amar incondicionalmente a los demás.

Es muy indicada para los trastornos respiratorios en general. Estimula la sexualidad: aumenta el deseo y la capacidad de dar y recibir placer y nos libera de traumas del pasado.

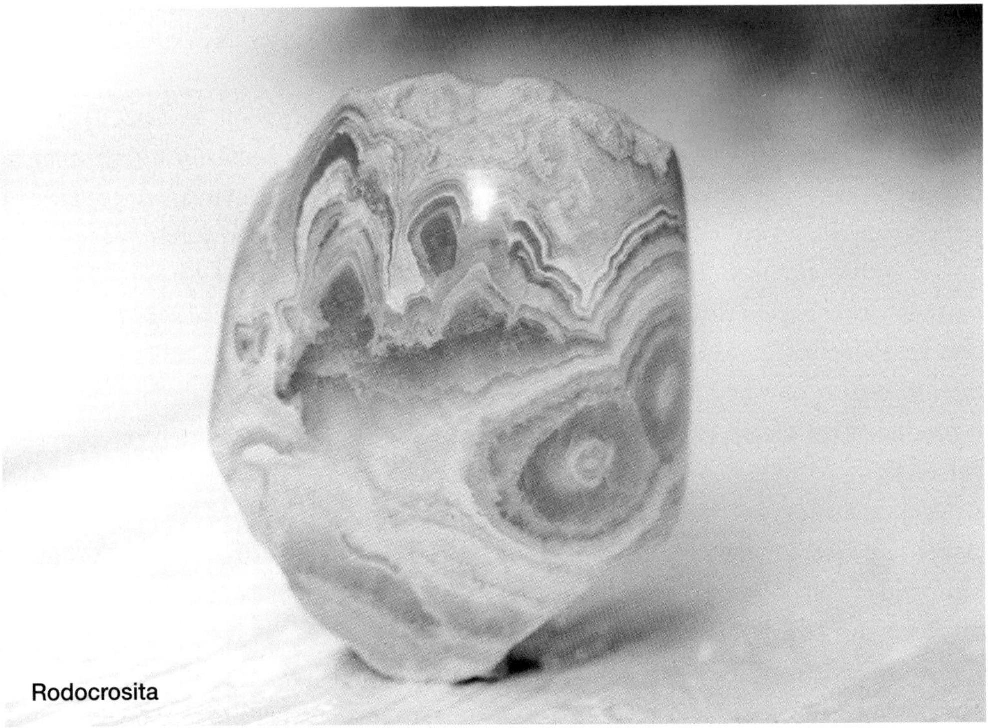

Rodocrosita

Esta piedra también ayuda en contacto con los niños. Es útil para guarderías, pediatras, docentes, enfermeras, etc.

La rodocrosita ataca directamente las somatizaciones, es decir, los trastornos fisiológicos que resultan del sufrimiento emocional o mental.

La mirada tradicional. Su gran valor estriba en la capacidad de actuar sobre la trinidad física, con la que opera el ser humano durante su paso por este planeta. Al actuar separadamente sobre las esferas etérica y mental, integra la tríada de lo físico, mental y emocional de quienes se sienten atraídos por su órbita.

La utilización de metales preciosos, como el oro, amplifica el campo de fuerza aún más, especialmente si se utiliza oro "rosado" o un oro con un contenido superior de cobre. Lo mismo sucede con otras gemas rojas, como el rubí, amatista, etc., que aunque sirven a propósitos totalmente diferentes, su servicio se amplifica con el uso de oros rosas o de contenido superior en cobre.

Los giros, círculos, líneas, etc., que emanan de esta gema simbolizan, al igual que en todos los materiales, el entendimiento oculto que hay tras lo "visible", y producen un efecto especial sobre las personas.

La rodocrosita será una de las gemas claves con que los devas ayudarán a la humanidad, al obtener conocimiento sobre los campos de fuerza y cómo activarlos; un aspecto que se ampliará y clarificará en el futuro.

Astrología. En este punto del tiempo, la regencia planetaria de esta gema es la de Júpiter, que refleja el poder en expansión de su composición mineral, que retiene campos de fuerza de longitud, anchura y profundidad indeterminadas de un modo positivo y no destructivo. Sin embargo, en el próximo ciclo de esta gema, Plutón alcanzará la máxima importancia y enfocará sus energías en ella.

La rodocrosita combina bien con los elementos de aire y fuego.

La rodocrosita se adapta Cáncer. Le ayudará a amarse mejor a sí mismo, lo que le ayudará a amar mejor a los demás.

La vida emocional de Tauro, que a menudo se complica con la perfección, se verá equilibrada por la rodocrosita.

Rodonita

Clase: silicatos. Metasilicato de manganeso. Cristales tabulares o prismáticos. Masas compactas con venas negras.
Color: rosa, pardo rosado, rojo. También rosa viejo con inclusiones negras. La variedad marrón amarilla se llama fowlerita. La piedra hermana de la rodocrosita muestra un color más intenso.
Aspecto: puede ser opaco o transparente.
Procedencia: Brasil, México, India, Madagascar, España, Rusia (Urales) y Suecia.
Dureza: 5,5 - 6,5. **Densidad:** 3,4 - 3,7.

Generalidades y atributos. La rodonita nos arraiga en suelo firme y equilibra el

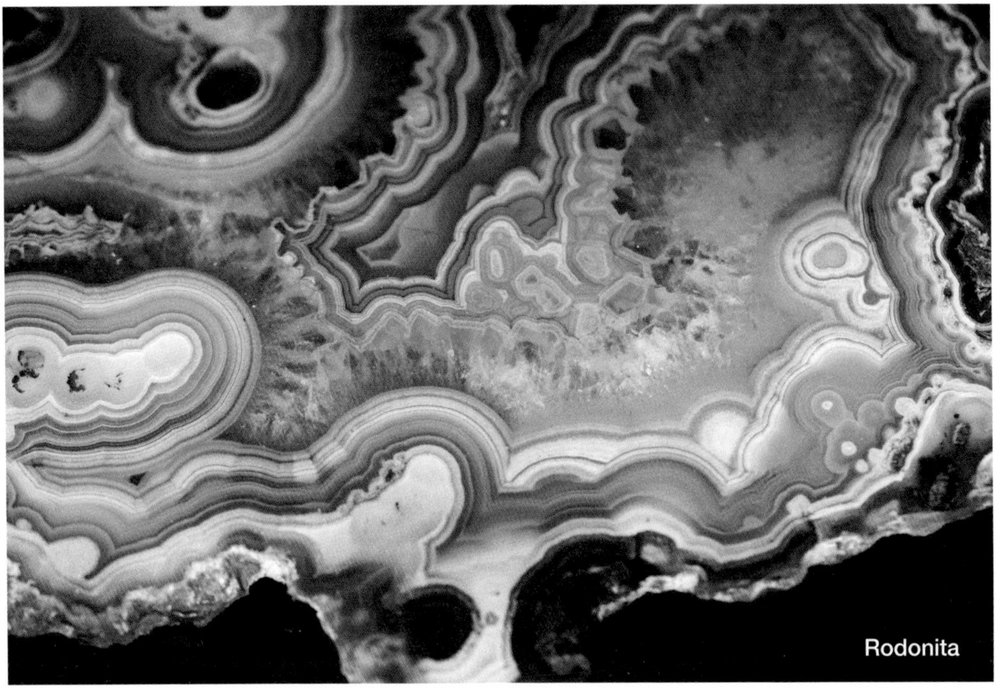

lado masculino y el femenino de nuestra personalidad. Es adecuada para desbloquear emociones y vencer los miedos a mostrar los sentimientos. Protege de los celos y la envidia. Aleja el mal humor, la tristeza y la melancolía. Propicia el control de las crisis de cólera, así como de los impulsos autodestructivos o la agresividad incontrolada.

También ayuda a perdonar, a ver los aspectos positivos de cualquier situación y a tomar decisiones constructivas. Volviendo a envidias y celos es de gran ayuda, en especial sobre los que se remontan a la infancia. Puede disminuir o calmar los celos infantiles entre hermanos o hermanas que a menudo "pudren" su relación, una vez que son adultos. Un tratamiento con rodonita a menudo evita muchos argumentos en vano durante un intercambio, una herencia...

Indicaciones terapéuticas. Sus efectos son muy similares a los de la rodocrosita, pero de una manera más lenta, más duradera y más profunda. Se puede comenzar un tratamiento atacando un trastorno de rodocrosita para continuar el tratamiento de fondo con rodonita.

Restablece el equilibrio hormonal y previene la depresión. Gema de primer y cuarto chakra, también tiene efectos muy beneficiosos en el aparato auditivo y fortalece los huesos.

Si sigue un tratamiento médico, la enfermedad de Parkinson se aliviará con rodonita. Puede usarse agua de rodocrosita durante dos semanas, luego agua de rodonita durante tres semanas; un vaso

(12 cl) al día. Luego frote sus manos con rodonita pulida durante una semana. Este masaje debe durar un buen cuarto de hora. Entonces, el paciente verá desaparecer sus temblores.

Astrología. La rodocrosita, ejerce, además, una acción beneficiosa sobre los Leo demasiado agitados o demasiado seguros. La rodonita también combate la tendencia al esnobismo.

Rubí

Clase: óxidos e hidróxidos. Óxido de aluminio, variedad de corindón rojo. También puede ser rosa o azulado. Algunas piedras tienen una apariencia vinosa.

Color: rojizo.

Aspecto: los de calidad de gema son transparentes pero generalmente son opacos y compactos.

Procedencia: India, Birmania, Kenia, México, Tailandia, Tanzania, Noruega y Sri Lanka.

Dureza: 9. **Densidad:** 3,9 - 4.

Generalidades y atributos. Su nombre procede de rubeus, rojo en latín. El rubí simboliza la fuerza del amor, pero también la dominación, un equilibrio no es fácil de encontrar. "Reina de piedras y piedra de reyes", el rubí presenta lo majestuoso. A menudo adorna cetros, coronas y otros símbolos del poder. Es una piedra que se debe conocer.

Gema del primer y cuarto chakras, el rubí activa la fuerza vital del organismo y estimula la circulación sanguínea. Despierta en nosotros las ganas de vivir y la autoestima. Su principal cualidad es potenciar la pasión por la vida y activar el poder del amor. Permite armonizar todas las formas de amor, desde la sensualidad desenfrenada hasta el amor místico, en la misma persona y para la misma persona. Completa y profundiza la relación de una pareja y alienta la comunión sin fusión, siempre que uno pueda resistir el deseo de poder y dominación que irradia.

Refuerza la confianza en uno mismo y aumenta considerablemente la motivación. Disipa la tristeza y el miedo, estimula las relaciones sociales y el atractivo sexual.

Indicaciones terapéuticas. Fortalece el corazón y desintoxica los fluidos del organismo. Es muy indicado en el tratamiento de la impotencia y la frigidez y la falta de energía. Tiene efectos benéficos en el sistema circulatorio y mejora el aporte de oxígeno a los tejidos musculares y el cerebro. También es eficaz en el tratamiento de enfermedades infecciosas y de problemas del sistema inmunológico. Afecta al sistema linfático y los riñones. Tiene la capacidad de regular la tensión sanguínea.

La mirada esotérica. Pertenece a la familia mineral del corindón, siendo un factor importante el óxido de aluminio que fija su color con infinitas variaciones, desde los rosas ligeros al tono oscuro de

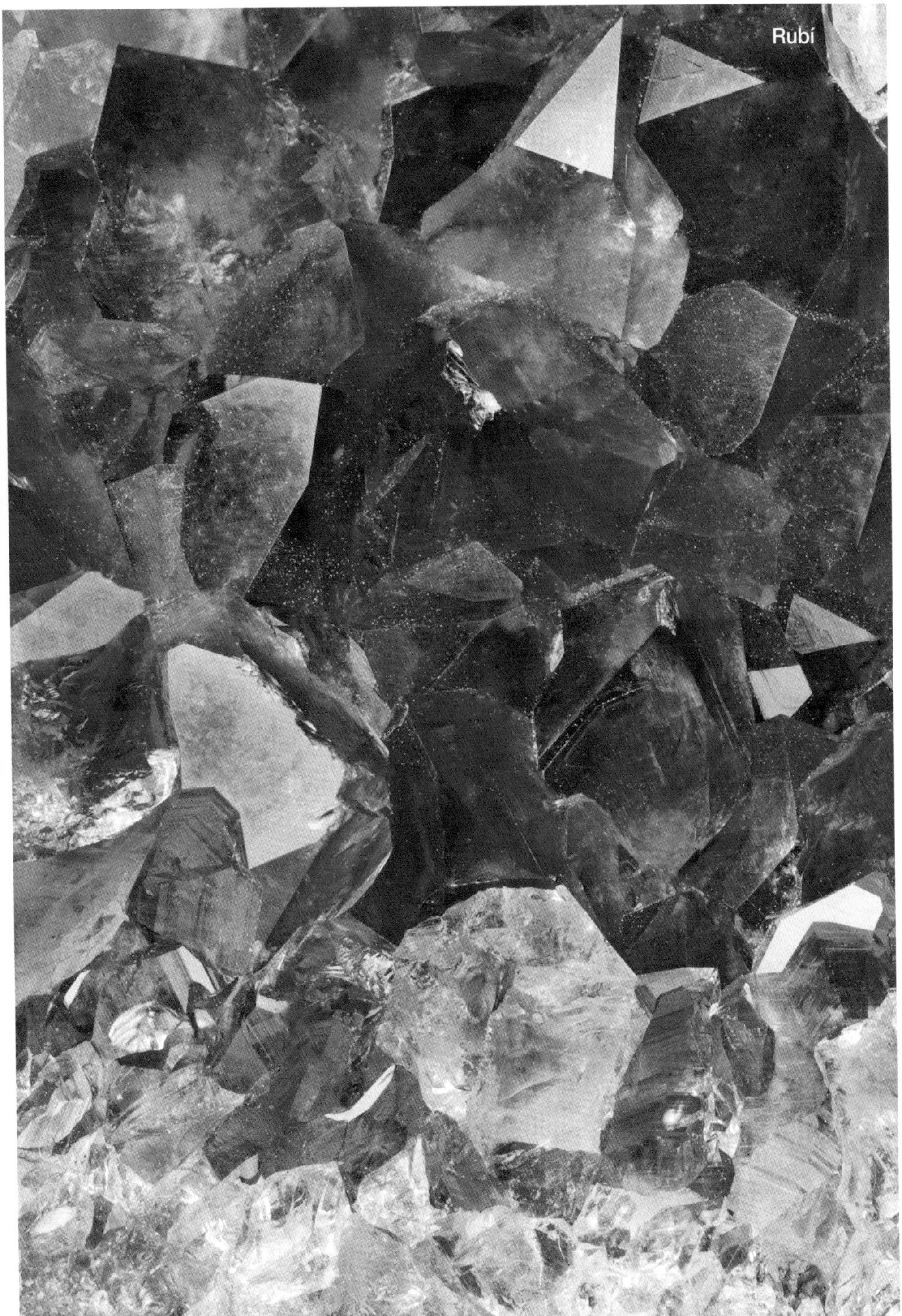
Rubí

la sangre. Ello le da una gran variación en cuanto a regencia planetaria, afinidades de signos zodiacales, etc., no sólo dentro de su propio espectro, sino en cuanto a las tremendas diferencias que existen en otras piedras preciosas de este grupo. Por ejemplo, el zafiro no se relaciona con los mismos niveles ni sirve a propósitos similares a los del rubí, aunque el mineral sea básicamente idéntico.

Hay dos categorías de regencia para el rosa y dos para los tonos rojos. Los rosas más profundos u orientales son regidos por Venus, mientras que los más ligeros y brillantes sintonizan con los rayos de Júpiter. El rojo más profundo está totalmente relacionado con las energías regeneradoras del planeta exterior, Plutón, mientras que los tonos claros y vibrantes del rojo pertenecen a un Marte bien definido y constructivo.

Cuando se habla de afinidades planetarias o zodiacales necesitamos redefinir estas analogías, pues de otro modo limitaríamos el valor y la aplicación de cualquier variedad de gema significativa y preciosa. Estos planetas y signos forman parte de la estructura de la energía universal de este cosmos, y como estos minerales son elementos vivos a presión, comparten con los demás reinos la capacidad de ser aceptados por esas frecuencias.

El rubí, en una clasificación general, se iguala con la sangre, la circulación, el corazón, y también con el inicio de una transfiguración del amor divino. El rubí pertenece más a los elementos de fuego que a cualquier otro signo, pero mezclará bien con los demás siempre que sea necesario su uso. El fuego inherente en el rubí es profundo y brillante, y literalmente calienta el corazón e intensifica las energías que recorren el sistema circulatorio.

Los rubíes más oscuros, que siguen siendo extremadamente hermosos, contactan con el corazón físico y con el sistema regenerador, relacionado con la glándula pituitaria y el punto central del cerebro medio. Es un poderoso aliado, pero un enemigo igualmente poderoso si se utiliza mal.

Es muy grande la responsabilidad del que lleve un rubí de buen tamaño y calidad, o del terapeuta que proyecte sus cualidades, pues se trata de una de las pocas gemas que, como el diamante, puede crear y crea un campo de fuerza de actividad poderosamente negativa alrededor del individuo con motivaciones que no sean filantrópicas.

Las energías del rubí, cuando son mal utilizadas, pueden provocar una deuda en el campo áurico, abriendo las posibilidades de muchas manifestaciones indeseables.

Astrología. El cuerpo etérico que rodea el aura de alguien bañado por la luz de un rubí se acelerará y se hará más vivo, vitalizándose con los glóbulos de la energía saliente que recorra a esta persona.

En el signo de Aries, ayuda a determinar el desarrollo desde el ideal de servicio hasta la devoción desinteresada que termina en el sacrificio generoso ante la voluntad divina, pero que resulta la unión del corazón de Aries con su cabeza o voluntad.

En el signo de Leo, ataca directamente el centro del corazón, que conduce a la voluntad por medio de la compasión y el amor personal, que se convierte en amor impersonal que abraza a toda la humanidad. Esto culmina colocando al individuo de este signo sobre el altar del sacrificio divino ante el creador mediante el proceso de unificación descrito por la iniciación de Aries.

El signo de fuego de Sagitario magnifica y expande al rubí por medio de Júpiter, convirtiéndolo en un amplio espectro de servicio energético y práctico dedicado al amor, la verdad y la sabiduría (el Grial). Sucede lo mismo que cuando el buscador de la verdad es transformado por el Grial, se transmuta en el corazón de la sabiduría divina. Ahora bien, el que los signos de fuego tengan una atracción por los elementos semejantes no indica que los otros seres humanos, con esquemas de energía muy diversos, no necesiten ni quieran utilizar esta gema.

Esta piedra corresponde a Leo sin carácter de sangre. De lo contrario, el rojo puede exacerbar la agresión.

Puede guiar la pasión de Aries, con las mismas limitaciones: no use piedra roja constantemente si uno se deja llevar rápidamente.

El propósito de purificación del rubí se posibilita por la escoria que quema. Como el proverbial Escorpio, podrá picarse a sí mismo hasta morir, pues la luz del rubí es capaz de quemar la vela etérica haciendo un agujero en ella. Dicho de otro modo, Escorpio, con las mismas precauciones, puede corregir su falta de optimismo con una joya adornada con rubíes.

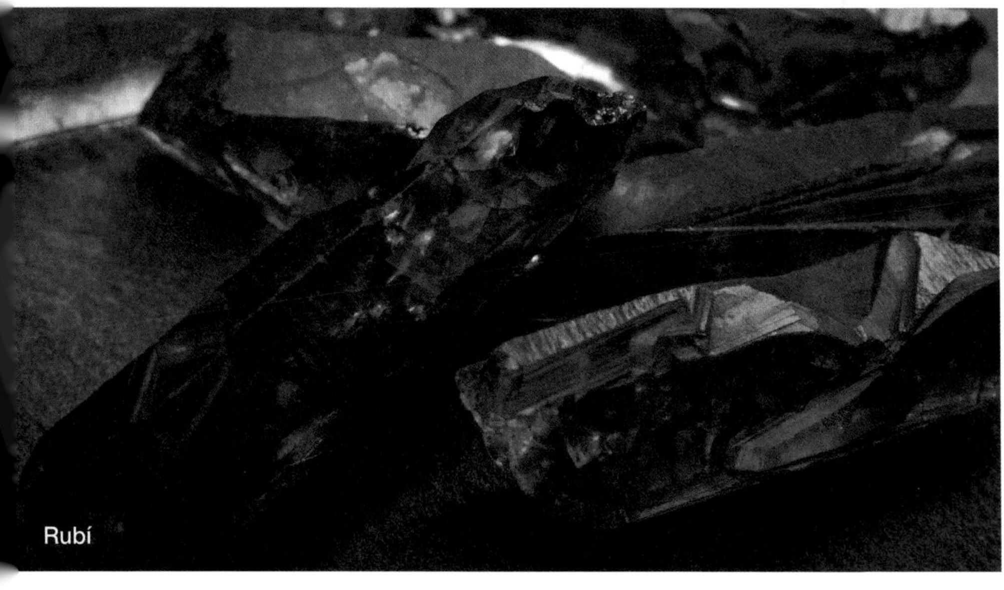

Rubí

Selenita

Clase: sulfatos.
Color: blanca, pero también puede aparecer incolora o con un lustre s atinado de diversas tonalidades claras: amarillenta, anaranjada.
Aspecto: cristales translúcidos o transparentes estriados.
Procedencia: México, Brasil, Estados Unidos, Grecia y Francia.
Dureza: 2. **Densidad:** 2,3

Generalidades: Posee la capacidad de abrir la mente a experiencias extrasensoriales. Favorece la comunicación telepática en personas sensibles y aporta una gran tranquilidad de espíritu que la hace muy apta para la meditación. Ayuda a resolver situaciones confusas o difíciles, e incrementa la capacidad de tomar decisiones, pues muestra el camino a seguir.

Aumenta la agudeza de la mente y la capacidad de comprensión, permitiendo el acceso al subconsciente. Rige el chakra de la coronilla y estimula el buen funcionamiento de la glándula pineal.

Afecta sobre todo a los sistemas digestivo y circulatorio, así como a la producción hormonal del organismo. Equilibra la mente, combate la depresión y la melancolía, y es muy eficaz para tratar los espasmos musculares y los dolores menstruales.

Facilita la asimilación de los nutrientes minerales, desintoxica la sangre y mejora, en cantidad y calidad, la producción de leche en las mujeres por lo que es muy indicada en los periodos de lactancia.

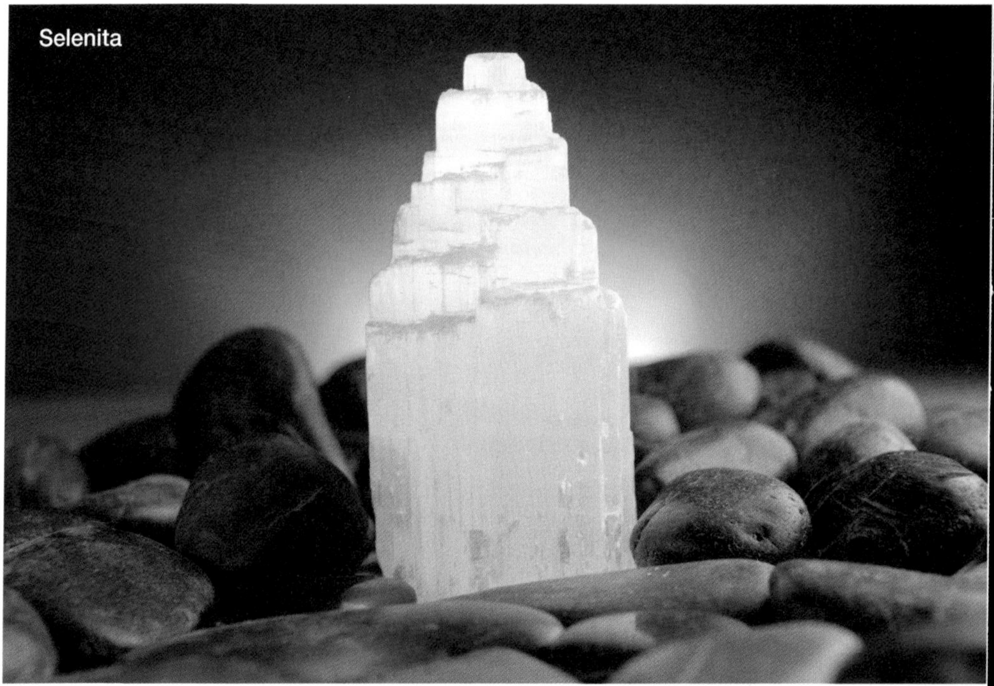

Selenita

Siderita

Clase: carbonatos.
Color: generalmente marrón.
Aspecto: drusas de cristales prismáticos de aspecto terroso.
Procedencia: sur de España, Marruecos, Alpes suizos.
Dureza: 3,5 – 4,5. *Densidad:* 3,9

Generalidades: La siderita nos conecta con la Tierra de manera eficaz . Estimula la vitalidad y la motivación. Como todos los minerales que contienen hierro, estimula la absorción y asimilación de éste por parte del organismo, siendo útil en casos de anemia cuando por ejemplo se tienen reglas abundantes.

Toda la circulación sanguínea se beneficia de su influencia, mejorando la circulación venosa. Regula el tránsito intestinal y estimula la eliminación de toxinas a través de los riñones. Nos ayuda a ver nuestros miedos y a combatirlos.

Es muy útil para aquellas personas a las que les cuesta afrontar los obstáculos que se presentan a diario, ya que aporta coraje y fuerza. Despierta nuestra ternura y generosidad.

Siderita

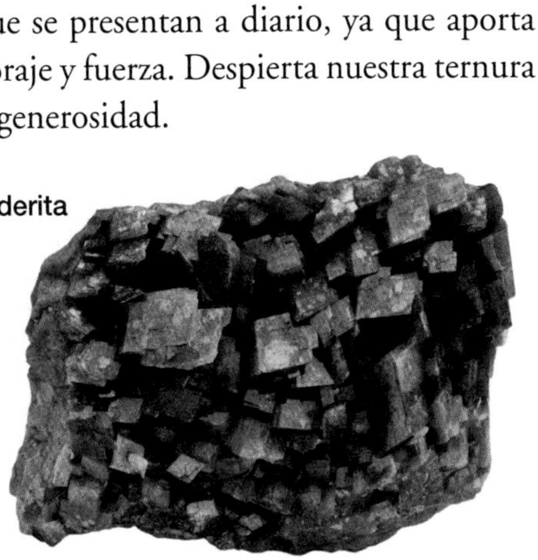

Sodalita

Clase: silicatos. silicato de aluminio y sodio y feldespato.
Color: azul oscuro casi negro, con inclusiones blanquecinas de calcita.
Aspecto: mate. Generalmente se encuentra en masas compactas. Se suele confundir con el lapislázuli. Es una piedra opaca.
Procedencia: Rumania, Francia, Birmania, Rusia, África en general, India, Grasil y Canadá.
Dureza: 5 - 6. **Densidad:** 2,2 - 2,4.

Generalidades. Del latín sodio, soda. La sodalita corrige la agresión excesiva, la ironía abusiva, la burla fácil.

Se acerca a pensamientos más profundos e incita a la espiritualidad. Fortalece la concentración, promueve la meditación. Anima a mantenerte fiel a ti mismo, que te encuentres cara a cara. Generalmente es reemplazado por lapislázuli, cuyos efectos son más poderosos. Es una piedra de calma.

La sodalita favorece la relajación. Estrictamente hablando, no tiene efectos terapéuticos en sentido estricto.

Contribuye al bienestar general y se asocia muy bien con las piedras que corresponden más específicamente a este o aquel caso. Lucha contra la culpa y el miedo irracional.

Indicaciones terapéuticas. La sodalita es una piedra excelente para la mente. Aporta claridad de juicio, objetividad, capacidad de comprensión. Mejora la capacidad de expresión. Predispone la mente al aprendizaje, estimula la intuición y nos ayuda a vencer el miedo a lo desconocido. Limpia y relaja la mente y estimula el funcionamiento armónico del sistema nervioso, libre ya de pensamientos negativos y temores.

La sodalita nos inspira y estimula la comunicación de nuestras ideas y la plasmación de nuestros proyectos. Nos libera de excesivas rigideces, así como de la timidez, abriéndonos a los demás.

Estimula el sistema inmunológico, por lo que resulta muy útil en el tratamiento de las infecciones. Mejora las funciones del aparato respiratorio, intestino grueso y piel (elemento metal), aliviando la tos y los catarros y regenerando la piel. Mejora las digestiones y evita la formación de gases tras la digestión. Ayuda a prevenir las deficiencias de calcio en el organismo, fortalece los huesos y los dientes (elemento agua). Regula la producción de adrenalina y ayuda a recobrar la calma después de un estado de gran excitación. Su color apacigua los estados febriles y contribuye a regular la tensión arterial.

La mirada tradicional. Este mineral puede ayudar a conseguir un mejor equilibrio entre las glándulas del metabolismo. Ayuda a equilibrar los islotes de Langerhans, que controlan la elaboración de la insulina. Los poderes de la sodalita pue-

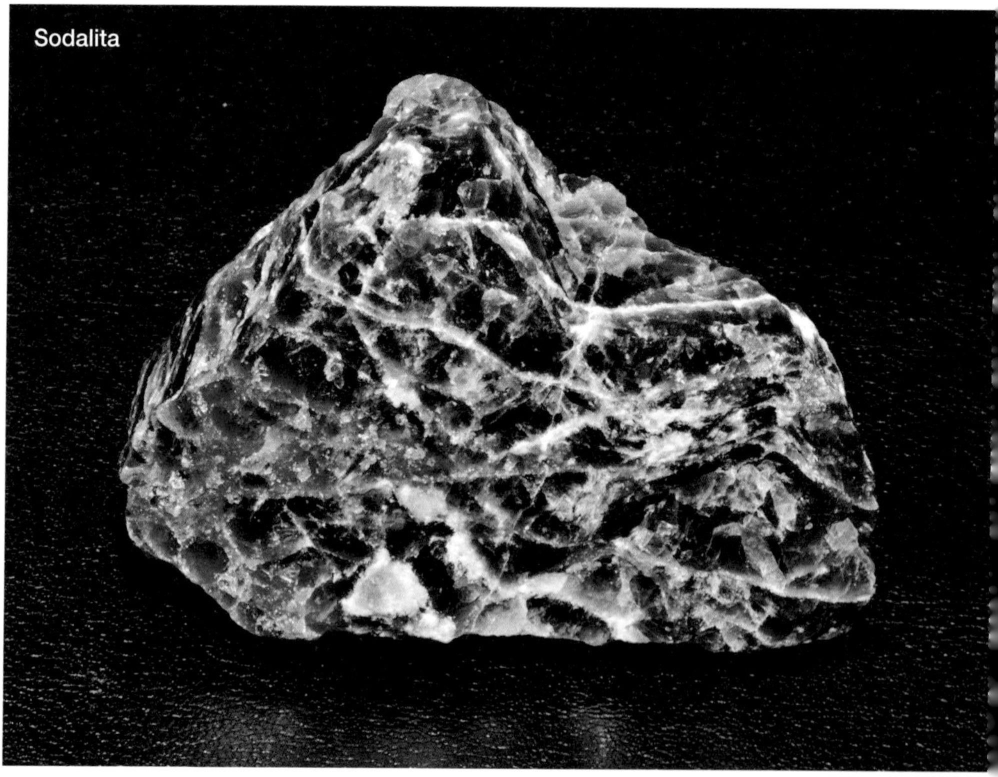
Sodalita

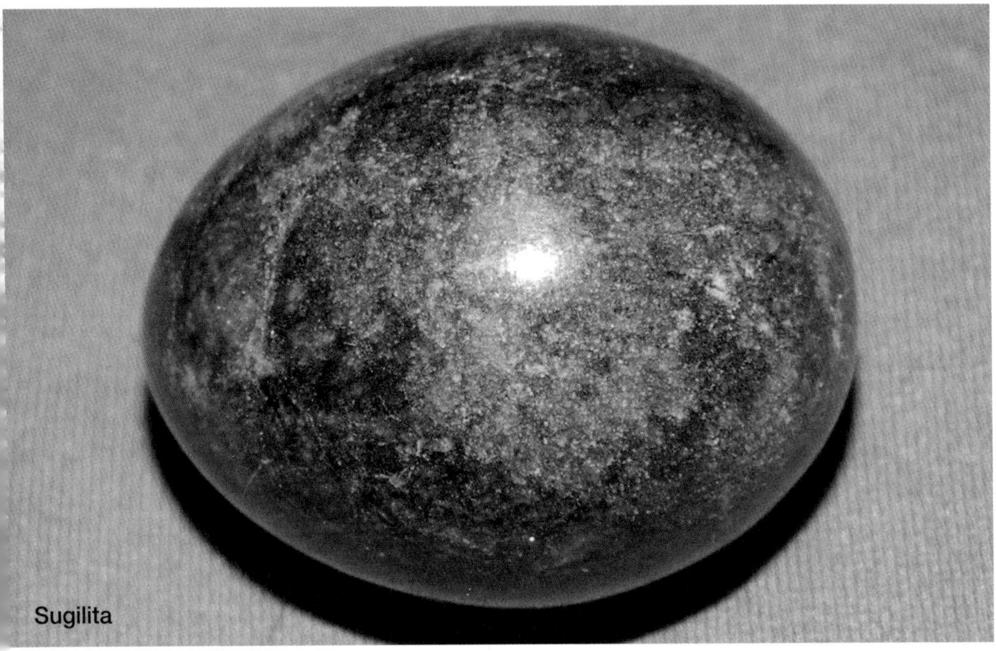
Sugilita

den amplificarse si se utiliza en conjunción con otra de longitud de onda paralela. En el futuro esta piedra será similar al más fino de los lapislázulis, pero en una escala de función más densa.

Astrología. La sodalita ayuda a disminuir el conformismo de Virgo. Y alentará a Sagitario a mostrar más tacto y delicadeza.

Sugilita

Clase: Silicatos.

Color: Púrpura.

Procedencia: Alpes centrales, Sudáfrica y Japón.

Dureza: 7. **Densidad:** 2,7 - 2,8.

Aspecto: Muy opaca y densa, aparece en masas compactas.

Generalidades: Es una de las piedras de la Nueva Era. Estimula las facultades mentales. Armoniza todos los cuerpos con el espiritual, alivia el estrés, armoniza los dos hemisferios cerebrales y energetiza y corrige el funcionamiento de la pineal y la pituitaria, siendo muy adecuada para inducir estados meditativos y también para provocar sueños.

Indicaciones terapéuticas. Es muy útil para aliviar los dolores, especialmente las jaquecas y migrañas.

También es una excelente depuradora y purificadora de la sangre, lo que mejora el aporte de oxígeno a las células y el cerebro y facilita la eliminación de residuos a través de los riñones, los intestinos y el sistema respiratorio. Nos ayuda a trasmutar las energías negativas. Es muy útil para superar procesos de depresión.

Tanzanita

Clase: variedad de zoisita. Silicato de calcio y aluminio.
Color: morado-azul profundo.
Dureza: 6,5 - 7. **Densidad:** 3,3.
Procedencia: Tanzania.

Generalidades. Es una piedra atractiva que ha renovado la estética de la joyería en los años cincuenta. Fue descubierta en 1954 en Arusha, Tanzania, y se puso de moda por el joyero Charles L. Tiffany, quien creó hermosas joyas para resaltarla en todos los sentidos.

Esta piedra reciente no ha revelado aún todos sus secretos. Como la propia zoisita que duplica otras piedras.

Indicaciones terapéuticas. Es excelente para problemas de sudoración excesiva. Se coloca durante cinco minutos diarios en las áreas a tratar.

También en caso de alteraciones psíquicas específicas, estrés, tensión nerviosa.

Colocada sobre la frente, alivia la migraña y evacua parcialmente los estados neuróticos. La tanzanita ayuda a curar el alcoholismo crónico.

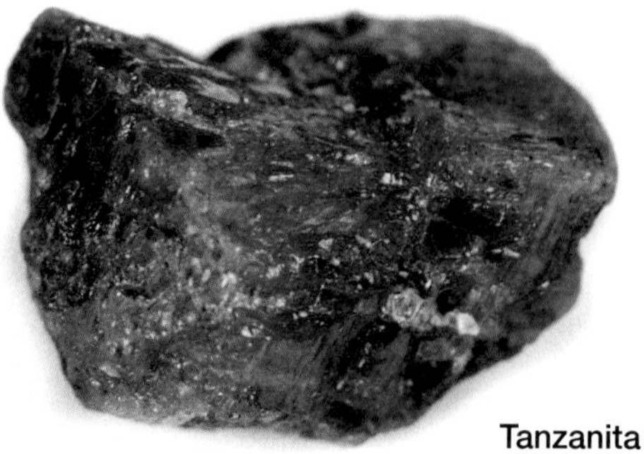

Tanzanita

Astrología. Piscis se centrará en el brillo de la tanzanita que lo calmará en sus momentos de vacilación o dudas ante las dificultades de la existencia.

Complacerá al Aries con su fuerza terrenal.

Topacio

Clase: silicatos. Fluosilicato de aluminio.
Color: generalmente amarillo y azul, pero también incolora, marrón, azul claro o rosa. El más conocido es el topacio dorado, una piedra muy energética. Son fascinantes las de color miel.
Aspecto: Muy transparente, en cristales con forma de columna.
Procedencia: Namibia, Sri Lanka, Sudáfrica, Pakistán, Brasil, América del Norte y Rusia (Urales).
Dureza: 8. **Densidad:** 3,5 - 3,6.

Generalidades. Del griego topaziôn, que sirve para designar todo tipo de piedras preciosas.

Piedra conectada al sol (especialmente el topacio dorado), el topacio se irradia, se calienta de manera difusa. Su calor es suave.

Nos llena de una energía fuerte y duradera. Esta beneficiosa energía alienta, energiza el cuerpo y borra la fatiga como los rayos del sol.

El topacio azul extiende esta influencia solar a todo el cielo. La fuerza, la energía se convierte en inspiración, aliento, im-

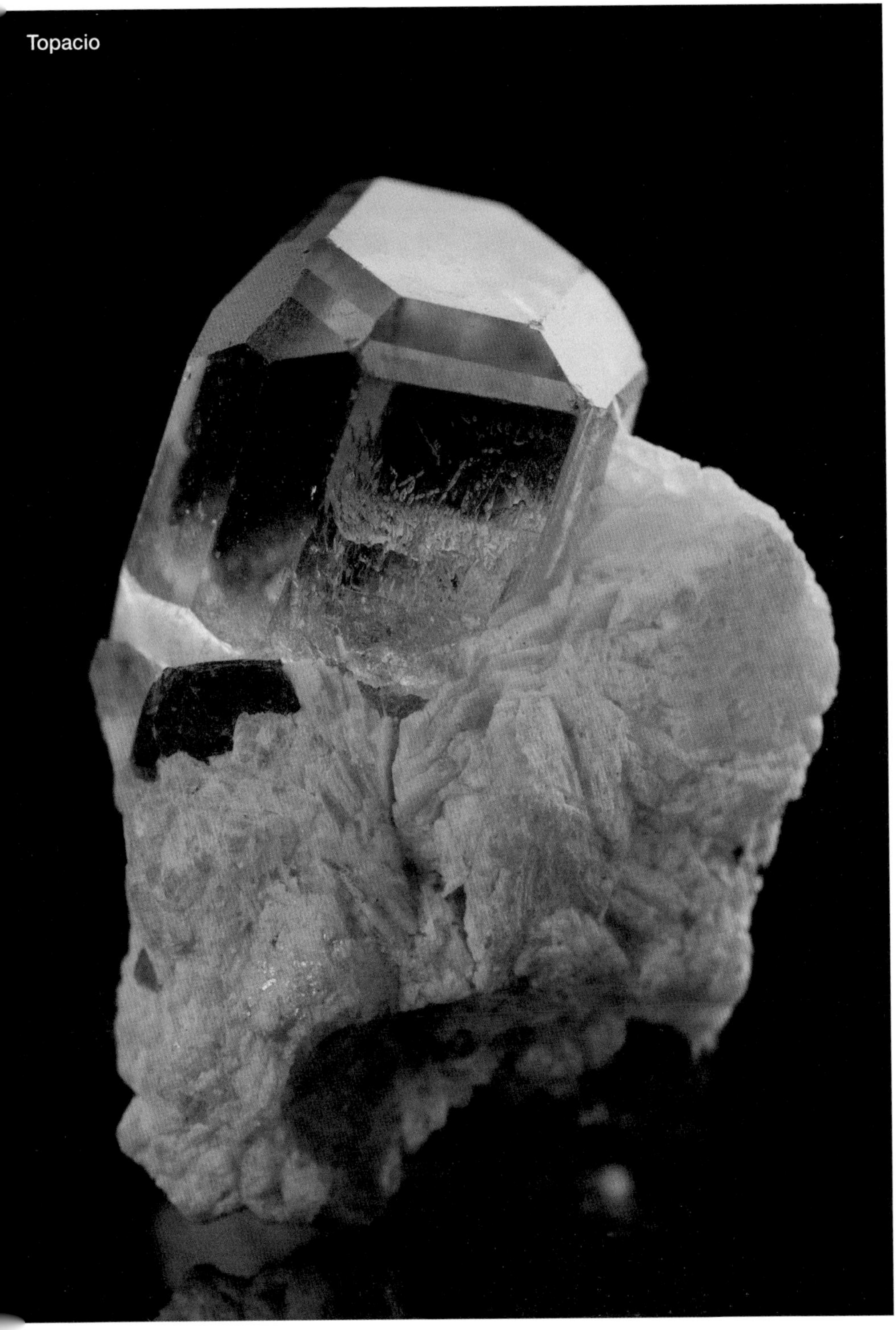

Topacio

pulso. Nos empuja a abandonar las pesadas rutinas emocionales.

Atributos. El topacio es una de las piedras más positivas que existen en el mundo. Ilumina nuestro ser, ayuda a concentrarnos mejor y nos libera del lastre de emociones y pensamientos negativos basados en falsas creencias. Estimula y refuerza el sistema nervioso. Aporta alegría y optimismo, revitaliza el cuerpo y la mente y mejora la autoestima. Muy adecuado para limpiar el aura, relaja la tensión tanto en el nivel físico como en el mental. También despierta la conciencia de la propia valía. Estabiliza las emociones y nos libera de complejos. Protege de la negatividad.

Adecuado para tratar cualquier afección el sistema digestivo. Eficaz para el estreñimiento. Favorece la asimilación de los alimentos, facilita la digestión y previene contra la anorexia y la bulimia.

Combate el estrés y todos los efectos que produce en el organismo. Atrae e irradia la luminosidad del sol, estimulando las ganas de vivir y proporcionando un estado de plenitud física y mental. Eficaz para la fatiga crónica y los estados depresivos o melancólicos. Desintoxica, limpia y alinea los cuerpos físico, emocional y mental.

Indicaciones terapéuticas. El topacio amarillo está cósmicamente vinculado al plexo solar, y cuando lo colocas encima, sientes una sensación intensa de bienestar. Para convalecencias postoperatorias.

Además, activa la circulación sanguínea y detiene el desagradable fenómeno de los pies fríos.

También es la "piedra de los gourmets". Mejora la sensibilidad del gusto, estimula las papilas gustativas. Permite a aquellos cuyo sabor se está desvaneciendo o que han sufrido transitoria (ausencia de sentido del gusto) transitorio para encontrar la agudeza gastronómica. Muchos sommeliers lo usan antes de participar en competiciones de reconocimiento de vinos "a ciegas". Chupar un topacio antes de una comida la hace más apreciada y facilita la digestión.

El topacio azul se refiere a la cabeza, la caja craneal. Las migrañas, los calambres de la mandíbula, los dolores occipitales.

Los topacios también tratan hemorragias nasales y erupciones cutáneas. Son muy eficaces para el dolor del corazón. Se utilizarán con éxito en caso de enfermedades infantiles: paperas, escarlatina, sarampión.

Finalmente, los topacios reducen la rinopatia (ronquidos).

El topacio azul. Facilita la expresión sincera de los sentimientos. Conectado con el chakra de la garganta, ayuda a la meditación profunda y permite ver con claridad los verdaderos objetivos de la vida. Ayuda a plantearse y conseguir metas. Alivia las tensiones y proporciona un sueño profundo y reparador. Útil contra los dolores de cabeza y en los casos de hematomas y heridas ya que su energía azul refresca. Regula el funcionamiento de la glándula tiroides y es eficaz contra las afecciones de la garganta.

La mirada tradicional. El flujo de energía creativa, que es a menudo la inspiración del artista, escritor, científico, e incluso político, se intensifica llevando o proyectando el topacio al circuito mental, pues carga electromagnéticamente los tres cuerpos o tríada básica en todos los niveles, facilitando la captación de las abstracciones y la tendencia a innovar proyectos que den nuevo ímpetu a la cultura del mundo moderno actual.

Esta gema actúa como un "magnetizador", de un modo similar al ámbar, cuando trabaja sobre campos de fuerza polarizados. El topacio actúa sobre los vehículos mentales y físicos del ser humano, además de producir también un efecto importante en otros reinos de la naturaleza. Es una piedra muy interesante que está en armonía con las fuerzas naturales de la esencia universal y busca la forma de magnetizar y polarizar todo lo que tenga "sus cristales".

El topacio puede considerarse como un "coagulante eléctrico". Las pesadas cargas eléctricas liberadas por este cristal explican en cierto modo que esta joya, como la turmalina y el ámbar, sea magnética y eléctrica. Las cargas del topacio estimulan en lugar de tranquilizar, por lo que produce unos beneficios excelentes en los casos de agotamiento y postración nerviosa, o cuando alguien se recupera de los efectos de un trauma.

La columna vertebral, en especial sus líquidos, se ven muy afectados por el uso y proyección de este cristal.

Astrología. Los topacios tienen una acción más general que específica. Sin embargo, el topacio dorado combate la depresión y evacua la tensión nerviosa de Libra. Como piedra de equilibrio, estabilizará Libra, cuyos platillos oscilan entre el equilibrio del cuerpo y la mente, entre el corazón y la mente. El topacio tendrá un buen peso, una buena medida y las dos bandejas recuperarán su equivalencia beneficiosa.

También ayuda a Géminis a calmar su lado "sabelotodo", a veces algo molesto.

En realidad es una piedra elegida por Géminis. Equilibra su sentido práctico mezclado con la intelectualidad. Les ayuda a enfocarse mejor y pelea con sus "oficios". Los topacios también beneficiarán a Sagitario y Acuario (topacio azul).

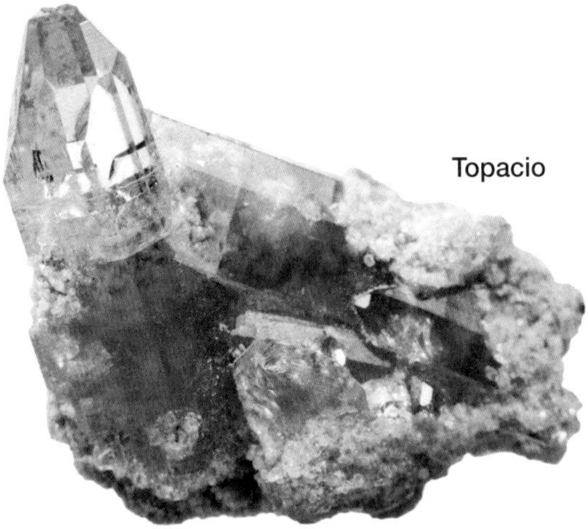

Topacio

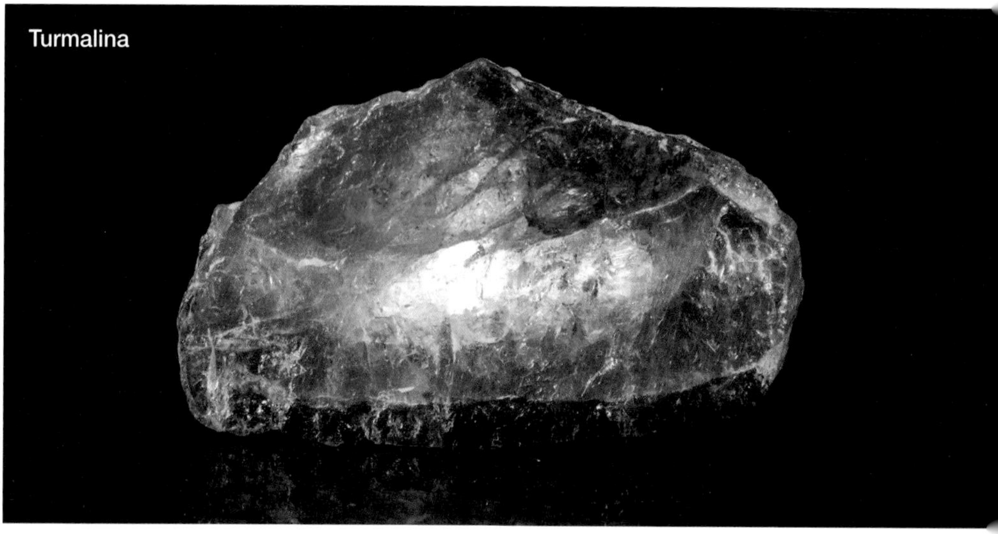
Turmalina

Turmalina

Clase: silicatos. Borosilicatos de hierro, aluminio, magnesio.

Color: es muy variable, a veces incluso dentro de un mismo cristal. Según la proporción de sus componentes, esta piedra puede ser incolora, rosa, roja, púrpura, amarilla, verde, azul, negra o tener varios colores.

Las distintas variedades reciben nombres diversos: dravita (parda), rubelita (rosa), indigolita (azul), chorlo (negra), verdelita (verde) o sandía (verde y rosa).

Aspecto: Cristales columnares alargados y estriados, acabados en forma de triángulos. Puede ser transparente u opaca.

Procedencia: Afganistán, Brasil, Italia, América del Norte, África del Sudoeste, Sri Lanka y Madagascar. También se encuentra en la isla de Elba y esta variedad se llama elbaíta.

Dureza: 7 - 7,5. **Densidad:** 3 - 3.2.

Generalidades. La turmalina representa la energía creciente. Ofrece radiación sagital, un rayo de dardo, como un láser quirúrgico. Esta energía sutil "apunta" su propósito con precisión. La colaboración de la turmalina y los rayos solares es espectacular La turmalina verde cura, regenera, energiza nuestra mente y fortalece el cuerpo en el mismo movimiento. De la misma manera, pero más lentamente.

Las turmalinas rosadas y rojas o rubelitas y siberitas liberan tradicionalmente las ansiedades. Promueven la concentración, la reflexión. La turmalina rosa de dos tonos rodeada de verde cura la angustia y protege las relaciones, sobre todo en personas jóvenes o principiantes.

La turmalina azul nos predispone a un pensamiento más libre, a atrevernos a salir de la ruta marcada. La turmalina marrón (dravita), deriva las energías dañinas, las drena en otros lugares, como un pararrayos. Y rechaza los aspectos nocivos de algunas piedras negras. Hay muchas gemas que ofrecen sus energías y otros factores para debilitar y equilibrar la polaridad, pero ninguna que sobrepase a la turmalina en esta tarea, y en la mayoría de niveles. Es muy versátil, y vale la pena resaltar que no puede obtenerse ningún daño de su uso o su proyección, pues no absorbe ni retiene la negatividad.

Indicaciones terapéuticas. La turmalina puede "pellizcar" las zonas dolorosas para que la ola beneficiosa los alcance con precisión. También se puede utilizar como una lupa para dirigir un rayo de sol sobre el área a tratar. Nos detendremos justo antes de que la sensación de calor se convierta en una quemadura.

Esta acción puede compararse con la de las moxas. La radiación aquí sustituye al calor viviente. También restaura el brillo a los integumentos (uñas y cabello) y sana las neuritas.

La turmalina puede neutralizar la radiación dañina de los ordenadores y los hornos de microondas: se coloca un fragmento en el dispositivo con una cinta adhesiva.

La **turmalina verde** regula la tensión. En caso de trastornos cardiovasculares se añadirá turmalina rosa. Esta alianza es maravillosa.

La **turmalina azul** cura el dolor de garganta.

En general, la turmalina fortalece el sentido del olfato. En este sentido, promueve la percepción de las feromonas, lo que produce un cierto efecto afrodisíaco. El gastrónomo puede usarlo en alianza con el topacio.

Precaución: no usar nunca la turmalina, especialmente roja, en un estado de ira o enfado, o de animosidad temporal (antes deberá calmarse). De la misma manera, una persona astuta o maliciosa no sentirá los beneficios. Al contrario.

La mirada esotérica. Debido a la capacidad de la turmalina de actuar como transformadora eléctrica y magnetizadora, se crea un aspecto totalmente diferente en cuanto a la cuestión de llevar y utilizar una gema negra. Al parecer, el negro es negro, con independencia de la excitación o su carencia, que este no-color pueda provocar como reacción. Sin embargo, la calidad de esta gema negra es tal, que maneja la negatividad por desviación en lugar de por absorción, como suelen hacer otras gemas negras. Por tanto, la turmalina negra debe ser

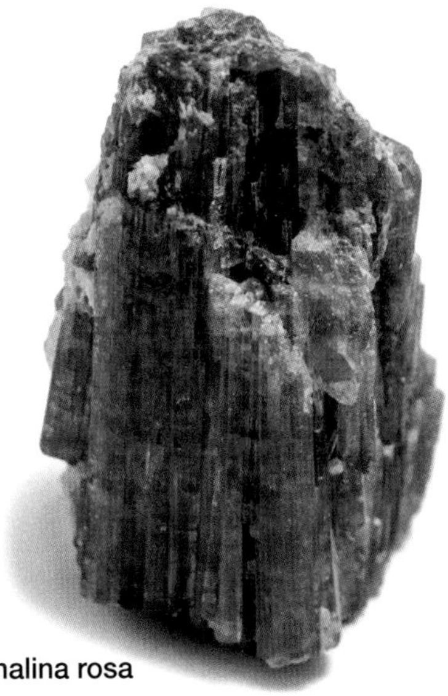

Turmalina rosa

considerada, mucho más que cualquier otra gema negra, como muy beneficiosa y necesaria, especialmente para aquellos que en su trabajo tengan que relacionarse con la negatividad, así como para los que piensan que son muy susceptibles a las energías y tienden a ser víctimas de ella.

Esta gema pueden llevarla encima todos aquellos que se sienten atraídos por ella, pues equivale a tener un escudo. Sin embargo, recuerde que no puede considerarse nunca como un sustituto que reemplace a la constitución de la propia conciencia y discriminación del hombre y con la cual todas las formas de negatividad vayan a ser manejadas automáticamente sin más ayudas.

Turmalina negra. Cuando se combina con el cristal de cuarzo claro, llamado cuarzo turmalinado, es una mezcla poderosa que produce una amplia desviación y eliminación de la negatividad de casi cualquier origen. Esta combinación es significativa por su descripción y función en el mundo físico de los pares de opuestos, a los que muchas personas tienen miedo por su condicionamiento y falta de entendimiento. Existen tanto energías negativas como positivas, y hay que aceptarlas y entender su propósito, que es el de la evolución de este planeta y el de otros en los que existen ciclos de vida.

La fuerza que emana de esta gema negra pertenece al primero y séptimo rayos, y su energía planetaria es la de Plutón. Existe también alguna influencia de Saturno, pero sólo a través del campo de fuerza de Plutón.

Astrología. Los Aries usarán la turmalina roja para calmar su tendencia a los celos: después de todo, esto es solo una forma particular de ansiedad.

Libra encontrará un sentido de responsabilidad que a menudo falta, en especial si prefiere la turmalina rosa. La turmalina roja y negra permitirá que Escorpio sea un poco menos exigente consigo mismo. Las turmalinas verdes y negras liberarán la expresividad bloqueada de muchos Capricornio.

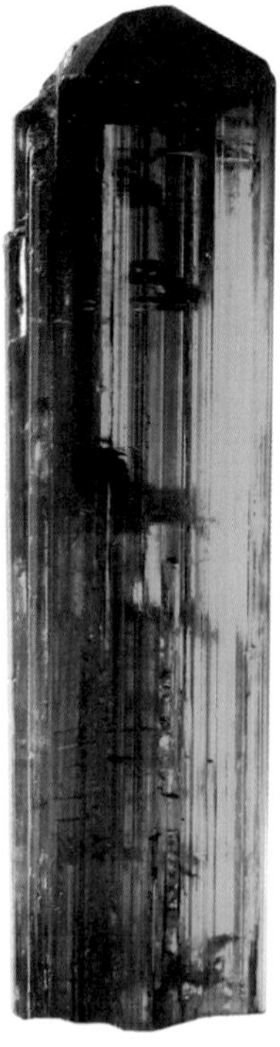
Turmalina azul

Veamos ahora algunas turmalinas:

Turmalina azul y roja. Esta combinación bicolor sirve básicamente a la función del tipo corazón de sandía, verde y roja, siendo el factor crítico decisorio la preferencia del portador. Esa preferencia estará de acuerdo con la afinidad personal con el espectro áurico que puede faltar en su cuerpo. Será un mecanismo automático de reajuste, que es una cualidad de la gema.

Turmalina verde. Así como el verde es el color de equilibrio de la naturaleza, también puede aplicarse al ser humano, pues forma parte de la naturaleza y puede ser aceptada lo mismo que una flor o una mariposa. Los tonos verde cromo ofrecen el máximo valor terapéutico, pero este equilibrio se produce con una multitud de tonalidades que se adecuan a cada individuo, y cada persona es automáticamente conducida al tono adecuado para ella; por tanto, de acuerdo con el grado de intensidad, realizará el trabajo que tiene encomendado.

Esta gema de orientación plutoniana, que actúa como instrumento de regeneración, realinea los cuerpos mentales de la humanidad, en un proceso delicado y sutil, pero muy eficaz y potente. Su capacidad de eliminación de las telarañas de la confusión en las mentes de los hombres le permite ser considerada como el escalpelo del cirujano para el chakra del tercer ojo y la corona, del mismo modo que la rubelita lo es para el corazón.

Turmalina rosa (rubelita). Abre nuestro corazón y estimula nuestra capacidad de amar. Despierta el amor y el afecto entre las personas y facilita la expresión de los sentimientos. Ayuda a vencer la timidez a personas con una pobre imagen de sí mismas. Sana los males del corazón tras una ruptura sentimental y nos libera de emociones estancadas en esta zona como las decepciones sentimentales, desengaños... Nos impulsa a empezar de cero tras acontecimientos vitales que marcan un antes y un después.

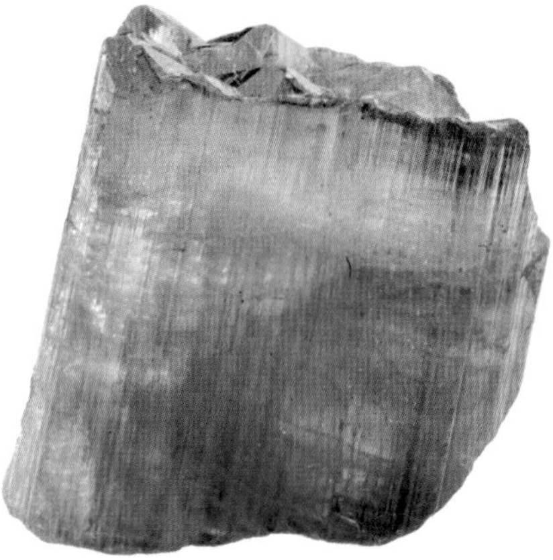

Turmalina sandía

La turmalina rosa estimula las funciones del sistema circulatorio, limpia la sangre y energetiza todo el organismo. Mejora el transporte de oxígeno y nutrientes a órganos y tejidos.

Turmalina azul. Aporta serenidad y calma el sistema nervioso y además estimula la intuición. Esta gema desbloquea las tensiones, el estrés y las emociones estancadas de la zona del plexo solar y estimula la expresión de nuestra verdadera personalidad a través de la palabra. Brinda lucidez, capacidad de concentración e independencia.

Estimula nuestro lado femenino, la predisposición a conectar con nuestras emociones y la capacidad de expresarlas de forma armónica. La turmalina azul nos impulsa a materializar nuestras ideas y objetivos. Ideal para todo tipo de tensión muscular, estrés, insomnio, preocupación excesiva, intoxicación emocional, ira acumulada, incapacidad o dificultad en el lenguaje.

"Chorlo". Conocida también como turmalina negra, elimina las energías negativas.

Protege contra la polución electromagnética de teléfonos móviles u ordenadores. Rechaza y desvía la energía negativa que recibimos o generamos. Estabiliza, arraiga y alinea los cuerpos sutiles. La estabilidad y objetividad provocados por el arraigo y protección de la turmalina negra permiten trabajar mejor sobre nuestras emociones, neutralizar su influencia. Limpia la mente de pensamientos negativos. Además su color negro nos inspira a conectar con aquellas partes de nosotros que no están claras, las hace aflorar a la conciencia para que nos demos cuenta.

La turmalina negra energetiza el cuerpo y es ideal para desintoxicarlo.

Turmalina sandía. Esta gema bicolor combina las energías sanadoras y regeneradoras de los colores verde y rosa. La forma alargada de la turmalina nos muestra la capacidad de abrir o desbloquear canales por donde pueda fluir la energía vital y el poder autocurativo del cuerpo.

Gran sanadora de todos los males del corazón, trabaja en la liberación de lastres y bloqueos emocionales y estimula la renovación y la regeneración tanto energética como física de la persona que la usa. Aporta motivación, alegría y ganas de vivir. Nos capacita para empezar de nuevo y estructurar nuestras vidas. Equilibra los aspectos duales de nuestra personalidad para poder trabajar sentimientos de culpa o vergüenza y confusiones a nivel sexual. Despierta nuestra intuición y la predisposición a escuchar la voz interior. Energetiza el sistema inmunológico, siendo adecuado su uso en toda clase de proceso vírico o infeccioso.

Turmalina ojo de gato. El espectro de ojo de gato en la turmalina de cualquier color o combinación de colores crea resistencia a las moléculas de energía y cubre las ondas de luz. Producido por inclusiones dentro del cristal, su efecto operativo se suaviza, por lo que es un trabajador difícil, más que un instrumento persistente y obvio. Sin embargo, la forma de actuación más lenta de esta turmalina la aceptan mejor quienes se sienten atraídos por su conducta tranquila.

Turmalina "opalizada". Las gemas con un efecto de opalización en su interior hacen exactamente lo opuesto al ojo de gato, pues aceleran la función de la turmalina considerablemente y sostienen impulsos eléctricos en ese mismo grado. En realidad, la turmalina se convierte en algo extraordinario, pues sintoniza con las siete manifestaciones de energía humana y resulta especialmente valiosa como ayuda para la utilización de las frecuencias de la capacidad cósmica de Neptuno en esta esfera. Esto se aplica también a los glóbulos solares de vitalidad, por lo que esta gema tiene un efecto valiosísimo como herramienta curativa.

Los flashes de color añadidos, que a veces son espectaculares en el interior de la gema, pueden utilizarse ahora de un modo similar a como se hará el día que seamos capaces de trabajar con el ópalo estrella y todas sus ramificaciones. Lo espiritual, lo mental, lo físico y lo emocional no encuentran separación en la capacidad de este tipo de gemas de reorganizar y reagrupar en todo nivel de la conciencia humana, pues las energías que líbera penetran en la materia de tal modo que aseguran el trabajo individual con estas piedras preciosas de ampliada capacidad.

Este efecto, producido en el interior de la gema, se debe a fragmentos extras de color y luz (refracción de la luz por las fracturas internas), y también en ocasiones a líquidos o depósitos minerales adicionales presentes durante la formación cristalina. Ello añade un nuevo centro de fuerza a las gemas, poniendo en juego las energías planetarias exteriores de un modo más potente, para que se mezclen con las energías ya presentes en el interior de la gema. Este efecto se puede encontrar también en otras piedras de tipo cristalino, y cuando está presente añade dimensiones nuevas.

Turquesa

Clase: fosfatos, arseniatos y vanadatos. Fosfato básico de aluminio hidratado y cobre.

Color: azul claro, azul celeste, verde pálido, verde y azul turquesa.

Aspecto: son muy raros y pequeños los cristales prismáticos. Generalmente, aparece en masas granulares. Esta piedra azul ha dado su nombre a un color muy particular, aunque hay también turque-

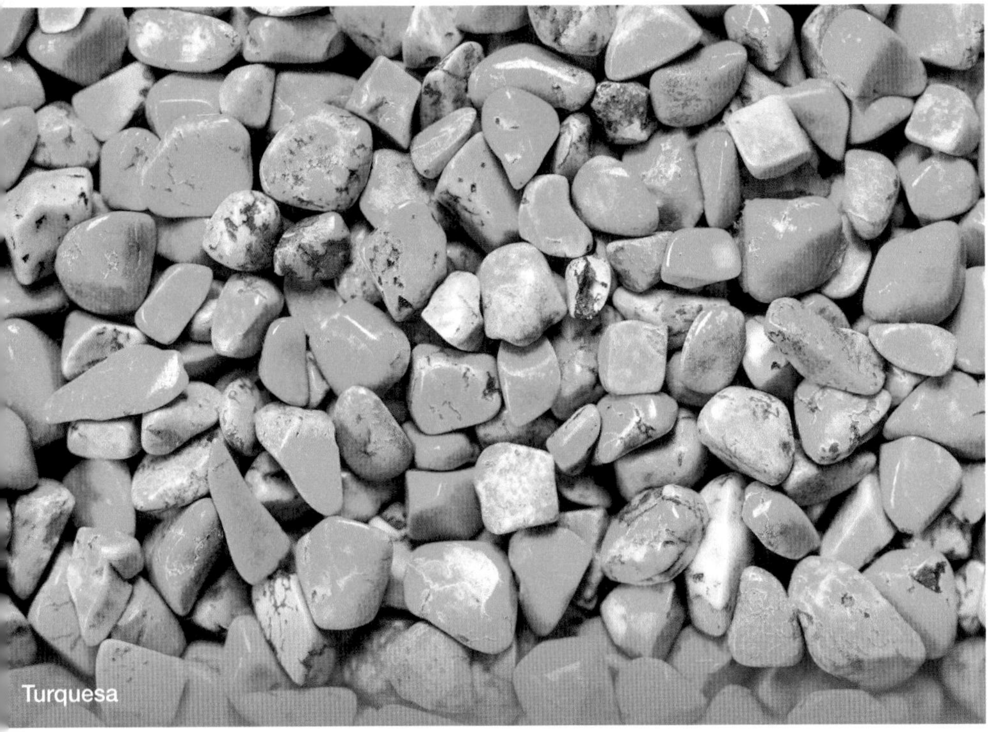

Turquesa

sas de un azul verde más fuerte, o con inclusiones de color marrón.

Procedencia: Egipto, Estados Unidos (Arizona y Nevada), China, Perú, Brasil, Afganistán, Tíbet, Irán, Turquía y Australia.

Dureza: 5 - 6. **Densidad:** 2,6 - 2,8.

Generalidades. La turquesa debe su nombre a Turquía, una de sus procedencias más antiguas. Su aspecto ceroso la hace suave al tacto: es una piedra que a uno le gusta manipular y acariciar. El azul celeste se mezcla con el verde de la exuberante naturaleza. En el mundo militar turco, muchos guerreros lo usaron como un talismán mientras adornaban con ella los pomos de las cimitarras. Era una piedra que se suponía que protegía a los luchadores mientras promovía su valentía.

Las civilizaciones precolombinas fueron aún más lejos en esta representación, ya que vieron allí la reunión del fuego terrestre y el fuego solar.

Entre los aztecas, el dios del fuego es Xiutecuhtli, que significa "el maestro de la turquesa". Huitzilopotchli, dios de la guerra, identificado con el sol, persigue a la luna y las estrellas por la mañana, utilizando sus rayos, las "serpientes de turquesa".

La dulzura de la turquesa no debe engañarnos. Es una piedra posesiva que puede dominar al portador. Ella es al mismo tiempo la piedra de equilibrio del cielo y la tierra, pero también está en el aspecto agresivo de esta complementariedad. En el mejor de los casos, esta piedra garantizará el equilibrio interno del individuo, la armonía sin tirar entre sus diferentes tendencias, la resolución de su agresividad en el fervor creativo. En el peor de los casos, vivirá una penosa guerra interior, incluido el auto odio y autodestrucción.

Atributos. Su color azul nos relaja y nos abre emocionalmente a los demás, nos vuelve receptivos, compasivos, despierta nuestro interés por los demás y la predisposición a mostrarnos al mundo libres de complejos. Nos hace sentir bien, satisfechos, estimulados a vencer nuestros límites, a conocernos mejor, a vernos desde otra perspectiva, a realizarnos en la vida. Nos brinda protección y puede ser útil para ponernos en contacto con la Tierra y sus formas de vida.

Activa el chakra de la comunicación y despierta nuestra creatividad. La turquesa purifica y desbloquea los canales de circulación y regenera los tejidos. Todos los atributos del cobre la convierten en una gran sanadora. Es antivírica, alivia los dolores y la rigidez en las articulaciones y posee grandes propiedades antiinflamatorias. Refresca por su color azul y su contenido en agua, siendo eficaz en cuadros de gota y reumatismo.

Es muy adecuada para meditar, ya que nos ayuda a relajar la mente. También podemos llevarla engarzada a la altura del plexo solar si queremos protegernos de energías negativas y aumentar la autoestima.

Indicaciones terapéuticas. La turquesa, una piedra de diagnóstico, puede ser "leída" por practicantes experimentados que dirán, examinando sus cambios de color, sus cambios al tacto, el tiempo más o menos largo de su calentamiento en la mano, qué tipo de afección sufre su dueño. Esto no está al alcance del lego que, sin embargo, deberá prestar atención al más mínimo cambio.

Una hermosa turquesa brillante favorece el sistema respiratorio y ayuda a curar las anginas. Un collar turquesa evita la traqueítis y otras bronquitis. Al cuidar la respiración, cura las consecuencias y ciertos trastornos del habla, como el tartamudeo. Y es beneficiosa para el músculo cardíaco y los ojos.

La turquesa da una cierta ecuanimidad de espíritu y aleja las pesadillas. Esta fuerza, este equilibrio, este sentimiento de certeza, de confianza en sí mismo que ofrece la turquesa, se resuelven en una sangre fría constante. Esta piedra ayuda a controlar el miedo. Y al mismo tiempo, hace aflorar la compasión.

La turquesa transforma nuestra propia negatividad interna (violencia, agresividad, ira, agresividad) en violencia positiva. De una manera menos dramática y menos fatal, la turquesa puede, por las mismas razones, ser muy beneficiosa para los atletas al controlar sus emociones durante las competiciones.

La mirada tradicional. La turquesa ha sido deificada desde hace tiempo por las personas de orientación mística de toda la Tierra, no sólo por su hermoso color, sino también por la representación y propiedades de ese color. El simbolismo interno de los atlantes, los indios americanos tardíos y otros grupos humanos en relación con su uso, puso de manifiesto que pensaban que sostenía la atmósfera que rodea la Tierra, el mismo Cielo, y que cuando se la veneraba daba vida y aliento.

Además de su color, también las propiedades contenidas dentro de esta piedra eran útiles como remedio para los pulmones y el sistema respiratorio. Debido al factor intrínseco del cobre, es uno de los mejores conductores de propiedades curativos conocidos por el hombre.

Hoy en día esta piedra vive una recuperación de interés por su belleza y virtudes, antes de que, con el paso de los años, sea la crisocola la que tome el papel de la turquesa.

Astrología. La turquesa fortalecerá la voluntad de Acuario. Al estabilizar su agresividad, al permitir que se expresen, curará sus enfermedades frecuentes del hígado o el páncreas, que se deben con demasiada frecuencia a la retención de su violencia interna que ocultan activamente.

La turquesa neutralizará fácilmente la hipersensibilidad característica, pero a menudo molesta, la susceptibilidad de Piscis. También superará las desventajas de su frecuente modestia excesiva. La fragilidad de Piscis puede ser "sublimada" por turquesa.

Zafiro

Clase: corindón, óxidos e hidróxidos. Óxido de aluminio, variedad azul de corindón

Color: el más puro es el zafiro azul. El zafiro puede ser de todos los tonos de azul, pero a veces es también naranja, verde, púrpura, y, más raramente, negro.

Aspecto: cristales pequeños monoclínicos o hexagonales.

Procedencia: Australia, Birmania, Brasil, Sudeste de Asia, Sri Lanka, Australia y Tailandia.

Dureza: 9. **Densidad:** 4.

Generalidades y atributos. Del latín sappirus, y del griego sappheiros, el mismo de una lengua semítica que lo tomó del sánscrito Sanipryam. El zafiro trae el amor a la justicia, la sed de verdad. Es también la piedra del apego. Es mejor quitar un anillo adornado con un zafiro durante una separación o un divorcio. Si la piedra ha sido ofrecida por el que está separado, es mejor que se la devuelva.

El zafiro une cuerpo, mente y espíritu. Inspira y aporta claridad mental. Muy adecuado para la meditación, potencia la capacidad de concentración, relaja la mente y las tensiones y aleja los pensamientos negativos, siendo útil en caso de depresión.

Desintoxica el organismo, mejora la asimilación de nutrientes, relaja el plexo solar, alivia el estrés y limpia el aura. Activa el chakra de la coronilla y las glándulas pineal y pituitaria, que son las directoras de las demás glándulas del cuerpo, mejorando las funciones de las mismas y del resto del organismo. Si lo llevamos como amuleto nos protege de envidias. Amplifica todas las cualidades positivas de quien lo lleva. Colocado sobre el entrecejo equilibra nuestros pensamientos.

Indicaciones terapéuticas. El zafiro libera "prisiones internas", sufrimientos psíquicos "encerrados dentro de nosotros mismos", neurosis o incluso psicosis, que alivia sin curarlas. Debe ser usado junto a otro tratamiento. También es un buen remedio para los trastornos oculares. El agua de zafiro, bebida o en abluciones, es un buen purificador durante los cambios de las estaciones. El uso de un zafiro en el área del corazón aliviará las alergias y especialmente el asma.

El zafiro calma el insomnio. Una piedra colocada en la frente reduce la fiebre y detiene las hemorragias nasales.

La mirada tradicional. Es una gema de

Zafiro

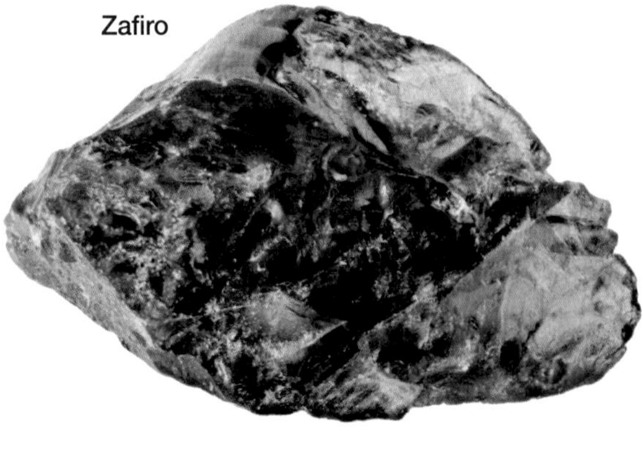

cantidad casi desconocida, pues en realidad una gran parte de lo que se ha dicho de ella pertenece a la esfera de la conjetura y la fantasía. Como miembro de la familia del corindón, pertenece también al reino de Saturno, el que establece la ley divina y dispensa la sabiduría duramente ganada, y por tanto debe considerarse que esta gema está anclada a las fuerzas y energías del aspecto del logos del segundo rayo.

Así como el rubí trata la energía del Sol-Saturno, el zafiro trata las energías de Saturno-Mercurio, que consciente o inconscientemente permite elevar la conciencia otra vuelta de la espiral, utilizando sus energías con este fin.

El color del zafiro más profundo, el índigo, ha estado oculto hasta ahora tras otras gemas más espectaculares y brillantes y de diferente linaje. Su tasa vibratoria casi no tiene igual en cuanto a la cantidad de bendiciones del plano interior que puede conceder en los niveles mentales.

En lugar de actuar como el rayo violeta de la transmutación, el rayo índigo transfigura los diferentes aspectos de la mente, permitiéndole saltar por el vacío existente entre las formas del pensamiento concreto y el concepto abstracto.

Los miembros de color azul claro de este grupo tienen su propio tipo de "magia", y no pueden considerarse como versiones menguadas de los tonos índigo. Estos azules vivos y brillantes tienen su propio poder. Las partículas mentales de materia se elevan con esta piedra preciosa hasta una cima de sereno optimismo, pues es una "gema del estado de ánimo" extraordinaria y una ayuda extremadamente valiosa para la meditación cuando alguien se siente atraído hacia esa tonalidad.

Astrología. Sus afinidades zodiacales son semejantes a las del diamante, perteneciendo a todos los signos más que a uno en particular, pero se difunde con un afluyente de energía a través de los signos de Libra, Virgo, Capricornio y Géminis.

Esta piedra corresponde a los Leo pacíficos; de lo contrario, el rojo puede exacerbar la agresión. Y puede guiar la pasión de Aries, con las mismas limitaciones: no use piedra roja constantemente si uno se deja llevar rápidamente.

Escorpio, con las mismas precauciones, puede corregir su falta de optimismo con una joya de zafiro adornada con rubíes.

El zafiro azul revelará los regalos ocultos de Tauro. El zafiro amarillo hará que Virgo pierda su timidez; la hará más alegre y más espontánea. Para los Libra, el zafiro tendrá un efecto beneficioso al estimular la combatividad.

En cuanto a Sagitario y Tauro, descubrirán, gracias al zafiro azul, ciertos poderes desconocidos para su alma.

Zircón *(ver Circonio)*

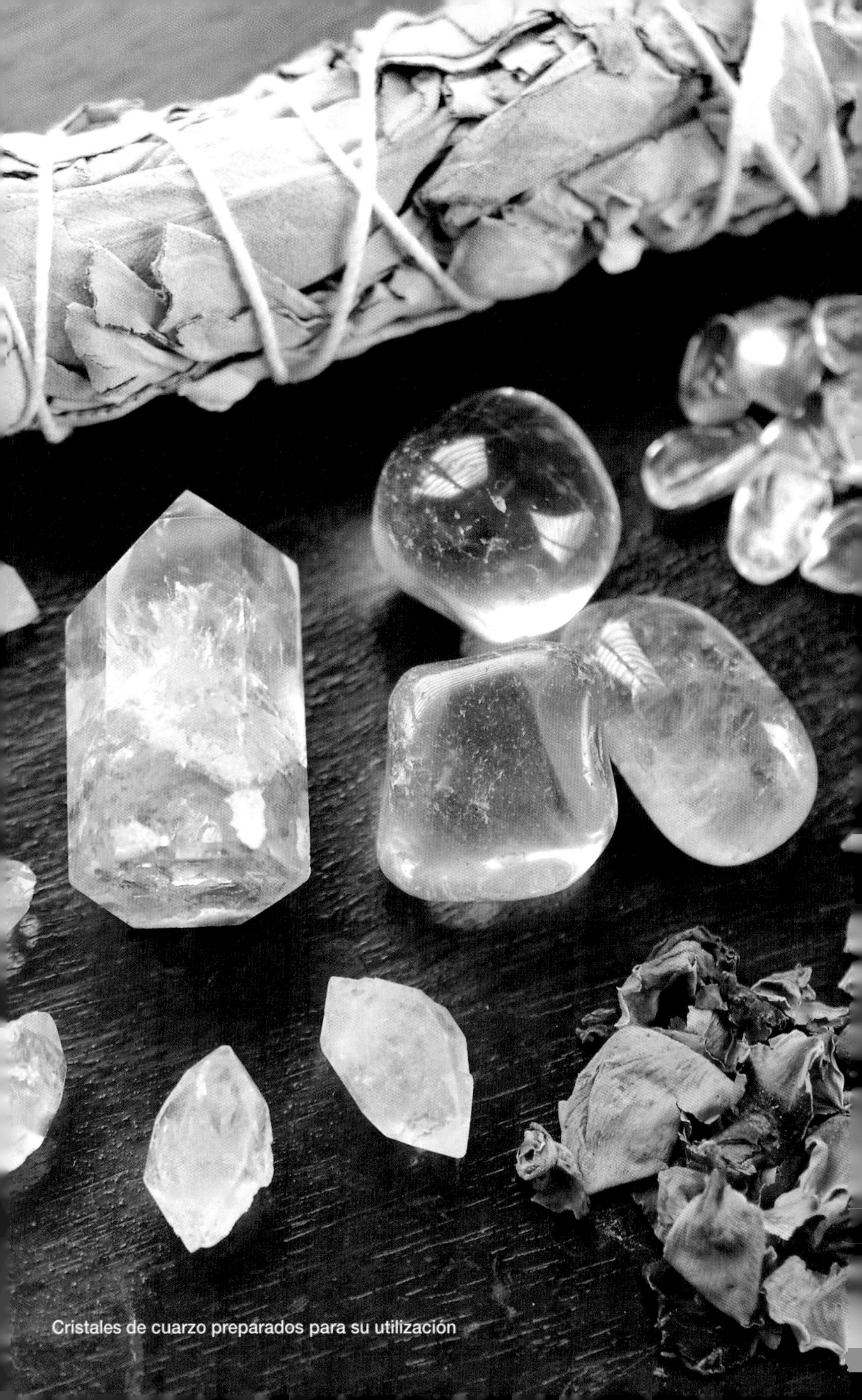

Cristales de cuarzo preparados para su utilización

Cristales y piedras para los trastornos más comunes

Enfermedades y trastornos físicos

- Piedra de correspondencia
- Correspondencia chakra
- Correspondencia de color
- Modo de empleo

Acidez gástrica. Ver trastornos digestivos.

Acné

• Amazonita. Andalusita. Aventurina. Granate.
• Anahata chakra (corazón).
• Verde. Rosa.
• Se aplica la piedra en el chakra durante 20 minutos. Enjuague la piel con agua amazónica después del lavado. Seguir una dieta equilibrada
Use una joya que incluya un granate.

Adrenales (ver glándulas endocrinas).

• Aventurina.
• Svadhisthana chakra (sacro).
• Naranja.
• Colocar la piedra en el chakra durante 20 minutos por la mañana y por la noche. Beber agua de aventurina.

Aerofagia. Ver digestión.

Alergias crónicas o estacionales

• Aguamarina. Ámbar. Citrina.
• Vishuddha chakra (cuello).
• Violeta y, tras la atenuación del síntoma, Amarillo.
• Colocar la piedra sobre el chakra. También se puede beber agua aguamarina. Masajeando las zonas afectadas con agua de aguamarina mezclada con 1/3 de jugo de limón.
Llevar puesta una joya de ámbar o citrina, o ambos.

Coloque un fragmento de ámbar en el chakra del cuello, un trozo de citrino en la frente durante diez minutos.

Amenorrea. Ver ciclo menstrual.

Anemia

• Coral. Heliotropo. Hematites. Jaspe.
• Svadhisthana chakra (sacro).
• Naranja.
• Coloque la piedra en el chakra durante 20 minutos. Mezclar polvo de coral con vinagre de cocina (una pizca por cada cucharadita de vinagre, preferiblemente de sidra). Beber agua de heliotropo (un vaso tres veces al día). Usar una joya con hematitas.

Angina de pecho

• Azurita. Calcedonia.
• Vishuddha chakra.
• Azul claro. Azul-verde.
• Una cucharadita de agua azurita mañana y tarde durante una semana. Chupe un fragmento de calcedonia cuando sienta el dolor.

Artritis. Osteoartritis

• Espuma marina. Granate. Malaquita. Piedra de sol.
• Aplicaciones según la ubicación.
• Naranja. Azul.
• Masajear la zona afectada con un trozo de espuma marina bien limpia.
Aplicar granate, y malaquita, en el chakra correspondiente (alternar la aplicación). Por ejemplo: malaquita, 10 minutos por la mañana, granate
10 minutos por la tarde. Y agua de piedra de sol, a voluntad.

Convalecencia. Ver fatiga.

Diabetes

• Citrina.
• Svadhisthana chakra (sacro).
• Naranja.
• Beber agua de citrina a voluntad. Seguir de forma complementaria al tratamiento general en caso de diabetes.

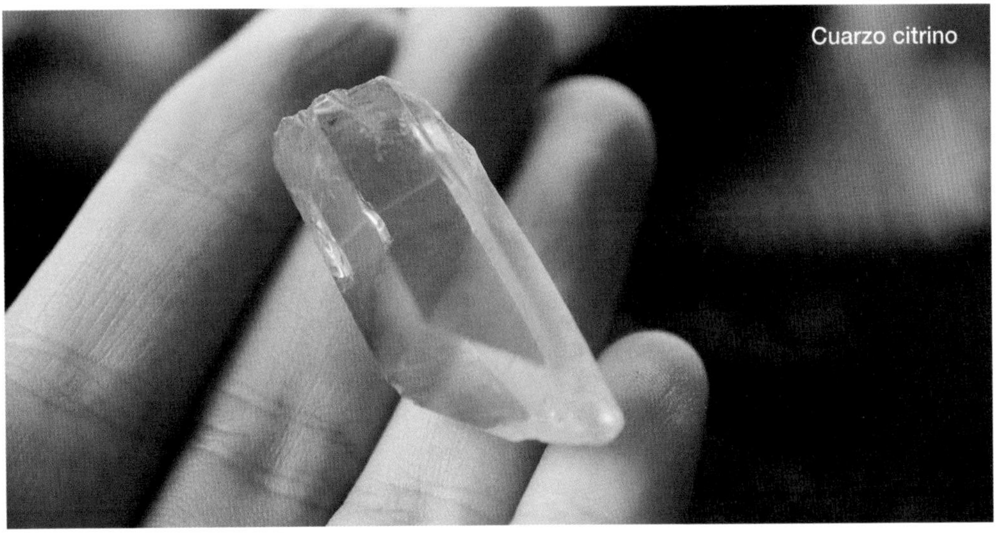

Diarrea

- Cristal de roca. Diamante.
- Svadhisthana chakra (sacro).
- Naranja.
- Chupar el cristal de roca. Aplicar el diamante sobre el abdomen durante 5 minutos, sin sobrepasar este tiempo.

Digestión (trastornos digestivos).

Esmeralda. Heliotropo. Jaspe. Moldavita (flatulencias). Ópalo (especialmente "Ópalo de fuego"). peridoto (para el estreñimiento). Piedra bezoar.

- Manipura chakra (plexo) y Svadhisthana chakra (sacro).
- Oro amarillo. Naranja.
- Coloque la piedra durante unos minutos en el área para tratar, luego masajear el chakra con pequeños movimientos circulares con los pulgares durante 3 minutos. También podemos deslizar una pequeña bola de espuma de mar en el lugar dolorido. Beber agua de esmeralda o de heliotropo a voluntad.

Dolor

- Cristal Herkimer. Magnetitis.
- Dependiendo de la ubicación del área del dolor.
- Blanco translúcido. Azul claro.
- Colóquese en el lugar doloroso o en el chakra más cercano. Si el dolor aparece entre dos chakras, alternar. También podemos "señalar" el área dolorosa con una punta de

cristal herkimer. Nos pondremos un pedazo de magnetita adherida con yeso fibra natural en el lugar doloroso.

Eczema

• Aventurina. Jade.
• Anahata chakra (corazón).
• Verde. Rosa.
• Coloque la piedra en el chakra durante 20 minutos por la mañana y por la noche. Dieta ligera durante dos días. Beber agua de aventurina o de jade a voluntad.

Epilepsia

• Diamante.
• Ajna chakra (frente).
• azul púrpura.
• Coloque la piedra en la frente durante 5 minutos tres veces al día.

Epistaxis (sangrado de la nariz).

• Granate. Heliotropo. Hematita. Jade. Jaspe. Topacio. Zafiro.
• Svadhisthana chakra (sacro).
• Naranja.
• Poner una piedra en la frente durante 20 minutos.

Espasmos nerviosos

• Aguamarina.
• Ajna chakra (frontal). Chakra saharara (cumbre de cráneo) pero también chakra Muladhara (base del cuerpo).
• Rojo. Púrpura. Azul.
• Por la mañana, masajearemos nuestras sienes con agua de aguamarina. Después del almuerzo, aplicaremos aguamarina durante 20 minutos sobre el chakra frontal. Por la tarde nos sentaremos, bien rectos, con una aguamarina colocada en la parte superior del cráneo. Mantendremos este equilibrio durante 5 minutos. Finalmente, beber un vaso de agua de aguamarina antes de acostarse.

Estómago. Hígado. Digestión. Aerofagia.

• Aguamarina. Jade.
• Manipura chakra (plexo).
• Amarillo. Oro.

• Coloque una piedra en el lugar doloroso durante 5 minutos, tres veces al día. Por la tarde, antes de acostarse, aplicar la piedra en el chakra durante unos veinte minutos.

Estreñimiento. (Ver también Digestión).
• Diamante. Topacio. Peridoto.
• Svadhisthana chakra (sacro).
• Naranja.
• Chupar el diamante o topacio. Beber a voluntad agua de diamante o topacio. Aplicar el diamante o el topacio en el abdomen durante 5 minutos, no más.
O bien chupar un fragmento de peridoto. Beber agua de peridoto después de cada comida (½ vaso).

Fatiga, convalecencia, astenia
• Calcedonia.
• Chakra Sahasrara (parte superior del cráneo).
• Violeta. Oro.
• Póngase bien derecho y coloque la piedra encima del cráneo, durante unos dos o tres minutos.

Colocación de cristales y piedras sobre el mandala "flor de la vida"

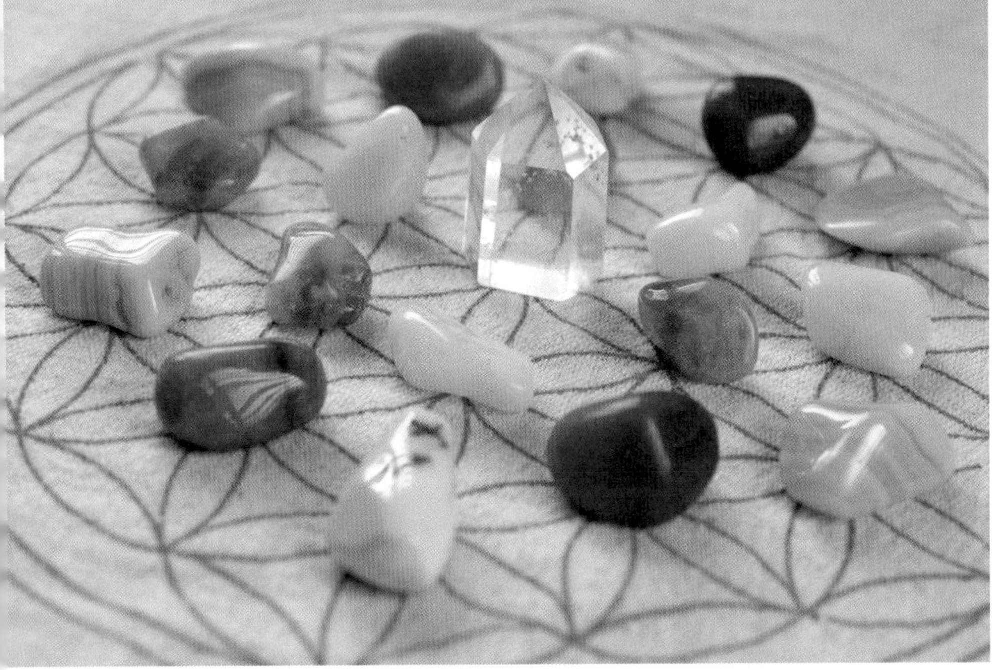

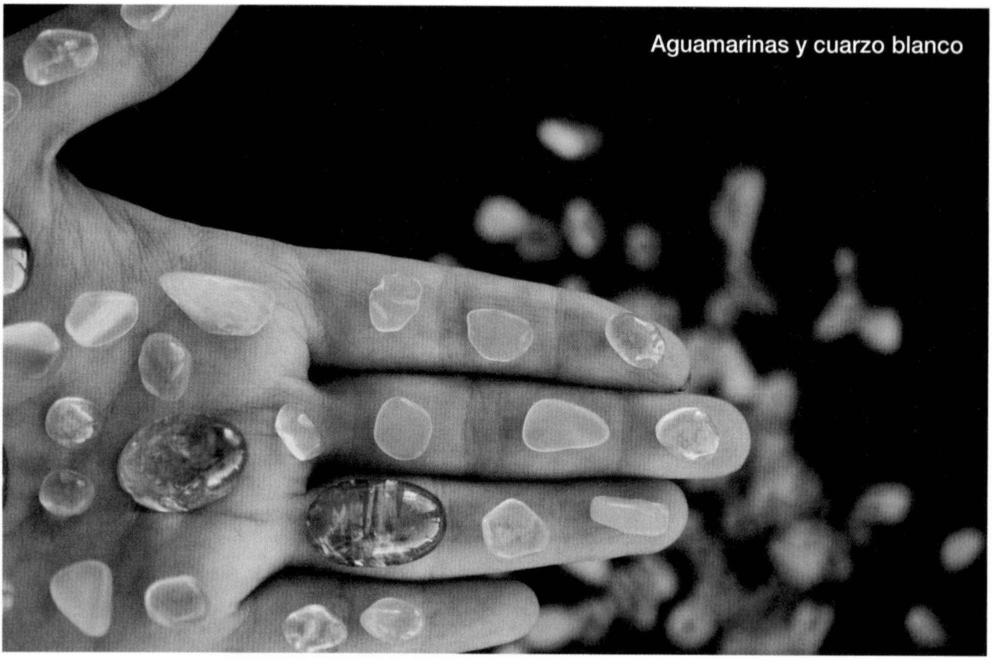

Aguamarinas y cuarzo blanco

Fatiga ocular

• Aguamarina. Cristal Herkimer. Moldavita.
• Ajna chakra (frontal).
• azul púrpura.
• Colocar una aguamarina o moldavita en cada párpado cerrado durante 20 minutos, antes de acostarse.

Beber agua de cristal Herkimer a voluntad.

Fiebre

• Ágata. Sal gema. Azufre.
• Ajna chakra (frontal).
• Violeta. Azul.
• Aplicar la piedra en la frente. Beber un vaso de agua de ágata tres veces al día. Aplicar unos cristales de sal en el pecho o frente. Dejar que se derritan bajo la influencia de sudoración.

Masajear las sienes con una piedra de azufre.

Flatulencia. Ver digestión.

Frigidez. Ver trastornos sexuales.

Gestación

• Chrysocolle. Coral. Jade. Piedra de luna.
• Svadhisthana chakra (sacro).
• Naranja.
• Colocar la piedra en el chakra durante 20 minutos. Colocar un pedazo de jade en la mano izquierda de la parturienta.

Glándulas endocrinas

• Citrina. Lapislázuli.
• Svadhisthana chakra (sacro).
• Naranja.
• Beber agua citrina a voluntad. Aplicar una piedra citrina en el chakra durante 20 minutos.

Gripe

• Jade.
• Anahata chakra (corazón) y Vishuddha chakra (cuello).
• Azul claro. Verde
• Chupar la piedra. Aplícalo sobre los chakras.

Hemorroides

• Granate. Heliotropo. Jaspe.
• Chakra Muladhara (base) y chakra Svadhisthana (sacro).
• Roja. Naranja.
• Chupar una piedra granate. Aplicar granate o heliotropo en el chakra Svadhisthana.
Baños de asiento de agua de heliotropo.
Aplique un pedazo de jaspe en los chakras.

Hinchazón. Ver digestión.

Impotencia. Ver trastornos sexuales.

Incontinencia. Enuresis

• Nefrita. Circonio.
• Svadhisthana chakra (sacro).
• Naranja.
• Chupar una piedra antes de acostarse.

Insomnio

- Amatista.
- Ajna chakra (frontal).
- Violeta.
- Poner una piedra en el chakra durante 20 minutos.

Intoxicación alcohólica

- Amatista. Tanzanita.
- Chakra Sahasrara (parte superior del cráneo) y Chakra Manipura (plexo).
- Amarillo y su violeta complementario.
- Use una joya que contenga una amatista. Si tiene que asistir a fiestas que conllevan alcohol, puede chupar una piedra amatista o una tanzanita durante 5 minutos, antes, durante y después de tomar alcohol.

Mantener una amatista bajo la almohada o cosida ahí. Y beber mucha agua.

Menstruación (trastornos del ciclo menstrual)

- Crisocola. Coral. Jade. Lapislázuli. Magnetita. Malaquita. Rubí. Piedra de luna.
- Svadhisthana chakra (sacro).
- Naranja.
- Aplicar la piedra en la zona del dolor. Ver también migraña, si es el caso.

En caso de amenorrea, aplicar la piedra sobre el chakra durante 20 minutos.
Mezclar polvo de coral con vinagre de cocina (una pizca por cada cucharadita de vinagre, preferiblemente de sidra).

Obesidad

- Magnesita (en combinación con circonio, si hay también bulimia).
- Manipura chakra (ombligo).
- Amarillo. Amarillo dorado. Amarillo anaranjado
- Colocar la piedra sobre el chakra.

Enfermedad de Parkinson

- Rodonita y rodocrosita.
- Ajna chakra (frontal).
- Azul púrpura.
- Beba agua de rodocrosita (una bebida al día) durante dos semanas, luego agua de rodonita en la misma dosis durante tres semanas. Este tratamiento ayuda a la curación, es decir, es simplemente una ayuda complementaria al tratamiento médico.

Respiración, vías respiratorias, problemas pulmonares

• Aguamarina. Pirita. Zafiro. Turquesa.
• Anahata chakra (chakra del corazón), Vishuddha chakra (cuello) y chakra Manipura (plexo).
• Violeta. Verde. Rosa
• Podemos añadir oro en caso de arcadas. Masajear el pecho con aguamarina, zafiro o turquesa. En caso de dolor, masajear el pecho con una u otra de estas piedras. Aplicar una pirita en el pecho, sujeta con esparadrapo, durante 60 minutos.

Reumatismo. Lumbago

• Granate. Ámbar. Lapislázuli (lumbago). Malaquita (según la ubicación).
• Roja. Verde.
• Coloca la piedra sobre los chakras correspondientes. La alianza de ámbar y jade es muy efectiva. Estas piedras se "electrificarán" frotándolas sobre un paño de lana antes de aplicarlas en las áreas dolorosas.

Riñones. Trastornos renales

• Crisoprasa. Berilo. Bezoar. Diamante. Jaspe (para los cálculos).
• Svadhisthana chakra (sacro).
• Naranja. Blanco.
• Coloque la piedra durante 20 minutos en los riñones o al nivel de la vejiga. O bien poner la piedra sobre el chakra.

Ronquera

• Azurita. Calcedonia.
• Vishuddha chakra.
• Azul claro. Azul verde.
• Una cucharadita de agua azurita por la mañana y por la noche durante una semana.
Chupe un fragmento de calcedonia si siente dolor.

Tensión arterial

• Berilo. Crisoberilo.. Crisoprasa. Kunzita.
• Anahata chakra (corazón).
• Verde. Rosa. Oro.
• Agua de berilo: un vaso tres veces al día. Colocar una de las otras piedras durante 20 minutos en la zona del corazón.

Tinnitus. Zumbido de oídos

• Onix.
• Ajna chakra (frontal).
• Violeta. Negro.
• No use el onix constantemente: guarde la piedra o lleve la joya durante 10 minutos, como máximo varios veces al día.

Trastornos del corazón

• Ágata. Aventurina. Esmeralda. Granate (excepto hipertensión). Hematitis (especialmente para la arritmia). Kunzita. Lapislázuli. Moldavite. Olivina (nunca utilizar con otra piedra).
• Anahata chakra (chakra del corazón).
• Violeta.
• Coloque la piedra en el chakra durante 20 minutos. Usar una joya de aventurina o hematita en la piel (colgante, anillo). Beber agua de esmeralda, de lapislázuli o agua granate.

Trastornos del movimiento

• Cristal de roca. Turmalina.
• Svadhisthana chakra (sacro).
• Naranja.
• Chupar un cristal de roca. "Tocar" la región del corazón con turmalina.

Trastornos nerviosos

• Crisocola. Diamante.
• Ajna chakra (frontal).
• azul
• Después de la mejora, amarillo, luego púrpura. Poner la piedra en el chakra durante 20 minutos.

Trastornos oculares

• Berilo. Crisoberilo. Algamarina. Esmeralda. Lapislázuli. Moldavita.
• Anahata chakra (corazón) y Ajna chakra (frontal).
• Verde-azul. Púrpura. Rosa. Oro.
• Agua de berilo: un vaso tres veces al día. Colocar una de las otras piedras en la zona del corazón durante 20 minutos.
Coloque un aguamarina o lapislázuli en cada párpado cerrado durante 20 minutos antes de acostarse.

Trastornos sexuales

- Amazonita. Granate. Amatista. Ámbar. Jaspe. Turmalina (impotencia, frigidez). Rubí. Pirita. Cuarzo. Circonio (afrodisiaco y regulador).
- Chakra Muladhara (bajo) y chakra Svadhisthana (parte inferior de estómago).
- Roja. Naranja.
- Coloca la piedra sobre los chakras.

Masaje de los genitales con agua de amazonita o de granate por la mañana, al mediodía y por la noche.
Poner un granate en el ombligo (tres veces, 10 minutos al día). Poner una turmalina, amatista o rubí.
En el ombligo durante 20 minutos por la mañana y por la noche.
Conservar la amatista en casa, debajo de la almohada o cosida en ella.
Rallar el ámbar con un rallador de nuez moscada en un vaso de agua.
Beber tres veces: 1/3 de vaso por la mañana, tarde y noche.

Trastornos urinarios. Ver riñones.

Urticaria

- Aventurina. Aguamarina.
- Anahata chakra (corazón).
- Verde. Rosa.
- Coloque la piedra en el chakra durante 20 minutos por la mañana y por la noche.

Dieta ligera durante dos días. Beber agua de aventurina a voluntad. Enjuague las áreas irritadas con agua de aguamarina. Si los problemas provienen de una intoxicación (mariscos, etc.) ver en Alergias para completar el tratamiento.

Varicela

- Amazonita.
- Anahata chakra (corazón).
- Verde. Rosa.
- Poner la piedra sobre el chakra durante 20 minutos, junto a un tratamiento médico de fondo.

Varices

- Granate. Heliotropo.
- Chakra Muladhara (base) y chakra Svadhisthana (sacro).

• Roja. Naranja.
• Enjuague la piel en las venas bloqueadas con agua de granate. Chupar un granate. Aplicar un granate o un heliotropo en el chakra Svadhisthana.

Vesícula biliar
• Crisolita.
• Svadhisthana chakra (sacro).
• Naranja.
• Poner la piedra sobre el chakra 15 minutos mañana y tarde.

Voz (trastornos de la)
• Calcedonia.
• Vishuddha chakra (garganta).
• Azul claro. Plata.
• Aplicar la piedra durante unos minutos en el área para tratar. Bebe un vaso de agua de calcedonia tres veces al día. También podemos chupar un fragmento.

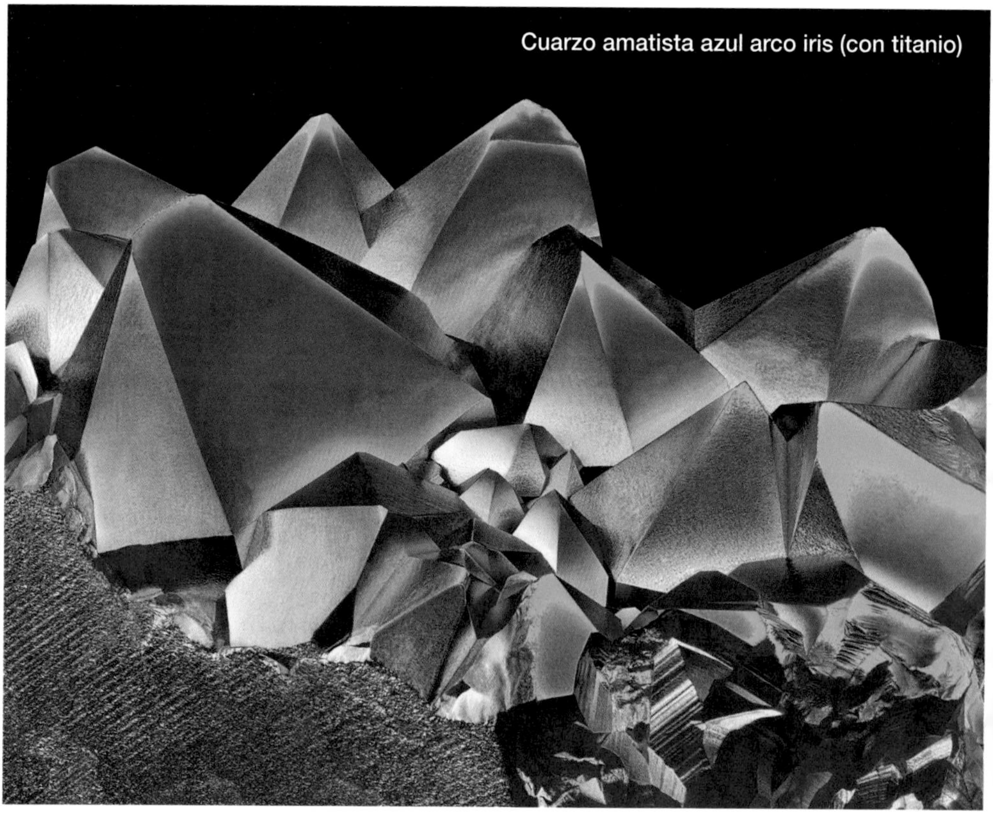
Cuarzo amatista azul arco iris (con titanio)

Piedras y psique

- Piedra de correspondencia
- Correspondencia chakra
- Correspondencia de color
- Modo de empleo

Agresividad. Ira

- Amatista, aragonita. Olivina. Perla.
- Anahata chakra (corazón).
- Verde. Rosa. Oro.
- Coloque la piedra elegida en el chakra durante 20 minutos y tres veces al día. La olivina se utiliza sola. Usar vinagre (por ejemplo en las ensaladas), en el que se haya disuelto aragonita o una perla.

Alcoholismo

- Amatista. Tanzanita.
- Chakra Muladhara (base) y Ajna chakra (frente).
- Rojo. Azul. Plata.
- Coloque una piedra en el fondo del vaso en el que bebe. Lleve un anillo adornado con amatista. Amatista en el chakra Muladhara y tanzanita en el chakra Ajna durante 20 minutos por la mañana. Hacer lo contrario en la noche antes de acostarse.

Alteraciones de la personalidad

- Albatros. Flúor. Moldavita. Ȗbsidienne. Tanzanita.
- Chakra muladhara (centro básico) y chakra Ajna (chakra frontal).
- Roja. Púrpura.
- Si hay sueño, coloque una piedra debajo de la almohada. Puede prepararse una cucharadita de polvo de alabastro en un litro de agua que beberemos durante el día a lo largo de una semana. Aplicar la fluorita en el chakra frontal durante 20 minutos. Coloque una pieza de moldavita, tanzanita u obsidiana debajo de la almohada o có-ala a la ropa de dormir.

Anafrodisia (falta de deseo sexual sin trastornos físicos)

- Amazonita. Jasper. Circonio. Turmalina.
- Svadhisthana chakra (chakra sagrado).
- Naranja.
- Chupe la piedra y colóquela en el chakra durante 20 minutos.

Anorexia

- Madera silicio. Calcedonia. Coral. Jade.
- Manipura chakra (centro).

• Amarillo. Oro. Marrón.
• Coloque la piedra elegida en el chakra durante 20 minutos tres veces al día. Vinagre o jugo de limón mezclado con polvo de coral en el condimento durante las comidas. Lleva una joya de jade sobre la piel.

Ansiedad

• Crisocola. Magnetita. Peridoto.
• Anahata chakra (corazón).
• Oro. Verde. Rosa.
• Mantener una piedra en cada templo con un yeso de fibras naturales.

Bulimia

• Magnesita. Ambar. Calcedonia. Coral.
• Manipura chakra (centro).
• Amarillo. Oro. Marrón.
• Aplique las piedras alternativamente sibre el chakra durante 20 minutos tres vece al día. Use una joya mezclando magnesita y ámbar o calcedonia. Usar en la cocina ur vinagre con polvo de coral a modo de condimento.

Cacolalia (necesidad irreprimible de decir obscenidades de forma vulgar y agresiva)

• Ámbar. Amatista. Coral.
• Svadhisthana chakra (chakra sagrado).
• Naranja.
• Agua de ámbar y una pizca de polvo de ámbar mezclado con la comida. Aplica amatista en el chakra durante 20 minutos, mañana y tarde.

Celos neuróticos u obsesivos. Envidia.

• Crisocola. Citrina. Diamante. Rodonita.
• Manipura chakra (centro). Ajna chakra (delantero).
• Amarillo. Azul. Añil
• Además de un tratamiento psiquiátrico de fondo, coloque la piedra en el chakr seleccionado durante 20 minutos. No utilice citrina en caso de carácter violento tendencia a la calumnia.

Concentración (trastornos de la).

• Amatista, berilo (especialmente heliodoro). Calcedonia. Crisoberilo. Crisoprasa Fluorita.

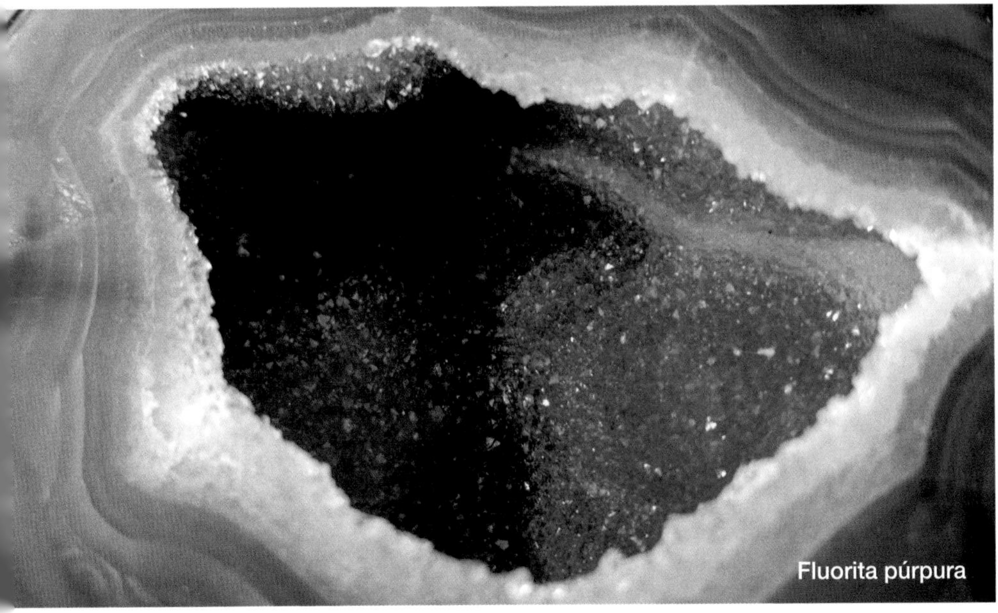

- Ajna chakra (delantero).
- Azul púrpura.
- Coloque la piedra elegida (complazca en su preferencia estética) en el chakra. En algunos casos (distracción) es ventajoso completar la acción de calcedonia con una piedra roja (granate).

El crisoberilo es particularmente adecuado para los nativos del signo del cáncer.

Conformismo exagerado o "normalidad patológica" o panurgismo.

- Jade. Haspe Sodalita.
- Anahata chakra (corazón). Ajna chakra (delantero). Chakra Sahasrara (coronal).
- Rojo. Azul.
- Coloque la piedra elegida alternativamente en cada uno de los chakras durante 20 minutos. Este afecto puede llevar a convertirse en esclavo de la moda, incluso a la pertenencia a grupos sectarios.

Confusión mental: ver Memoria (trastornos de la).

Culpa, sentimientos de culpabilidad

- Crisocola. Jade. Labradorita. Sodalita.
- Anahata chakra (corazón).
- Azul púrpura.
- Coloque la piedra elegida en el chakra durante 20 minutos.

Degeneración mental
• Moldavita. Mica.
• Ajna chakra (frente) y Manipura chakra (centro).
• Amarillo. Púrpura. Oro.
• Coloque la piedra en el chakra durante 20 minutos.

Depresión, neurastenia. Depresión post parto
• Ágata amarilla o púrpura. Ámbar. Calcedonia. Crisocola. Coral. Lapislázuli. Obsidiana. Ópalo. Peridoto. Aragonita. Perlas. Cuarzo (excepto el rosa).
• Ajna chakra (chakra frontal).
• Amarillo (pero también su complementario: violeta).
• Llevar una joya de ágata sobre la piel.
Atención: el ágata puede causar una descarga de energía y producir un efecto paradójico al comienzo del tratamiento.
Calcedonia, lapislázuli, ópalo o crisocola: 3 vasos al día. Utilizar vinagre con polvo de coral, o vinagre en el que se haya disuelto aragonita, o una perla. Una excelente asociación es la de obsidiana y cristal de roca.

Derrotismo. Ver morosidad.

Egoísmo
• Aragonita, perla.
• Ajna chakra (delantero).
• azul
• Vinagre en el que se haya disuelto aragonita o una perla disuelta en condimento alimenticio.

Envidia. Ver celos.

"Escenas" de pareja, discusiones
(ceremonias rituales y repetitivas de la pareja, con o sin violencia).
• Aventurina. Amatista.
• Ajna chakra (delantero). Anahata chakra (corazón). Muladhara Chakra (centro básico).
• Violeta. Oro.
• Ambos compañeros colocarán las piedras en el chakra. Pueden hacerse mutuamente tan pronto como puedan manifestar un deseo de paz duradera.

Esquizofrenia. Ver Alteraciones de la Personalidad.

Cualquier tratamiento solo puede soportar un tratamiento psiquiátrico básico.

Estrés. Tensión nerviosa

- Amatista. Jasper. Tanzanita.
- Ajna chakra (frente) y Manipura chakra (centro).
- Amarillo. Púrpura. Oro.
- Aplicar la piedra en el chakra durante 20 minutos.

Exaltación. Embriaguez espiritual

- Ágata. Malaquita. Obsidiana.
- Chakra Sahasrara (parte superior del cráneo).
- Violeta.
- Meditación con obsidiana. Agua de ágata (un vaso tres veces al día). Ponga malaquita en el chakra durante 20 minutos tres veces al día.

Frigidez (ver impotencia)

- Amazonita (impotencia) y albatros.
- Svadhisthana chakra (chakra sagrado).
- Naranja.
- Agua de alabastro (un vaso tres veces al día).

Histeria

- Esmeralda. Amatista. Oro pimenta.
- Ajna chakra (delantero). Chakra Muladhara (centro básico) y chakra Svadhisthana (sacro).
- Azul. Amarillo.
- Esta neurosis, contrariamente a la creencia popular, también afecta a los hombres. Además de un tratamiento de fondo: agua esmeralda. Memoria selectiva: ver trastorno de la memoria. Alternativamente, coloque las piedras en los chakras durante 20 minutos en caso de que haya una bocanada agresiva.

Impotencia. Frigidez de origen psicosomático

- Amazonita. Rodocrosita. Piedra de sol. Piedra de luna. Zafiro. Turmalina.
- Svadhisthana chakra (chakra sagrado).
- Naranja.
- Coloque la piedra en el chakra durante 20 minutos.

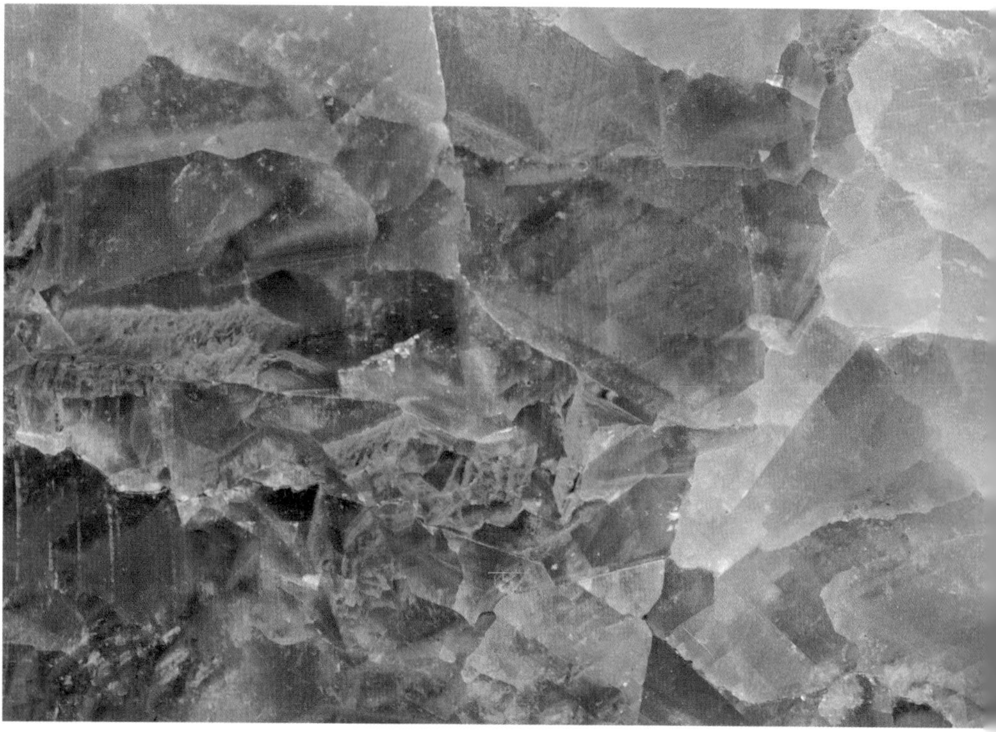

Inquietud. Agresión destructiva

(Especialmente en el adolescente).

- Aventurina. Flúor.
- Anahata chakra (corazón).
- Verde. Rosa. Oro.
- Coloque la piedra elegida en el chakra durante 20 minutos tres veces al día. Beber agua de aventurina.

Insomnio

- Hematitis. Azufre.
- Ajna chakra (delantero). Anahata chakra (corazón). Muladhara Chakra (centro básico).
- Azul. Amarilla. Verde. Rosa. Roja.
- Coloca las piedras en los chakras alternativamente.

El insomnio es una manifestación de estrés, ansiedad, depresión (ver esos apartados también).

El insomnio matutino es propio de los estados depresivos. Suele ir acompañado a veces de un tipo de hiperactividad que oculta los síntomas. En este caso, es recomendable realizar un tratamiento de fondo.

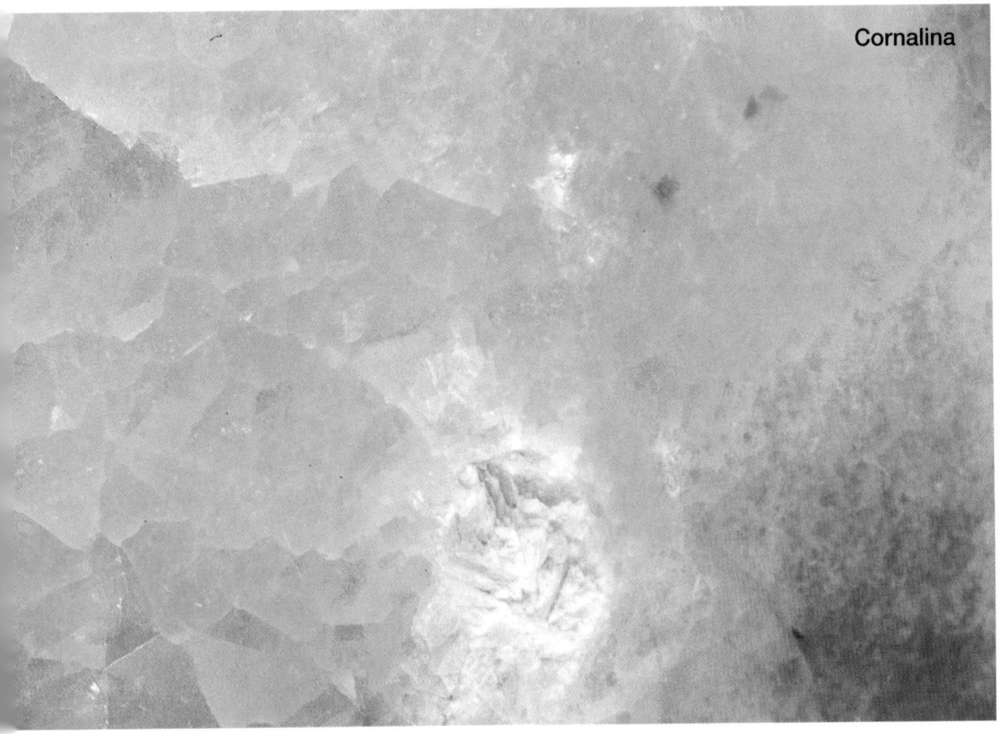

Memoria. Problemas de memoria

- Esmeralda. Flúor. Malaquita. Moldavita. Ópalo.
- Ajna chakra (delantero).
- Azul, amarillo.
- Los problemas de memoria sin dañar los centros nerviosos a menudo tienen una base emocional. Un tratamiento de fondo será necesario, incluso esencial. El agua esmeralda a voluntad ayudará a sanar más rápido, como el agua de malaquita. Se colocará fluorita, ópalo o moldavita en el chakra durante 20 minutos tres veces al día.

Memoria selectiva. Ver Histeria.

Morbilidad insalubre Pesimismo. Derrotismo.

- Calcedonia. Flúor. Jade. Azabache.
- Ajna chakra (delantero).
- Amarillo. Púrpura. Oro.
- Calcedonia de agua (un vaso tres veces al día). Coloque el flúor en la frente durante 20 minutos. Llevar una joya de jade sobre la piel. Lleva una joya de azabache. Ten cuidado, el contacto con la piel empaña el chorro de energía. Lo llevaremos en la ropa.

Nerviosismo difuso. Inquietud. hiperquinesia

- Ágata. Aguamarina.
- Ajna chakra (chakra frontal).
- Violeta.
- Agua de ágata a voluntad. Llevar una joya de aguamarina.

Obsesion sexual. Satiriasis. Ninfomanía
Enfermedad de Clérambault (erotomanía de la anciana).

- Amazonita. Ámbar. Jasper. Kunzita. Piedra de sol. Zafiro.
- Svadhisthana chakra (chakra sagrado).
- Naranja.
- Agua amazónica a voluntad. Agua de ámbar y también una pizca de polvo de ámbar mezclada con comida. Agua de zafiro. Colocar el jaspe o la piedra del sol en el chakra durante 20 minutos tres veces al día. La kunzita, aplicada, de la misma manera, nos hará retornar a la altitud espiritual, pero también puede hacernos perder el sentido de las realidades. Utilizar con precaución.

Paranoia

- Ver Alteraciones de la personalidad. Cualquier tratamiento con piedras solo ayudará a un tratamiento psiquiátrico a largo plazo.

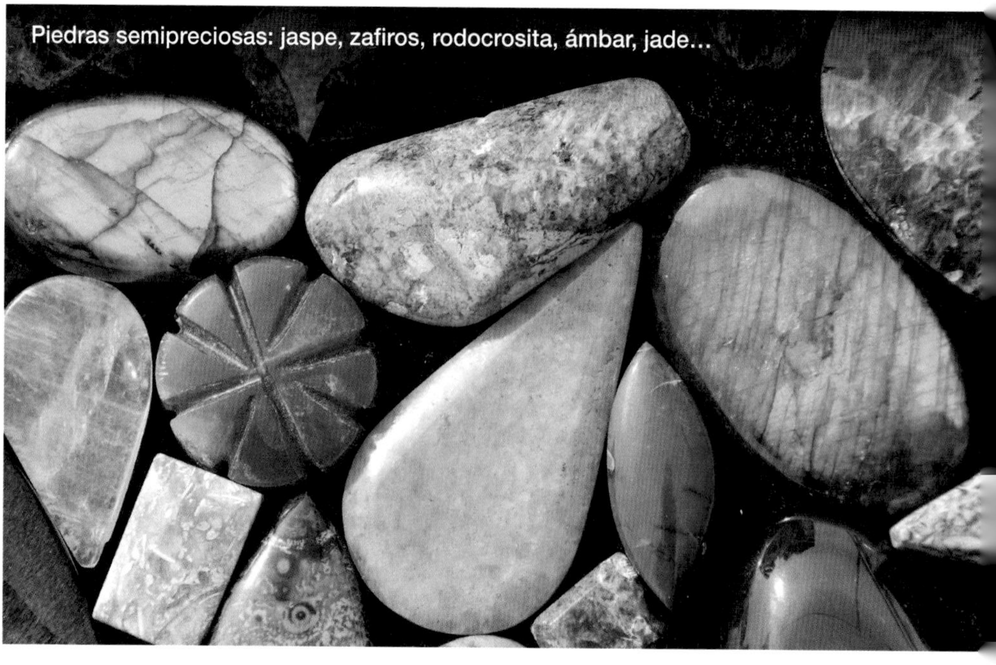
Piedras semipreciosas: jaspe, zafiros, rodocrosita, ámbar, jade...

Penas de amor
- Amazonita. Granate.
- Anahata chakra (corazón). Ajna chakra (delantero). Chakra Sahasrara (coronal).
- Rojo. Azul.
- Coloque la piedra elegida alternativamente en cada uno de los chakras durante 20 minutos.

Pesadillas. (Ver Angustia, Depresión).
- Hematitis. Crisocola. Jade. Piedra de luna. Piedra de sol.
- Ajna chakra (delantero). Chakra Sahasrara (coronal).
- Rojo. Azul.

Pesimismo exacerbado. Ver morbilidad.

Sonambulismo
- Calcedonia.
- Ajna chakra (delantero).
- Amarillo.
- Coser una piedra en el dobladillo de su ropa de dormir.

Timidez. miedo escénico
- Calcedonia. Mica. Sal gema. Turquesa.
- Ajna chakra (frente) y Manipura chakra (centro).
- Amarillo. Púrpura. Oro.
- Meditación. Agua de calcedonia (un vaso tres veces al día) y agua de mica (un vaso tres veces al día) alternativamente. Colocar un turquesa o una piedra de sal en los chakras en cuestión.

Tourette (enfermedad)
- Aventurina. Amatista. Crisocola. Berilo.
- Ajna chakra (delantero).
- Azul. Púrpura.
- Esta hiperactividad, con cacolalia y tics nerviosos, solo se puede curar con la ayuda de un neuropsiquiatra.

Sin embargo, colocar una piedra en el chakra correspondiente dos veces al día durante 20 minutos, ayuda a estabilizar la enfermedad y reduce el estado paroxístico de las convulsiones.

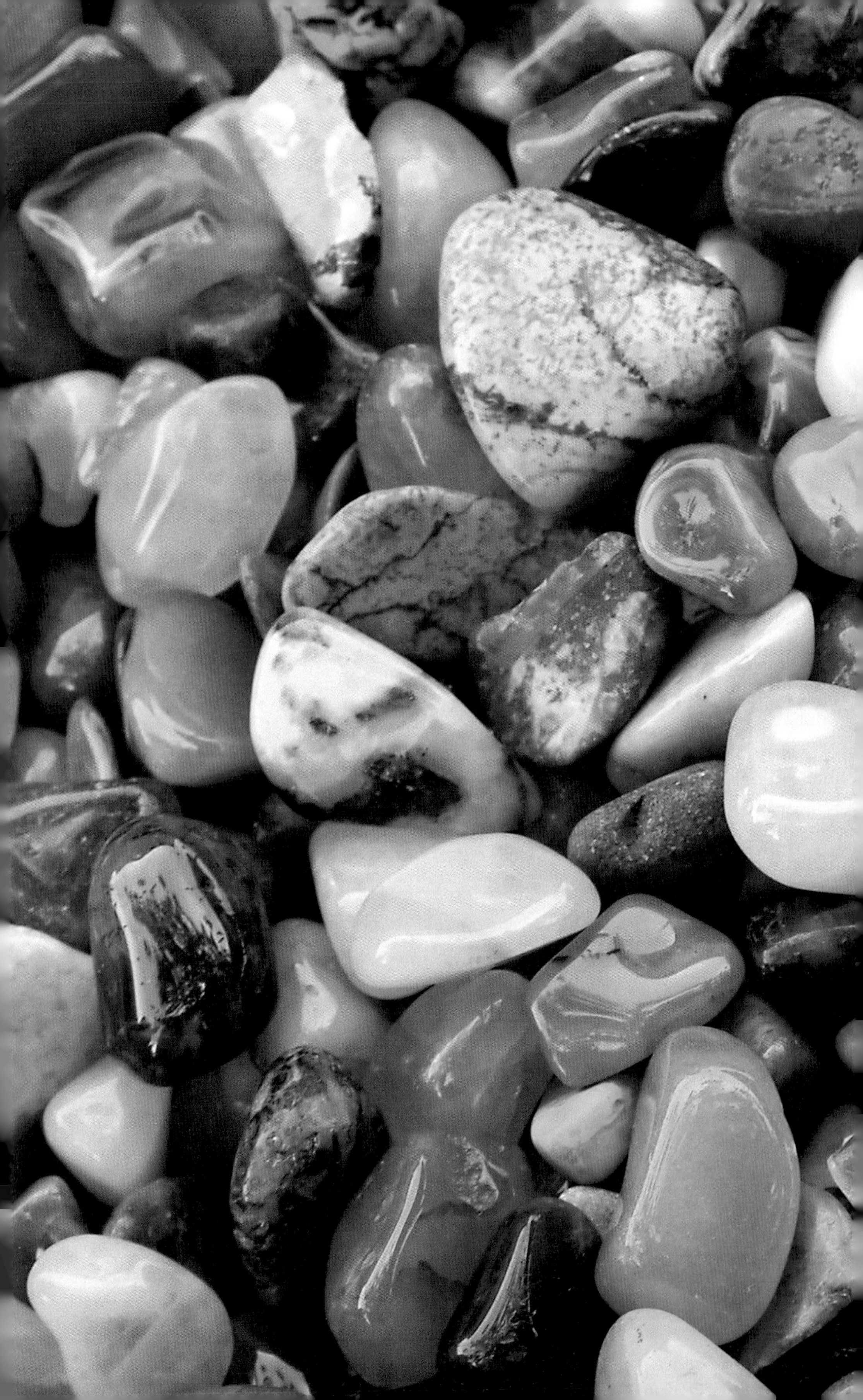

Bibliografía

De Bingen, Santa Hildegarda. *El Libro de las piedras que curan*. Ed. J.M. Sánchez de Toca.

Hall, Judy. *Cristales para cambiar tu vida*. Ed. Neoperson.

Hall, Judy. *La biblia de los cristales 1 y 2*. Ed. Gaia.

Hall, Judy. *Los tesoros de la tierra*. Ed. Edaf.

Hall, Judy. *Tratamientos con cristales*. Ed. Obelisco.

Jodorowsky, Alejandro. *Todas las piedras*. Ed. Obelisco.

Knowles, Emma Lucy. *El poder de los cristales*. Ed. Urano.

Llinares, Nina. *Cuarzos maestros*. Ed. Edaf.

Mégemont, Florence. *Dictionnaire des Pierres et minéraux*. Ed. Exclusif.

Omaggio, Maria Rosario. *La energía transparente*. Ed. Temas de Hoy.

Raphaell, Katrina. *La curación por los cristales*. Ed. Arcano Books.

Raphaell, Katrina. *La iluminación por los cristales*. Ed. Arcano Books.

Rusell, Stephanie, *Chakras*. Ed. Océano.

Vega, Selene y Anodea, Judith. *Guía práctica de los chakras*. Ed. Robin Book.

Títulos publicados en la colección MASTERS/SALUD:

Aunque tenga miedo, hágalo igual – *Susan Jeffers*

Visualización curativa - *Gerald Epstein*

Venza sus obsesiones - *Edna B. Foa y Reid Wilson*

Mandalas - *Ruediger Dahlke*

Terapia con mandalas - *Ruediger Dahlke*

La enfermedad como símbolo - *Ruediger Dahlke*

El mensaje curativo del alma - *Ruediger Dahlke*

La práctica del Reiki esencial - *Diane Stein*

Reiki esencial - *Diane Stein*

Diccionario de homeopatía - *Dr. Jacques Boulet*

Curarse con la homeopatía - *Dr. Jacques Boulet*

El poder curativo de los alimentos - *Annemarie Colbin*

1001 remedios de medicina china - *Lihua Wang, L. Ac.*

El yoga terapéutico - *Pierre Jacquemart y Saïda Elkefi*

Venza sus temores - *Reneau Z. Peurifoy*

Guía práctica de Kundalini Yoga - *Siri Datta*

Guía práctica de medicina china - *Yves Réquéna y Marie Borrel*

Manual de Kundalini Yoga - *Satya Singh*

Nutrición óptima para la mente - *Patrick Holford*

Guía práctica de los Chakras - *Anodea Judith y Selene Vega*

Nuevo Manual de Reflexología - *Alicia López Blanco*

La nutrición ortomolecular - *Cala H. Cervera*

El nuevo manual de la curación por las flores de Bach - *Dr. Götz Blome*

El yoga terapéutico de las articulaciones - *Pierre Jacquemart y Saïda Elkefi*

Cómo prolongar la juventud - *Dr. Nicholas Perricone*

La gimnasia de la eterna juventud - *Yves Réquéna*

La dieta del grupo sanguíneo - *Dr. Jörg Zittlau*

Brain Gym - *Dr. Paul E. Dennison y Gail E. Dennison*

Manual práctico de plantas medicinales - *Jaume Rosselló y Janice Armitt*

Guía práctica de la curación por las flores de Bach - *Dr. Götz Blome*

El libro de la nutrición práctica - *Jaume Rosselló*

El libro práctico de los aceites esenciales y la aromaterapia - *Jaume Rosselló*

El libro práctico del ayurveda - *Jaume Rosselló*